Atlas of Electronystagmography

ENGアトラス

めまい・平衡機能障害診断のために

小松崎　篤

東京医科歯科大学　名誉教授

医学書院

著者略歴
小松崎　篤（こまつざき　あつし）

1959 年	千葉大学医学部卒業
1964 年	東京大学医学部大学院修了，医学博士
1965 年	フルブライト研究員としてニューヨーク　マウントサイナイ医科大学神経学教室に前庭系の神経生理研究のため留学
1969 年	虎の門病院勤務
1975 年	東京大学医学部講師
1980 年	東邦大学医学部教授
1990 年	東京医科歯科大学医学部教授
1999 年 3 月	退官　同名誉教授

ENG アトラス─めまい・平衡機能障害診断のために
発　行　2017 年 5 月 1 日　第 1 版第 1 刷 ©
著　者　小松崎　篤
発行者　株式会社　医学書院
　　　　代表取締役　金原　優
　　　　〒113-8719　東京都文京区本郷 1-28-23
　　　　電話　03-3817-5600（社内案内）
印刷・製本　永和印刷

本書の複製権・翻訳権・上映権・譲渡権・貸与権・公衆送信権（送信可能化権を含む）は株式会社医学書院が保有します．

ISBN978-4-260-02131-9

本書を無断で複製する行為（複写，スキャン，デジタルデータ化など）は，「私的使用のための複製」など著作権法上の限られた例外を除き禁じられています．大学，病院，診療所，企業などにおいて，業務上使用する目的（診療，研究活動を含む）で上記の行為を行うことは，その使用範囲が内部的であっても，私的使用には該当せず，違法です．また私的使用に該当する場合であっても，代行業者等の第三者に依頼して上記の行為を行うことは違法となります．

JCOPY 〈出版者著作権管理機構　委託出版物〉
本書の無断複製は著作権法上での例外を除き禁じられています．複製される場合は，そのつど事前に，出版者著作権管理機構（電話 03-3513-6969，FAX 03-3513-6979，info@jcopy.or.jp）の許諾を得てください．

序

　眼振や異常眼球運動の病態生理の研究は20世紀後半から飛躍的な進歩を遂げて現在に至っている。

　一方，めまい・平衡障害を主症状とする疾患では，その他覚的所見として眼振や異常眼球運動が出現してそれらの所見は病巣局在診断，病状の推移あるいは治療の効果判定に貢献することが知られている。

　従来，眼球運動異常は肉眼観察が主であったが，他覚的に記録することにより，記録として残るのみだけではなく定量的な検討を加えることが可能となった。この記録法として電気眼振計（electronystagmography：ENG）がある。

　本書ではめまい・平衡障害あるいは異常眼球運動の症例に対してENGで記録することにより病態の把握に貢献することを主眼に執筆された。

　ENGの記録においては単に自発徴候を記録するのみならず，視刺激あるいは前庭刺激を負荷することにより，より詳細な病巣局在診断が可能となっている。

　めまい・平衡障害の症例が対象となるため末梢前庭系のみならず，小脳や脳幹障害を中心とした中枢前庭系疾患も対象となり，検査法の診断的意義のみならず，各疾患に出現する眼振や異常眼球運動の実際の記録を示すことにより，各々の疾患のもつ特徴も解説した。

　ただ，得られた記録の解釈のためには患者の示す眼振や異常眼球運動が的確に記録されていることが重要で，アーチファクトの少ない記録をとるためには記録中に出現するアーチファクトについての知識も必要となる。そのためアーチファクトの内容のみならず，それらの対応についても記載した。

　一方，めまい・平衡障害の諸疾患に対して得られた所見の病態生理学的解釈は臨床の場に携わるものにとって重要なことではあるが，アトラスという本書の趣旨の範囲内とした。なお，疾患によっては記録の解釈のみならず疾患のもつ問題点にも言及したところもある。

　本書には700余のENG記録が示されているが，その90%以上の記録は過去10年来著者自身が診療に当たっている現場で得られた症例が選ばれており，症例の特徴をより明確に提示するため大多数の記録は著者自身が記録したスライドを使用していることを付言する。その理由として的確な記録は病態の解明に役立つことは当然であるが，得られた記録の解釈については現在十分でないことでも，将来この分野の進歩によってより的確な解釈がなされる可能性があり，そのためにも明確な記録の必要性が問われることになるためその点にも配慮した。

　一方，ENG記録になじみの少ない読者にも各疾患の特徴を理解できるように配慮してある。

　本書の出版にあたっては，千葉大学神経内科・服部孝道前教授（現名誉教授），小林誠博士に患者の紹介など諸種のご協力を，また東邦大学佐倉病院耳鼻咽喉科・山本昌彦前教授（現名誉教授），吉田友英准教授には文献渉猟などでご尽力を，さらに神田耳鼻咽喉科・神田敬院長にもご協力いただいたことを申し述べたい。なお，藤本容子氏には原稿作成などにつきご尽力をいただいたことに感謝を申し上げたい。

　さらに，本著の作成に関して長期間にわたり忍耐をいただいた林裕氏はじめ医学書院の方々

には原稿校正など多くのお世話になったことに改めて御礼申し上げる。

　本書がめまい・平衡障害の実際の臨床の場に携わる医師，臨床検査技師，看護師らに何らかの参考になれば存外の喜びである。

平成29年4月吉日

著者　識

目次

I ENGの歴史　　1

II ENGの原理　　5

III ENGの利点と欠点　　9
1 ENGの利点　　10
2 ENGの欠点　　12

IV ENG記録の実際　　15
第1章　記録時の注意事項　　16
- A ENG機器および周辺機器についての注意点　16
- B 患者に対しての注意点　16

第2章　ENGにおけるよい記録とは何か　　23

第3章　電極の接着　　24
- A 両眼が共同眼球運動をする場合の接着法　24
- B 左右の眼が非共同眼球運動の場合の接着法　24

第4章　眼球運動の原波形および速度波形の較正　　26

第5章　眼振波形の計測　　28

第6章　AC記録とDC記録　　32

第7章　ENG記録のアーチファクト　　36
- A 機械的なアーチファクト　36
- B 生体的なアーチファクト　36

V 眼振の記録と検査法　　49
第1章　自発眼振検査　　50
- A 水平性眼振　50

- B 垂直性眼振　52
- C 回旋性眼振　52
- D 周期性交代性眼振　53

第2章　注視眼振検査　56

第3章　非注視下の記録　62

第4章　視刺激による検査　65
- A 2点交互注視検査　65
- B random saccade の検査　67
- C 急速眼球運動系の検査　70
- D 視標追跡検査　72
- E 視運動眼振検査　78
- F 視運動後眼振検査　84

第5章　前庭刺激による検査　89
1. 頭位眼振検査　89
2. 頭振眼振検査　95
3. 温度刺激眼振検査　99
4. visual suppression test　107
5. 回転眼振検査　110

VI　各疾患における ENG 記録所見　111

第1章　末梢前庭障害総論　112
- A 急性障害　112
- B 慢性障害　113

第2章　末梢前庭障害各論　115
1. メニエール病と遅発性内リンパ水腫　115
   - A メニエール病　115
   - B 遅発性内リンパ水腫　131
2. 前庭神経炎　132
3. めまいと急性感音難聴　150
   - A めまいを伴う突発性難聴　150
   - B 急性低音障害型感音難聴とめまい　158
   - C 遅発性内リンパ水腫　161
   - D 急性感音難聴後の発作性頭位めまい症　165
   - E 急性感音難聴と聴神経腫瘍　169
   - F めまいを伴う突発性難聴類似の中枢性疾患　172

4 良性発作性頭位めまい症 ……………………………………………… 173
- A 良性発作性頭位めまい症の歴史的背景 173
- B BPPV の分類 174
- C 症候学的特徴 176
- D 方向交代向地性眼振 177
- E 方向交代背地性眼振 196
- F 外側半規管型 BPPV における患側の決定 207

5 内耳炎 ……………………………………………………………………… 213
- A 限局性内耳炎 213
- B ウイルス性内耳炎 213
- C ハント症候群 213
- D 梅毒性内耳炎 213

6 両側性前庭障害 …………………………………………………………… 215
- A 両側性前庭障害における急性障害と慢性障害 215
- B 特発性両側性前庭障害 215
- C 特発性両側性前庭障害と小脳失調症の合併 224

7 聴神経腫瘍と小脳橋角部障害 …………………………………………… 235
- A 一側性聴神経腫瘍 236
- B 両側性聴神経腫瘍 246
- C 小脳橋角部髄膜腫 251
- D その他の小脳橋角部障害 254

第3章　中枢性疾患 ─────────────────────── 256

1 脳幹障害と眼球運動の異常 ……………………………………………… 256
- A 延髄障害 256
- B 橋部脳幹障害 269
  1. 外転神経核障害 269
  2. 内側縦束の障害（内側縦束症候群：MLF 症候群） 270
  3. 橋部脳幹網様体傍正中帯（PPRF）の障害 271
- C 中脳障害 283
  1. 動眼神経麻痺 283
  2. 進行性核上性麻痺 283
  3. 中脳背側部障害 295

2 小脳障害と眼球運動の異常 ……………………………………………… 299
- A 小脳障害総論 299
  1. 自発性眼球運動 300
     (1) 水平性自発眼振 300
     (2) 自発性下眼瞼向き垂直眼振 301
     (3) 周期性交代性眼振 306
     (4) square wave jerks（SWJ） 306

　　　　(5) ocular flutter, opsoclonus　307
　　　　(6) transitory alternating saccadic jump　308
　　2. 誘発性眼球運動　310
　　　　(1) 視刺激で誘発される眼球運動の異常　310
　　　　(2) 前庭刺激で誘発される眼球運動の異常　320

　B 脊髄小脳変性症　326
　　1. 孤発性皮質性小脳変性症　326
　　2. 多系統萎縮症　336
　　3. ウェルニッケ症候群　349
　　4. 傍腫瘍性小脳変性症　354
　　5. 遺伝性脊髄小脳変性症　358
　　　　(1) 脊髄小脳失調症1（SCA1）　358
　　　　(2) 脊髄小脳失調症2（SCA2）　358
　　　　(3) 脊髄小脳失調症3（SCA3，MJD）　370
　　　　(4) 脊髄小脳失調症6（SCA6）　374
　　　　(5) 脊髄小脳失調症8（SCA8）　395

　C その他の小脳疾患　401

3 大脳障害と眼球運動の異常　404

第4章　先天性眼振　405

　A 眼振と平衡障害　406
　B 眼振の波形　406
　C 注視による眼振の増強　406
　D 先天性眼振に対する閉眼の影響　409
　E 先天性眼振と視標追跡検査　409
　F 先天性眼振と視運動刺激—いわゆる錯倒現象について　411
　G 先天性周期性交代性眼振　413
　H 潜伏性眼振　419
　I 家族性先天性眼振　428
　J 先天性眼振と他疾患との合併　431

索引　435

ENGの歴史

I

眼振計（electronystagmography：ENG）*¹の歴史は角膜網膜電位（corneo-retinal potential）の記録の歴史ということができる。

　1849年 du Bois-Reymond は眼球の前極が後極に対して電気的に陽性であることを推定した。Schott（1922）は眼瞼結膜内に挿入した電極の分極性を応用して絃電流計に通じて眼球運動を記録し，Meyers（1929）は両眼外角に電極を置いて眼球運動の記録に成功している。しかし Meyers はこの電位変動が角膜網膜電位であることには気づかず，眼筋の活動電位であろうと考えていた。次いで Mowrer ら（1936）はこの活動電位の本態を検討し，この電位は偏位角が大きくなるにつれて大となることを発見した。その後，Hoffman ら（1939），Jung & Mittermaier（1939）を経て ENG はその臨床的価値を増大させた。

　ENG は臨床検査法において自発および誘発眼振の定量的記録法としても重要であり，その臨床的価値は定着している。

　本邦での ENG の歴史は，小池ら（1958）によると昭和18（1943）年に ENG による眼球運動の記録が試みられていたが，戦後の昭和24（1949）年より本格的な研究がなされ，技術的な問題の解決と臨床応用が行われるようになった。

　迷路を刺激した場合，その刺激の強さに応じて眼振が誘発される。この誘発眼振の強さと刺激の強さとの関連は検査法としては重要な点であり，ENG を使用することによってその反応を定量化することができる。先に述べたように古くから前庭反応の表示として眼振の持続時間を検討することが行われてきた。すなわち，ある刺激に対する眼振の反応時間は比較的個体差も少なく，また個体の状態に左右されることも少ない。Mittermaier ら（1956）は眼振頻度（frequency）と振幅（amplitude）の問題を検討し，眼振頻度×振幅を総振幅（Gesamtamplitude, total amplitude）とし，この総振幅が前庭反応の適切な指標であると主張した。一方，Dohlman ら（1925）によって前庭の刺激の強さと眼振緩徐相の眼球偏位速度（eye speed）の相関性が検討され，Jung & Tönnies（1948）によって確認された。

　この眼振緩徐相の偏位速度の検討は臨床的にきわめて重要であるが，その記録については Henriksson（1955），Aschan（1956）らによって眼球緩徐相の眼球速度とクプラ（cupula）の偏位の関係が検討されている。眼振緩徐相の眼球速度は ENG の原波形からも計算できるが，Henriksson（1955）は CR 微分回路を利用した電気的微分回路の利用を提案し，現在我々が行っている眼振緩徐相の速度についてはこの CR 微分回路を用いたものが ENG のなかで定着している。

　このようにして現在の ENG では眼球運動の偏位角のみならず，その速度を同時に記録することが一般的に行われている。眼球が一定の偏位を起こした場合，その速度が臨床的に意味をもつことがあるためである。すなわち脳幹障害のある種の疾患（特に PPRF の障害），または脊髄小脳変性症のある種の疾患（SCA2 など）では眼球の偏位角が十分であってもその速度が高度に低下する症例があり，これが診断上大きな意味をもっている。また，Suzuki & Komatsuzaki（1962）により開発された OKP テストは，CR 微分回路による速度波形の記録が

---

*1 （電気）眼振計 electronystagmography（ENG）の名称は，耳鼻咽喉科領域では歴史的背景から一般的である。眼科，神経内科の領域では electrooculography（EOG）の名称が用いられることが多いが，これらは同一のものである。

可能になったことにより検査法として定着した。

なお現在のENGの欠点の一つは，水平および垂直の記録については十分であるが，眼球の回旋運動については十分に定量的に検討できないことである。そのために磁気記録や光学的手法で眼球の回旋の速度を定量的に記録する方式が開発されているが，本書では一般的に行われている通常のENGの記録とその臨床的意義を取り扱う。

CR微分回路では現在のENGの時定数[*2]は0.03秒とされているが，この時定数は時間が短いほうがよい。ただし時定数を短くすると増幅値が低下し，増幅を上げるとノイズ成分が大きくなり，よい記録がとれなくなる。一方，通常は交流除去フィルタと20～30 Hz以上の高周波除去フィルタを使用しているが，時定数0.03秒で通常の眼振緩徐相速度の記録は十分である。

文献

1) Aschan G, Bergstedt M, Stahle J : Nystagmography ; Recording of nystagmus in clinical neuro-otological examinations. Acta Otolaryngol Suppl. 1956 ; 129 : 1-103
2) Dohlman G : Physikalishe und physiologische Studien zur Theorie des kalorischen Nystagmus. Acta Otolaryngol. 1925 ; Suppl 5 : 196
3) Fenn WO, Hursch JB : Movements of the eyes when the eyes are closed. Am J Physiol. 1937 ; 18 : 8-14
4) Henriksson NG : An electrical method for registration and analysis of the movements of the eyes in nystagmus. Acta Otolaryngol. 1955 ; 45 : 25-41
5) Henriksson NG : The correlation between the speed of the eye in the slow phase of nystagmus and vestibular stimulus. Acta Otolaryngol. 1955 ; 45 : 120-136
6) Henriksson NG : Speed of slow component and duration in caloric nystagmus. Acta Otolaryngol Suppl. 1956 ; 125 : 1-29
7) Hoffman AC, Wellman B, Carmichael L : A quantitative comparison of the electrical and photographic techniques of eye-movement recording. J Exp Psychol. 1939 ; 24 : 40-53
8) Jung R, Mittermaier R : Zur objektiven Registrierung und Analyse Vershiedener Nystagmusformen ; Vestibulärer, optokinetischer und spontaner Nystagmus in ihren Wechselbeziehungen. Arch f Ohren-, Nasen-u Kehlkopf. 1939 ; 146 : 410-439
9) Jung R, Tönnies JF : Die Registrierung und Auswertung des Drehnystagmus beim Mensehen. Klin Wschr. 1948 ; 26 : 513-521
10) 小池吉郎, 水越鉄理, 大谷　務：眼振電図ENGの技術的諸問題（その1, 2, 3）. 耳鼻臨床. 1958 ; 51 : 505-512, 587-593, 655-661
11) 小松崎篤：Electronystagmography(ENG)の臨床的応用. 臨床脳波. 1972 ; 14 : 189-203
12) Marg E : Development of electro-oculography ; standing potential of the eye in registration of eye movement. AMA Arch Ophthalmol. 1951 ; 45 : 169-185.
13) Meyers IL : Electronystagmography ; A graphic study of the action currents in nystagmus. Arch Neurol Psych. 1929 ; 21 : 901-908
14) Mittermaier R, Christian W : Dauer, Schlagzahl und Gesamtamplitude des kalorischen Nystagmus. Z Laryng Rhinol. 1954 ; 33 : 20-29
15) Mittermaier R, Röser D : Untersuchungen und krinische Bemerkungen zum Entschleunigungtest. Arch f Ohren-, Nasen-u Kehlkopf. 1956 ; 170 : 168-186
16) Mowrer OH, Ruch TC, Miller NE : The corneo-retinal potential difference as the basis of the galvanometric method of recording eye movements. Am J Physiol. 1936 ; 114 : 423-428
17) Pfaltz CR, Richter HS : Photoelektrische Nystagmusregistrierung. Practica Oto Rhino Laryngol. 1956 ; 18 : 263-271
18) Preber L : Clinical nystagmography and eye-speed recording. Acta Otolaryngol. 1957 ; 47 : 520-526
19) Schott E : Über die Registrierung des Nystagmus und anderer Augenbewegungen vermittels des Seitengalvanometers. Deutsches Arch f Klin Med. 1922 ; 140 : 79-90
20) Smith WM, Warter PJ : Eye movement and stimulus movement ; New photoelectric electromechanical system for recording and measuring tracking motions of the eye. J Opt Soc Am. 1960 ; 50 : 245-250
21) Suzuki J, Komatsuzaki A : Clinical application of optokinetic nystagmus. Optokinetic pattern test. Acta Otolaryngol. 1962 ; 51 : 49-55
22) Torok N, Guillemin V Jr, Barnothy JM : Photoelectric nystagmography. Ann Otol Rhinol Laryngol. 1951 ; 60 : 917-926
23) 上村卓也, 田原睦郎, 松尾和己, 他：Photoelectronystagmography. 耳鼻と臨. 1959 ; 3 : 210-216
24) Yagi T, Koizumi Y, Aoyagi M, et al : Three-dimensional analysis of eye movements using four times high-speed video camera. Auris Nasus Larynx. 2005 ; 32 : 107-112

*2　時定数とは一定の偏位を起こした現象が1/eの位置まで戻る時間をいう（e：自然対数）。

ENGの原理

II

眼振計（ENG）は網膜と角膜の間にある角膜網膜電位を記録し，増強する計器である。

　眼球は角膜側がプラスに帯電し，網膜側がマイナスに帯電している。この電位は角膜網膜電位，あるいは静止電位（resting potential）と呼ばれる。眼球が偏位した場合，同時に電位も変動し，この電気的変動の記録が眼振図である（図Ⅱ-1）。

　なお角膜に光を当て，角膜と瞳孔との間の反射光を利用して記録する光学眼振計（photo-electronystagmography：PENG）や，眼球運動表面に磁気コイルを置き，眼球の偏位を磁気コイルの偏位として記録する方法もある。光学眼振計や磁気コイルを使用した方法はノイズが少なく，また通常のENGでは定量的な記録のできない回旋性眼振を記録できるなどの利点があるが，前者は角膜に光を当てて記録するため閉眼の状態では記録ができない欠点がある。一般に末梢前庭性眼振は閉眼や暗所開眼で眼振が出現しやすく，それを記録できないことはめまい・平衡障害の他覚的所見を見落とすことにもなりかねない。磁気コイル法は優れた方法ではあるが，眼球表面に磁気コイルを接着させて記録するため，操作面や患者への負担からルーチン検査として従来のENGほど一般化されていない。

　眼球の偏位の角度が正中から30°ないし40°以内では，眼球の偏位角と角膜網膜電位の変動の間はほぼ直線的なことが知られている。電位変動は10°の眼球偏位に対して50〜100μVぐらいのため脳波計，あるいはそれと同等の増幅が必要になってくる。

　本書では一般的な角膜網膜電位の記録による眼振計を中心に取り扱う。

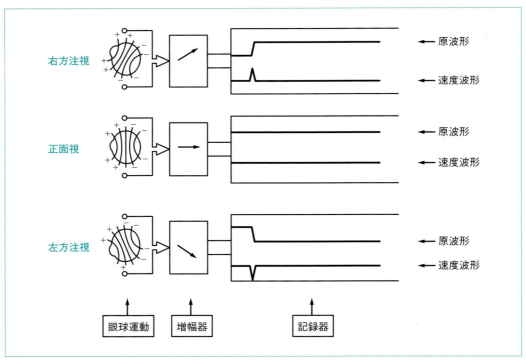

図Ⅱ-1　ENGの原理

なお，ENGの規格については，電子情報技術産業協会規格で定められている。詳細については JEITA AE-5009 眼振計（electronystagmographs）を参照されたい。

文献

1) Henriksson NG：An electrical method for registration and analysis of the movements of the eyes in nystagmus. Acta Otolaryngol. 1955；45：25-41
2) Hoffman AC, Wellman B, Carmichael L：A quantitative comparison of the electrical and photographic techniques of eye-movement recording. J Exp Psychol. 1939；24：40-53
3) 小松崎篤：Electronystagmography（ENG）の臨床的応用．臨床脳波．1972；14：189-203
4) 小松崎篤：ENG（Electro-nystagmography）の原理とその臨床的意義．臨床検査．1977；21：1415-1423
5) Marmor MF, Brigell MG, McCulloch DL, et al：ISCEV standard for clinical electro-oculography（2010 update）. Doc Ophthalmol. 2011；122：1-7
6) Meyers IL：Electronystagmography：A graphic study of the action currents in nystagmus. Arch Neurol Psychiatry. 1929；21：901-918
7) Mowrer OH, Ruch TC, Miller NE：The Corneo-retinal potential difference as the basis of the galvanometric method of recording eye movements. Am J Physiol. 1936；114：423-428

ENG の利点と欠点

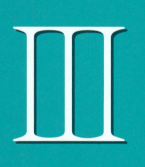

眼振計（ENG）は眼球運動の記録上いくつかの利点があり，その利点を十分に活かして記録することがENGの上手な活用法である。同時に欠点もあるのでそれらを十分に理解することが必要である。

ENGの利点

　ENGの利点としては以下があげられる。
①眼振を含めた眼球運動が記録として残る。
②眼振がもついくつかの要素，すなわち眼振の方向・振幅・頻度・眼振緩徐相速度，あるいは眼振反応の持続時間などを定量的に測定することができる（Ⅳ-5章「眼振波形の計測」参照）。
　なお，眼振緩徐相速度は後述する較正を利用することにより，ほぼ定量的に測定可能であるが，眼振急速相はフィルタや時定数の関係で定量的に測定することは困難で，特殊な機器が必要となる（Ⅳ-5章「眼振波形の計測」およびⅤ-4章C「急速眼球運動系の検査」参照）。
③閉眼・暗所開眼の状態など，通常，肉眼では観察できない眼振や眼球運動も記録することができる。
　近年，眼にゴーグルをかけ光学眼振計の原理を利用して眼球運動を記録する方法がある。この方法は電極の接着を必要としないこと，ノイズの少ないことなどの利点があるが，前項で述べたように閉眼の記録ができないのが欠点である。前庭性眼振では開眼や暗所開眼で眼振出現が十分でなくても閉眼の状態で眼振が出現することがあり，これはめまいの他覚所見として重要である（Ⅴ-3章「非注視下の記録」参照）。
　図Ⅲ-1は左前庭神経炎の症例の記録で，発症後時間の経過とともに開眼正面注視（OPEN）では眼振が消失しているが，閉眼（CLOSED），暗所開眼（DARK）で右向きの眼振が明確に出現しており，眼振は閉眼（CLOSED）でより著明である。
　また，この方法は閉眼での記録ができないため，末梢前庭性眼振の記録ができないことのほかに先天性眼振の記録のときにも支障が出る。先天性眼振の症例では開眼視で著明にみられる眼振も閉眼では抑制されるのが大きな特徴であり，ゴーグル型のENGの欠点の一つになる[*1]。
④検査技師が医師の指示により，容易に行うことができる。

　眼振計は眼振や眼球運動の観察のみならず記録としても残るために，めまい症例について経時的な記録を行うことによって眼振の動態を把握することができ，経過や治療判定などの他覚的な裏付けとなる。眼振のもついくつかの要素のうち，眼振の方向・頻度などは肉眼観察でも可能であるが，眼振の振幅や緩徐相速度などはENGの記録を行うことにより初めて定量的に知ることができる。
　図Ⅲ-2，3は右メニエール病の症例である。めまい発作後2時間経過した時期での記録（図Ⅲ-2）で，開眼正面注視（OPEN）では患側向き眼振が軽度にみられるが，閉眼（CLOSED），

＊1　開眼非注視下での眼振の観察は，現在Frenzel眼鏡や赤外線CCDカメラ下で行われるが，赤外線CCDカメラによる観察のほうがより精度が高い。

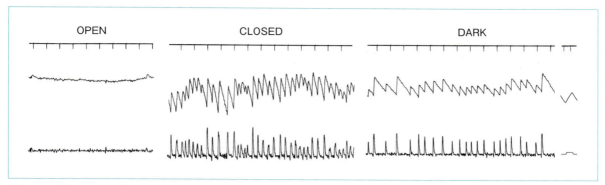

図Ⅲ-1　注視下と非注視下の眼振の比較

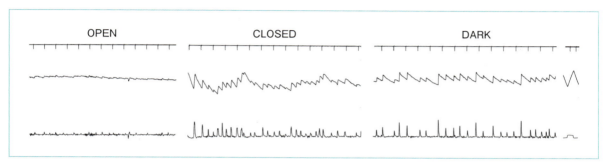

図Ⅲ-2　右メニエール病の症例
開眼正面視で右向きの眼振が軽度にみられるが非注視下で明らかとなる。

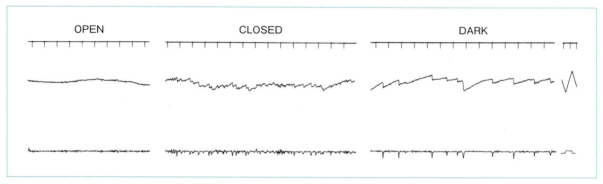

図Ⅲ-3　右メニエール病の発作6時間後の記録
患側向きの眼振が健側向きに変化している。

　暗所開眼（DARK）で患側への眼振が認められ，さらに6時間経過した時点（図Ⅲ-3）では健側向きの眼振に変化している。このように閉眼や暗所開眼など非注視下での記録を経時的に記録できることもENGのもつ大きな利点ということができる。
　先天性眼振は，開眼正面注視にみられた眼振が閉眼で著明に抑制されることが診断上重要で（図Ⅲ-4），閉眼での記録が可能かどうかは末梢前庭系障害のみならず先天性眼振の診断に重要な役割を果たす（Ⅴ-3章「非注視下の記録」，Ⅵ-4章「先天性眼振」参照）。

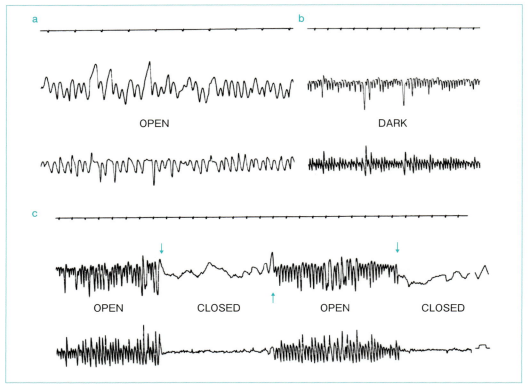

図Ⅲ-4　先天性眼振への閉眼効果
開眼正面注視（OPEN），暗所開眼（DARK）で著明に認められる眼振は閉眼（CLOSED）でほぼ抑制されている。aの紙送り速度はb，cの紙送り速度より速い。時標参照。

ENGの欠点

　このようにENGがもつ利点をいくつかあげることができるが，同時に欠点もある。その代表的なものは回旋性眼球運動が定量的に記録できないことである。近年，回旋性眼振の記録が可能な光学式の眼振計が開発されており，これによって回旋眼球運動の記録も可能になった。

　ENGにおいては水平・垂直眼球運動はほぼ正確に記録できるが，水平回旋混合性あるいは垂直回旋混合性眼振に関しては，回旋要素を定量的に記録できないために，あたかも水平性成分と垂直性成分に眼振波形が認められ，斜行性眼振のように記録されることがあるので注意を要する。

　これらの欠点に対して光学眼振計を利用した眼球運動の3次元解析やサーチコイルを利用した方法が開発され，特に回旋成分の記録ができることは良性発作性頭位めまい症などの記録・解析に有用で，肉眼観察だけではなく記録が可能になったため病態の解析に貢献している。

　また，現在のENGのように記録用紙に記録する方法とは別にコンピュータを利用してデジタル処理を行う方法も行われているが，検査技師がルーチンに使用する段階には至っていない。ただ，将来展望としては，用紙記録は次第に減少してコンピュータにデータとして保存され，必要に応じて解析が行われるようになっていくものと思われる。

　急速眼球運動の定量的な計測は外転神経・動眼神経など脳神経の軽度な障害の評価に重要であるばかりではなく，脳幹障害（内側縦束の障害，PPRFの障害など）あるいはある種の小脳の変性疾患（SCA2など）の診断でも重要な役割を果たす。ただ，急速眼球運動の定量的な計測は，時定数やフィルタの関係で絶対的な速度はENGの性質上，速度波形を十分に微分できないため，これらの要素の速度は実際の速度より小さく表現される。

通常の眼振急速相やsaccadeの急速眼球運動は振幅が大になるとその最大速度も大になる。例えば30°の眼球偏位の場合，その持続時間は50～80 msecで，その最大速度は600°/sec程度にもなることがあり，健常者で緩徐相が等速度であるのに対して急速相は非等速度である。その最大速度に到達する時間は15～30 msecくらいであり，このような瞬時に大きく変化する眼球速度を定量的に分析するためサーチコイル法，光学法が考案されている。光学的にこれら急速眼球の検査を正確に行うためには1～2 msec，あるいはそれ以上のサンプリングタイムが必要となる。ビデオ記録を分析するとすれば1,000 frames/secあるいはそれ以上ということになり，通常のビデオカメラの性能である60 frames/secでは十分でなく，特殊な装置が必要となってくる。

　このように現在ルーチンに使用されているENGには利点のほかに欠点もあることを十分理解する必要がある。ENGの特性をふまえて記録を取り，注意して記録された所見を読むことにより，めまい・平衡障害の診断・評価に役割を果たしているのが現状である。

文献

1) Aschan G, Bergstedt M, Stahle J：Nystagmography；recording of nystagmus in clinical neuro-otological examinations. Acta Otolaryngol. 1956；Suppl. 129：1-103
2) Baloh RW, Sills AW, Kumley WE, et al：Quantitative measurement of saccadic amplitude, duration, and Velocity. Neurology. 1975；25：1065-1070
3) Bakr MS, Saleh EM：Electronystagmography：how helpful is it? J Laryngol Otol. 2000；114：178-183
4) Henriksson NG：The correlation between the speed of the eye in the slow phase of nystagmus and vestibular stimulus. Acta Otolaryngol. 1955；45：120-136
5) Henriksson NG：Speed of slow component and duration in caloric nystagmus. Acta Otolaryngol Suppl. 1956；125：1-29
6) 藤田昌彦：サッカード系のモデル― D. A. Robinson モデルの解説―．Equilibrium Res. 1997；56：3-13
7) 伊藤彰紀：電気眼振図（ENG）の検査法と診断的意義について．Equilibrium Res. 2010；69：401-411
8) Jung R, Kornhuber HH：Results of electronystagmography in man：the value of optokinetic, vestibular, and spontaneous nystagmus for neurologic diagnosis and research. The oculomotor system, 1964；Harper & Row, New York
9) 小松崎篤，竹森節子：眼振図とり方・よみ方．1989，篠原出版
10) Preber L：Clinical nystagmography and eye-speed recording. Acta Otolaryngol. 1957；47：520-526
11) Robinson DA：A Method of measuring eye movement using a scleral search coil in a magnetic field. IEEE Trans Biomed Eng. 1963；10：137-145
12) Tweed D, Cadera W, Vilis T：Computing three-dimensional eye position quaternions and eye velocity from search coil signals. Vision Res. 1990；30：97-110
13) Yagi T, Koizumi Y, Aoyagi M, et al：Three-dimensional analysis of eye movements using four times high-speed video camera. Auris Nasus Larynx. 2005；32：107-112
14) Watanabe Y, Ohashi N, Kobayashi H, et al：Computer analysis of electronystagmography recordings in routine equilibrium examinations. Adv Otorhinolaryngol. 1983；30：187-192

ENG 記録の実際

IV

第1章 記録時の注意事項

　ENG 記録を行う際の主な注意点を，ENG 機器および周辺機器についてと患者に対しての注意点に分けて述べる。

A ENG 機器および周辺機器についての注意点

　正確な ENG 記録を行うためには，当然のことながら ENG の機器そのものが十分に管理されている必要がある。

　まず電源を入れたときに，インストの状態でインクの出具合，あるいはかすれ具合のチェックを行う。もっとも現在の熱転式記録機器ではこの問題はほとんど解決されている。

　また較正用の三角波と 100 μV（または 200 μV）の電気的較正を正しく行うことができるかを確かめる。さらに基線の揺れはないかチェックし，また視標追跡検査や視運動眼振検査など刺激装置との連動性などについて確認する。

　これらの問題は ENG 機器を頻繁に使用している施設ではほとんど問題はない。ただ ENG 機器の使用が稀である施設では，あらかじめこれらの点をチェックし，患者に電極を装着していざ検査を始める段階になって戸惑うようなことがないようにしなければならない。

B 患者に対しての注意点

　患者に対しての注意点としては，1) 記録前，2) 記録中，3) 記録後の 3 段階に分けることができる。

1. 記録前の注意事項

　まず記録前においては患者の一般状態の観察が重要である。ENG は眼球運動の記録であり，これは意識レベルに大きく影響を受けるため，患者が十分に覚醒しているか，患者の協力体制は十分か，などは重要な要素となる。ENG 記録が心電図や脳波検査とは異なるところである。したがって正確な記録を得るためには患者の協力が必須であるのと同時に，患者のもっている病的所見を記録に十分に示すことができるようにしなければならない。患者にはあらかじめ，検査の目的，所要時間，電極を貼り付けることなど検査の概要を説明した文書を渡しておくか，口頭で十分に説明する．高度難聴者には紙に書いて説明する必要がある場合もある．検査の前に患者の緊張をとるためにも再度簡単な説明をする。なお検査前にトイレに行かせておくことも時に必要となる。

2. 記録中の注意事項

　患者の協力体制や十分な覚醒が重要なことは前述した。眼球運動のなかでも特に急速眼球運動，すなわち saccade や眼振急速相などは意識のレベルに大きく影響されることは知られている。

　図Ⅳ-1 は閉眼での覚醒状態が低下したときの眼球運動を示している。下向き矢印で閉眼にすると波動様眼球運動となっており，このような波形がみられたときは意識のレベルがやや低下していることを示している。暗算負荷などを行わせると（上向き矢印），この波動様眼球運動が消失する。

　図Ⅳ-2 は閉眼で左向き自発眼振が存在している症例である。本来存在している左向き自発眼振が原波形記録の点線のところで明確に存在していない。これは眼振が消失したのではな

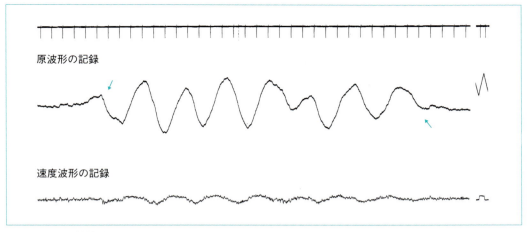

図IV-1　波動様眼球運動
閉眼でやや意識のレベルが低下したとき（下向き矢印）にみられる左右への眼球運動。暗算負荷などの刺激を与えると（上向き矢印）この眼球運動は停止する。第1誘導はDC記録の原波形，第2誘導はその速度波形。

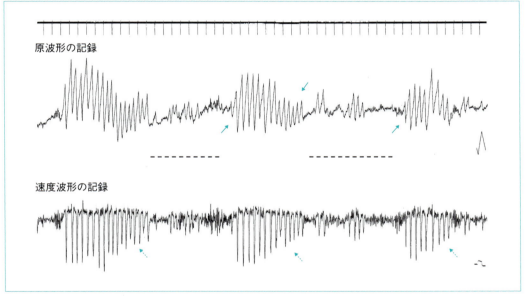

図IV-2　眼振と覚醒状態
左向き眼振が存在している症例。速度波形記録の点線，上向き矢印に注意。

く，覚醒状態がやや低下したための現象で，原波形記録の上向き矢印で暗算負荷を行わせると再度眼振が出現しているのがわかる。しかし，約10秒後には覚醒状態の低下が認められる（下向き矢印）。このときENGの速度波形をみると，眼振が消失する過程で眼振急速相の速度低下がみられる（速度波形記録の上向き矢印）のは興味深い所見である。眼振急速相をはじめsaccadeなど急速眼振運動のシステムは覚醒状態の鋭敏なパラメータであることがわかる。

　視運動眼振でも同様である。図IV-3は30°/secの等速度右向き視運動眼振（OKN）を誘発させた記録である。第1誘導は原波形，第2誘導は速度波形，第3誘導は視刺激の視標である。速度波形で点線の部分は，同一刺激を行っても眼振急速相の解発の速度が低下しているのがわかる。そのため下向き矢印のところで十分に視標を追跡するように指示すると，眼振急速相の速度は以前と同様となっていることがわかる。

　頭位眼振検査でも同様のことがいえる。図IV-4は仰臥位で左向き眼振が出現している症例で，aは右下頭位（Rt. SD），bは左下頭位（Lt. SD）を行わせたときの記録である。aは右下頭位で一見眼振が存在していないように記録上みえるが，上向き矢印で暗算負荷を行うと眼振が

第1章　記録時の注意事項　17

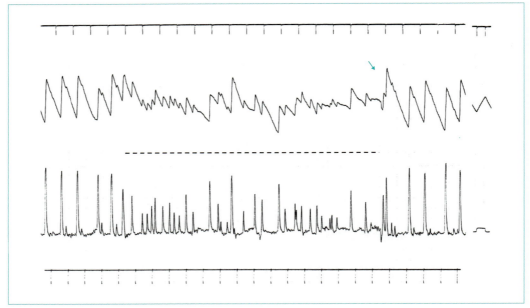

図Ⅳ-3　右向き視運動眼振

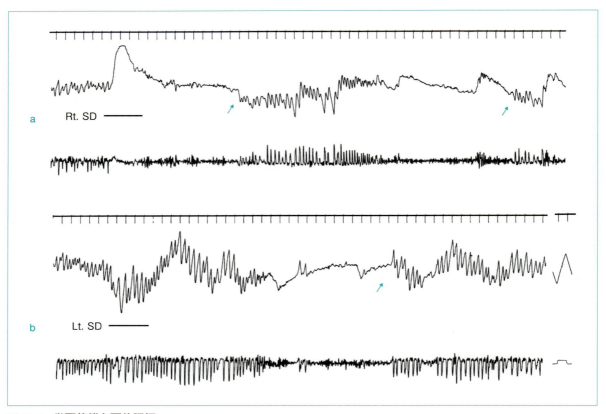

図Ⅳ-4　覚醒状態と頭位眼振
右下頭位（Rt. SD）で右向き眼振が，また左下頭位（Lt. SD）で左向き眼振の認められる症例。

　誘発される。これは頭位眼振の潜時とは異なることに注意しなければならない。この暗算負荷によって誘発された眼振は覚醒状態が低下しているために抑制されていたもので，右下頭位で右向きに出現すべき眼振が暗算負荷により誘発された右向き眼振である。この症例も急速相の速度が次第に低下し眼振は抑制されたため，上向き矢印で再度暗算負荷を行うと眼振が誘発されている。同様のことはbの左下頭位（Lt. SD）でも認められる。本来左向きに存在していた眼振が，左下頭位にすると一時増強傾向にあるがその眼振は次第に減少していく。これは持続

時間を示しているものではなく，覚醒状態が低下したためであり，上向き矢印で暗算負荷を行うと再度眼振が出現することがわかる。

　頭位眼振検査でも検査中に閉眼になると眼振の出現が抑制されることが一般的であるが，温度刺激眼振検査のときは特に注意しなければならない。温度刺激眼振検査によりめまいが誘発されると無意識のうちに閉眼になることがあるため，記録中に閉眼にならないように十分に患者に注意しておく必要がある。閉眼になると意識のレベルが若干低下して本来誘発されるべき眼振が眼振急速相の低下とともに，見かけ上，眼振の誘発が低下することになるためである。そのため暗所開眼下で正面視するよう指示したうえで記録するように心がける。さらに暗算負荷が役に立つことが多い。

　図Ⅳ-5 は温度刺激による眼振反応に対する閉眼の効果をみたものである。右向き眼振が誘発されている状態で閉眼（下向き矢印）になると眼振誘発は抑制され（棒線 a），上向き矢印のところで開眼を指示すると従来の右向き眼振が誘発される。b でも同様である。したがって温度刺激眼振検査を暗所開眼で施行するときはこれらの点を十分注意して行うようにしなければならない。すなわち閉眼にならないようにすることが重要である。これらの問題を解決するには温度刺激眼振検査中に眼球運動を観察できる装置がよく，赤外線 CCD カメラは最もよい装置の一つである。

　覚醒状態も視標追跡検査に影響することがあり，図Ⅳ-6 はそれを示している。

　本症例は本来 b のごとく saccadic pursuit を示す症例であるが，覚醒状態が悪いと a のごとく saccade が十分に誘発されない。このような症例では暗算負荷を行いながら検査を行うことも正確な記録を行ううえで重要である。

　以上，覚醒状態，閉眼などが眼振反応に与える効果を示したが，これらを十分注意して検査が行われることの重要性を示した。また，検査の内容の理解，協力が十分でない場合，異なった所見が得られることに注意しなければならない。

　図Ⅳ-7 は視標追跡検査への注意点についての ENG 記録を示している。視標追跡検査を行わせているが，下向き矢印のところまでは必ずしも十分な視標追跡を行っていない。ここで記録を止めてしまうと視標追跡機能が円滑でなく，機能異常が存在するという誤解を招く可能性が

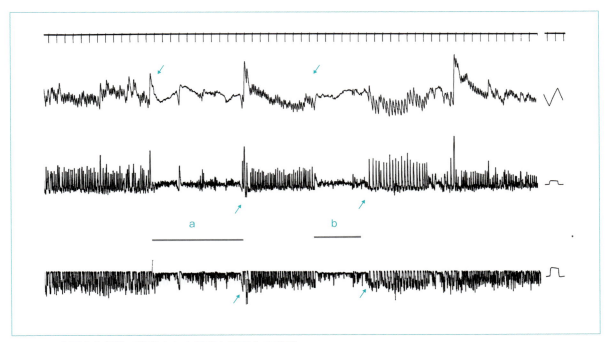

図Ⅳ-5　左耳冷水刺激で誘発された眼振と閉眼との関係
閉眼により眼振誘発は抑制されることに注意。第3誘導は眼振緩徐相速度波形。

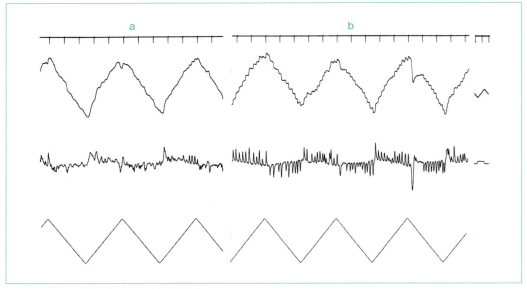

図Ⅳ-6　視標追跡検査と覚醒との関係
小脳変性症の症例で本来 b のごとく saccadic pursuit の所見がみられる症例でも，覚醒状態が低下すると a のごとく明らかな所見は得られない。

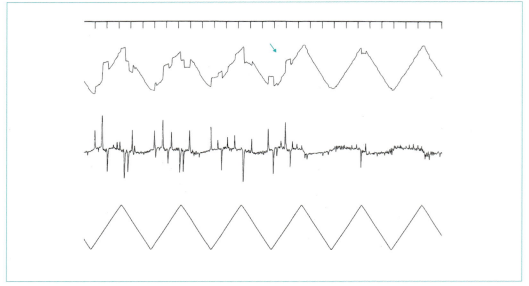

図Ⅳ-7　視標追跡検査と注意力

ある。この場合，下向き矢印のところで視標を十分に注意するように指示すると円滑かつ正確な視標追跡検査ができる。これは患者の協力体制が視標追跡検査にも大きな影響を及ぼしていることを示す記録である。

　同様のことは視運動眼振検査でもいえる。図Ⅳ-8 は OKP テストを行ったときの所見を示している。OKP テストは 2 回行われているが 1 回目の右 OKP（Rt. OKP 1）では 100°/sec まで直線的に上昇した眼振緩徐相速度は，さらに刺激速度が上昇すると，眼振の誘発が低下するのが眼振緩徐相速度の記録からわかる（Rt. OKP 1 の上向き矢印）。しかし刺激速度が低下していくと再度眼振が誘発され，ちょうど中央が凹んだような眼振緩徐相速度のパターンを示す。左 OKP（Lt. OKP）でも同様である。このような症例に対して OKN の刺激線条を十分注視して追跡するように指示したあとの OKP テストが OKP 2 である。右 OKP で OKP 1 と OKP 2 の眼振緩徐相速度を比較してみると，OKP 1（上向き矢印）では中央部で低下していた眼振の誘発が OKP 2（上向き矢印）ではさらに高速度まで追跡していることがわかる。また Lt. OKP 2 で

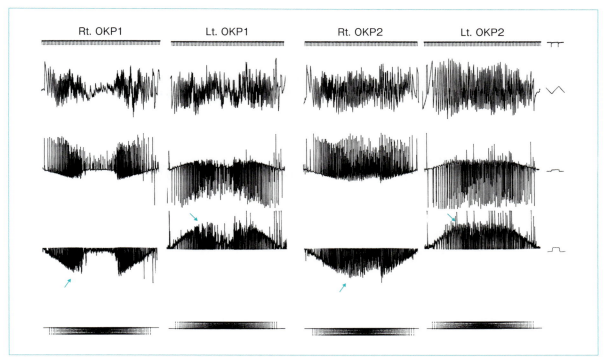

図Ⅳ-8　視運動眼振と注意力（1）

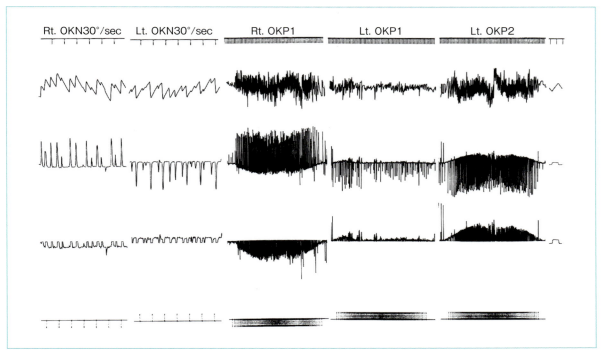

図Ⅳ-9　視運動眼振と注意力（2）

　もOKP1と比較すると中央部，すなわち最高速度付近の眼振緩徐相速度追跡機能が上昇していることがわかる。このような所見からOKPテストを通常2度行うのが好ましいことが理解できる。ただし1度のOKPテストで十分な結果が得られた場合には，必ずしも2度行う必要はない。

　類似所見を図Ⅳ-9に示す。右OKN，左OKNの30°等速度刺激では左右差は認められない。OKPテストではRt. OKP1は正常であるが，左OKPの誘発がきわめて低下していることがLt. OKP1でわかる。本症例では右OKP1と左OKP1の差がこのように大きいことが，30°/sec

のOKNの検査，あるいはその他の平衡機能検査から考えられない場合は，十分な指示のもと再度検査を行う必要がある。その結果Lt. OKP 2のごとくRt. OKP 1とほとんど差のないパターンが得られる。この場合，Lt. OKP 1で検査をとどめた場合には，その所見は患者の状態を十分に示していないことになる。そのような状態が疑われた場合には，再度十分に説明のうえ検査を行うことが必要で，それによりOKP 2のごとく正常の反応を得ることができる。

以上に示したごとくENGの検査では脳波や心電図と異なり患者の意識レベルや患者の協力体制が重要な役割を果たす。繰り返しになるが，検査を行うにあたっては常にこのことに注意を払う必要がある。

検査中は検査者の指示に従い，勝手に目や頭を動かさないようにすることを患者に伝える。頭を動かさないように通常ヘッドバンドなどで頭を固定することが多い。また顔に力を入れると筋電図などが出現することはⅣ-7章「ENG記録のアーチファクト」を参照されたい。

記録中で重要なことは患者に不安感を与えないことである。緊張の結果，筋電図が出現したり，緊張のあまり発汗があると基線の揺れが生じ，DC記録の場合には大きな障害となる。また患者が検査者の指示に従っているか常にチェックすることも必要である。

なお諸種の指示を与えた際には2Bないし3Bの鉛筆で指示事項を記録紙に記入することが必要である。ボールペン，赤インクなどの使用は避ける。その理由は，後日その記録の部分をスライド作製する場合，ボールペンなどで記入されていると消すことに支障をきたすからである。

記録中に異常が認められた場合には，眼球運動の異常なのか，アーチファクトなのかの見極めが重要で，必要に応じてインストを入れチェックする。

3. 記録後の注意事項

記録が終了したのち，入院患者の場合，自分で歩いて病室まで帰れるか，あるいは看護師の迎えが必要かを確認する。外来患者の場合，視運動刺激や温度眼振検査で気分が悪くなることがあるので，その点に注意し必要に応じて外来で休ませる。

なお検査終了後，結果を聞きたがる患者がいるが，検査技師が検査を施行した場合，判定については常に担当医が行うことを患者に説明し，検査技師から不必要な意見・見解を言わないようにしなければならない。

さらに記録紙の整理においては，患者名，病歴番号，検査日などを必ず記入しておく。その後，ENG機器に対する保守点検を行うことは，後日の検査のためにも重要である。

文 献

1) Hallpike CS, Hood JD, Trinder E：Some observations on the technical and clinical problems of electro-nystagmography. Confin Neurol. 1960；20：232-240
2) 小松崎篤，竹森節子：眼振図とり方・よみ方，1989，篠原出版
3) Suzuki J, Komatsuzaki A：Clinical application of optokinetic nystagmus. Optokinetic pattern test. Acta Otolaryngol. 1962；51：49-55

第2章 ENG におけるよい記録とは何か

　眼球運動の記録においては心電図，脳波，筋電図などと異なり，患者の協力が特に重要であることはすでに述べてある。そのため，記録の前に患者と十分意思疎通ができるようにしておくことが正確な記録を得るための重要な条件となる。よい記録を取る条件として次のようなものがあげられる。

1) 記録が安定していること
2) 眼球運動や眼振が明確に記録されていること
3) アーチファクトがないこと
4) 記録された波形に歪みがないこと
5) 較正が的確に入っていること

　これらの条件を満たすには，ENG の機器そのものが安定していなければならない。
　現在の ENG はトランジスタ回路を使っており，以前の真空管回路と比較して安定しているので一般的には特に問題はない。ただ記録機器の保守点検には常に注意すべきである。
　ENG は眼球運動の記録のほかに諸種のアーチファクトが混入するので，それを避けるようにして記録を行うことが必要となる。
　アーチファクトがどのようなものであるかは後述するが，ノイズのなかでは特に交流ノイズが重要であり，交流ノイズを除去するために交流波形専用のいわゆるハムフィルタを用いる。そのほかにも一般の ENG では 20 Hz，または 25 Hz のフィルタ，あるいは 5 Hz のフィルタも常備されていることが多い。ただ 5 Hz のフィルタをかけると記録は見かけ上ノイズは少なくなるが，得られた記録波形の歪みも大きくなるため，通常では 20 Hz ないし 25 Hz のフィルタを使用する。
　なお，原波形のみの記録あるいは原波形と速度波形が同時記録されている場合は各々の眼球運動の較正を必ず行うようにする。原波形は °（度），速度波形は °/sec の較正が入ることになる。その実際については Ⅳ-4 章「眼球運動の原波形および速度波形の較正」で述べる。
　なお本書の記録では，記録にあらわれる時標は常に 1 秒である。

第3章 電極の接着

　通常は水平誘導および垂直誘導の記録のための電極を接着する。ENGのもっているチャンネル数に従い，2チャンネルの場合には一般に第1誘導に水平眼球運動原波形の記録を，第2誘導に垂直誘導記録ができるように接着する。4チャンネルの場合は水平誘導に原波形と速度波形，垂直誘導にも同様に原波形と速度波形が記録できるようにする。

　眼振の方向は急速相の方向で示されることになっている。ENGの記録においては右向き眼振は記録上ENGのペンの振れが上方に，また左向き眼振は下方に振れるように電極を接着する。垂直誘導では，上眼瞼向き眼球運動はペンの振れが上方に，下眼瞼向き眼球運動は下方になるように接着する。

　電極の接着は両眼が共同運動する場合と非共同運動の場合で異なるため，以下その各々について述べる。

A 両眼が共同眼球運動をする場合の接着法

　左右の眼球が共同眼球運動をする一般の症例については，次のような電極接着を行う。

　水平誘導では電極を両眼瞼角の外側に接着する。その場合，両眼瞼角の線上に電極が接着されることが望ましい。そうでないとまばたきが水平眼球運動に混入しアーチファクトとなる（Ⅳ-7章「ENG記録のアーチファクト」参照）。

　垂直誘導に関しては右眼または左眼のいずれかに接着する。電極は睫毛の上と下眼瞼の下1cm弱のところに接着する。垂直誘導の場合，あまり眼瞼に近いところに接着するとまばたきの混入がより著明になるためである。

　電極の接着にあたっては，皮膚抵抗を抑えるためにベンジン，アルコールなどで接着部位をよく拭くことが重要である。接着部位を拭く前にアルコール，ベンジンなどでかぶれないかどうかを患者に確かめておく必要がある。

　皮膚抵抗の計測器は電極箱に付いていることが多いので，それによって皮膚抵抗を計測し，5kΩ以下にすることが望ましい。それによりノイズの少ないよい記録を取ることができる。高齢者では皮膚抵抗が下がらない場合があるが，それでも10kΩ以下に拭いて接着するように心がける。

B 左右の眼が非共同眼球運動の場合の接着法

　通常では左右の眼は共同眼球運動であるが，左右の眼が共同運動をしない内側縦束症候群（MLF症候群），外転神経障害，動眼神経障害などの症例では，左右の眼の独立した記録が必要となる。通常，右眼の記録は右外眼瞼角と鼻背の中央，また左眼は鼻背の中央と左外眼瞼角に接着して記録される（図Ⅳ-10）。ここで重要なのは，当然のことながらENGの増幅度が左右眼で同一でなければならないことである。具体的な方法としては眼球運動の記録の前に，例えば4チャンネルENGの場合は右眼の原波形を第1誘導に記録し，その速度波形は第2誘導へ，第3誘導には左眼の原波形を，その速度波形は第4誘導に記録するようにする。さらに左右の眼球運動の増幅度を同一にする必要がある。そのために100μVまたは200μVの矩形波の電気的較正を入れ，左右の眼の原波形，速度波形の増幅が同一になるように増幅度を調整する（図Ⅳ-11）。

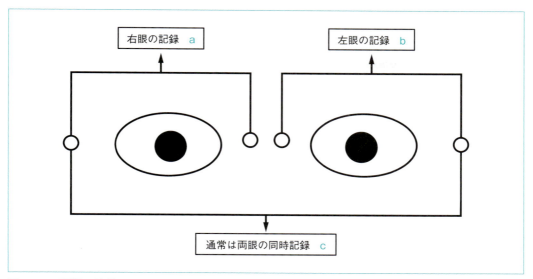

図Ⅳ-10　電極の接着
通常は両眼が共同眼球運動を行うので左右の眼の同時記録が行われる(c)が，非共同眼球運動の症例では右眼(a)，左眼(b)の独立した記録が行われる。

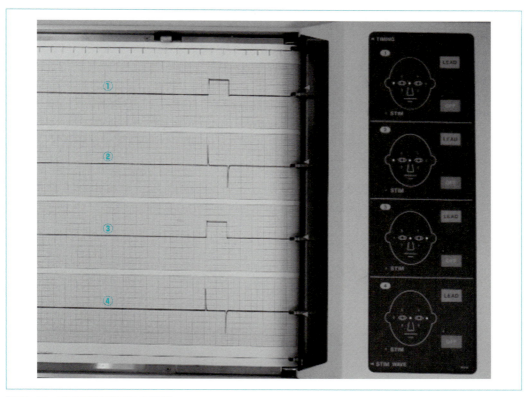

図Ⅳ-11　非共同眼球運動の記録
右眼，左眼の原波形，速度波形の利得を同一にする。①，②は右眼の原波形と速度波形，③，④は左眼の原波形と速度波形。

　眼球運動の較正では左右の眼のより正常に運動する眼を中心に較正を行う。すなわち右眼が正常に運動する場合は，視角10°の較正を行ったとき右眼10°の大きさが左眼にも適応されるので，較正の三角波の大きさを左眼にも適応することになる。

文献

1) 小松崎篤：ENG(Electro-nystagmography)の原理とその臨床的意義．臨床検査．1977；21：1415-1423

第4章 眼球運動の原波形および速度波形の較正

　眼振の記録にあたって，通常，原波形は時定数3秒，あるいはDC記録が用いられ，速度波形を記録するためには，時定数は0.03秒を用いるのが一般的である。なお，0.03秒の時定数を用いた場合，眼振の緩徐相速度はほぼ電気的に微分することが可能であるが，急速相に関してはその大略を知ることができるのみで，実際の定量的な記録とはならないことは前述した。

　心電図，筋電図，脳波などの較正は電気的較正が行われる。しかし，眼球運動では原波形と速度波形（微分波形）の同時記録が行われるため，その各々の較正（calibration）が必要になる。眼球が10°，20°，30°と変化した場合にはそれに従い眼球の偏位速度も増大するので，原波形の較正は簡単である。通常では10°，20°，30°などの視角をもつ2点を交互に注視させ，そのとき得られた原波形の記録がそれぞれの眼球偏位の記録となる（図Ⅳ-12）。しかし，そのとき得られた速度波形の大きさは，偏位角が大となると偏位速度も大となる。原波形では偏位角が2倍になれば偏位記録も2倍となるが，速度波形は非等速で2倍とはならない。通常のENGには較正用の三角波の発生装置が組み込まれており，これにより速度波形の較正を行う。

　速度波形の較正は一般に図Ⅳ-13で示される方法がとられる。具体的には視角10°の2点を交互に注視させ，そのとき得られた眼球偏位（A）の大きさに三角波のHを合わせる。そのときの速度はTが1秒であるため速度H/Tは10°/secとなり速度波形の記録で示される高さh_1は10°/secとなり，それにh_2の−10°/secが加わるため速度波形で得られた山から谷の間は20°/secとなる。原波形と速度波形の記録には常にこれらの較正が入っていなければならない。

　この眼球運動の較正は一般的には10°の眼球偏位が10 mmの振幅になるように設定されることが多いが，速度波形の較正では特に決まりがない。

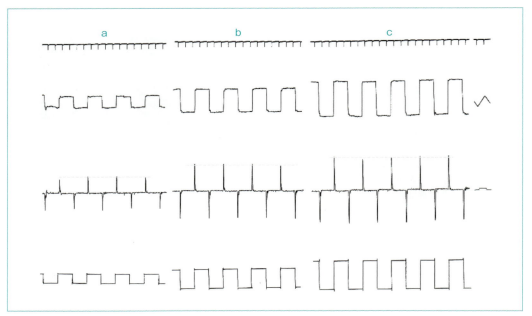

図Ⅳ-12　視角10°（a），20°（b），30°（c）を交互に注視させたときの記録
第1誘導はDC記録の原波形，第2誘導はその速度波形，第3誘導は視点移動のサインである。眼球運動の偏位が大となると速度波形の振幅，最大速度も大となる。

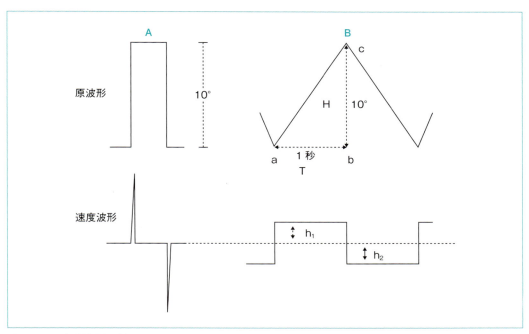

図Ⅳ-13　速度波形の較正
眼球運動の原波形（A）が10°偏位したとき，較正用の三角波（B）の振幅（b〜c）を10°に合わせる。その時速度波形の h_1 は10°/secとなり同様に h_2 は−10°/secとなるため山〜谷の高さ $|h_1|+|h_2|$ は20°/secとなる。

　なお小振幅の眼振が存在している場合，10°が10 mmの増幅では本来存在している眼振が十分に記録されないことがあるので，そのような場合は増幅を大にするよう心がける。その場合，増幅度を変化させたときは常にそれに応じた較正を入れておかなければならない。
　なお，本書のENG記録に付加されている較正は特に注釈がなければ原波形は10°，速度波形は20°/secの大きさを示している。紙送り速度については本書では時標はすべて1秒であるため，時標の較正は入れていない。
　左右側方注視眼振が存在する場合は，原則として原波形はDC記録を行っており，10°の偏位を10 mmで記録しているが，眼振をより明確に記録する場合には10°を10 mmでは十分ではないため，次のようにしている。すなわち原波形のペンの揺れ幅は30°の偏位で40〜45 mmに増大して，眼振の存在を明確に記録できるようにしている。このように振幅を大にすると基線より側方注視を行わせると振り切れることになるため，基線を側方注視眼振の方向と反対方向にずらして振幅が十分とれるようにする。これらの操作のとき最も重要なのは，前述したごとく増幅を変えて記録するため，眼球運動の記録は常にその段階で較正を行うことである。
　ここで注意しなければならないのは，角膜網膜電位は光刺激により変動する可能性をもっていることである。Balohら（1979）は，十分な暗順応と十分な明順応の間に角膜網膜電位は約2倍の差があると報告している。このことは心電図や脳波の検査と異なり，一定の検査を行ったあとには常に10°の較正を行うように心がけることが重要である。検査前後で電位の差の著しいものに，OKPテストの後では角膜網膜電位が増強することである。稲垣ら（1984）によると視運動刺激でも比較的低速の30°/sec以下の刺激では検査の前後の著明な変化をきたさないこと，視標追跡検査でも電位変化は認められないが，OKPテスト後には電位の増大が認められるとの報告があり，その理由として網膜視（retinal vision）が重要な役割を果たすとしている。

文献

1) Baloh RW, Honrubia V：Electronystagmography. *In* Clinical Neurophysiology of the Vestibular System. 1979；FA Davis Co, Philadelphia
2) 稲垣京子，八木聰明，大場　泉，他：視運動眼振検査前後の角膜網膜電位の変動について．Equilibrium Res. 1984；43：19-23

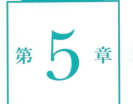

第5章 眼振波形の計測

　ENG の記録で得られた眼振波形から眼振の頻度，振幅，眼振緩徐相速度などを定量的に計測することができる。頻度は眼振個数/sec，振幅は較正から度（°）で表わされ，緩徐相偏位速度は°/sec で示される。眼振急速相の定量的な計測は通常の ENG では時定数，フィルタなどの関係から正確には計測できないことは前述した。

　以下，具体的に眼振のもつ要素の計測法を述べる。

　図Ⅳ-14 は左向き眼振の記録である。a は眼球運動の原波形，その上のサインは紙送り速度の1秒の時標を示している。b は a を電気的に微分したものであり，すなわち a の速度波形を示している。c は速度波形の急速相部分をクリップして眼振緩徐相の速度波形のみを示しており，d は眼振緩徐相速度のみをクリップして眼振急速相の速度波形を示している。なお，右端の較正の第1誘導は三角波の較正で山から谷までの間が 10°の眼球運動の偏位を示し，第2誘導ではその高さは 20°/sec，第3誘導の c でも高さは 20°/sec，すなわち b と c では c のほうが利得を大きくしてあることがわかる。なお，d も 20°/sec である。b の基線は眼球の正中位を示しており，それより上方が正中より右，下方が左となっている。この図からわかることは眼振の緩徐相は b および c で示されるごとく基線に対してほぼ水平であり，このことは眼振緩徐相の速度がほぼ等速度運動であることを示している。特に前庭性眼振の場合には眼振は一般に等速度運動を示す。眼振には眼振の振幅，頻度，眼振緩徐相の速度，急速相の速度などの要素があるが，ENG の記録からこれらの要素を定量的に知ることができる。まず，眼振の頻度は時標1秒であることから 0.9 Hz と算出することができ，眼振の振幅は 10°の較正と比較することにより，22°の振幅をもつと判定できる。

　眼振緩徐相速度の計測は眼振原波形から行うことが多いが，眼振急速相をクリップした緩徐相の高さからでも計測は可能である。図Ⅳ-15 で a～b の緩徐相をもつ眼振の緩徐相速度を計算する場合には次のように計算する。末梢前庭性眼振の場合その速度波形はほぼ等速度であるため点線 a～b を引くことができる。次に時標に対して平行の a～c を引き，紙送り速度1秒は a～d となり，d より垂線を立て a～b との交点を e とすると，この眼振は1秒間に d～e に

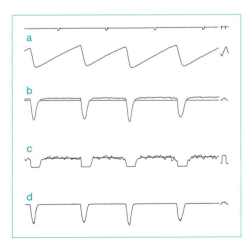

図Ⅳ-14　眼振のもつ諸相の記録

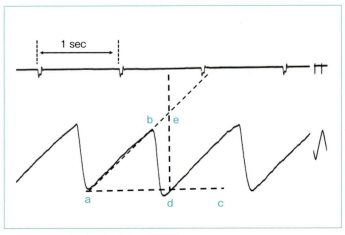

図Ⅳ-15　眼振緩徐相速度の計測法

偏位したことになる。そこで d〜e の偏位度は 10° の較正である右端の較正波形の高さとの比例計算から 27°/sec と計算することができる。

このようにして眼振の振幅，頻度，眼振緩徐相速度などの眼振のもつ大きな要素の大部分を判定できることは ENG の大きな利点である。

眼振パラメータの算出

以上述べてきたごとく ENG は原波形と速度波形の同時記録が通常行われているが，1960 年代の後半，まだコンピュータが現在ほど普及していない時代に眼振反応のパラメータとして眼振反応の総振幅や頻度を記録することができないかと考えた時期があった。眼振の頻度について眼振急速相の頻度を指標にして記録することはそれほど困難を伴わなかったが，問題は総振幅をどのように計測するかであった。そこで，眼振急速相の部分を選択的に除去して緩徐相部分のみを合算することにした。速度波形の急速相成分をクリップして緩徐相速度成分を選択的に積分すれば理論的には総振幅を記録できることになる。時定数，ノイズ除去のためのフィルタなどで速度波形を記録するために電気的に微分した波形を再度積分する必要があり，提示された数値は実際の値より低値になることは予想されたが，左右を比較する便宜はあると思われるので開発したものである。

図Ⅳ-16 は上記の方法による健常者の OKP テストによる左右の OKP を示したものである。眼振緩徐相速度までの表示は通常見かけるものであるが，第 4 列目の記録は上記の方法で算出された総振幅で，較

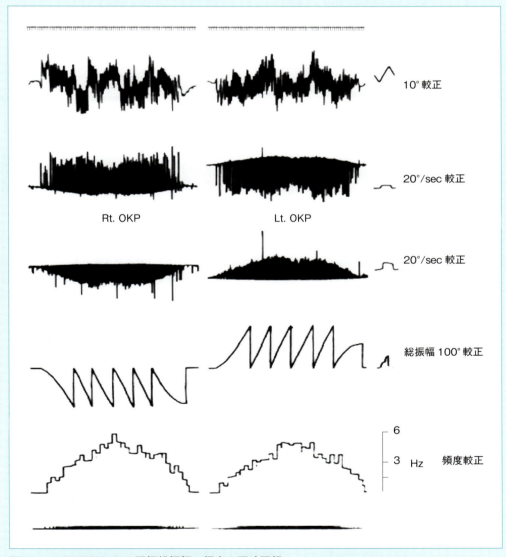

図Ⅳ-16　OKP テストに眼振総振幅，頻度の同時記録
健常者では反応に左右差は認められない。

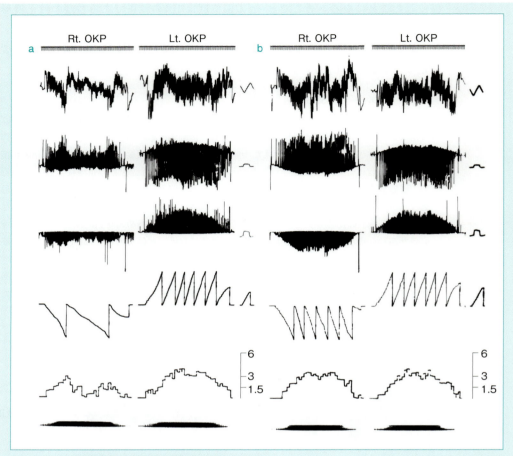

図Ⅳ-17 右前庭神経炎による OKP テストの比較
a は発症 3 日後の記録。

正から右 OKP(Rt. OKP)の総振幅は 2,314°,左 OKP(Lt. OKP)は 2,400°と左右差は明らかではない。一方,図Ⅳ-17 は右末梢前庭障害の症例で,a は潜在的な眼振が左方に出現しているときの OKP テストの結果で,右 OKP は左 OKP に比して 37％の誘発率である。一方,b で示されるごとく,a より 8 日後の OKP テストでは 95％までの改善が認められたことがこの記録からわかる。

図Ⅳ-18 は右半規管機能低下の症例の温度刺激眼振検査の結果である。左冷水注入(AS cold)と右冷水注入(AD cold)では右冷水注入のほうが明らかに反応が低下していることが眼振緩徐相速度(SP velocity)の記録からわかるが,総振幅の記録から左反応に比して右反応は 47％の反応誘発率とすることができる。

現在のコンピュータの技術をもってすればこれらのことは容易に解決できるが,当時としては反応の左右差をみる一つの手段として開発されたものであった。

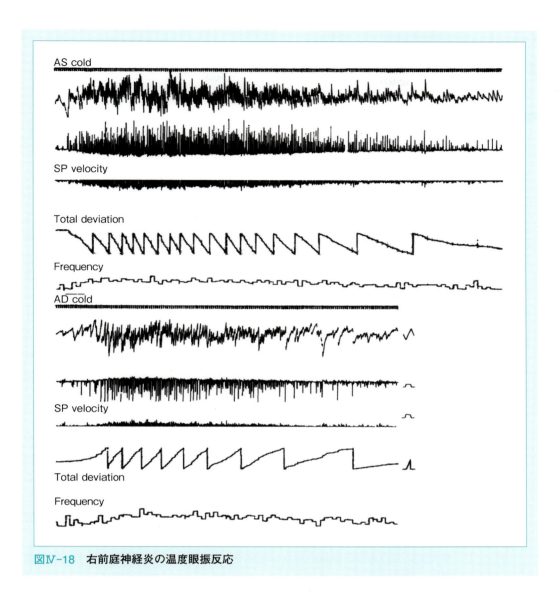

図Ⅳ-18　右前庭神経炎の温度眼振反応

第6章 AC記録とDC記録

　一般のENGでは一つの誘導を時定数が3秒の原波形と0.03秒の速度波形（または微分波形）の2チャンネルからなっている。通常の心電図あるいは脳波などは1チャンネルで記録されているが，眼球運動に関しては運動の振幅とその速度がきわめて重要なため，運動そのものの記録，すなわち原波形の記録と眼球速度の記録，つまり速度波形の同時記録が行われる。

　そのほかに原波形としてDC記録を行うことがある。3秒の時定数をもつ原波形では眼球が一定の位置を保っていても，時定数のために次第に中央に戻っていく性格があり，眼球の正確な位置を知るためにDC記録は行われる。

　図Ⅳ-19は時定数を変えたときの記録である。DC，3秒，1.5秒，0.3秒，0.03秒，0.01秒の同時記録を示している。DC記録では眼位は一定の位置を保つが，3秒の時定数をもつ記録では次第に中央に戻り，さらに1.5秒，0.3秒となるに従って中央への戻りが早くなり，CR微分回路で時定数が0.03秒ぐらいになると偏位の速度を示すようになる。したがってこれら0.03秒あるいは0.01秒の時定数をもつ記録を速度波形とよぶ。

　ただ，時定数0.001秒の記録はより正確な微分が可能であるが，利得（gain）をあげなければならないこと，そのためノイズも出現することなどから，一般的には0.03秒の時定数で速度波形の記録が行われ，眼振緩徐相速度の計測には十分であることがわかっている。ただ眼振急速相やsaccadeなど急速眼球運動系の最大速度は，30°の眼球偏位のときは600°/sec程度になるため，現在のCR微分回路を使用したENGでは急速眼球運動系の最大速度の計測はできないことは前述した。

　原波形におけるDC記録の利点は眼位を正確に記録できることであり，左右側方注視眼振の記録や，閉眼や暗所開眼時にどのような眼位をとっているかを知ることができる。ただDC記録ではDCドリフトを常に考慮しなければならないために，視運動眼振検査あるいは温度刺激眼振検査などではDC記録で行う必要はなく，一般に時定数3秒の原波形をもつ記録で行っていることが多い。視標追跡検査では正弦波での刺激の場合は3秒の時定数でよいが，視標追跡検査での刺激の速度が等速では原波形の記録はDC記録を行うべきであり，本書では直線刺激の場合の原波形の記録はすべてDC記録としている。

　以前の真空管時代のENGでは記録の安定性が不確実であったため，DC記録を行うことはきわめて困難であったが，近年のENGでは比較的容易にDC記録を取ることができるようになっている。そのため本章ではDC記録の優位性について記録とともに示す。特に左右側方注視眼振の記録は，本書では原則としてDC記録で示されている。

　図Ⅳ-20は実際の記録である。本症例はBruns眼振のDC記録と3秒の時定数をもつ記録，さらに0.03秒の時定数をもつ速度波形の同時記録を行っている。右方注視（Rt. LG）をさせた場合，DC記録では眼位がそのまま一定の位置を保っているが，3秒の時定数をもつ原波形では次第に中央に戻ってきている。また0.03秒はその眼振の速度波形を示している。同様に左方注視（Lt. LG）でもDC 3秒，0.03秒で各々異なった記録を示している。この記録からわかるように右30°側方注視（Rt. LG）の場合には，眼振の振幅大・頻度小，また左30°側方注視（Lt. LG）の場合は眼振の振幅小・頻度大であり，いわゆる典型的なBruns眼振の記録である。

　原波形のDC記録の一つの特徴は，閉眼や暗所開眼など非注視下で眼位がどこにあるかを記録できることである。図Ⅳ-21は潜在的に右向き眼振のある症例の閉眼効果をみたものである。

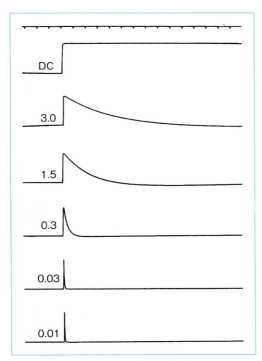

図Ⅳ-19　時定数による波形の変形

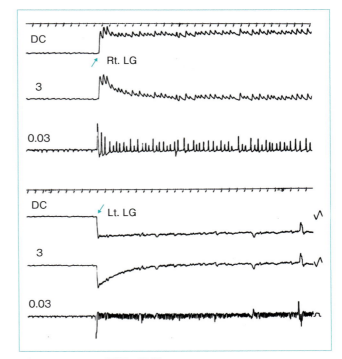

図Ⅳ-20　Bruns 眼振の記録

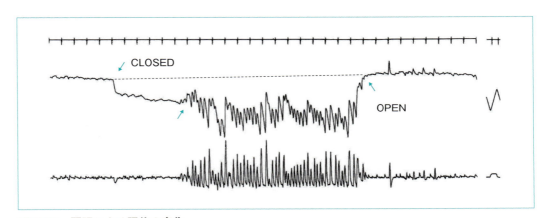

図Ⅳ-21　閉眼による眼位の変化

　下向き矢印の CLOSED のところで閉眼にすると眼位は左方に偏位しているが，これは閉眼により若干覚醒状態が低下したため眼球偏位のみで眼振急速相は出現していない。上向き矢印で暗算負荷を行うと眼位はさらに左方に偏位して右向き眼振が著明に誘発されていることがわかる。この左方への眼球偏位が DC 記録のアーチファクトとしての DC ドリフトでないことは，閉眼から開眼の状態（上向き矢印：OPEN）にすると眼位が元に戻っていることでわかる。これら閉眼記録は ENG の利点を示すものといえる。

　非注視下で閉眼と暗所開眼を比較すると，一般には閉眼，特に暗算負荷のほうが暗所開眼に比して眼振の出現率が高い。図Ⅳ-22 はその記録を示したものである。本図では末梢前庭系の障害で閉眼（a），暗所開眼（b）を比較している。a では閉眼にすると眼位がやや右方に偏位し，暗算負荷（上向き矢印）で眼位の偏位がさらに強まり左向き眼振が出現する。一方，同一症例の暗所開眼（b）では明所開眼から暗所開眼（DARK）にすると左向き眼振は出現するが，眼位の偏位は閉眼に比して少ない。また，暗算負荷（上向き矢印）でも眼振増強の効果は少ない。

　一方，垂直誘導の DC 記録は水平誘導の記録に比して安定度が少ないのが一般的であるが，図Ⅳ-23 は先天性眼振の閉眼効果をみたものである。水平誘導に出現している眼振が，閉眼

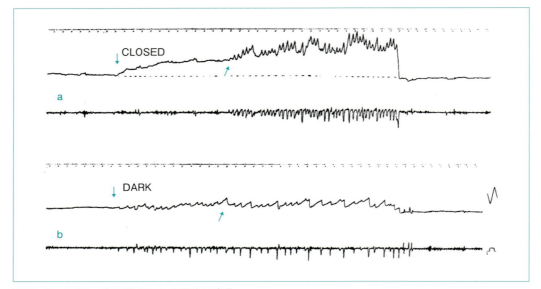

図Ⅳ-22　閉眼，暗所開眼による眼位の変化

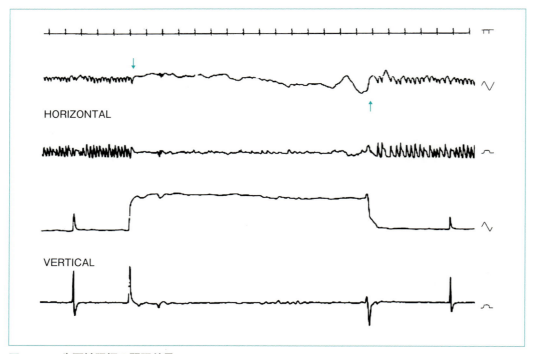

図Ⅳ-23　先天性眼振の閉眼効果

（下向き矢印）にすると先天性眼振の特徴で眼振が抑制されると同時に，垂直誘導では Bell 現象で眼球は上転している。再度開眼（上向き矢印）にすると，眼振が出現すると同時に上転した眼球運動は正中位に戻ってきていることがわかる。

　以上，述べてきたごとく DC 記録は有効な手段ではあるが，DC 記録は時定数 3 秒の記録に比して記録が不安定になりやすい。そのため ENG 記録において原波形記録は全例 DC 記録を行う必要があるわけではなく，眼位がどの位置にあるかの情報が必要なときに行うのが適切である。具体的には水平誘導では，

1) 左右側方注視眼振の検査
2) 閉眼下で眼振のみられる症例
3) 視標追跡検査で刺激が等速刺激の場合

などのときに行うのがよい。

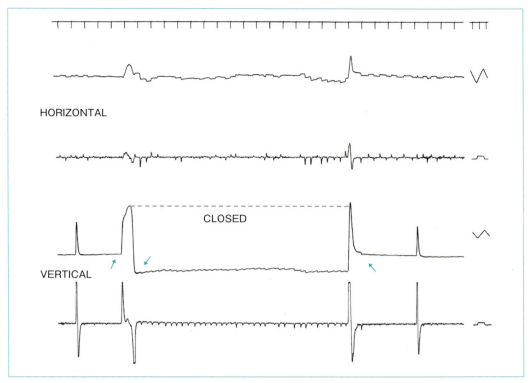

図Ⅳ-24　閉眼における下転現象
閉眼により上転位を保持できず急激に下転位をとり，同時に下眼瞼向き垂直眼振が認められる。

　垂直誘導でも同様に上下方向への注視眼振，垂直等速刺激などでDC記録が行われることがあるが特殊な状態であり実際の頻度は少ない。
　ここで注意したいのは閉眼における眼球の位置である。
　一般に眼球は閉眼によりBellの現象で上転するのが通常であるが（図Ⅳ-23），閉眼時，特に刺激がないにもかかわらず急激に下転する現象がある（図Ⅳ-24）。図で水平，垂直誘導とも原波形はDC記録である。上向き矢印で閉眼にすると，通常では眼位は点線のごとく上転位を保持するが，下向き矢印のごとく急激に下転位となり閉眼の間持続する。開眼（上向き矢印）で眼位は開眼時と同じ正中位に戻る。このいわば閉眼での下転現象（downward phenomenon in eyes closure）ともいえる所見は垂直眼球運動のDC記録が容易になったことにより明らかになった現象で，多くの場合下眼瞼向き垂直眼振を伴うことが小松崎（1972）により報告され，下眼瞼向き垂直眼振が出現することから下眼瞼向き垂直眼振を伴う小脳障害の早期症状の可能性が指摘された。その後，Takemoriら（1979）により中枢性疾患のみならず末梢性疾患でも発症することが報告された。
　ただ，多くの場合，病的な状態でENGの検査が行われるため病的所見の一現象の可能性が考えられるが，病的状態が改善しても同様な所見がみられること，一見健常な家族にもみられることなどその本態については議論の余地がある。

文献

1) Hiroshige Y：The effects of time constant on electrooculographic recording of slow eye movements during the wake-sleep transition. Psychiatry Clin Neurosci. 1998；52：163-164
2) 小松崎篤：閉眼下における垂直眼振. Equilibrium Res. 1972；31：19-21
3) Marmor MF, E Zrenner E：Standard for clinical electro-oculography. Doc Ophthalmol. 1993；85：115-124
4) Takemori S, Yamada S：Eye movements associated with eye closure II. Down turning of eye ball elevation. ORL J Otorhinolaryngol Relat Spec. 1979；41：107-116

第 7 章 ENG 記録のアーチファクト

　ENG 記録に現れるアーチファクトとしては，機械的なアーチファクトと生体的なアーチファクトに分けることができる。これらアーチファクトを可及的に除去してよい記録を取ることが検査を担当する者の責務である。そのためには出現し得るアーチファクトとその対応を知っておくことが必要となる。
　以下，各々のアーチファクトについて述べる。

A 機械的なアーチファクト

　機械的なアーチファクトの代表的なものは基線（ベースライン）の「ゆれ」（ドリフト）である。その原因として，電極の固定不良，分極電圧の変動，体動，呼吸によるもの，発汗によるものなどがあげられる。
　このなかでも分極電圧の変動は，以前の真空管時代の ENG においては問題となったが，現在のトランジスタを使用した ENG に関してはほとんど問題がなくなった。通常は原波形の時定数を 3 秒で記録することが多いのでドリフトについては問題ないが，DC 記録の場合は注意を要する。発汗による基線のドリフトは，特に夏場，蒸し暑い検査室で検査したり，患者が必要以上に緊張して汗をかいたりすることによって起こるものである。したがって，ENG の記録は乾燥した涼しい環境で行うことが望まれる。

B 生体的なアーチファクト

　生体的なアーチファクトとしては，1）静電気，2）まばたきの水平誘導への混入，3）眼瞼痙攣，4）筋電図，5）心電図，脳波など，6）回旋性眼球運動の水平垂直眼振誘導への混入，7）水平眼球運動が垂直誘導に反映，8）一側眼球運動の固定が他側の眼球運動記録に反映，などをあげることができる。

1. 静電気

　静電気の電気的変動が ENG に反映するのは，特に冬場など空気が乾燥した条件下での記録，あるいは冬期に化学繊維を着用し静電気が帯電している場合などである。図Ⅳ-25 は化学繊維を着用し静電気を帯電しているヒトが，ENG の電極箱の近くを通過したときにみられたアーチファクトである。a では一過性のノイズが 3 回認められ，これは電極箱の周辺を通過したときに認められたものであり，b は ENG の紙送り速度を速くした場合の記録を示している。この場合，主に水平眼球運動の記録にノイズが混入し，垂直眼球運動の記録は影響を受けないことが多い。このことは ENG の記録中に電極箱の周辺をヒトが不用意に移動しないように指示しておくことの重要性を示している。

2. まばたきの水平誘導への混入

　まばたきは垂直眼球運動の記録には常に記録されるが，電極の位置により水平眼球運動にも影響を及ぼす。
　図Ⅳ-26 では垂直誘導にみられるまばたきが水平誘導に反映しているが，電極接着の位置によって異なる。a では垂直誘導（VERTICAL）にみられるまばたきが，水平誘導（HORIZONTAL）では上方へのスパイクとして記録されているが，b では同じまばたきであっても水平誘導には下方へのスパイクとして認められている。これらは水平誘導の電極の接着位置に問題が

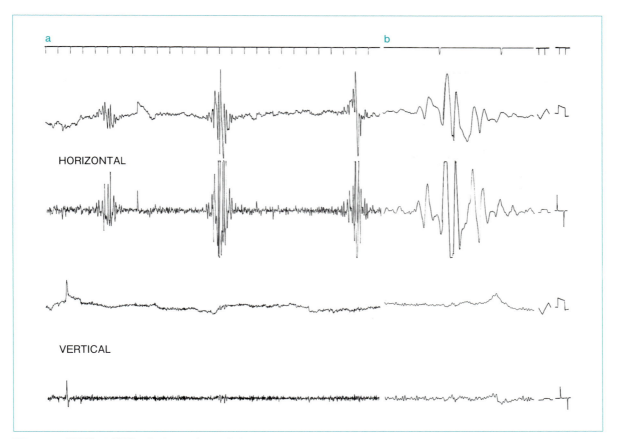

図Ⅳ-25 静電気の帯電によるアーチファクト
矩形波の較正は 100 μV である。

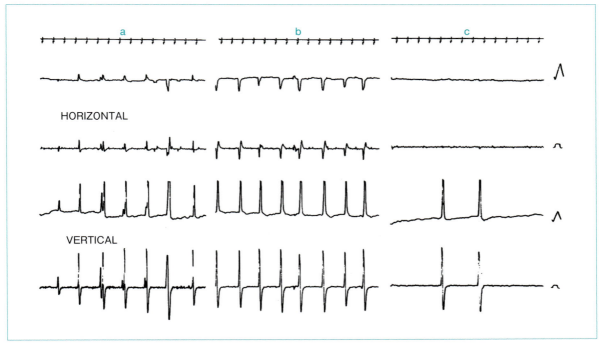

図Ⅳ-26 まばたきが水平眼球運動に混入したアーチファクト

第7章 ENG記録のアーチファクト

ある。aの記録に示されたごとく，まばたき時に水平眼球運動の記録に上方へのスパイクが記録されたときは，右外眼瞼角の電極の接着が左の電極に比してやや上方に接着されているか，あるいは左外眼瞼角に接着している電極が右の電極に比して下方に接着されている場合である。bでは，aとは逆に左の電極が右の電極に比してやや上方に接着されているか，あるいは逆に右の電極が左の電極に比して下方に接着されているかである。このような記録が認められた場合には，電極の接着を再度行い，水平誘導の電極接着位置を両外眼瞼角の延長上に接着させることによりcの記録のごとく，まばたきが行われていても水平眼球運動には影響が及ばないようになる。

図IV-27は注視眼振検査を行ったときのまばたきの水平眼球運動に混入する状態を示したものである。水平，垂直誘導とも原波形はDC記録で行っている。下向き矢印のところで左方注視を行わせると，まばたきに同期して左向きのスパイクが認められるようになり，また上向き矢印の示すように右方注視を行わせると右向きのスパイクが記録される。一見注視眼振類似の記録であるが，このような波形がみられた場合には，波形そのものが眼振波形とは異なるので，アーチファクトであることが容易に判断されるが，垂直誘導と同時記録を行うことにより，水平眼球運動の記録上にみられる，一見眼振様の眼球運動は，まばたきであることがわかる。このような現象がみられた場合でも電極の接着を変化させることにより解決される。

3. 眼瞼痙攣

眼瞼痙攣は閉眼時，特に神経質な患者にみられることがある。図IV-28はそれを示している。垂直の記録で著明な眼瞼痙攣が閉眼下で認められるが，矢印のところで軽く閉眼下で眼瞼を押さえるようにすると眼瞼痙攣は消失し，垂直眼球運動の記録ができる。図IV-29も同様である。下向き矢印のところで眼瞼を軽く下向きに押さえると眼瞼痙攣は止まり，下眼瞼向き垂直眼振が垂直誘導に認められる。このような場合，眼瞼痙攣により本来存在する下眼瞼向き眼振が明

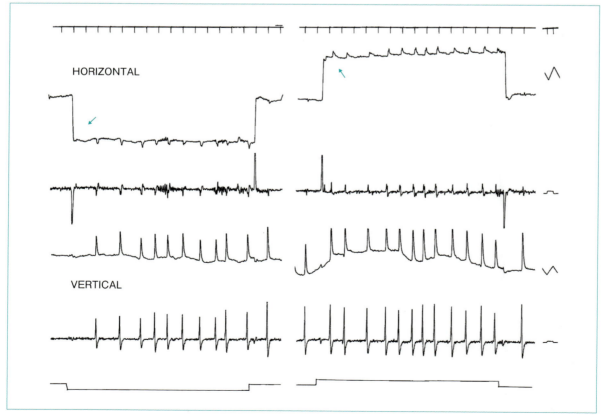

図IV-27　側方注視の記録とまばたきの関係
水平誘導，垂直誘導とも原波形はDC記録で，第5誘導は視標の移動を示している。

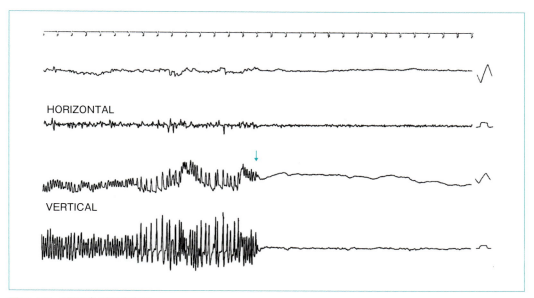

図Ⅳ-28　閉眼時の眼瞼痙攣

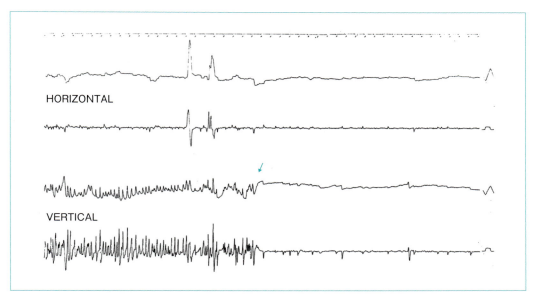

図Ⅳ-29　閉眼時の眼瞼痙攣と下眼瞼向き垂直眼振
閉眼で眼瞼痙攣に垂直眼振が合併した症例。

確に記録されないことがあり，眼瞼痙攣が著明に認められる症例では，眼瞼を軽く押さえるか，ガーゼで眼瞼を覆い，そのガーゼを絆創膏で接着させることも効果がある。また素通しの眼鏡をかけ，眼鏡と眼瞼の間にガーゼを挿入し眼瞼を軽く圧迫することでも眼瞼痙攣を軽減させることができる。

4．筋電図

筋電図が水平または垂直誘導に反映される場合がある。図Ⅳ-30のaはリラックスした状態での水平・垂直の同時記録である。bは緊張の結果，歯を強く噛んでいる状態で，咬筋の筋電図が水平誘導に反映していることがわかる。またcは閉眼の状態でさらに強く閉眼した場合で，このような筋電図が垂直誘導に反映することがある。これら筋電図の混入は患者をリラックスさせることにより解決される場合が多いが，時に高齢者では困難なこともある。

5．心電図，脳波

心電図，脳波がENGの記録に現れることは比較的稀である。図Ⅳ-31は心電図が水平眼球

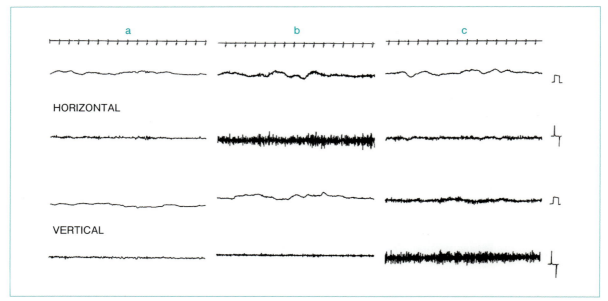

図Ⅳ-30　水平および垂直誘導にみられた筋電図様のノイズ

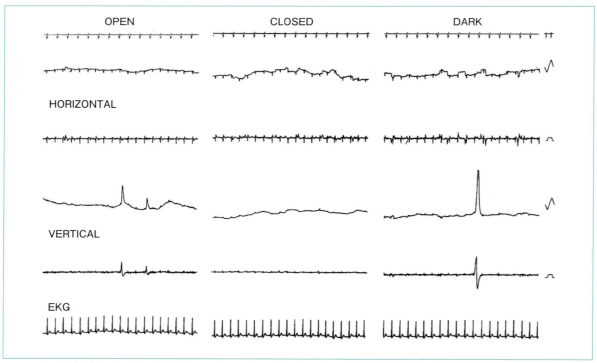

図Ⅳ-31　心電図が水平誘導に混入した記録

運動の記録に混入したものを示している。開眼（OPEN），閉眼（CLOSED），暗所開眼（DARK）のいずれにも心電図が混入している。このような規則正しい波形の場合には心電図がENGの記録に混入していることを示しており，心電図を同時記録してみるとQRSのスパイクが水平眼球運動に反映していることがわかる。

　図Ⅳ-32は右向き自発眼振の存在する症例に心電図が混入したものを示しており，等間隔のスパイク状の波形がみられた場合には心電図の可能性が高いことは前述した。

　脳波も水平または垂直誘導に反映することがあるが，波形が独特であるためにその判断は困難ではない。

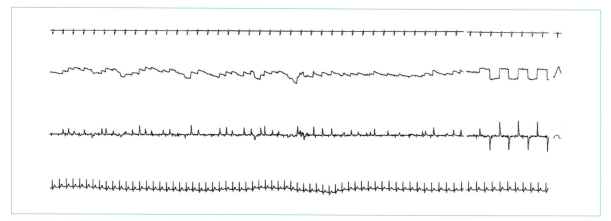

図Ⅳ-32 自発眼振が認められる症例に心電図が混入した症例
心電図に右向き自発眼振が混入した症例。

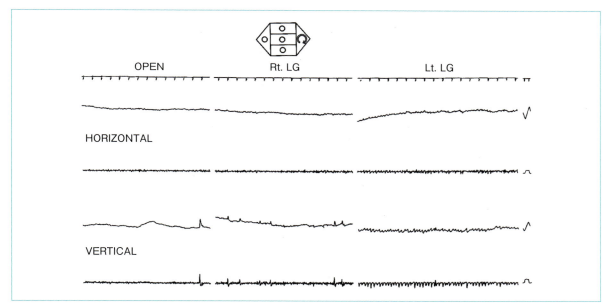

図Ⅳ-33 純回旋性眼振が垂直誘導に混入した症例

6. 回旋眼球運動の水平垂直眼振誘導への混入

　純回旋眼球運動の記録は，水平または垂直誘導を行う一般のENGでは記録されないことが多い。しかし症例によっては回旋眼球運動が垂直誘導に記録されることがある。図Ⅳ-33はそれを示している。本図は左方注視で純回旋性眼振が認められる症例のENGの記録である。正面視（OPEN），右方注視（Rt. LG）では眼球運動が認められず記録もされないが，左方注視（Lt. LG）で純回旋性の眼振が認められていることが注視眼振の記載で示されている。この純回旋性の眼振はENGでは垂直誘導に記録され，あたかも下眼瞼向き垂直眼振のような記録になっている。一般に下眼瞼向き垂直眼振はこのように頻度の高い場合は少ないので，回旋性要素の存在を常に注意し肉眼観察を同時に行い判断する必要がある。

　なお，回旋性要素のある眼球運動は良性発作性頭位めまい症の頭位眼振検査でしばしば観察されることであり，したがってENGによる頭位眼振検査では注意する必要がある。頭位眼振検査をENGで行う場合には，Frenzel眼鏡や赤外線CCDカメラ下での頭位眼振観察を併用して回旋性要素の存在を注意深く観察する。回旋性要素の強い水平回旋混合性眼振が存在するとき，垂直誘導に上眼瞼向き垂直眼振あるいは下眼瞼向き垂直眼振様の眼球運動が記録され，見かけ上，斜行性眼振が記録されているような所見になり，記録の読みに誤りをきたす可能性の

あることに注意しなければならない。

これら回旋性要素の記録に近年，回旋性要素を定量的に記録する方法が開発されている。

7. 水平眼球運動が垂直誘導に反映

まばたきが電極の接着点の差により水平眼球運動の記録に反映することがあることは前述した。比較的稀な現象であるが，症例によっては水平眼球運動が垂直眼球運動に反映することがあるので注意を要する。以下その例を示す。

図IV-34では垂直誘導にまばたきが2個認められるが，このまばたきは水平眼球運動には影響を与えていない。しかし本症例で水平眼球運動を行うと，図IV-35のごとく水平眼球運動が垂直眼球運動の記録に影響を与えていることがわかる。図IV-35の第1誘導は水平眼球運動のDC記録，第2誘導はその速度波形，第3誘導は垂直眼球運動の原波形のDC記録で，第4誘導は垂直眼球運動の速度波形，第5誘導は視標の変化を示している。aは20°の視角をもつ2点を交互に注視させたときの記録であり，この場合第3誘導の垂直眼球運動のDC記録にも，あたかも眼球が上下に移動しているような記録が認められるが，位相が逆方向であることに注意する。このような記録が認められた場合，垂直の眼球運動の電極がずれて接着していればこのような現象が起こることは当然予測されるが，水平誘導に対して垂直に電極を接着してもこのような現象になる。一方，bで示されるごとく20°の上下の眼球運動を行わせても，水平眼球運動には影響を及ぼしていない。

図IV-36は図IV-35と同一症例の視標追跡検査の結果である。第1誘導は水平眼球運動の原波形，第2誘導はその速度波形，第3誘導は垂直眼球運動の原波形であり，第4誘導は垂直眼球運動の速度波形，第5誘導（S）は指標の移動を示している。aでは水平の視標追跡検査を行っているが，第3誘導の垂直眼球運動の記録をみると，水平眼球運動と鏡像のごとく眼球が一見上下に移動しているようにみえる。しかし実際の眼球運動の観察ではこのような垂直の眼球運動は示されていない。一方，bに示されるごとく上下の視標追跡検査を行っても水平誘導には影響を与えていない。このことは水平の眼球運動が，ENGの記録ではあたかも垂直の眼

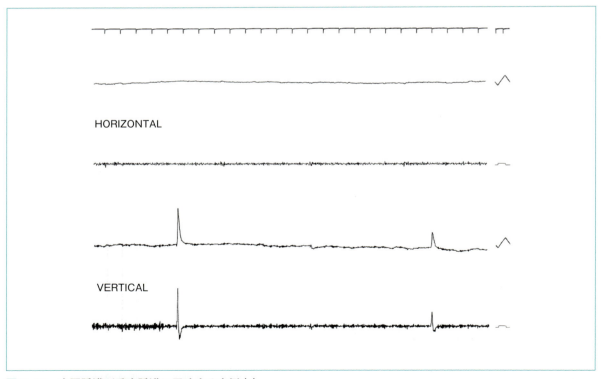

図IV-34　水平誘導が垂直誘導に反映する症例（1）
本記録ではまばたきが2個存在していることが垂直誘導の記録からわかるが，水平誘導には影響がない。

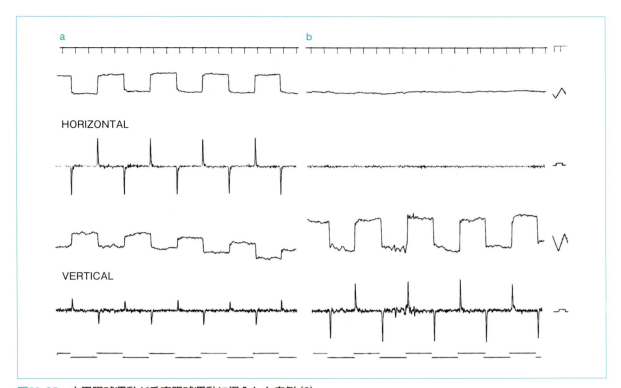

図Ⅳ-35 水平眼球運動が垂直眼球運動に混入した症例（2）
図Ⅳ-34 と同一症例の記録である。a は視角 20°の点を交互に注視させたときの記録。

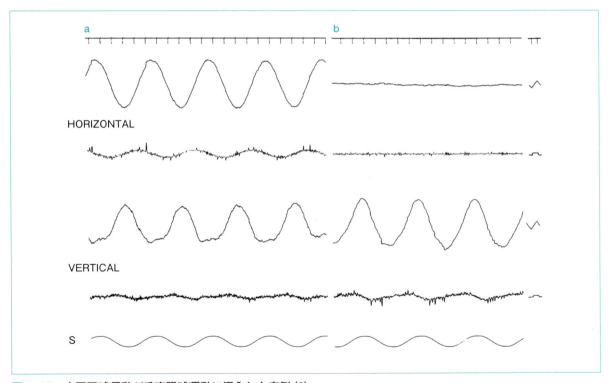

図Ⅳ-36 水平眼球運動が垂直眼球運動に混入した症例（3）
同一症例の視標追跡運動の結果。水平の視標追跡検査は垂直誘導に反映するが（a），垂直の視標追跡検査（b）は水平誘導に反映しない。

球急運動に影響を及ぼしているようにみえることを示している。

　視運動眼振でも同様のことがいえる。図Ⅳ-37 は 30°/sec の垂直視運動眼振検査の記録であり，第1誘導は水平眼球運動の原波形，第2誘導はその速度波形，第3誘導は垂直眼球運動の原波形，第4誘導はその速度波形を示しており，第5誘導は視運動刺激を示している。垂直方向に眼振を開発させると，当然のことながら垂直眼振誘導に眼振は認められるが水平誘導には眼振は反映されない。一方，図Ⅳ-38 に示されるごとく水平性視運動刺激を行うと視運動眼振は誘発されるが，右 OKN の垂直性眼球運動記録では，あたかも下眼瞼向き垂直眼振が同時に記録されており，この記録をみると右斜め下に眼球が移動しているように見えるが，実際の眼球運動は純水平性の眼球運動である。同様に左 OKN での垂直記録では上眼瞼向き眼振が同時に誘発されている記録となっているが，実際には純粋の左向き視運動眼振が誘発されている。

　このような症例の頭位眼振検査の結果を図Ⅳ-39 に示す。水平誘導の棒線のところで右下頭位を行わせると，数秒の潜時をおいて右向きの頭位眼振が認められる。同時に垂直眼球誘導では見かけ上，下眼瞼向き垂直眼振が記録されているが，まばたきは水平眼球運動には反映していないことが示されている。この記録から垂直誘導にも眼振が認められ，良性発作性頭位めまい症では斜行性の眼振の出現は考えにくいため水平回旋混合性眼振が右下頭位で出現したと判断されるが，赤外線 CCD カメラあるいは Frenzel 眼鏡で検査しても水平成分が主で垂直回旋成分は少ない。したがって，このような記録を読む場合，右斜下眼振，あるいは回旋性要素の強い右向き眼振が存在したという ENG 記録のみからの記載は正しくない。

　このことは ENG 記録で頭位眼振検査を行う場合の注意点を示している。すなわち頭位眼振検査を行う場合にはしばしば回旋性要素の眼振が認められ，一方，通常の ENG の記録ではその回旋性要素を正確に記載することができないために，頭位眼振検査を行う場合には ENG の記録と同時に常に肉眼観察で眼球運動そのものを観察することが重要である。

　以上述べた水平成分が垂直記録に認められる症例は稀ではあるが，この現象を認識するためには，ENG の記録で最初に水平眼球運動の較正を行うとき，垂直誘導にも注意を払う必要のあることを意味している。

　このような現象の理由は必ずしも明確ではないが次のように考えることができる。ENG の原理は本来角膜網膜電位を記録しており，網膜と角膜のプラスおよびマイナスの電位の分布が同様であるという前提に立っている。しかし症例によってはこの電位の分布に変形のある症例があり，このような記録になると考えられる。

　いずれにしても期待される眼球運動と異なる記録がみられた場合は，実際の眼球運動の肉眼観察が重要である。

8．一側眼球運動の固定が他側の眼球運動記録に反映

　一側の眼球のみの運動が固定した場合，あるいは義眼の症例では，単眼記録を行うと運動障害のある眼球からの記録はされないことが想像されるが，実際には記録されるので注意が必要である。

　図Ⅳ-40 は一側の眼が義眼の症例の左右眼の独立した記録を示している。第1誘導の右眼（a）は正常に運動するが，第2誘導の左眼（b）は義眼である。図では右方 15°から正中に戻し，さらに左方 15°を注視させ，その後，正中に戻す検査を行っている。視診上は，右眼は正常の運動を示し左眼の運動が固定している。本症例は時定数3秒で記録されているが，右眼の運動に対して左眼は見かけ上，小鏡像で逆方向に移動しているように記録されている。本来ならば左眼では記録がなされないはずであるが，実際には左眼（b）の記録は右眼の小鏡像のような記録になる。

　理由としては次のように考えることができよう。右眼が右方を注視したとき，角膜網膜電位のマイナス部分である網膜の部分は左方に移動することになる。したがって左眼は全く変動していないにもかかわらず，左眼（b）の右の電極には右眼のマイナスの角膜網膜電位が配電されることになる。そのため見かけ上は左眼が左方に偏位したように記録される。なお，このよう

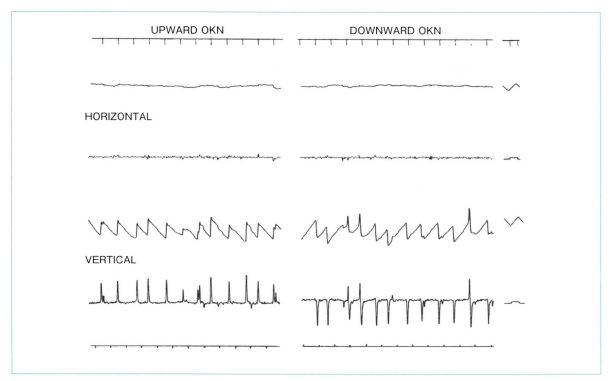

図Ⅳ-37　水平眼球運動が垂直眼球運動に混入した症例（4）
同一症例の上眼瞼向き OKN（UPWARD OKN）および下眼瞼向き OKN（DOWNWARD OKN）を行わせたときの水平・垂直誘導の同時記録。垂直 OKN を行わせた場合には水平誘導にはその眼振は反映されない。

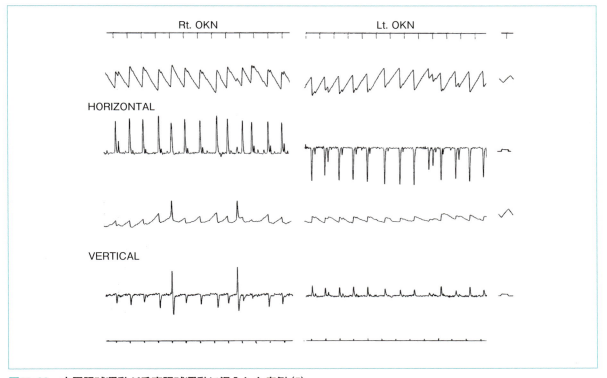

図Ⅳ-38　水平眼球運動が垂直眼球運動に混入した症例（5）
水平 OKN が垂直 OKN に反映する。

な症例に対して両眼同時記録を行った c の記録は a－b の記録として示される。
　一般に非共同眼球運動を示す症例ではこのような現象が起こるので，所見の読みには十分注意する必要がある。
　同様の症例を示す。図Ⅳ-41 は左眼が病的眼球固定の症例で，視角 30°の 2 点の交互検査を

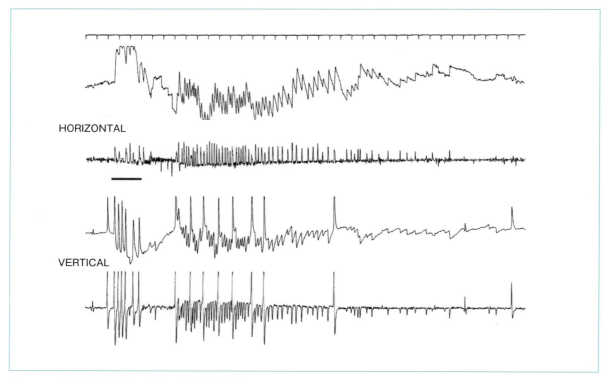

図Ⅳ-39　頭位眼振症例における垂直眼球運動のアーチファクト
棒線のところで右下頭位を行わせると数秒の潜時をおいて右向き眼振が認められる症例。垂直誘導に下眼瞼向き垂直眼振が記録されているが肉眼観察では回旋要素を含む右向き眼振である。

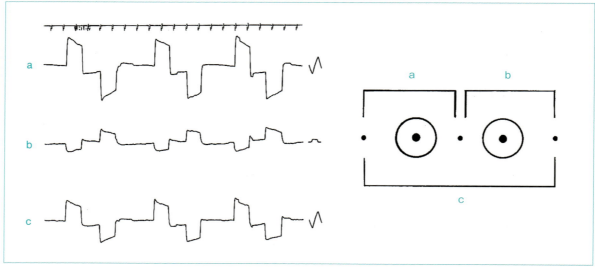

図Ⅳ-40　左眼が義眼の左右眼の独立記録
右眼の単眼記録を a，義眼である左眼の単眼記録を b，両眼同時記録を c と示している。
本症例は時定数 3 秒で記録している。

　　　DC 記録で行っている。a は右眼，b は左眼，c は両眼，視標の移動は S で示されている。右眼は正常な眼球運動を示しているため，30°の 2 点を交互に注視させた場合にはその眼球運動が記録されている。左眼は眼球が固定しているため，本来ならば左眼 (b) では記録がなされないはずであるが，実際には左眼 (b) の記録は右眼の小鏡像のような記録になる。両眼の同時記録 (c) では a－b となり正確な眼球運動の記録とはなっていない。
　　　このような症例の視運動眼振を誘発させたときの記録が図Ⅳ-42 であるが，得られる所見は図Ⅳ-40，41 と同様である。

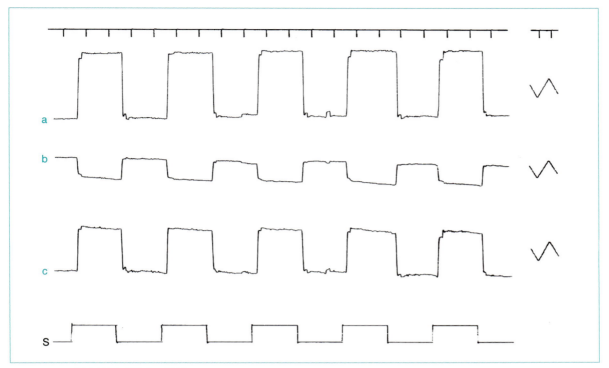

図Ⅳ-41 一側病的眼球固定の記録
左眼に眼球固定がみられる症例。a は右眼の単眼記録，b は左眼の単眼記録，c は両眼の同時記録，S は視標移動のサインである。この場合の左眼の振幅，方向は上記義眼の場合と同様である。

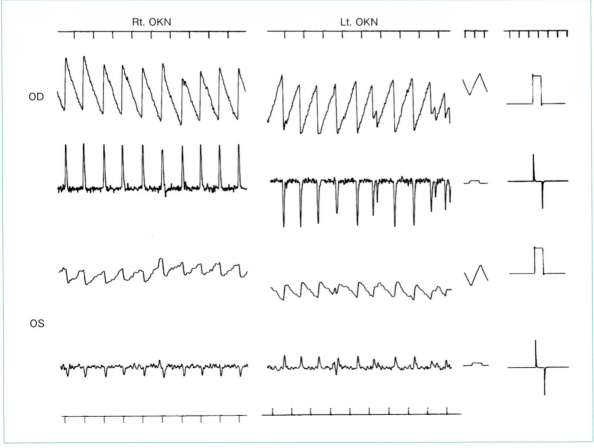

図Ⅳ-42 左眼病的固定症例の視運動眼振反応
右 OKN，左 OKN の記録を示している。左眼の単眼記録（OS）は右眼（OD）の記録と小鏡像関係にある。較正は三角波のみならず，200 μV の矩形波を入れ右眼・左眼増幅を同一にしている。

非共同眼球運動の症例においては眼球運動の記録にあたっては，常に上記のような特徴を考慮しながら記録し，所見の読みについて注意する必要がある．

9. その他
　稀な現象であるが水平誘導電極の周辺の脈拍と同期するアーチファクトがMitsuhashiら（2004）から報告されている．

文献

1) 遠藤まゆみ，水野正浩：異常眼球運動とアーチファクトの見分けかたとアーチファクト除去法．検査と技術．2003；31：1410-1414
2) 小松崎篤：ENG記録の実際―記録上の問題点を含めて―．第43回平衡機能技術講習会テキスト．2013：pp103-1019
3) Mitsuhashi M, Tsunoda A, Komatsuzaki A：Arterial pulse as a rare artifact observed on electronystagmography. Ear Nose Throat J. 2004；83：690-691
4) 笹原絹代，伊保清子，徳増厚二：眼振記録（ENG）上にみられる閉眼時の眼瞼トレモールについて．北里医学．1981；11：313-320
5) 吉本　裕：閉眼下のENGにおける"睫おさえ"の効果―ENG記録時の一工夫．耳鼻臨床．1989；32：183-188

眼振の記録と検査法

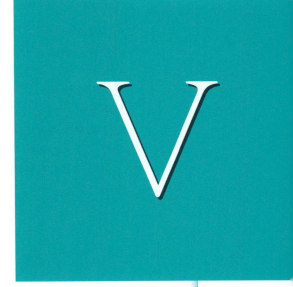

第1章 自発眼振検査

　自発眼振（spontaneous nystagmus）は，狭義には正面眼位で眼振が認められるものをいう。
　自発眼振には水平性眼振（horizontal nystagmus），垂直性眼振（vertical nystagmus），回旋性眼振（rotatory nystagmus）があり，あるいは稀ではあるが輻輳眼振（convergence nystagmus）などがある。垂直性眼振には下眼瞼向き垂直眼振と上眼瞼向き垂直眼振がある。これらの要素が混合した眼振も存在する。また特殊な眼振として正面で眼振の方向が周期的に変化する周期性交代性眼振（periodic alternating nystagmus：時に PAN と呼ばれる）もみられる。

A 水平性眼振

　右または左に急速相をもつ眼振で，眼振の種類としては最も多く，しばしば回旋性要素を伴い水平回旋混合性眼振として末梢前庭疾患で多くみられる。
　眼振の方向は急速相の方向で決められる。
　末梢前庭障害で出現する自発眼振はメニエール病の発作中，前庭神経炎，めまいを伴う突発性難聴の症例などでみられ，その眼振波形の多くは緩徐相速度が等速度運動を示す。図Ⅴ-1 は右前庭神経炎症例で出現した左向き自発眼振の記録を示している。眼振緩徐相は点線で示されるごとく直線的であり，これは等速度運動であることを示している。同時に a，b，c で示される 3 個の眼振の緩徐相の勾配が平行であることは眼振緩徐相速度がほぼ同一であることを示している。

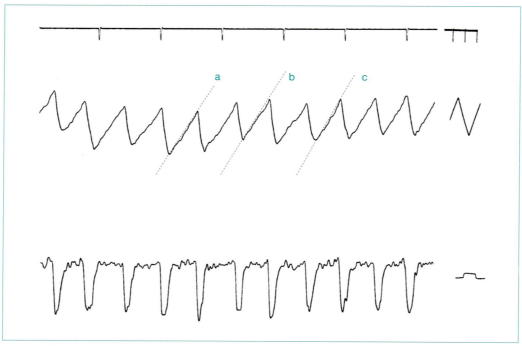

図Ⅴ-1　左向き自発眼振
眼振緩徐相は等速度運動を示している。眼振緩徐相速度もほぼ同じである。

図V-2 は左前庭神経炎でみられた右向き眼振の記録である。緩徐相速度は等速であることはわかるが4個の眼振の点線で示される勾配は異なっており，これは緩徐相速度に差のあることを示しているが，直線的であることは図V-1 と同様である。

一般に前庭性眼振の緩徐相と急速相の速度を比較すると緩徐相はほぼ等速度であるが，急速相は非等速である。緩徐相の最大速度は，視運動眼振など誘発される眼振を除けば自発眼振では 30°/sec 以下のことが多く，振幅と眼振緩徐相との間には特に関係はない。一方，急速相の最大速度は，後述の急速眼球運動系の検査の項で示されるごとく振幅が大になると眼振急速相などの最大速度は大となり，30°の振幅では 600°/sec 程度まで上昇する。この振幅と眼球運動速度の関係は，眼振急速相のみならず saccade など急速眼球運動系に共通した現象である。

末梢前庭性眼振の眼振緩徐相速度はほぼ等速であることは前述したが，眼振緩徐相速度が常に等速運動をするとは限らないことを以下の記録で示す。図V-3 は橋部脳幹障害で認められた右向き眼振の症例である。眼振緩徐相速度は矢印で示されるごとく等速運動ではなく negative exponential となっている。この場合，原波形の時定数を DC にすることが重要で，3秒

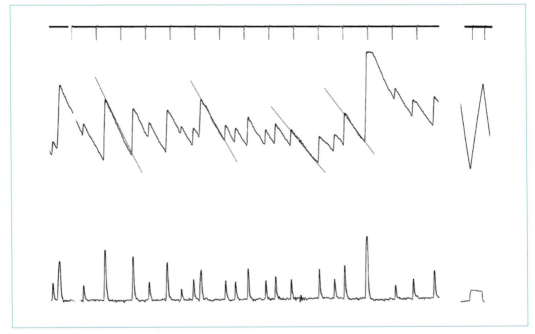

図V-2　右向き自発眼振
右向き眼振であり，緩徐相は等速度運動しているが，その速度に若干の差が認められる。

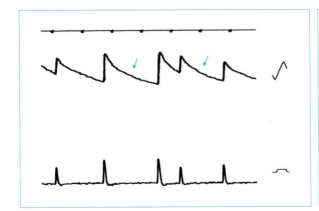

図V-3　脳幹障害の眼振
眼振緩徐相の波形が等速でないことに注意。

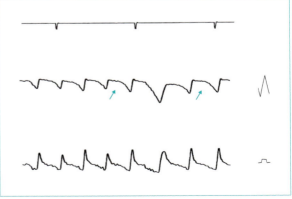

図V-4　先天性眼振の波形
眼振緩徐相の波形が等速ではない。

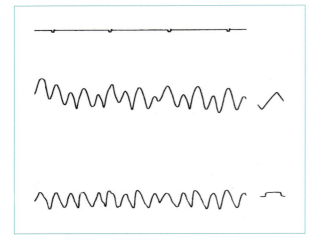

図V-5　先天性眼振振子様眼振
先天性眼振眼振にみられた振子様眼振。

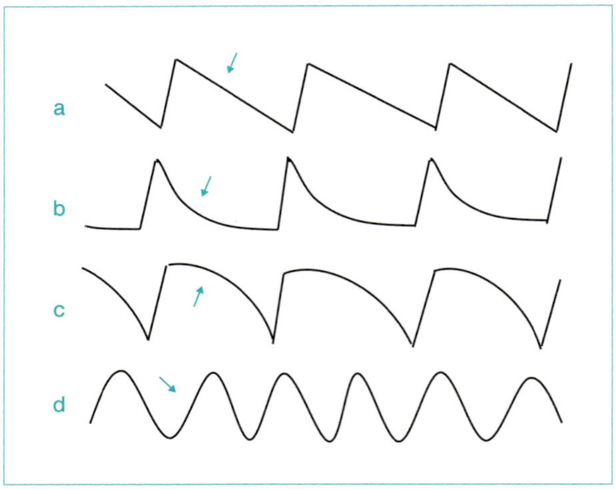

図V-6　眼振緩徐相波形の模式図

で記録すると等速運動であってもこのような波形になることに注意しなければならない。図V-4は先天性眼振の症例で右向き眼振が記録されているが，緩徐相の波形は上に凸となっている。図V-5も先天性眼振の症例である。この眼振は眼振急速相と緩徐相の速度差が明らかでない眼振で振子様眼振（pendular nystagmus）とよばれるものである。先天性眼振に認められることが多いが後天性眼振でも出現することがある。

このように眼振緩徐相の波形を注意深く観察することにより，記録上からもある程度の診断が可能なことが示される。

これら眼振緩徐相の波形を模式的に示したものが図V-6である。bの緩徐相がnegative exponentialになっているのに比してcはpositive exponentialの波形となっている。この波形は先天性眼振のときにしばしばみられる波形で図V-4でも示されている。

眼振緩徐相の波形に差違のあることの生理学的な解釈は，脳幹内の神経積分器（neural integrator）の異常によるとの解釈もなされているが，まだすべてが明らかになってはいない。

眼振急速相を含む急速眼球運動系の異常は最大速度低下で示される。この最大速度の低下が覚醒状態に大きく左右されることはⅣ-1章「記録時の注意事項」で述べた。また脳幹障害，特に橋部脳幹網様体傍正中帯（paramedian pontine reticular formation：PPRF）や後述の小脳障害の各論で述べられる特殊な小脳変性症（SCA2）などの病的状態でも最大速度は低下する。

B 垂直性眼振

自発眼振の一種に垂直性眼振があり，下眼瞼向き垂直眼振（vertical downbeat nystagmus）と上眼瞼向き垂直眼振（vertical upbeat nystagmus）がある。

図V-7は水平誘導では眼振は認められないが，垂直誘導で下眼瞼向き垂直眼振が認められ，自発性下眼瞼向き垂直眼振の症例である。下向き矢印はまばたきを示しており，この記録のなかでは6個のまばたきが混入している。このように自発性下眼瞼向き垂直眼振が認められた場合の臨床的意義は大きく，自験例ではArnold-Chiari奇形と脊髄小脳変性症が多く，他の報告でも同様である〔（小松崎，1979），Ⅵ-3章2-B「脊髄小脳変性症」参照〕。

図V-8は自発性上眼瞼向き垂直眼振の記録を示している。自発性上眼瞼向き垂直眼振は同じ垂直性眼振でも下眼瞼向き垂直眼振より頻度は少なく，そのなかでもウェルニッケ脳症あるいは延髄正中部の障害で出現することが多い。

C 回旋性眼振

自発性回旋性眼振は正面視で回旋性に眼振が出現する眼振である。

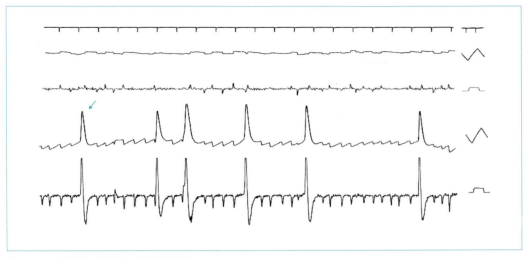

図V-7　自発性下眼瞼向き垂直眼振

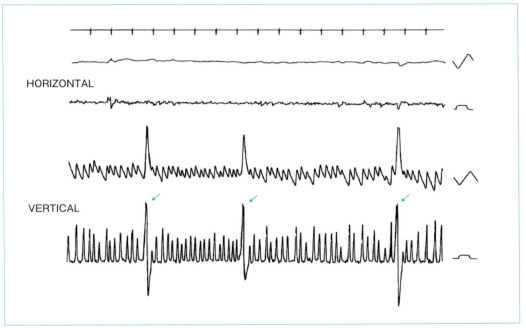

図V-8　自発性上眼瞼向き垂直眼振

　眼振の方向は検者から見て時計回り（clockwise）あるいは反時計回り（counter-clockwise）で記載される。この眼振の記載法はいまだ国際的に統一されてなく，近年，時計回りは「眼球の上極が右方に偏位」，反時計回りは「眼球の上極が左方へ偏位」との記載法も提案されているが，統一見解には至っていない。
　したがって，さしあたり時計回り，反時計回りと記載するときは必ず「検査者から見て」と記載する必要がある。
　純回旋性眼振は，通常行われている水平・垂直の眼球運動を記録するENGではその性質上記録ができないため，回旋性眼振が記録できる光学性眼振計で記録されることになる。
　自発性回旋性眼振の局在診断には諸説あるが，臨床的にはWallenberg症候群，延髄空洞症など延髄部の障害でみられることが多い。

D 周期性交代性眼振

　周期性交代性眼振は正面視で眼振の方向が周期的に左右に変化するもので，その周期はおお

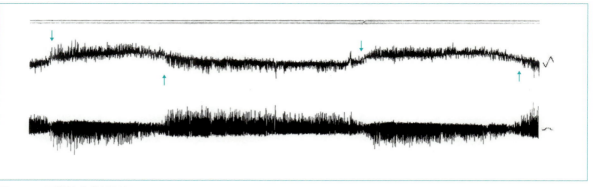

図Ⅴ-9　周期性交代性眼振

およそ90秒前後であることが多いが（図Ⅴ-9），この時間を規定する生理学的な説明は十分なされていない。眼振の方向が変化する変化点では，静止位が数秒持続する場合，下眼瞼向き垂直眼振，上眼瞼向き垂直眼振が一過性に出現して方向が交代することがある。また，前庭刺激，例えば頭部の回転などの前庭刺激が加わると眼振の周期が変化したり，一過性に眼振出現が抑制されることがある。

　頻度としては小脳正中部を中心とした疾患と先天性眼振で出現することが多い。稀に末梢前庭疾患で出現することがあるが，その周期は10秒程度で一過性のことが多い。

　周期性交代性眼振の発症機序については，サルの小脳小節（nodulus）や小脳虫部垂（uvula）の切除で周期性交代性眼振が出現したというWaespeらの報告がある。

文献

1) Aschoff JU, Conrad B, Kornhuber HH：Acquired pendular nystagmus with oscillopsia in multiple sclerosis：a sign of cerebellar nuclei disease. J Neurol Neurosurg Psychiatry. 1974；37：570-577
2) Baloh RW, Honrubia V, Konrad HR：Periodic alternating nystagmus. Brain. 1976；99：11-26
3) Baloh RW, Spooner JW：Downbeat nystagmus：a type of central vestibular nystagmus. Neurology. 1981；31：304-310
4) Böhmer A, Straumann D：Pathomechanism of mammalian downbeat nystagmus due to cerebellar lesion：a simple hypothesis. Neurosci Lett. 1998；250：127-130
5) Cox TA, Corbett JJ, Thompson HS, et al：Upbeat nystagmus changing to downbeat nystagmus with convergence. Neurology. 1981；31：891-892
6) Faria MA Jr, Spector RH, Tindall GT：Downbeat nystagmus as the silent manifestation of the Arnold-Chiari malformation. Surg Neurol. 1980；13：333-336
7) Fisher A, Gresty M, Chambers B, et al：Primary position upbeating nystagmus. A variety of central positional nystagmus. Brain. 1983；106：949-964
8) 福田洋一郎, 高橋克昌, 豊田　実, 他：周期性方向交代性眼振を認めた2症例. Equilib Res. 2004；63：38-44
9) Gilman N, Baloh RW, Tomiyasu U：Primary position upbeat nystagmus. A clinicopathologic study. Neurology. 1977；27：294-298
10) Hashimoto T, Sasaki O, Yoshida K, et al：Periodic alternating nystagmus and rebound nystagmus in spinocerebellar ataxia type 6. Mov Disord. 2003；18：1201-1204
11) 林　孝雄, 長谷川二三代, 臼井千恵, 他：先天周期性交代性眼振の病態と診断. 日眼誌. 2003；107：265-272
12) Hirose G, Ogasawara T, Shirakawa T, et al：Primary position upbeat nystagmus due to unilateral medullary infarction. Ann Neurol. 1998；43：403-405
13) Jung R, Kornhuber HH：Results of electronystagmography in man：the value of optokinetic, vestibular, and spontaneous nystagmus for neurologic diagnosis and research. Bender MB(ed)：The oculomotor system. 1964；Harper & Row, New York
14) Kalla R, Deutschlander A, Hufner K, et al：Detection of floccular hypometabolism in downbeat nystagmus by fMRI. Neurology. 2006；66：281-283
15) 小松崎篤：自発性下眼瞼向き垂直眼振の臨床的考察. 神経内科. 1979；10：125-136
16) Korres S, Balatsouras DG, Zournas C, et al：Periodic alternating nystagmus associated with Arnold-Chiari malformation. J Laryngol Otol. 2001；115：1001-1004
17) Marti SR, Straumann DS, Glasauer SF：The origin of downbeat nystagmus：an asymmetry in the distribution of on-directions of vertical gaze-velocity Purkinje cells. Ann N Y Acad Sci. 2005；1039：548-553
18) Jeong HS, Oh JY, Kim JS, et al：Periodic alternating nystagmus in isolated nodular infarction. Neurology. 2007；68：956-957
19) Shimizu N, Weinberger J, Yahr MD：Downbeat nystagmus as a sign of brainstem involvement in acute meningoencephalitis.

Neurology. 1975;25:267-270
20) Waespe W, Cohen B, Raphan T: Dynamic modification of the vestibulo-ocular reflex by the nodulus and uvula. Science. 1985;228:199-202
21) Wagner JN, Glaser M, Brandt T: Downbeat nystagmus: aetiology and comorbidity in 117 patients. J Neurol Neurosurg Psychiatry. 2008;79:672-677
22) 矢部一郎, 佐々木秀直, 山下 功, 他:周期性方向交代性眼振を認めた spinocerebellar ataxia type 6 の1例. 臨神経. 1998;38:512-515
23) Yoshimoto Y, Koyama S: A case of acquired nystagmus alternans associated with acute cerebellitis. Acta Otolaryngol Suppl. 1991;111:371-373
24) Zee DS, Friendlich AR, Robinson DA: The mechanism of downbeat nystagmus. Arch Neurol. 1974;30:227-237

第2章 注視眼振検査

　注視眼振とは正面視より左右側方を注視，あるいは上下方向に30°眼位を移動したときに出現する眼振をいう。なお，一側注視のみでその方向のみに眼振が認められ，対側注視で眼振が認められない場合は狭義の注視眼振には分類しないのが望ましい（図V-10）。臨床的に右方注視，左方注視でその方向に急速相をもつ左右側方注視眼振がみられた場合は，それのみで中枢前庭系の障害を意味するが（b-1），右または左側方注視の一側のみで眼振が認められた場合（a-3またはb-3）は二つの解釈が成り立つ。Ⅲ度（a-1），Ⅱ度（a-2）の眼振の場合，急性前庭障害が考えられる。急性前庭障害はⅢ度の眼振（a-1）が時間の経過とともにⅡ度（a-2）～Ⅰ度（a-3）となる。Ⅰ度の眼振の場合，①末梢前庭系の障害によるものと，②中枢前庭障害としての左右側方注視眼振が考えられ，後者では早期あるいはその回復期にも出現する可能性があり，臨床的意義が異なってくる。末梢前庭障害で出現する眼振は回旋性要素が混入することが多く，一方，中枢前庭障害で出現する眼振は純水平性眼振が多いことからもある程度の鑑別は可能である。また，これら両者の鑑別は視標追跡検査追跡が有効で，前者は眼振方向に視標追跡検査が移動した場合，眼振がsuperimposeする所見を示し，眼振と反対方向への追跡機能は円滑である。一方後者の場合は，眼振の緩徐相側に視標移動した場合でもsaccadic pursuitを示すことが鑑別の要点となる（Ⅵ-2章2「前庭神経炎」，Ⅵ-3章2「小脳障害と眼球運動の異常」参照）。

　正常人では左右，上下とも30°注視では眼振は認められない。なお正常人でも45°程度側方注視をさせると一過性の眼振（極位眼振，end position nystagmus）が認められることがあるが，疲労などが原因であること，一過性であることなどからその病的意義は少ない。

　図V-11は左右側方注視眼振検査を行ったときのENG記録である。注視眼振の記録においては眼位がどこにあるかが重要で，原波形は可及的にDC記録で行うことが望ましい。本書で

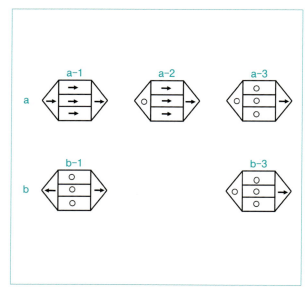

図V-10　左右側方注視眼振の諸相

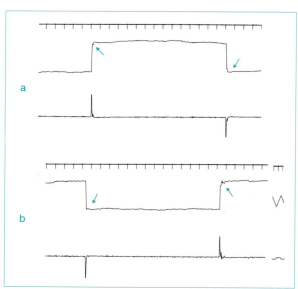

図V-11　左右側方注視
健常者では30°，左右側方では眼振は認められない。

は，左右側方注視眼振の検査では原則として原波形はDC記録を行ったものを示している．

図V-12は左前庭神経炎の急性期の眼振記録である．正面視でも右向き眼振が認められ右30°側方注視（aの上向き矢印）を行わせると眼振がやや増強するが，左方注視（bの下向き矢印）でも右向きの眼振が認められ，右向きⅢ度の眼振が記録されていることになる．

図V-13は脳幹障害の症例で，左右側方注視眼振が記録されている．この記録で，正面視で

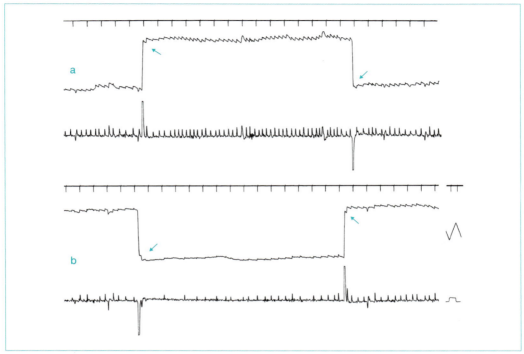

図V-12　Ⅲ度の自発眼振
左急性前庭障害で出現している右向きⅢ度の眼振の記録．

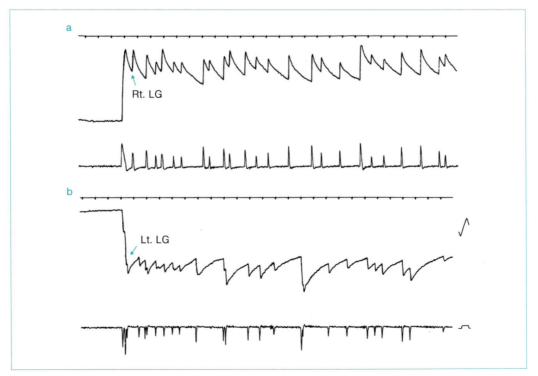

図V-13　左右側方注視眼振の記録
眼振緩徐相速度が等速でないことに注意．

は眼振が認められないが，右方注視，左方注視でそれぞれ眼振が認められる．本症例の原波形の記録からわかるように，眼振緩徐相はexponentialの曲線を示しており，V-1章「自発眼振検査」で述べたごとく中枢性障害の特徴が記録されている．

　左右側方注視眼振の代表的なものにBrunsの眼振が知られている（図V-14）．この眼振は聴神経腫瘍など小脳橋角部腫瘍が大きく小脳橋角部に進展し脳幹や小脳を圧迫したときに認められる眼振で，聴神経腫瘍の診断上重要とされていた．図V-14では右方注視（Rt. LG）で振幅大・頻度小の右向き眼振が，左方注視（Lt. LG）で振幅小・頻度大の左向き眼振が認められる．この場合，振幅大・頻度小の方向，すなわち本症例では右方に著明な脳幹および小脳の障害が認められる．ただこのような典型的なBruns眼振は近年観察されることが少なくなった．その理由はMRIなどの画像検査の発達により聴神経腫瘍も早期に発見されるようになり，小脳や脳幹を圧迫する時期以前に診断されることが多いためである．

　正面視で存在する眼振が左右側方注視で増強する眼振の一つに先天性眼振がある．図V-15

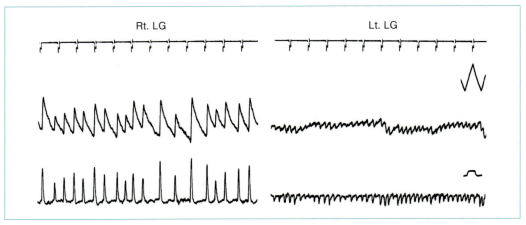

図V-14　Bruns眼振
側方注視眼振の頻度，振幅が異なる．

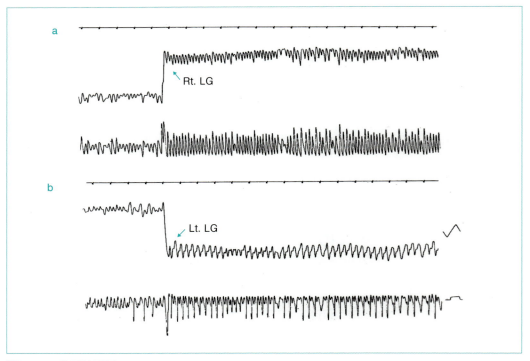

図V-15　先天性眼振
眼振波形が図V-12〜14と明らかに異なる．

は正面視で振子様眼振類似の眼振が認められるが右方注視（Rt. LG），左方注視（Lt. LG）で眼振は増強していることがわかる。同時に眼振波形も図V-12, 13などにみられた眼振と異なるが，詳細はVI-4章「先天性眼振」を参照されたい。

左右側方注視眼振検査で図V-16のごとく側方注視より正面視にしたとき，側方注視前の正面注視で眼振が認められないにもかかわらず，反対方向への一過性の眼振が認められる現象がある（点線の部分）。このような現象をHood（1973）らは反跳眼振（rebound nystagmus）とよび，小脳障害の特徴的な眼振の一つとした。図V-16のaの正面視では眼振は認められないが，右方注視（aの上向き矢印）を行わせると眼振が出現して，やや減衰傾向をもつ。下向き矢印で正面注視にすると，右方注視以前には眼振が認められなかったが右方注視と反対方向，すなわち左方向への一過性の眼振が認められる（点線）。これが反跳眼振と呼ばれるもので，bの左方注視でも同様の所見が得られる（VI-3章2「小脳障害と眼球運動の異常」参照）。

なお，注視眼振のENG記録で原波形をDC記録で行うと次のような利点もある。図V-17は右方注視（a），左方注視（b）の注視眼振を記録している。右方注視（Rt. LG）を行わせると右方への注視眼振が減衰せず持続している。一方，左方注視（Lt. LG）では眼振が次第に減衰傾向をもつと同時に側方注視を保持できず，眼位が正中方向に偏位しているのが点線部からわかる。この偏位がENGのDCドリフトでないことは，上向き矢印で正中に戻したとき，左方注視開始の眼位（下向き矢印）と同じ位置にあり（横点線），この左方注視でのドリフトは眼位が正中方向に戻ったことを示している。以上の所見から，左方注視を保持できないことは左橋部脳幹の注視機能の異常を示し，同時に右方注視に比して眼振が減衰傾向にあることは小脳障害が付加されていることを示しているとみられる。

自発性下眼瞼向き垂直眼振の症例では側方注視を行わせると眼振が増強することが知られている。

下眼瞼向き垂直眼振が軽度に存在している症例（図V-18）に対して右方注視を行わせると

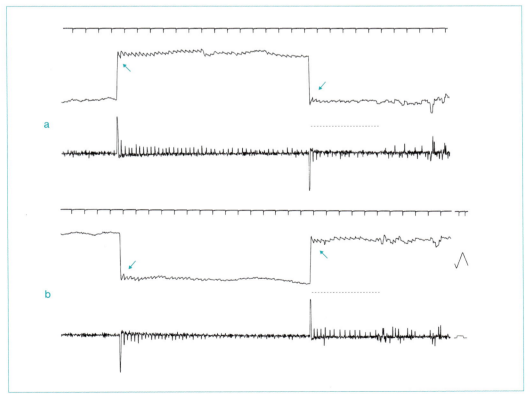

図V-16　小脳障害における反跳眼振
図でa, bとも，側方注視から正面注視に戻したとき，反対方向への眼振（横点線）が出現する。

第2章　注視眼振検査

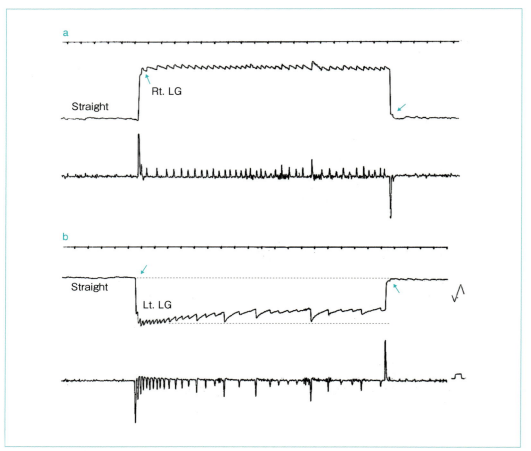

図 V-17 脳幹障害の眼振

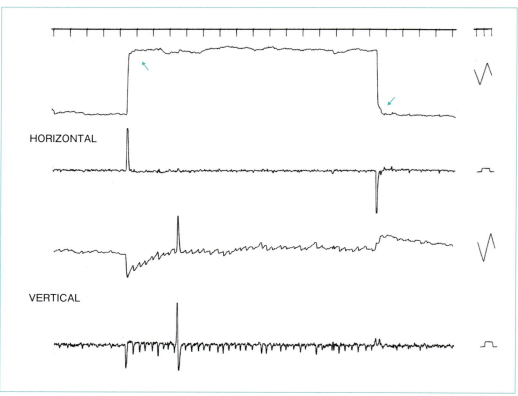

図 V-18 下眼瞼向き垂直眼振が右側方注視で増強
水平誘導の原波形は DC 記録, 垂直誘導の原波形は時定数 3 秒。右側方注視（上向き矢印）で下眼瞼向き垂直眼振が増強している。水平原波形は DC 記録, 垂直原波形は時定数 0.03 秒である。

(上向き矢印),下眼瞼向き垂直眼振が増強していることがわかる。このように下眼瞼向き垂直眼振が軽度に疑われる症例では,側方注視で眼振が増強し診断的意義がある。詳細についてはⅥ-3章2「小脳障害と眼球運動の異常」を参照されたい。

文献

1) Abel LA, Parker L, Daroff RB, et al：End-point nystagmus. Invest Ophthalmol Vis Sci. 1978；17：539-544
2) Bondar RL, Sharpe JA, Lewis AJ：Rebound nystagmus in olivocerebellar atrophy：a clinicopathological correlation. Ann Neurol. 1984；15：474-477
3) Cox TA, Corbett JJ, Thompson HS, et al：Upbeat nystagmus changing to downbeat nystagmus with convergence. Neurology. 1981；31：891-892
4) Doslak MJ, Dell'Osso LF, Daroff RB：Alexander's law：a model and resulting study. Ann Otol Rhinol Laryngol. 1982；91：316-322
5) Eizenman M, Cheng P, Sharpe JA, et al：End-point nystagmus and ocular drift：an experimental and theoretical study. Vision Res. 1990；30：863-877
6) Faria MA Jr, Spector RH, Tindall GT：Downbeat nystagmus as the salient manifestation of the Arnold-Chiari malformation. Surg Neurol. 1980；13：333-336
7) Morales-Garcia C, Cardenas JL, Arriagada C, et al：Clinical significance of rebound nystagmus in neuro-otological diagnosis. Ann Otol Rhinol Laryngol. 1978；87：238-242
8) Gilman N, Baloh RW, Tomiyasu U：Primary position upbeat nystagmus. Neurology. 1977；27：294-298
9) Hashimoto T, Sasaki O, Yoshida K, et al：Periodic alternating nystagmus and rebound nystagmus in spinocerebellar ataxia type 6. Mov Disord. 2003；18：1201-1204
10) Hood JD, Kayan A, Leech J：Rebound Nystagmus. Brain. 1973；96：507-526
11) Hood JD：Further observations on the phenomenon of rebound nystagmus. Ann N Y Acad Sci. 1981；374：532-539
12) Jeffcoat B, Shelukhin A, Fong A, et al：Alexander's law revisited. J Neurophysiol. 2008；100：154-159
13) Strupp M, Kremmyda O, Adamczyk C, et al：Central ocular motor disorders, including gaze palsy and nystagmus. J Neurol. 2014；261：S542-558

第3章 非注視下の記録

　本書において非注視下とは，閉眼あるいは暗所開眼など注視を除去した状態をいう。
　末梢前庭性眼振は非注視下では視性抑制が解除されるため，開眼正面注視より眼振の出現が容易となる。開眼正面注視で眼振が認められる症例では非注視下で増強されるのみならず，開眼正面注視で明らかでない潜在的な眼振も非注視下では眼振が認められることが多く，前庭系の障害を経過観察できる。そのため Frenzel 眼鏡や赤外線 CCD カメラ下での眼振の観察がめまい診断に日常的に用いられていることになる。これら非注視下での検査は，ENG で記録することができ，特に閉眼の記録は後述の図V-23 のごとく暗所開眼で眼振が明らかでないが閉眼暗算負荷を行うと眼振が誘発されることがあり，末梢前庭系の他覚的所見として重要であり，従来の ENG が絶対的な有用性をもっている。
　以下，開眼正面注視と非注視下の記録を示す。
　図V-19 は右急性前庭障害の症例で，開眼正面注視（OPEN）で左向き眼振が認められるが，閉眼（CLOSED），暗所開眼（DARK）で左向き眼振がより著明に出現している。
　図V-20 も同様の症例で，時間とともに眼振は軽快して開眼正面注視（OPEN）では以前存在していた左向き自発眼振は認められなくなっているが，閉眼（CLOSED）および暗所開眼（DARK）で左向き眼振が存在しており，眼振を通して病態の経過観察にも有効であることがわかる。
　ここで，Frenzel 眼鏡と赤外線 CCD カメラとの比較を ENG の記録からみてみたい。
　図V-21 は左末梢前庭障害の症例で，開眼正面視では眼振は認められないが赤外線 CCD カメラ下（CCD）および Frenzel 眼鏡下（Frenzel）で右向きの眼振が記録されており，非注視下で潜在的な右向きの眼振が存在していることがわかる。なおこの記録からわかるごとく，Frenzel 眼鏡下の記録より赤外線 CCD カメラ下での眼振がより良好に誘発されている。このことは非注視下での眼振観察には Frenzel 眼鏡より赤外線 CCD カメラのほうがより鋭敏に眼振の観察ができることを示している。さらに症状が軽快した状態では Frenzel 眼鏡で眼振は観察されないが，赤外線 CCD カメラ下での観察で眼振の認められることがあり図V-22 はそれを示している。以上のことは ENG 記録を用いない一般外来の検査で，頭位眼振検査や温度刺激眼振検査を行うときの眼振観察には赤外線 CCD カメラがより適していることを示している。
　ここで，非注視下の記録の一つである閉眼の記録の有用性について簡単に述べる。

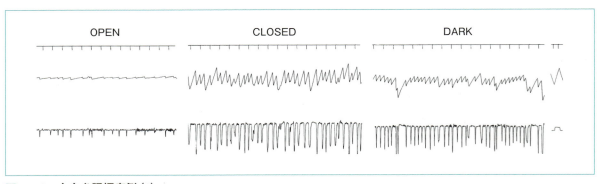

図V-19　左向き眼振症例（1）
開眼正面注視（OPEN）で左向き眼振は閉眼（CLOSED），暗所開眼（DARK）でより増強する。

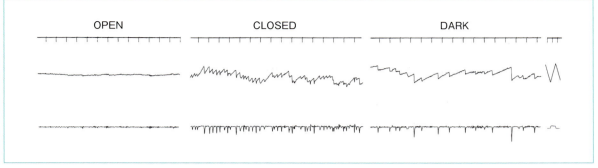

図Ⅴ-20　左向き眼振症例（2）
上記の症例が時間の経過とともに次第に軽快する。開眼正面注視では眼振は消失しているが非注視下で眼振は存在している。

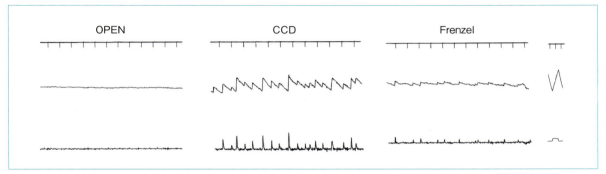

図Ⅴ-21　赤外線 CCD カメラと Frenzel 眼鏡の比較（1）
非注視下で認められる眼振は赤外線 CCD カメラ下でより誘発されている。

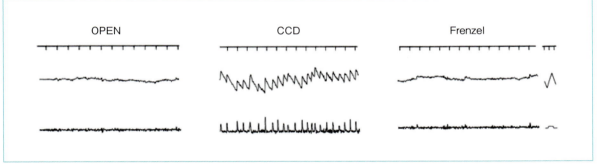

図Ⅴ-22　赤外線 CCD カメラと Frenzel 眼鏡の比較（2）
Frenzel 眼鏡下で認められない眼振も赤外線 CCD カメラ下で認められている。

　　　　末梢前庭性の障害による眼振は開眼正面視で認められなくても閉眼や暗所開眼下など非注視下で出現することは前述した。Frenzel 眼鏡は凸レンズにより外界が注視できず，一方観察者は眼球運動を拡大して観察することができる利点があり，現在までめまい・平衡障害の診断に使用されてきた。しかし潜在する眼振の観察は赤外線 CCD カメラのほうがより鋭敏であることは図Ⅴ-21，22 で示した。赤外線 CCD カメラ下での観察と閉眼下の観察を比較した記録が図Ⅴ-23 である。この記録からわかるごとく軽度の眼振は赤外線 CCD カメラ下では認められない場合でも閉眼下では観察されることが多い。この場合，閉眼での記録では単なる閉眼のみならず暗算負荷を行い覚醒状態を保つようにすることが重要である。これらの事実は VOG（video-oculography）での記録の場合に注意が必要となってくる。すなわち VOG で眼振が記録されなくても非注視下での眼振が存在しないとは言い切れない。VOG の記録に関してはそのようなことを十分に認識して所見の「読み」に注意する必要がある。
　一方，開眼正面注視，あるいは左右側方注視で認められた眼振が非注視下である閉眼で著明に抑制される症例があり，その代表的な疾患が先天性眼振である（図Ⅴ-24）。開眼正面注視（OPEN），右方注視（Rt. LG），左方注視（Lt. LG）で認められた眼振は閉眼（CLOSED）でほぼ

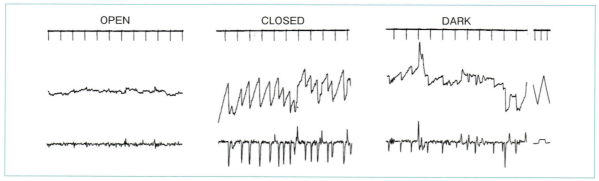

図Ⅴ-23　赤外線CCDカメラと閉眼との比較（3）
眼振の出現が軽度の場合，赤外線CCDカメラ下では眼振が認められなくても閉眼下で眼振が出現する。

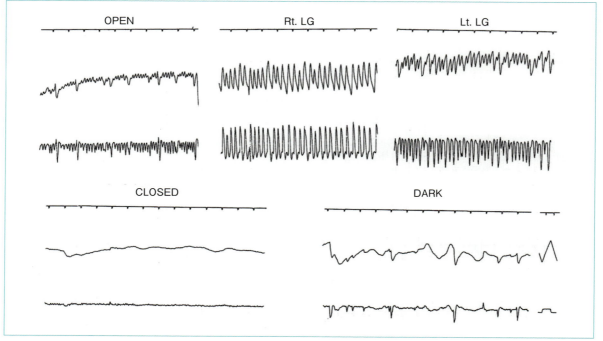

図Ⅴ-24　先天性眼振症例
注視下で誘発されている眼振も非注視下，特に閉眼で抑制されている。

　　　　　抑制消失しており，暗所開眼（DARK）でも抑制効果は強い。この閉眼（CLOSED）での高度な抑制効果は先天性眼振を診断するうえで重要な役割を果たしていることは先に述べた通りである。先天性眼振に対して同じ非注視下であっても閉眼（CLOSED）と暗所開眼（DARK）では抑制効果が異なり，閉眼でより効果が大であることが一般的である（Ⅵ-4章「先天性眼振」参照）。

文献

1) 遠藤まゆみ，坂田英治，大都京子，他：フレンツェル眼鏡，赤外線CCDカメラとENGにおける眼振検出率の比較．Equilibrium Res．1995；54：236-241
2) 加我君孝，藤田保子：自発眼振の出現率と眼振強度の統計学的分析．耳鼻と臨床．1976；3：414-419
3) 加藤　功，木村　洋，青柳　優，他：開眼，固視の温度性眼振に及ぼす抑制効果について．耳鼻臨床．1976；69：706-712
4) Naito T, Tatsumi T, Matsunaga T, et al：The effect of eye-closure upon nystagmus. Acta Otolaryngol Suppl. 1963；179：72-85
5) 内藤　儁，辰己敏文，松永　亨，他：眼振に対する明所開眼，暗所開眼，閉眼の相互関係についての考察．日耳鼻会報．1964；66：1035-1040
6) 鈴木　衞：赤外線CCDカメラ使用の実際．日耳鼻会報．2014；7：924-945
7) Tjernström O：Nystagmus inhibition as an effect of eye-closure. Acta Otolaryngol. 1973；75：408-418

第4章 視刺激による検査

A 2点交互注視検査

2点交互注視検査（以下2点交互検査）とは視標を左右または上下に急速に移動し，それを追跡するものである。この検査はENGで眼球運動の較正を行うときにも使用される。

一般には視角10°の2点を左右あるいは上下に注視させ，そのときに得られた水平誘導・垂直誘導の原波形の振幅を10°として三角波で速度波形の較正を行うのに用いることはIV-4章「眼球運動の原波形および速度波形の較正」で述べた。saccadeや眼振急速相など，急速眼球運動の最大速度は眼球運動の振幅が大になれば最大速度（peak velocity）も大になる性質をもっている。2点交互検査で振幅と急速眼球運動の最大速度の関係を示したものが図V-25である。振幅が10°（a），20°（b），30°（c）と大になるにつれて定性的ではあるが眼球運動の速度が大になることは速度波形の記録からわかる。

2点交互検査は単に速度波形の較正のために使用されるばかりではなく，以下のような眼球運動の異常を知るうえでも重要である。

その主な異常所見は
1) 運動の開始と停止の遅れ
2) 眼球運動の推尺障害（dysmetria）
3) 眼球の固視機能の異常
4) 急速眼球運動の最大速度の低下

などである（図V-26）。

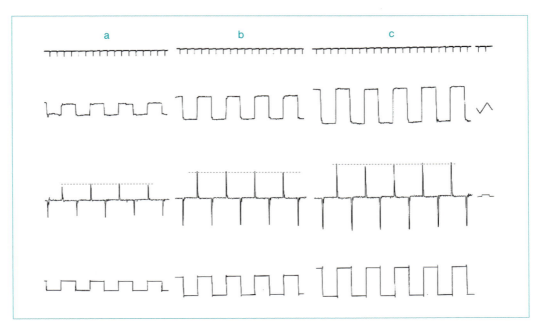

図V-25　10°（a），20°（b），30°（c）での2点交互検査
振幅が増大するに従い，最大速度（横点線）も増大する。

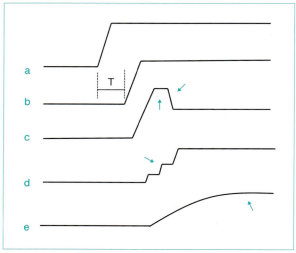

図V-26　急速眼球運動異常の諸相

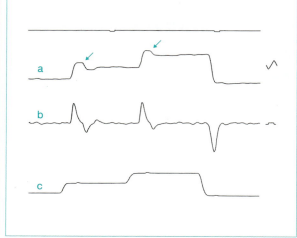

図V-27　眼球運動の hypermetria

　運動の開始と停止の遅れは，図V-26 の a で示されるごとく一定方向へ視標が移動した場合，T で示されるように，通常は 100 msec 程度の潜時のあと運動が開始される。しかし小脳障害の場合，四肢，特に上肢において一定の刺激ののち運動が開始されるが，その開始の時間が遅くなることが知られており，眼球運動においても同様のことが期待される。ただ，四肢における異常所見の出現が必ずしも頻度の高いものではなく，眼球運動においても追跡眼球運動の異常などと比較して鋭敏な検査法とはいえない。

　眼球運動の推尺障害（dysmetria）には hypermetria と hypometria があり，いずれも四肢における推尺障害と同様，眼球運動に現れた小脳症候とみることができる。図V-27 は hypermetria を示し，a は眼球運動の原波形が DC 記録で示されている。b はその速度波形，c は視標の移動を示している。下向き矢印が眼球運動の hypermetria を示しており，左方への眼球運動のときには hypermetria は認められていない。このことは眼球運動からは小脳障害に左右差のあることを示す重要な所見となるが，実際の神経症状では左右差が認められないことがあり，眼球運動の鋭敏さを示す所見ともいえる。図V-28 は hypometria の記録である。a は 20°，b は 30° の視角を交互に注視させたときの記録で，原波形は DC 記録である。いずれの視角でも左右への hypometria の記録となっている。

　急速眼球運動の最大速度の低下は次のような症例でみられる。
　1）外転神経や動眼神経など外眼筋に異常のある症例
　2）内側縦束症候群（MLF syndrome）：障害側の内転障害がみられる
　3）橋部脳幹傍正中帯（PPRF）に障害がある症例：障害側への急速眼球運動が両眼で障害される
　4）脊髄小脳変性症の一種である SCA2 などでも両眼で障害される

　なお，これらの詳細については各論の項で述べるが，ここでは上記の項目について略述しておきたい。

　外転神経や動眼神経の障害の最も鋭敏な所見は，急速眼球運動の最大速度の低下である。このような症例では障害側注視で複視を自覚するが，障害が軽度または回復して複視の自覚がほとんど消失した時期においても，急速眼球運動の検査を行うと急速眼球運動の最大速度の低下を知ることができる。

　特に耳鼻咽喉科領域では，上咽頭腫瘍により外転神経麻痺が生じ，放射線療法で軽快するに伴い外転障害も回復して MRI などの画像所見でも軽快が認められることが多い。経過観察中に再発することがあるが，MRI では再発の画像の得られない時期でも外転障害の早期の所見として障害側への最大速度の低下をみることがあり，再発の早期診断として重要である。図V-29

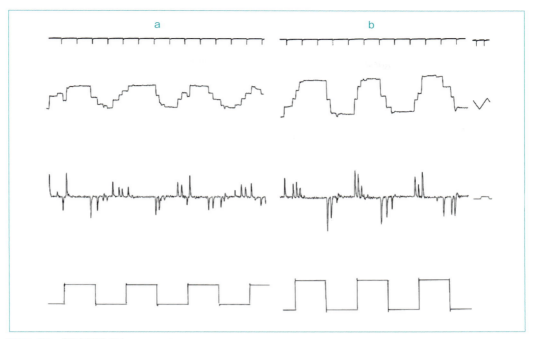

図V-28　眼球運動の hypometria

の OD，OS はそれぞれ右眼・左眼の単眼記録で，原波形は DC 記録である。原波形の記録からは一見左右差はないように思われるが，速度波形の左右差を比較してみると，定性的ではあるが右方への速度波形の左右差は認められないが（下向き矢印），左方への運動速度は右眼に比して左眼で低下していることがわかり（上向き矢印），潜在的な左外転神経障害の存在することがわかる。

　このような軽度の障害では左右側方への眼球運動の制限はなく十分であることは視診上観察され，原波形記録でも一見運動制限がないように記録されている。しかし，ENG で速度波形の同時記録を行うことにより左方注視時の速度が低下していることがわかる。なお，実際の臨床の場では左右注視を急速に行わせると被検者は障害側注視時に対象物が二重に見えたり，ずれて見えたりすることを訴えるので参考所見となる。

　このような時期には移動速度の緩徐な視標追跡検査では異常所見は明らかにはならない（図V-30）。軽度の障害の場合，緩徐に眼球運動を行わせると異常は認められないが，急速に眼球運動を行わせ左右を比較することにより障害が明らかになる。これが指標追跡検査と2点交互検査の違いである。視運動眼振検査の急速相でも同様の所見が得られる。当然のことながら，このような非共同眼球運動の病態では左右の眼の独立した記録を行わなければならない。

　内側縦束症候群の症例でも障害側の眼の内転障害がみられるため，障害が疑われた場合は左右独立した眼球運動の記録を行わなければならない。

　また，脳幹障害の所見の一つである PPRF 障害，あるいは小脳失調症の一種である SCA2 の症例では急速眼球運動系の障害を発症させるが，その詳細については各論を参照されたい。

B　random saccade の検査

　2点交互検査は視角が一定に設定されているが，random saccade の検査は視標の左右移動方向，時間や振幅をランダム化したものである。図V-31 で第1誘導は眼球運動の DC 記録，第2誘導はその速度波形，第3誘導は視標の移動を示している。第1誘導の点線は眼球運動の正中部を示しており，正確な random saccade が行われた場合には，眼球運動もそれに従って移動していることがわかる。

　しかし，小脳障害などにより固視機能の低下している症例では，視標の移動に従って視標を

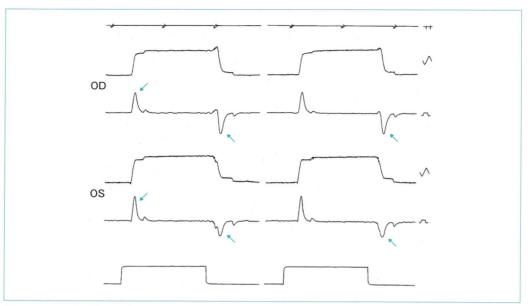

図V-29　左外転障害の記録
左眼（OD）の外転方向（左方）への速度の低下が速度波形からわかる。

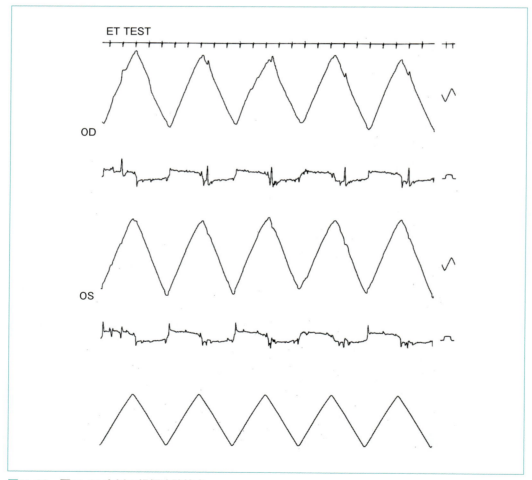

図V-30　図V-29症例の視標追跡検査
明らかな異常所見は認められない。

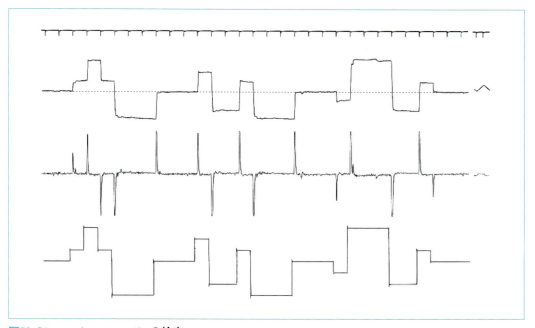

図Ⅴ-31　random saccade の検査
原波形は DC 記録，点線は正中位，第 3 誘導は視標の変位位置。

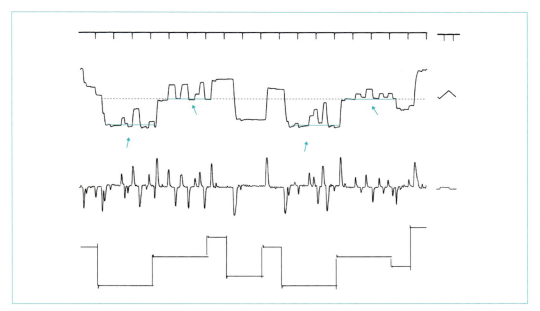

図Ⅴ-32　random saccade の異常

十分捕捉することができない状態となる（図Ⅴ-32）。すなわち，本来なら点線（正中位），実線（側方注視）で眼球は，注視点に固定されなければならないが，固定が悪い状態を示している。このような固視の不安定さ（fixation instability）は小脳障害にみられる所見である。

　図Ⅴ-33 は側方注視を行わせたときの固視機能の障害を示した記録である。この記録は眼球運動の水平（HORIZONTAL）・垂直（VERTICAL）の同時記録を示している。上向き矢印の右側方注視（Rt. LG）で視標を右方に 30° 急速に変化させると，本来なら基線のように眼球は固定されていなければならないにもかかわらず，眼球の不安定な状態が認められる。同様に左方注視（Lt. LG）でも眼球の不安定さが認められ，小脳障害の一つの所見ということができる。

　このように 2 点交互検査や random saccade の検査は，眼球運動の最大速度あるいは dysmetria を知りうる鋭敏な検査であると同時に固視の安定さを調べる検査でもある。

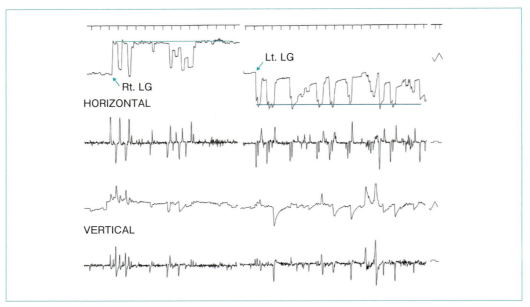

図V-33　fixation instability

　ENGの検査では最初に2点を交互に注視させて眼球運動の較正を行うが，その場合でも上記に示したような検査の背景に潜む病態生理を理解して検査を行うことが重要である。

C 急速眼球運動系の検査

　眼振急速相やsaccadeなど急速眼球運動系の運動は30°の眼球偏位に対して最高偏位速度（peak velocity）が500〜600°/secの高値をもつ。

　一方，現在ルーチンに使用されているENGでは，これら急速眼球運動系の正確な値を知ることはできない。通常の臨床検査で行われる急速眼球運動の記録はCR微分回路を用いて時定数0.03秒で行われ，それに眼球運動以外の雑音の除去のため交流専用のフィルタおよび20〜25Hzのフィルタを用いているからである。そのため正確な急速眼球運動の速度波形を示すことが困難で，最大速度を定量的に示すことはできず50％前後低値となることがわかっている。したがって，従来行われているCR微分回路をもったENGの記録では緩徐相速度の記録は十分であっても，フィルタや微分回路の特性のため急速眼球運動系の速度波形を十分に表示することはできない。ただ，急速眼球運動速度に左右差がみられた場合は相対的に左右差を示すことができ，臨床的に役立つことは図V-29で示した。

　ここで，saccadeや眼振急速相など急速眼球運動について付言しておく。図V-34はサンプリングタイム1 msec，カットオフ周波数1,000 Hzで5°，17°，26°，30°のsaccadeの速度を示したものである。各々の振幅が増大するにつれて204.6°/sec，365.6°/sec，482.1°/sec，528°/secと増大することがわかる。その振幅と最大速度の関係を示したものが図V-35である。振幅の大小にもよるが50〜100 secの間に非等速運動で，上記のごとき最高速度を示し，しかも最高速度に到達するのは急速眼球運動の前半である。振幅10°以下の小振幅では，その持続時間が50 msec程度で最大速度に到達する時間は15 msec以内であることが多い。これら速度波形の正確な記録には，光学的あるいは磁場を利用した記録システムが必要になる。光学系では500 frames/sec以上の記録システムが必要である。現在通常行われている光学眼振計は60 frames/secで行われていることが多いため，眼振緩徐相の分析は可能でも急速眼球運動系の分析には適さないことを知っておく必要がある。

　これら急速眼球運動系の障害の定量的な解析は，眼筋麻痺の軽度の障害，核上性機能としての内側縦束の障害，PPRFの障害など臨床的に大きな役割を果たすため，解析機器の実験室内での研究にとどまらず一般臨床の場に定着することが期待される。

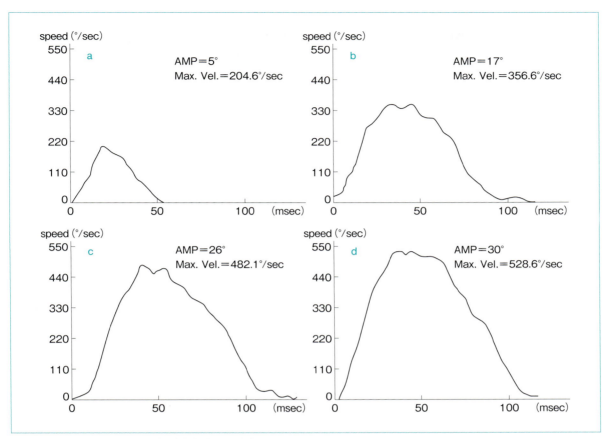

図Ⅴ-34 振幅の違いによる急速眼球運動の速度波形

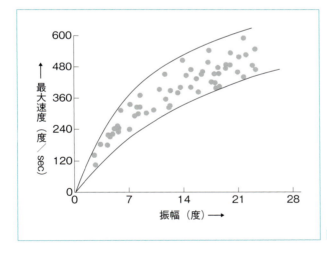

図Ⅴ-35 振幅と最大速度との関係

D 視標追跡検査

視標追跡検査（eye tracking test）は移動する視標を正中部より右方および左方へそれぞれ20°～30°，計40°～60°前後の視角を正弦波あるいは等速度で移動した視標を注視追跡して行う検査である。筆者は左右30°，計60°の視角で行っている。左右30°は注視眼振の検査のときに行われる視角であるためである。視標の速度は通常0.3 Hzで行われていることが多い。

図V-36は正弦波で刺激したときの健常者の記録を示している。第1誘導は眼球の原波形，第2誘導は速度波形，第3誘導は視標の移動を示している。視標が正弦波様に移動した場合は眼球運動もそれに従い円滑な眼球運動を示す。また図V-37のごとく視標が等速度で左右に動く場合には眼球運動も直線的であるため，この場合は原波形はDC記録を行う必要がある。この追跡眼球運動（pursuit eye movement）は中枢障害，特に小脳や脳幹の障害の症例では円滑な眼球運動が障害される。

図V-38，39は脊髄小脳変性症の症例で，正弦波刺激と等速度刺激を行っているが，円滑な眼球運動が失われ，いわゆるsaccadic pursuitとなる。

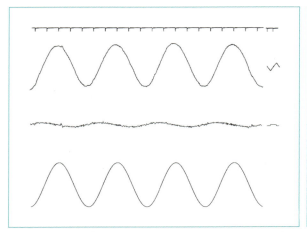

図V-36　正弦運動刺激による視標追跡検査（正常所見）
円滑な追跡眼球運動。

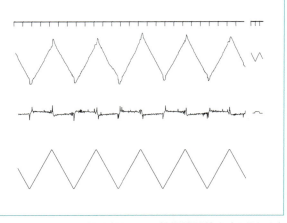

図V-37　等速度運動刺激による視標追跡検査（正常所見）

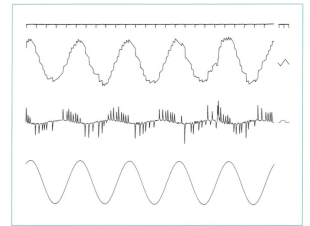

図V-38　正弦運動刺激による視標追跡検査（脊髄小脳変性症）
追跡眼球運動は円滑ではない。

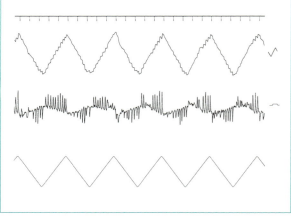

図V-39　等速度運動刺激による視標追跡検査（脊髄小脳変性症）
saccadicな追跡眼球運動を示している。

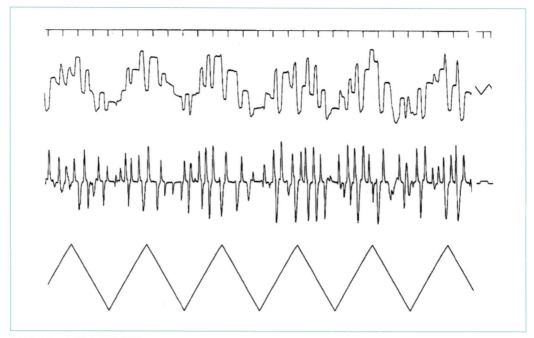

図Ⅴ-40　急性小脳炎症例

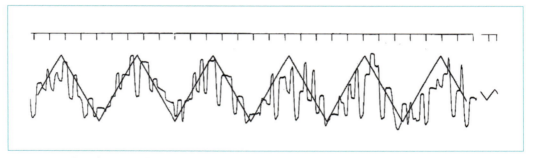

図Ⅴ-41　視標の移動と眼球運動の移動
視標の移動と眼球運動の異常を重ね合わせたものである。失調性眼球運動が明らかである。

　図Ⅴ-40 は急性小脳炎の症例で，固視機能の障害が強いため，saccadic pursuit というより失調様眼球運動（ataxic pursuit）となっている。
　実際の視標の移動と誘発された眼球運動を重ね合わせた記録が図Ⅴ-41 で失調性眼球運動がわかりやすくなる。
　このような追跡眼球運動の障害は小脳・脳幹を中心とした中枢前庭系の障害によって誘発されるものであり，また，移動する視標を十分追跡する機能でもあるため大脳の関与も認められる。なお，統合失調症の症例に対して本検査法が鋭敏な検査法であるとの検討がなされている（Levy, et al. 1993）。
　視標追跡検査の記録を読むうえで注意すべき点は，末梢前庭系の病態であっても急性期で自発眼振が存在する場合（図Ⅴ-42）は，眼振緩徐相方向に円滑な運動を示すが，視標が眼振急速相方向に移動した場合は一見 saccadic pursuit のような所見を示すことである。これは saccadic pursuit ではなく，眼振急速相が superimpose したものである（図Ⅴ-43）。
　開眼正面視で自発眼振が存在しなくても，閉眼や暗所開眼など非注視下の状態で眼振が観察される場合（図Ⅴ-44），上記同様 superimpose の所見を示すことがある（図Ⅴ-45）。
　このような症例では，視標が正面より眼振急速相方向に移動したときに潜在的な眼振が superimpose する傾向となる。

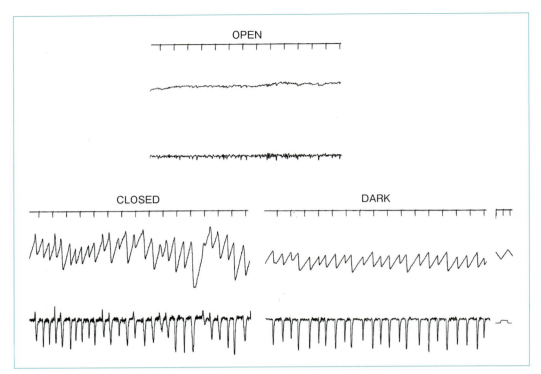

図Ⅴ-42　右急性前庭障害の開眼，非注視下の眼振
開眼正面注視（OPEN）で軽度に左向き眼振が認められるが，閉眼（CLOSED），暗所開眼（DARK）にすると眼振は著明となる。

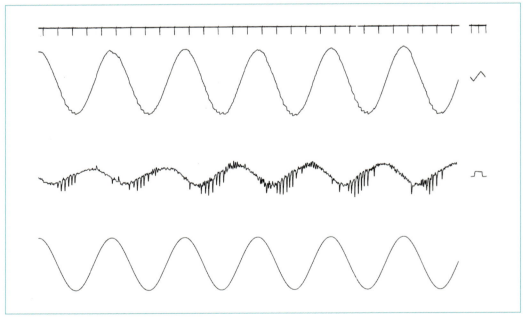

図Ⅴ-43　右急性前庭障害の視標追跡検査
図Ⅴ-41の症例の視標追跡検査。

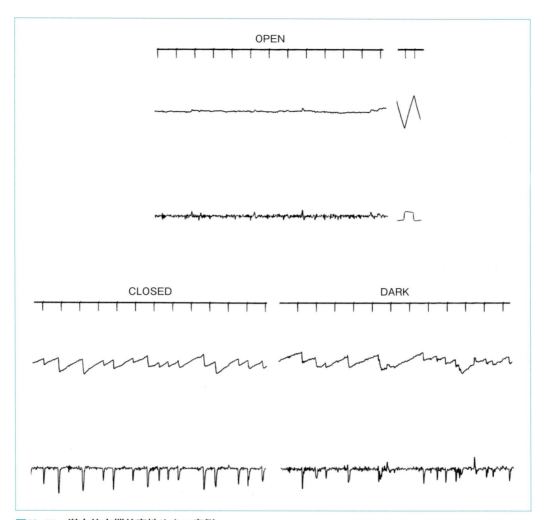

図V-44　潜在的末梢前庭性めまい症例
図V-41の症例が軽快して開眼正面注視（OPEN）で眼振が消失。非注視下のみで左向き眼振が認められる。

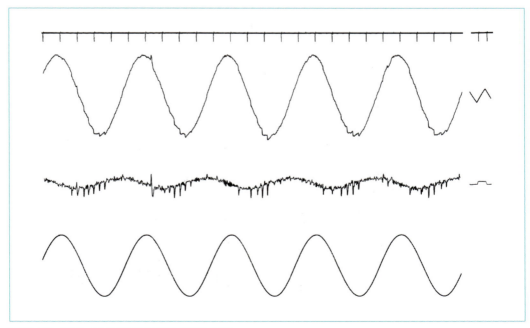

図V-45　図V-44の時点での視標追跡検査

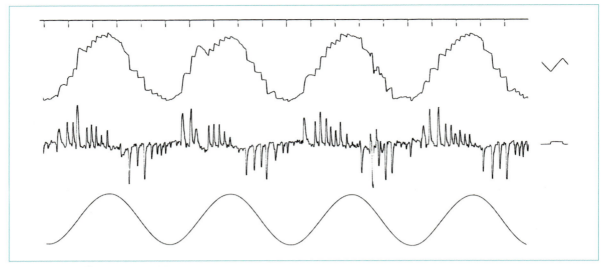

図Ⅴ-46　先天性眼振の視標追跡検査

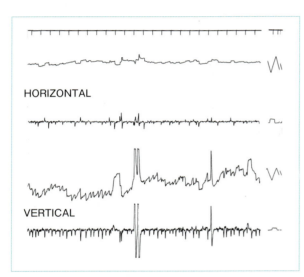

図Ⅴ-47　自発性下眼瞼向き垂直眼振

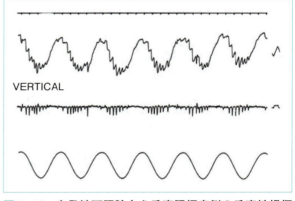

図Ⅴ-48　自発性下眼瞼向き垂直眼振症例の垂直性視標追跡検査

　なお，視標追跡検査で円滑な眼球運動の障害を示す症例には小脳障害のほかに，いわゆる先天性眼振がある．図Ⅴ-46 は先天性眼振の症例を示している．症例によっては脊髄小脳変性症と先天性眼振の視標追跡検査の結果は類似していることが多い．その鑑別のポイントは，眼球運動波形からもある程度は可能であるが，問診上，前者では平衡障害・その他の小脳障害などがみられる一方，後者では眼振が著明に出現しているにもかかわらず，めまいや平衡障害のみられない点，さらに視運動刺激に対して錯倒現象（inversion）や無反応（no response）などの所見がみられる点である．

　視標追跡検査は垂直刺激でも行われる．上下の視標追跡運動は，ヒトでは水平性眼球運動に比して機能が劣っている．しかも加齢により上方注視機能は低下の傾向にあるため，検査結果の判読には注意を要する．Parinaud 症候などの上方への眼球運動障害，あるいは進行性核上性麻痺（progressive supranuclear palsy：PSP）症例での下方への注視障害では眼球運動そのものに運動異常があるため，当然のことながら利得（gain）が低下する．

　このような運動制限がなく，下眼瞼向き垂直眼振のみられる症例では（図Ⅴ-47）視標が眼振急速相方向に移動した場合，自発眼振が superimpose する．脊髄小脳変性症のなかでも SCA6 などは自発性下眼瞼向き垂直眼振を認めることがあり，そのような症例では視標が眼振急速相の方向，すなわち下方に移動した場合は自発眼振が superimpose する（図Ⅴ-48）．

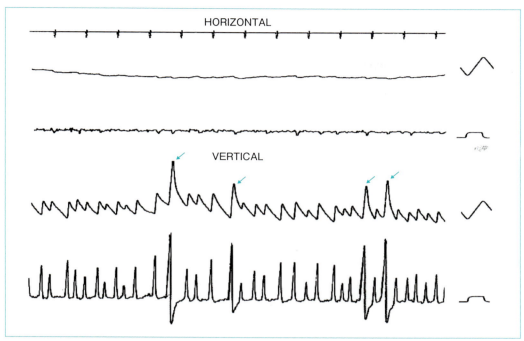

図Ⅴ-49　自発性上眼瞼向き垂直眼振
下向き矢印は瞬目の記録。

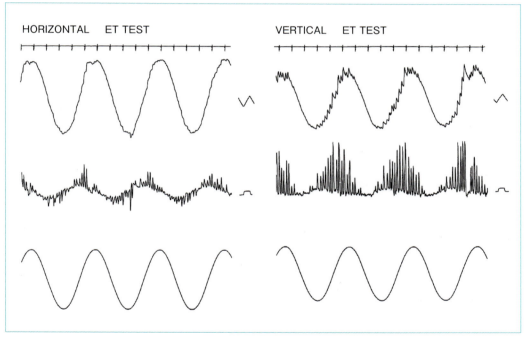

図Ⅴ-50　自発性上眼瞼向き垂直眼振症例の水平性および垂直性視標追跡検査

　同様にウェルニッケ脳症などの症例で，自発性上眼瞼向き垂直眼振の認められる症例の場合（図Ⅴ-49），視標が上方に移動したときに上眼瞼向き垂直眼振がsuperimposeしているのがわかる（図Ⅴ-50）。

1. 視標追跡検査における注意事項

　眼球運動は視刺激や前庭刺激などで誘発されるが，これらの誘発性眼球運動のなかで最も反射的な要素の強いものが温度刺激眼振検査である。視運動眼振検査は反射の部分と意思により移動した標識を追跡するという二つの機能をもっている。一方，視標追跡検査は被検者の意思

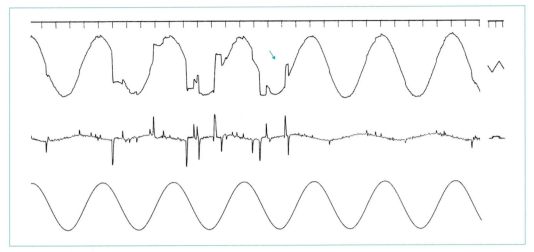

図 V-51　検査に対する協力性（1）

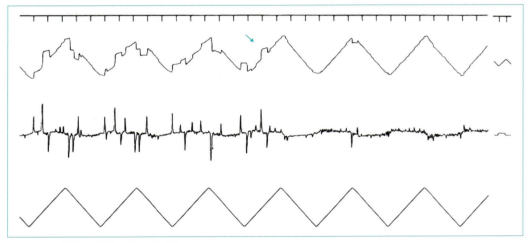

図 V-52　検査に対する協力性（2）

の関与が重要で，被検者が協力的であるか否かで結果が異なってくる。そのため被検者に移動する視標を十分に追跡するようあらかじめ指示しておくことによって的確な記録を得ることができるが，被検者の協力体制が十分でない場合は記録された視標追跡検査の結果の判定を誤ることがあるので注意を要する。図 V-51，52 では，記録の前半では見かけ上，失調様眼球運動を示しているように思われるが，下向き矢印のところで視標を十分に注意して追跡するように注意を与えると後半の記録のように円滑になる。したがって，この場合は基本的には視標追跡検査に異常があるといえない。このような患者の状態を十分に把握しないで検査を施行し，前半だけの記録で終わらせた場合には判断に誤りが生じる可能性があり，検査に携わる者は常に注意しなければならない。

E　視運動眼振検査

　視運動眼振（optokinetic nystagmus：OKN）は鉄路眼振（railroad nystagmus）ともよばれる。電車に乗っている人物が電車外の風景の移動を注視することによっても出現する眼振であるためにその名がある。

　臨床検査上，刺激装置として Ohm 型，Jung 型がある。Ohm 型は回転するドラムの中心に被検者を入れ，ドラムを回転させドラムの内側にある縦状の縞模様を注視させることによって誘発される眼振を検査するものである。Jung 型は線状の光を投影して，等速度，あるいは等角加速度で移動させ，それにより誘発される眼振を記録するものである。

Ohm型は周囲全体が縦の線状になるためJung型より眼振の誘発は良好とされるが，一般の検査においては大差はない。一方Jung型は光で投影を行うため光源を縦縞模様にするのみならず横縞模様にもすることができ，そのため垂直の視運動眼振を誘発させることができる利点がある。

図V-53は30°/secの等速度で移動する視標を追跡したときのENGの記録である。Rt. OKNは右OKNを，Lt. OKNは左OKNを示している。右OKNは視標が患者の左方に移動する場合に右方に急速相をもって誘発される眼振である。視標が左方に移動すると眼はそれを追跡して左方に偏位し，その偏位が眼振緩徐相となり，急速相は右に出現することになり右OKNが出現するのである。aは眼振原波形，bはその速度波形，cは眼振急速相を除去した眼振緩徐相の速度波形，dは視運動刺激のサインを示している。等速度運動であるために眼振の緩徐相速度もcの記録からわかるごとく一定である。

視運動眼振検査では移動する対象物（視標）を十分に捉える努力が必要であり，特に後述のOKPテストでは，できる限り眼前を高速移動する視標を追跡するように指示することが必要となる。

一方，指示の仕方によって，得られる記録は見かけ上異なることに注意しなければならない。眼前を通過する視標を1本1本数えるように指示した場合と，眼前を通過する線状を最後まで追跡するように指示した場合とでは，刺激は同一であっても誘発される眼振波形が異なってくる。図V-54は等速で移動する視標に対し，2種の異なる追跡の仕方を指示してその結果を記録したものである。a, bは右OKNの刺激を行ったときの記録であり，c, dは左OKNの刺激を行ったものである。a, dは眼前の線状を最後まで追跡して正中に戻るように指示し，b, cは眼前を通過する視標を全部数えるように指示を与えたものである。a, dでは振幅が大きいが，眼振の頻度は小である。一方，b, cでは振幅は小であるが眼振の頻度は大である。このように同じ刺激を加えても，得られた眼振の振幅あるいは頻度が異なる。このことは誘発された眼振のパラメータとして，頻度あるいは振幅のみで所見を決めることに問題があることがわかる。一方，第3誘導の眼振緩徐相の速度はa, bともに速度波形の高さが同じであり，このことは眼振の緩徐相速度が一定であることを示している。同様のことはc, dでもいえ，

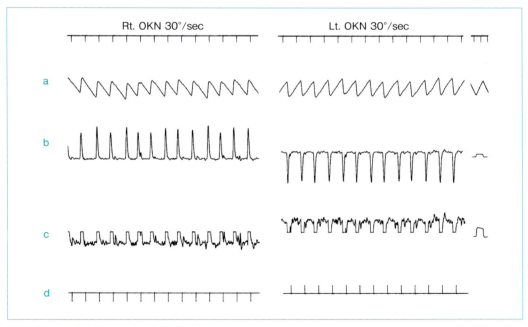

図V-53　等速度刺激による視運動眼振
30°/sec刺激で得られた眼振。第1誘導（a）は眼振原波形，第2誘導（b）は速度波形，第3誘導（c）は眼振緩徐相速度波形，第4誘導（d）は移動する視標のサインである。

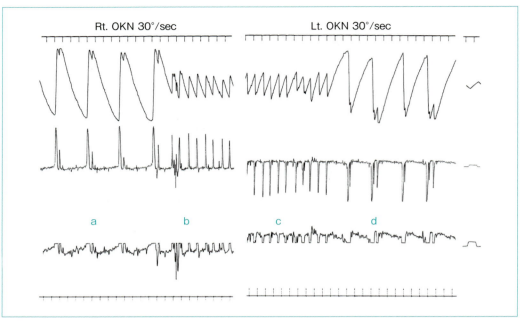

図V-54　指示の差によるOKNの反応の差
眼振緩徐相速度には差のないことに注意。

　第1誘導の原波形の勾配からの計算でa, bあるいはc, dでも同一である。このことは眼振のもっている頻度，振幅などの単独のパラメータよりも眼振の緩徐相速度がより重要な役割を果たすことを示している。このような現象の理解は肉眼観察では困難で，ENGにより正確に知ることができる。これもENGのもつ利点の一つにあげることができる。なお，Mittermaierら（1954）によって提唱された，ある時間の振幅×眼振数＝全振幅（Gesamtamplitude：total amplitude）も眼振反応のパラメータとしては重要であるが，現在ではENGにより容易に眼振緩徐相速度の計算が可能なため，眼振緩徐相を反応のパラメータとして使用することが多い。
　視運動眼振検査では眼前を通過する線状を数えるようなつもりで見るように指示するのが一般的である。移動する視標を十分に注視し，同時に覚醒された状態で検査を行うことが重要である。
　OKNの検査法には，等速度運動刺激を段階的に行い刺激速度と誘発された眼振緩徐相速度を対比させる方法などいくつかの方法があるが，ここではSuzuki & Komatsuzaki（1962）により開発されたOKPテスト（optokinetic pattern test）を中心に述べる。この方法は現在，めまい・平衡障害の症例に対し通常行われている検査法となっている。
　OKPテストは4°の等角加速度でドラムを0°〜180°/secまで回転させ，さらにそれを同様に−4°の等角加速度で減速して，それをENGで記録し，ENGの紙送り速度を0.1 cm/secと遅くして一つのパターン化したものである。
　このなかで特に重要なのが第2誘導の速度波形の記録であり，これをOKP（optokinetic pattern）とよぶ。健常者では右OKP（Rt. OKP）および左OKP（Lt. OKP）に左右差はない。図V-55の記録はOKPテストにおける典型的なOKNおよびOKPを示したもので，健常者すべてが180°/sec付近まで十分視標を追跡するものではない。通常は90°〜100°/sec程度まで追跡することが可能であれば正常とみなされる。
　前述したごとく，眼振緩徐相速度の重要性から眼振急速相を電気的にクリップして緩徐相速度のみを記録したものが第3誘導（c, g）の眼振緩徐相速度（slow phase eye velocity）である。
　本検査について注意すべきことは，被検者が検査を受ける前に検査の意味を十分理解して検査者の指示に従うことで，OKPテストでは特にドラムの回転が高速になった場合に十分な注意力がないと，本来の予測される所見とは異なった所見が得られることはENG記録時の注意

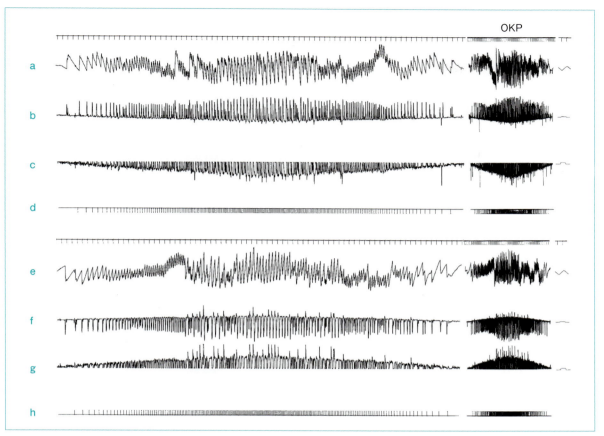

図V-55　OKPテスト
a, eは眼振原波形の記録，b, fはその速度波形，c, gは眼振緩徐相の速度波形，d, hは移動する視標のサインである。

事項で述べてある（IV-1章「記録時の注意事項」参照）。
　OKPテストの臨床的意義は以下の3点に要約される。
1) 末梢前庭障害で存在する眼振に，閉眼や暗所開眼などの状態で左右差のある場合はそれを反映する。左右差が消失すればOKPの左右差も消失する（図V-56〜58参照）。
2) 中枢前庭系の障害，特に小脳障害，脳幹障害では移動する線状の追跡機能も低下してその結果，眼振緩徐速度の低下をきたす（図V-59参照）。
3) いわゆる先天性眼振では錯倒現象（inversion）あるいはその類似現象が生じる。時にOKNの刺激に対して無反応のことがある（図V-60参照）。
4) 急速眼球運動系の障害症例においては視運動眼振の誘発が抑制され，その鋭敏度は視標追跡検査より大である。
　以下その各々について概説する。
　図V-56は右末梢前庭障害の症例で開眼正面注視では眼振は認められないが，閉眼（CLOSED），暗所開眼（DARK）では左向き眼振が出現している。この時期のOKNおよびOKPを図V-57に示す。右OKN，左OKNなど30°/secの比較的低速な等速度刺激では左右差は明らかではないが，OKPテストではその左右差が明らかとなり，特に眼振緩徐相速度波形での左右差が著明である。この左右差は潜在する自発眼振が消失するとOKPの左右差も消失する（図V-58）。このように末梢前庭系の障害では，OKPは潜在する眼振がない場合には左右差は認められず，潜在する眼振が存在する場合はその眼振の方向に方向優位性を示すのが一般的である。
　一方，中枢前庭系や先天性眼振の場合は以下のような特異的な異常所見を示す。
　視運動眼振検査が重要な役割を果たす疾患に小脳障害，脳幹障害の症例がある。図V-59は脊髄小脳変性症のOKPを示している。OKNの記録をみると右OKN，左OKNとも眼振緩徐

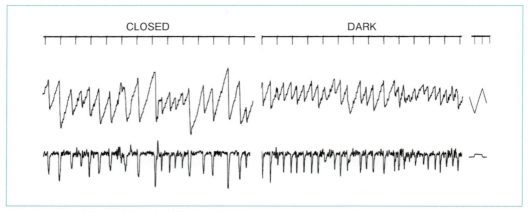

図 V-56　右末梢前庭障害の非注視下の眼振

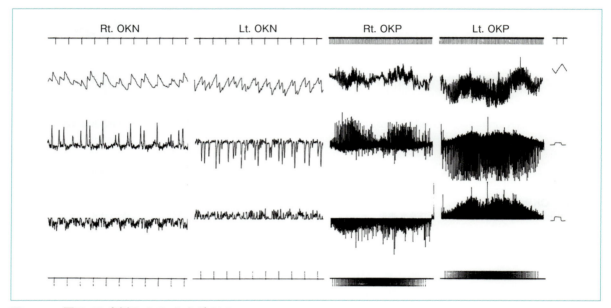

図 V-57　図 V-56 症例の OKN および OKP

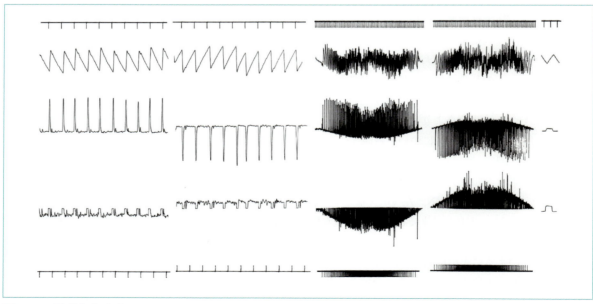

図 V-58　改善した OKP

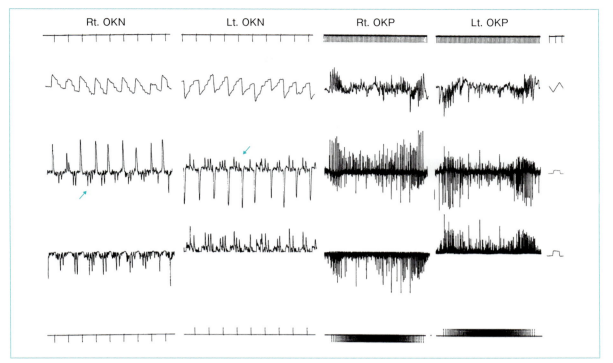

図Ⅴ-59　脊髄小脳変性症の OKN および OKP

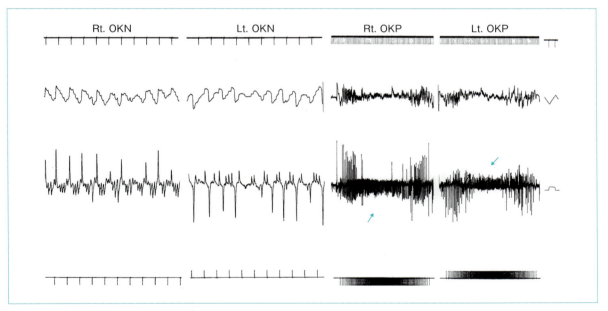

図Ⅴ-60　先天性眼振の OKN および OKP

相が saccadic pursuit になっていることが第 2 誘導の速度波形からわかる。これは視標の追跡運動が円滑でなく，catch up saccade になっているためである。また，30°/sec 刺激の右 OKN，左 OKN では緩徐相はほぼ 30°/sec の速度で追跡しているが，OKP テストでは最大緩徐相速度が 30°/sec 程度にとどまり眼振の誘発抑制が認められる。最大緩徐相速度の低下は眼運動系に関する小脳障害，脳幹障害の特徴的な所見で，多くの場合は両側の障害が認められる。

先天性眼振も視運動眼振検査に特殊な所見を示す（図Ⅴ-60）。低速の刺激では前図と一見類似しているが，刺激が高度になると見かけ上眼振方向が期待される方向に対してあたかも逆転しているような所見を示す。この現象は眼振の錯倒現象（inversion）とよばれているが，眼振

が逆転しているのではなく眼振急速相の誘発が抑制され，緩徐相の catch up saccade があたかも眼振急速相とみられるためで，本来の急速相の逆転現象でないことは注意を有する。

これら末梢前庭障害による視運動眼振検査，小脳障害・脳幹障害あるいは先天性眼振の視運動眼振検査の詳細については疾患各論の項で述べる。

運動眼振検査を行う際には，患者に検査の内容，所要時間などをあらかじめ知らせておくことが必要である。また，眼前を移動する線状を十分に注意することにより的確な結果が得られるため，患者の意識レベル，協力体制が重要である。

F 視運動後眼振検査

視運動後眼振 (optokinetic after nystagmus：OKAN) 検査は，視運動刺激を 45°ないし 60°/sec まで $1°/sec^2$ の等角加速度でドラムの回転を上昇したのち，急激に刺激を停止するとともに周辺を暗所にして暗所開眼下での視運動後眼振を誘発させ，その左右差などを検査するものである。

温度刺激眼振検査などと同じく，明所開眼では視性抑制がかかるため暗所開眼下で検査を行う。視刺激直後の暗所開眼下では誘発された眼振の方向に眼振が一過性にみられ，これがOKAN とよばれるものである。誘発された OKAN は，健常者では左右差はないのが一般的である。ただ持続時間に関しては，サルでは良好に誘発されるが，ヒトではばらつきがあるとされている。

本検査法の異常所見は OKAN の左右差をみるところにある。一方，OKAN が異常に長く持続する症例も異常所見といえる。OKAN の左右差は前庭系の障害による不均衡の結果，得られた眼振方向の優位性を示している。暗所開眼下で自発眼振が認められる症例では OKAN もその方向に優位性をもつことは当然であるが，暗所開眼下で眼振が出現しなくなった状態でも，時に OKAN の検査を行うと眼振が出現し，左右差が明確にわかることがある。

図V-61 は左末梢前庭系の障害の症例で，暗所開眼下で軽度の眼振が右方にみられる症例の

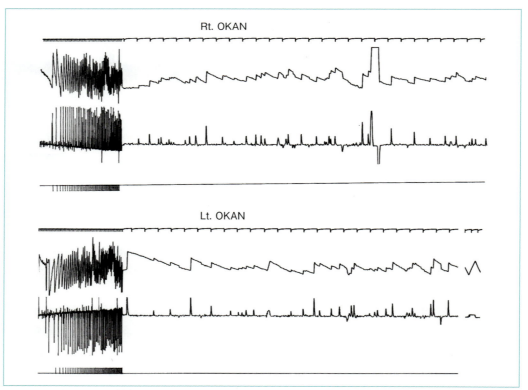

図V-61　潜在的に右向き眼振の存在する症例(1)
OKAN も右方優位に出現する。

OKANである．OKANの検査を行うと右OKANは右方に誘発されているが，潜在する右方への眼振のために左OKANは左方注視に誘発されず逆転して右方に誘発されていることがわかる．このような症例は時間の経過とともに潜在する右方への眼振が軽減するため，図V-62のごとく暗所開眼にした直後一過性の左方への眼振が出現するとともに逆転した右方へのOKANも軽減し，時間の経過とともに左右差が消失していく．なお，症例によっては図V-63のごとくOKNと同一方向に誘発されず，むしろ逆方向に誘発される場合もある．

このようにOKANの検査は末梢前庭系の障害の左右差をみる検査法として一般的に有用である．

なお，OKANの末梢および中枢障害については坂田ら(1970)の詳細な検討がある．

一般にヒトではOKANは明所開眼では誘発されないが，小脳疾患の場合，稀に暗所開眼のみならず明所開眼でもOKANが誘発される症例がある．図V-64は脊髄小脳変性症の症例で，aはOKANの刺激のあとに明所開眼で1点注視をさせたときの眼振記録である．従来ならOKNの刺激が終了すると明所開眼1点注視のため誘発された眼振も消失するが，この記録でみられるごとくOKNの刺激が中止されてもなおOKANが刺激方向，すなわち右方向に誘発されていることがわかる．一方bでみられるごとく，従来の暗所開眼にするとOKANは右方に出現しているが，開眼よりむしろ抑制されている傾向にある．同様の現象は図V-65の左OKANでも認められる．

温度眼振検査で小脳障害の評価として視性抑制の検査が行われるが，前庭系の刺激のみならず視刺激でも同様に抑制効果があり，小脳機能の検査法の一つとして今後の発展が望まれる．

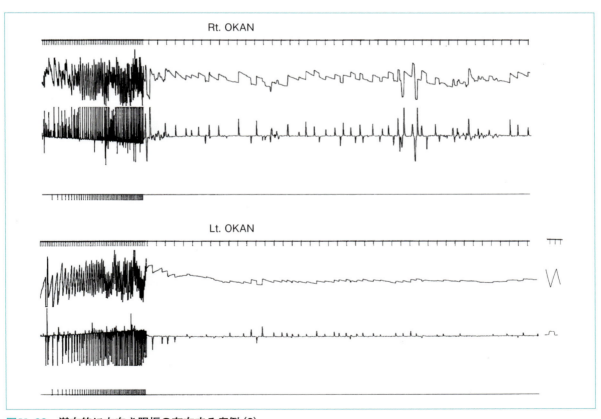

図V-62　潜在的に右向き眼振の存在する症例(2)
右方への眼振がさらに軽快するとOKANの左右差はさらに軽度となる．

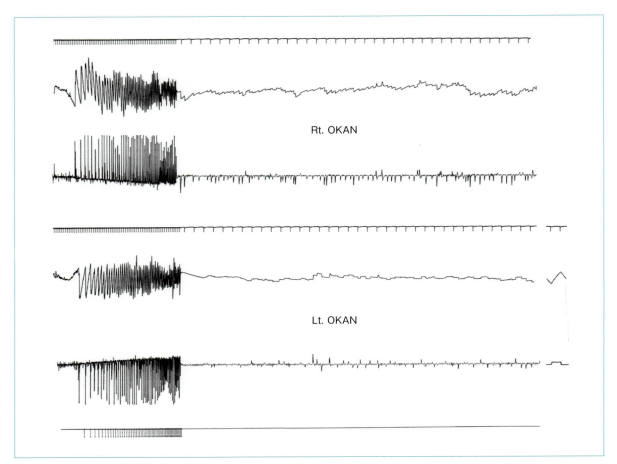

図Ⅴ-63　OKAN の逆転現象を示す症例

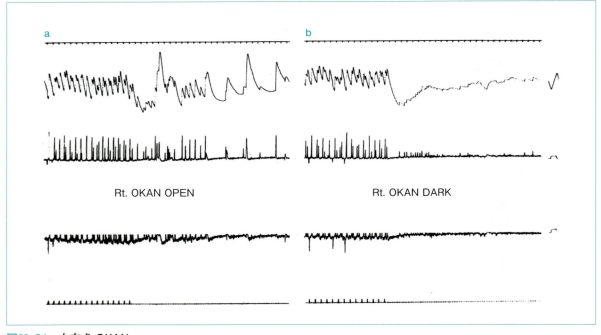

図Ⅴ-64　右向き OKAN
暗所開眼（DARK）より明所開眼（OPEN）のほうがより誘発されている。

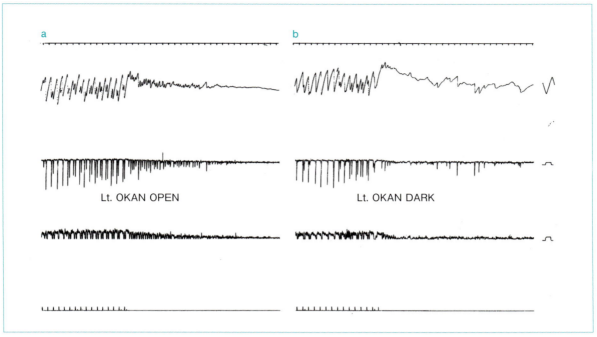

図V-65　左向き OKAN
右向き OKAN と同様，明所開眼（OPEN）がより優位に眼振が出現している。

文 献

1) Baloh R, Konrad HR, Sills AW, et al：The saccade velocity test. Neurology. 1975；11：1071-1076
2) Baloh RW, Sills AW, Kumley WE. et al：Quantitative measurement of saccade amplitude, duration, and velocity. Neurology. 1975；25：1065-1070
3) Benitez JT：Eye-tracking and optokinetic tests：diagnostic significance in peripheral and central vestibular disorders. Laryngoscope. 1970；80：834-848
4) Brantberg K：Human optokinetic after-nystagmus：variability in serial test results. Acta Otolaryngol. 1992；112：7-13
5) Cohen B, Matsuo V, Raphan T：Quantitative analysis of the velocity characteristics of optokinetic nystagmus and optokinetic after-nystagmus. J Physiol. 1977；270：321-344
6) Cogan DG：Ocular dysmetria；flutter-like oscillations of the eyes, and opsoclonus. AMA Arch Ophthalmol. 1954；51：318-335
7) Haring RD, Simmons FB：Cerebellar defects detectable by electronystagmography calibration. Arch Otolaryngol. 1973；98：14-17
8) Higgins DC, Daroff RB：Overshoot and oscillation in ocular dysmetria. Arch Ophthalmol. 1966；75：742-745
9) 藤田昌彦：サッカード系のモデル：D. A. Robinson モデルの解説．Equilibrium Res. 1997；56：3-13
10) 福島菊郎，伊藤規絵，千葉　進，他：小脳と眼球運動—視標追跡眼球運動をモデルとした基礎研究と臨床応用の試み．神経内科. 2013；78：642-656
11) Igarashi M, Miyata H, Kato Y, et al：Optokinetic nystagmus after cerebellar uvulonodulectomy in squirrel monkeys. Acta otolaryngol. 1975；80：180-184
12) 伊藤彰紀，大都京子，坂田英治：視運動性後眼振(Optokinetic after nystagmus, OKAN)の診断学的貢献度．Equilibrium res. 1984；43：243-255
13) Józefowicz-Korczyńska M, Lukomski M, Pajor A：Identification of internuclear ophthalmoplegia signs in multiple sclerosis patients. J Neurol. 2008；225：1006-1011
14) Kato I, Harada K, Hasegawa T, et al：Role of the nucleus of the optic tract of monkeys in optokinetic nystagmus and optokinetic after-nystagmus. Brain res. 1988；474：16-26
15) 小松崎篤：視性運動性眼振の臨床的研究—末梢迷路疾患における視性運動性眼振について．耳鼻咽喉．1964；36：619
16) Komatsuzaki A, Suzuki J, Kirikae I：Diagnostic importance of optokinetic pattern test-OKP test. International symposium on Vestibular and Oculomotor Function in Tokyo. 1965：123-128
17) 小松崎篤：異常眼球運動よりみた小脳障害の特徴．耳鼻臨床．1978；71：900-905
18) Lesser RL, Smith JL, Levenson DS, et al：Vertical ocular dysmetria. Am J Ophthalmol. 1973；76：208-211
19) Levy DL, Holzman PS, Matthysse S, et al：Eye tracking dysfunction and schizophrenia：a critical perspective. Schizophr Bull. 1993；19：461-536
20) Mittermaier R, Christian W：Dauer, Schlagzahl und Gesamtamplitude des kalorischen Nystagmus. Z Laryngol Rhinol Otol. 1954；33：20-29
21) 宮田英雄，水田啓介，伊藤八次，他：水平性視運動性後眼振の検討：Retinal Slip 速度との関係．Equilibrium Res. 1966；55：

371-377

22) Raphan T, Cohen B, Matsuo V：A velocity-storage mechanism responsible for optokinetic nystagmus(OKN), optokinetic after-nystagmus(OKAN)and vestibular nystagmus. *In* Control of gaze by brain stem neurons. 1977；pp37-47, Elsevier, Amsterdam
23) Ritchie L：Effects of cerebellar lesions on saccadic eye movements. J Neurophysiol. 1976；39：1246-1256
24) Robinson DA：Control of eye movements. *In* Brooks VB(ed)：Handbook of physiology. 1981；American Physiological Society
25) 坂田英治：視性運動性後眼振(optokinetic after nystagmus, OKAN)の診断的意義に関する検討．耳喉頭頸．1970；42：589-596
26) Sakata E, Umeda Y：Caloric-eye tracking pattern test：I. Visual suppression and the possibility of simplified differential diagnosis between peripheral and central vertigo. Ann Otol Rhinol Laryngol. 1976；85：261-267
27) 坂田英治，大都京子，伊藤彰紀：Vertical Ocular Dysmetria．Vertical Rebound Nystagmus と Optokinetic Vertical Ocular Dysmetria について．耳鼻臨床．1982；75：2155-2164
28) 坂田英治，志村弘道，酒井　繁：天幕上片側障害における視運動眼振の方向優位性と診断的意義．耳鼻臨床．1983；76：1739-1749
29) Shagass C, Roemer RA, Amadeo M：Eye-tracking performance and engagement of attention. Arch Gen Psychiatry. 1976；33：121-125
30) Simon KA, Gay AJ：Optokinetic responses in brain stem lesions. Arch Ophthalmol. 1964；71：303-307
31) Spooner JW, Sakala SM, Baloh RW：Effect of aging on eye tracking. Arch Neurol. 1980；37：575-576
32) 鈴木淳一，小松崎篤，徳増厚二，他：視性運動性眼振の臨床的応用．日耳鼻会報．1961；8：1422-1425
33) Suzuki J, Komatsuzaki A：Clinical application of optokinetic nystagmus. Optokinetic pattern test. Acta Otolaryngol. 1962；54：49-55
34) Takemori S：The similarities of optokinetic after-nystagmus to the vestibular nystagmus. Ann Otol Rhinol Laryngol. 1974；83：230-238
35) Tokita T, Suzuki T, Hibi T, et al：A quantitative test of optokinetic nystagmus and its data processing by computer. Acta Otolaryngol Suppl. 330；1975：159-168
36) 時田　喬：視運動性眼振検査．時田　喬，鈴木淳一，曽田豊二(編)：神経耳科学Ⅱ．1985；166-178，金原出版
37) 徳増厚二，池上彰博，西端慎一：中枢性眼球運動異常改善例の検討―小脳血管障害．Equilibrium Res. 1983；42：283-290
38) Umeda Y：The eye-tracking test. Ann Otol Rhinol Laryngol Suppl. 1980；89：1-18
39) Valmaggia C, Rütsche A, Baumann A, et al：Age related change of optokinetic nystagmus in healthy subjects：a study from infancy to senescence. Br J Ophthalmol. 2004；88：1577-1581
40) Waespe W, Cohen B, Raphan T：Role of the flocculus and paraflocculus in optokinetic nystagmus and visual-vestibular interactions：effects of lesions. Exp Brain Res. 1983；50：9-33
41) Waespe W, Wolfensberger M：Optokinetic nystagmus(OKN)and optokinetic after-responses after bilateral vestibular neurectomy in the monkey. Exp Brain Res. 1985；60：263-269
42) Wester ST, Rizzo JF 3rd, Balkwill MD, et al：Optokinetic nystagmus as a measure of visual function in severely visually impaired patients. Invest Ophthalmol Vis Sci. 2007；48：4542-4548
43) Yamada K, Kaga K, Furuya N：Slow and fast phase velocities of optokinetic nystagmus induced by the optokinetic pattern test in infratentorial lesions. Acta Otolaryngol. 1991；111：656-663
44) 横田淳一：前庭眼反射の基礎―視運動性眼振・後眼振(OKN, OKAN)の動特性・神経機構．神経眼科．1995；12：390-401

第5章 前庭刺激による検査

1 頭位眼振検査

　頭位眼振検査（positional nystagmus test）は通常，Frenzel 眼鏡あるいは赤外線 CCD カメラを利用して行う。その理由は，明所開眼では視性抑制のために本来存在すべき眼振が誘発されないためである。ただ，Frenzel 眼鏡と赤外線 CCD カメラ下での眼振観察を比較すると，V-3 章「非注視下の記録」で述べたごとく赤外線 CCD カメラ下での眼振の出現率が大であるため，眼振の観察には赤外線 CCD カメラの使用が望ましい。

　頭位眼振検査では坐位による右下頭位，左下頭位などの検査法もあるが，一般的には仰臥位で行うことが多い。坐位の暗所開眼で眼振が認められない場合でも，仰臥位で眼振の出現が認められることが多いからである。図V-66 はそのような症例の記録である。坐位では閉眼（CLOSED）および暗所開眼（DARK）など非注視下で眼振を認めないが，仰臥位（SUPINE）で明らかに右向き眼振が出現することを示している。

　図V-67 は，坐位で眼振の認められない症例を仰臥位（点線）にすると左向き眼振が出現した記録である。なおこの症例では，仰臥位にすることにより水平誘導（HORIZONTAL）に左

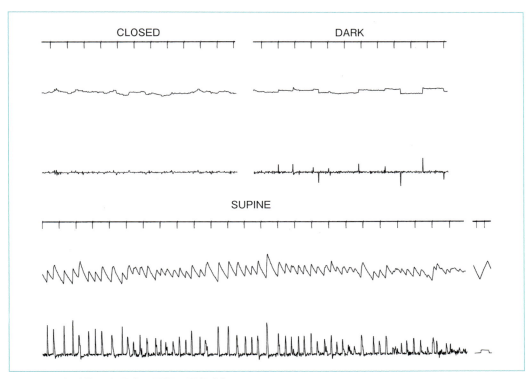

図V-66　仰臥位で出現する眼振の記録（1）
坐位閉眼（CLOSED），坐位暗所開眼（DARK）では眼振は認められないが，仰臥位（SUPINE）で眼振が出現する。

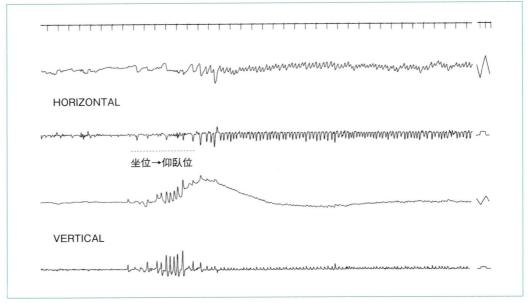

図Ⅴ-67　仰臥位で出現する眼振の記録（2）
坐位で眼振が認められないが，坐位から仰臥位に体位を変化させると左向き眼振が出現する。

向き眼振が出現すると同時に垂直誘導（VERTICAL）にも見かけ上，微細な上眼瞼向き垂直眼振は記録されているが，これは左上斜行性眼振ではなく左向きの水平回旋混合性眼振がこのように記録されているのである。このように坐位で明らかでない眼振でも仰臥位で眼振が出現することは，前庭機能異常の情報として重要であるばかりでなく頭位眼振を行ううえでも重要な所見となりうる。

　通常行われる ENG 記録では回旋性眼振を十分に記録できない欠点があることはすでに述べた。頭位眼振検査においては回旋性要素を含む眼振がしばしば出現するため，そのような症例の頭位眼振検査においては単に ENG の記録だけにとどまらず，常に Frenzel 眼鏡あるいは赤外線 CCD カメラでの観察も同時に行うことが重要である。このことは，検査技師のみで記録した ENG 記録を読み取る場合に常に注意しなければならない。ENG で頭位眼振検査を行うときは医師が立ち会い，赤外線 CCD カメラ下での観察を同時に行い，その所見を ENG 記録紙に記入しておくと参考になる。

　具体的な記録を以下に示す。

　図Ⅴ-68 は右下頭位で純回旋性眼振の認められた症例の ENG 記録である。右下頭位で垂直誘導（VERTICAL）に一過性の上眼瞼向き垂直眼振が記録されているが（下向き矢印），この眼振は検者から見て反時計回りの純回旋性眼振であることに注意が必要で，Frenzel 眼鏡あるいは赤外線 CCD カメラ下での肉眼観察を同時に行うことの重要性を示している。

　良性発作性頭位めまい症は一定の頭位のあとに短い潜時をおいて眼振が誘発されるのが一般的であるが，その潜時は右下頭位および左下頭位で異なることがしばしばである。図Ⅴ-69 は方向交代向地性眼振[1]の症例で，a は右下頭位，b は左下頭位を示しており，各々点線の部分で頭位変化を行っている。a の右下頭位では一定の潜時ののち右向き眼振が出現しているが，

---

* 1　頭位により眼振方向が変化する方向交代性頭位眼振（direction changing positional nystagmus）には，仰臥位で右耳下頭位で右向き眼振が出現し，左耳下頭位で左向きの眼振が認められる場合と，逆に右耳下頭位で左向き眼振が出現し，左耳下頭位で右向きの眼振が認められる症例がある。筆者も以前は前者を「方向交代下向性眼振」と呼び，後者を「方向交代上向性眼振」と記載していたが，欧米では前者を方向交代向地性眼振（direction changing geotropic nystagmus），後者を方向交代背地性眼振（direction changing apogeotropic nystagmus）の呼称が一般化している。そのため本書では欧米との統一を図るため「向地性眼振」「背地性眼振」に統一した。

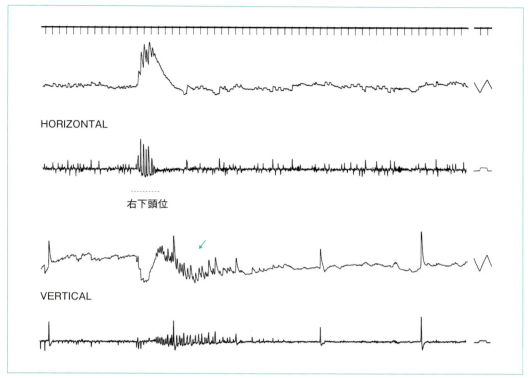

図V-68　純回旋性眼振の記録
右下頭位で純回旋性眼振が一過性に出現，垂直誘導（VERTICAL）に記録されている。

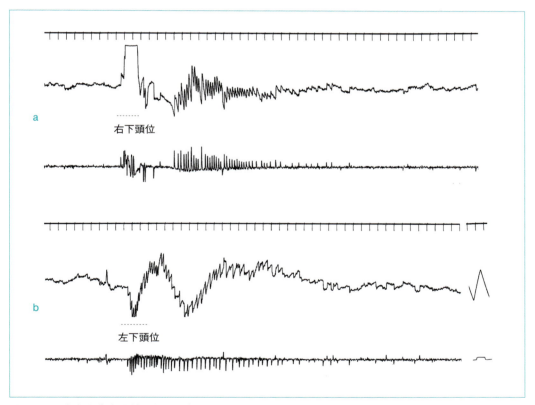

図V-69　方向交代向地性眼振の記録

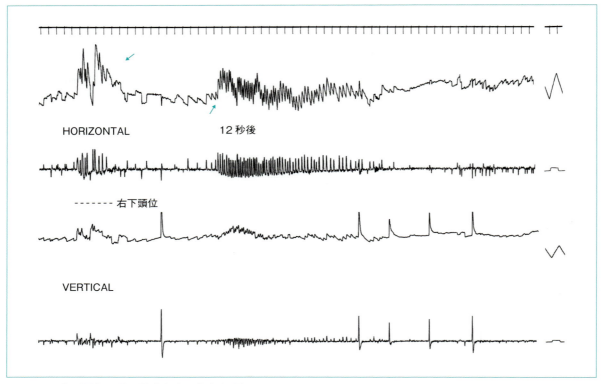

図Ⅴ-70　右下頭位で長い潜時をもつ右向き眼振

bでは特に潜時と思われるものはなく眼振が出現することがわかる。眼振出現までの潜時は一定ではなく，図Ⅴ-70のごとく横点線で右下頭位を行うと約12秒の潜時をもって右向き眼振が出現していることがわかる。このことは，仰臥位での頭位眼振検査では頭位変化後少なくとも20〜30秒程度は同一頭位で眼振を記録することが望ましいことを示している。

　これら方向交代向地性眼振は外側半規管型で半規管結石症（canalolithiasis）とよばれている。これら潜時を規定するのは半規管内のdebrisの移動時間が関係すると考えられているが，それのみで説明することができないことはⅥ-2章4「良性発作性頭位めまい症」で示す。

　一般に外側半規管型とよばれる良性発作性頭位めまい症では方向交代向地性眼振（下向性眼振）の症例が多いが，方向交代背地性眼振（上向性眼振）の症例も認められる。以前には方向交代背地性眼振は中枢疾患の重要な所見と考えられていたが，現在ではむしろそれらの症例は少なく，方向交代背地性眼振の大多数は末梢前庭系から出現すると考えられている。

　方向交代背地性眼振はクプラ結石症（cupulolithiasis）ともいわれており，浮遊耳石がクプラに癒着して発症すると考えられている。その一般的な特徴として以下の点があげられる。

1) 方向交代背地性眼振を示す。
2) 眼振の潜時がみられない。
3) 眼振の持続時間が方向交代向地性眼振に比して長時間である。

　図Ⅴ-71はこれらの特徴を示している。aは右下頭位，bは左下頭位である。aの点線のところで右下頭位にすると潜時を伴わない左向きの眼振が認められ，この眼振が持続する。一方，bでは点線のところで左下頭位を行わせると右向き眼振が認められ，この眼振の持続時間も長い。

　いわゆる外側半規管型良性発作性頭位めまい症の潜時，持続時間，反復刺激による減衰現象，方向交代性眼振などの病態は半規管結石症，クプラ結石症の概念のみで説明されることが多いが，前述のように必ずしもこれらの考え方で病態を十分説明することはできない。

　一方，いわゆる後半規管型良性発作性頭位めまい症の診断では，坐位から懸垂右下あるいは

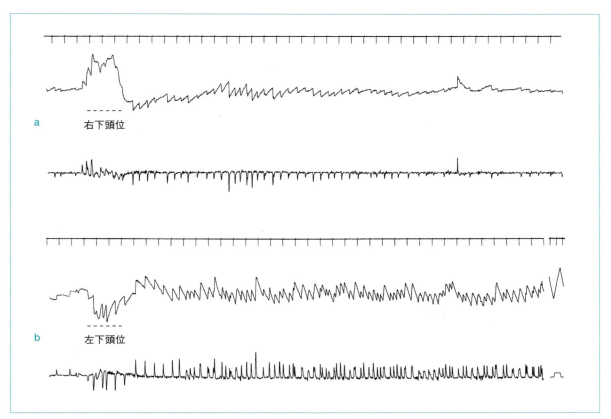

図V-71　方向交代背地性眼振

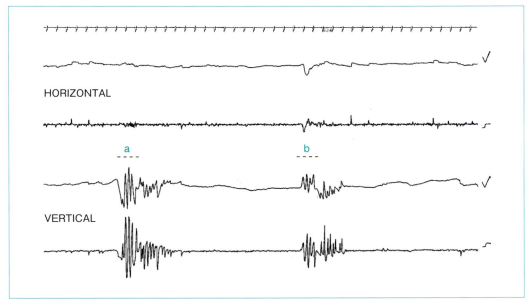

図V-72　矢状面での頭位変換眼振

　左下頭位に急激に変化させ純回旋性眼振と同時にめまいを発現させるDix-Hallpike法が重要な検査法であるが，回旋性眼振が主体であるため，従来のENGの記録では的確にその病態を把握することは困難である。一方で，坐位から懸垂頭位に変換させるStenger法での垂直眼振は純垂直であるためにENGでも十分に記録され，また臨床的意義をもつ。すなわち図V-72に示すごとく，坐位から懸垂頭位の頭位変換検査で下眼瞼向き純垂直眼振が，また懸垂頭位から坐位に行うと上眼瞼向き垂直眼振が一過性に認められる。通常なら小脳の前庭系へ

の抑制機構のため頭位変換によって前庭系に刺激を与えても眼振は出現しないが，抑制機構の障害により前・後半規管のリンパ流動による刺激によって垂直眼振が出現するものと考えられている。これらの眼振は比較的左右差のない小脳疾患，特に小脳正中部の疾患，あるいは脊髄小脳変性症などの早期の症状として出現することがあり，臨床的意義をもつ（Ⅵ-3章2「小脳障害と眼球運動の異常」参照）。

文献

1) Boniver R：Benign paroxysmal positional vertigo：an overview. Int Tinnitus J. 2008；14：159-167
2) De Stefano A, Dispenza F：Spontaneous nystagmus in horizontal canal benign paroxysmal positional vertigo. Auris Nasus Larynx. 2013；40：117
3) Kim HA, Yi HA, Lee H：Apogeotropic central positional nystagmus as a sole sign of nodular infarction. Neurol Sci. 2012；33：1189-1191
4) 小松崎篤：自発・頭位眼振の新しい検査法の試み．耳鼻臨 1986；79(Suppl 2)：6-7
5) Lea J, Lechner C, Halmagyi GM, et al：Not so benign positional vertigo：paroxysmal downbeat nystagmus from a superior cerebellar peduncle neoplasm. Otol Neurotol. 2014；35：204-205
6) Lechner C, Taylor RL, Todd C, et al：Causes and characteristics of horizontal positional nystagmus. J Neurol. 2014；261：1009-1017
7) 坂田英治，鈴木淳一，徳増厚二，他：頭位変化時にみられる眼振（頭位変化眼振）に関する研究．日耳鼻会報．1961；64：1402-1407
8) Vannucchi P, Pecci R：Pathophysiology of lateral semicircular canal paroxysmal positional vertigo. J Vestib Res. 2010；20：433-438
9) Yagi T, Ushio K：Nystagmus in benign paroxysmal positional vertigo：a three-component analysis. Acta Otolaryngol Suppl. 1995；520：238-240

2 頭振眼振検査

　頭振眼振（head shaking nystagmus：HSN）検査は，坐位で頭部を前屈にして外側半規管を水平にし，左右に10回程度振ったのちに出現する眼振をFrenzel眼鏡や赤外線CCDカメラあるいはENGなどを用いて検査するものである。健常者では頭振眼振検査後の眼振の出現は認められないか，軽度出現しても左右差のないときは特に問題がない。ただ，潜在する前庭系の不均衡のある症例では，右または左のいずれかの方向への眼振が出現する。

　図V-73は左急性前庭障害後に認められた頭振眼振の記録である。aの記録は暗所開眼で右向きに眼振が軽度認められる症例で，頭振眼振検査を行うとbで示されるごとく右向き眼振が明確に誘発されている。非注視下で存在していた眼振をより明確に誘発することができる。このように暗所開眼などですでに眼振が存在している場合はその方向に誘発されるのが一般的であるが，閉眼や暗所開眼など非注視下で眼振の存在が明らかでない場合でも頭振眼振検査をすることにより潜在的な眼振を誘発させることができる症例もある。

　図V-74は右末梢前庭障害の症例で水平誘導記録を示している。開眼正面注視（OPEN），閉眼（CLOSED），暗所開眼（DARK）とも自発眼振は認められないが，頭振眼振検査を行うと点線で示されるように左向きに眼振が出現することがわかる。このように閉眼や暗所開眼など非注視下で眼振の存在が明らかでない場合でも，末梢前庭系の不均衡を頭振眼振検査で明らかに

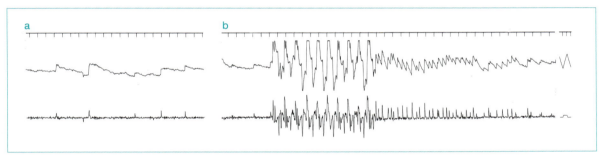

図V-73　暗所開眼で右向き眼振が存在するときの頭振眼振検査

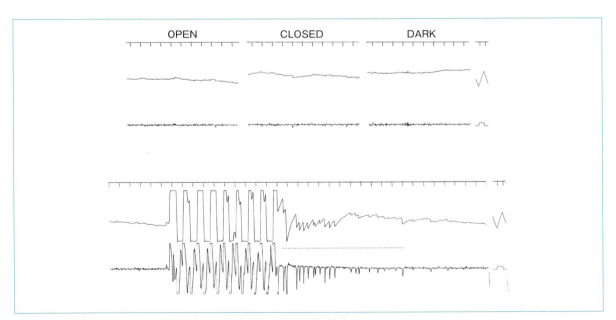

図V-74　非注視下でも眼振が認められない症例での頭振眼振検査

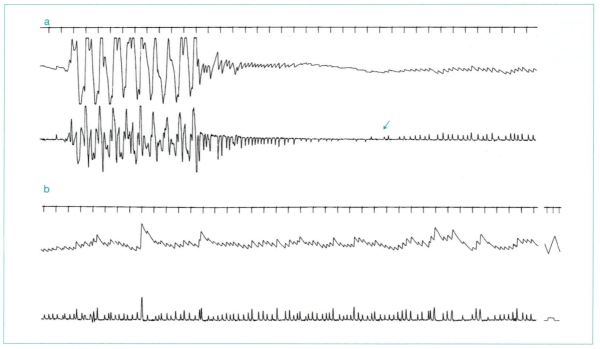

図Ⅴ-75　長時間持続する眼振2相ともいうべき現象

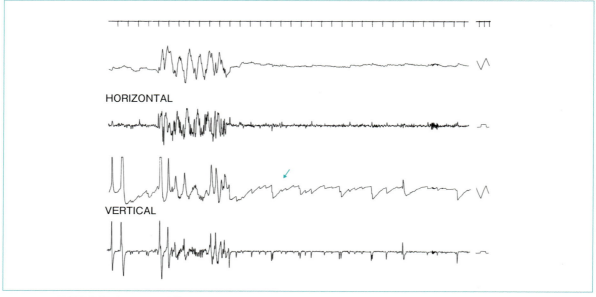

図Ⅴ-76　頭振眼振検査で垂直誘導に下眼瞼向き垂直眼振が出現した症例（1）

することができる症例がある。

　一般に暗所開眼などの検査で眼振が認められない症例で頭振眼振検査を行ったときの持続時間は30秒以内であることが多いが，時に持続時間が延長する症例もある（図Ⅴ-75）。すなわち頭振眼振検査後に出現した左向き眼振は約15秒持続して方向が右向き眼振に逆転して持続することがある。

　上述のごとく頭振眼振検査は潜在する末梢前庭系の不均衡をみるうえで有意義な検査法であるが，同時に中枢神経系の病態に対しても役立つことがある。図Ⅴ-76はそれを示している。水平・垂直の同時記録が行われており，頭振眼振検査を施行したのち，水平眼球運動記録

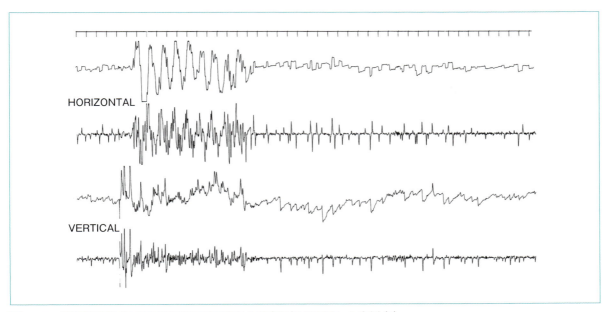

図V-77　頭振眼振検査で垂直誘導に下眼瞼向き垂直眼振が出現した症例(2)
図V-76，77ともに脊髄小脳変性症にみられた所見。

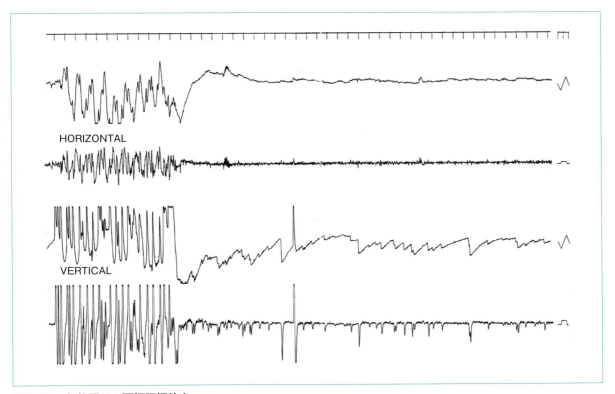

図V-78　矢状面での頭振眼振検査

　　　(HORIZONTAL)には軽度の右向き眼振が疑われるが，重要なことは垂直眼球運動記録(VERTICAL)で下眼瞼向き垂直眼振が認められることである。本症例は潜在する下眼瞼向き垂直眼振が前庭系の刺激によって誘発されたものとみることができ，特に脊髄小脳変性症などの早期診断に役立つことがある。図V-77も同様の所見を示しており，いずれも下眼瞼向き垂直眼振が出現する可能性のある脊髄小脳変性症の早期の症状であった。
　　　頭振眼振検査は通常は頭振によって外側半規管系を刺激するものであるが，前後に頭部を振ることにより垂直眼球運動系を刺激することができる。図V-78は頭部に前後屈運動を与える

ことにより下眼瞼向き垂直眼振を誘発することができた症例で，時には矢状面での頭位変換眼振より鋭敏に反応し，下眼瞼向き垂直眼振を伴う脊髄小脳変性症の早期診断に役立つことがある。

文献

1) Guidetti G, Monzani D, Civiero N：Head shaking nystagmus in the follow-up of patients with vestibular diseases. Clin Otolaryngol Allied Sci. 2002；27：124-128
2) Hain TC, Fetter M, Zee DS：Head-shaking nystagmus in patients with unilateral peripheral vestibular lesions. AM J Otolaryngol. 1987；8：36-47
3) Iwasaki S, Ito K, Abbey K, et al：Prediction of canal paresis using head-shaking nystagmus test. Acta Otolaryngol. 2004；124：803-806
4) Jacobson GP, Newman CW, Safadi I：Sensitivity and specificity of head-shaking test for detecting vestibular system abnormalities. Ann Otol Rhinol Laryngol. 1990；99：539-542
5) 亀井民雄，高橋佐知子，鎌田英男：眼振誘発法としての頭振り検査の再検討．Equilibrium Res. 1984；43：236-242
6) Kamei T：Two types of head-shaking tests in vestibular examination. Acta Otolaryngol Suppl. 1988；105：108-112
7) Katsarkas A, Smith H, Galiana H：Head-shaking nystagmus(HSN)：the theoretical explanation and the experimental proof. Acta Otolaryngol. 2000；120：177-181
8) Minagar A, Sheremata WA, Tusa RJ：Perverted head-shaking nystagmus：a possible mechanism. Neurology. 2001；57：887-888
9) Pérez P, Llorente JL, Gómez JR, et al：Functional significance of peripheral head-shaking nystagmus. Laryngoscope. 2004；114：1078-1084
10) Vicini C, Casani A, Ghilardi P：Assessment of head shaking test in neuro-otological practice. ORL J Otorhinolaryngol Relat Spec. 1989；51：8-13

3 温度刺激眼振検査

　温度刺激眼振検査は三半規管のうちでも主として外側半規管を刺激し，その機能をみるものである。

　温度刺激により外側半規管内に対流を発生させ，それによりクプラを偏位させてその刺激が眼振を誘発させる。そのためには外側半規管内の対流が最大になるよう外側半規管を垂直にする必要があり，仰臥位では頭部を30°前屈，坐位の場合は30°後屈させて検査を行う。通常は仰臥位でENG記録を行う。なお，外来で行う簡便なアルコール温度刺激眼振検査（後述）は坐位で行うことが多い。

　一側の耳に冷水を注入すると眼振は反対側に向き，また温水を注入すると眼振は同側に向かうことはBárányの時代より知られていた。この眼振反応を定量化したのがFitzgerald & Hallpikeである。彼らは体温が37℃としてそのプラスマイナス7℃である30℃の冷水と44℃の温水を注入し，そのときに得られる眼振の持続時間を判定して眼振反応優位性および半規管機能低下を定量的に示した。半規管機能低下を示す指標としてはCP%（canal paresis）を用い，そのパーセントを下記の計算式から算出した。一方，眼振方向優位性（directional preponderance：DP%）も同様に下記の計算式より算出した。このようにしてCP%は半規管機能がどの程度低下しているか，またDP%は眼振が一定方向にどれだけ優位に出現しているかを示す指標として用いられた。

$$CP(\%) = \frac{(30°L + 44°L) - (30°R + 44°R)}{30°L + 30°R + 44°L + 44°R} \times 100$$

$$DP(\%) = \frac{(30°L + 44°R) - (30°R + 44°L)}{30°L + 30°R + 44°L + 44°R}$$

　当時は主として裸眼あるいはFrenzel眼鏡下で眼振の持続時間が検討されたが，その後ENGの開発により眼振の緩徐相速度を正確に測定できるようになった。一方，生理学的な検討から前庭刺激に対する眼振反応のパラメータとしては眼振緩徐相速度が最も有効であることが示されるようになり，温度刺激眼振検査は眼振緩徐相速度をパラメータとして使用されるようになってきている。特に最大眼振緩徐相速度が刺激に対する最も重要なパラメータであることが知られてきており，現在では最大緩徐相速度を計測して，それにより機能障害の程度を示すようになった。

　なおCP%, DP%の検出には，左右を比較するため一側耳の反応が正常であることが必要となる。

　眼振方向優位性（DP%）は眼振がどちらの方向により出現しやすいかという，いわば潜在的な眼振あるいは眼振出現の準備状態を示すパラメータであり，当初は病巣局在診断的意義についての検討がなされた。しかしDP%が眼振出現の準備状態や潜在的な眼振の存在をより明らかにする検査法ということはできるが，DP%そのものの病巣局在診断的意義については疑問が投げかけられていた。1950年代，大脳の片側障害はその報告にDP%が用いられていたが，OKNでも同様の所見が得られることなどが示され，一方，テント下障害で閉眼や暗所開眼で潜在的な眼振が存在する場合にはその方向への眼振方向優位性の所見が得られるなど，DP%は温度刺激眼振の病巣局在に対する特異的な所見ではないとわかった。すなわち，前庭系の不均衡を示すパラメータではあるが，病巣局在診断的意義は必ずしも高くないことがわかってきた。そのため温度刺激眼振検査は，現在では外側半規管あるいは外側半規管を支配している上前庭神経の機能検査として用いられるようになっている。

　Fitzgerald & Hallpike法では30℃, 44℃の冷温水を左右耳に計4回注入しなければならず，

検査後に内リンパの流動がおさまるまで数分の時間を要するため，冷温交互試験を行うと長時間に及ぶ。一方 DP% の診断的意義が薄れてきた現在，温度刺激眼振検査の意義は主として半規管機能低下の診断に主眼が置かれている。そのため現在では冷水の少量注入法が一般的に行われる傾向にある。

温度刺激眼振検査には Fitzgerald & Hallpike の冷温交互検査以外にも 20℃・20 mL の注入法（上村，1992），その他の方法があり，現在では ENG により眼振緩徐相速度を算出して機能低下の有無を知る方法がとられている。

筆者は，通常は仰臥位で ENG の記録を同時に行っている。一側耳の検査では検側耳の外耳孔が上向きになるように頭位を変えて 4℃ の冷水を尖端にチューブの付いた注射器などで注入し，外耳道を冷水で充満して 10 秒程度耳介を上下に牽引して冷水が十分鼓膜に達するようにしたあと，外側半規管が垂直になるような頭位にして，赤外線 CCD カメラ下で眼振を観察すると同時に ENG に記録を行っている。最大緩徐相速度が 20°/sec 以上の場合は正常とみなし，10°/sec 以上 20°/sec 以下で軽度低下，10°/sec 以下を高度低下としている。また，最大緩徐相速度に 20％以上の差がある場合に左右差ありとしている。

なお，定性的に外来診療台で簡単にできる方法としてアルコール温度刺激眼振検査がある。この方法は外耳道，鼓膜に異常のないことを確かめたうえで消毒用アルコールを外耳道に 1 mL 程度注入し，耳管通気カテーテルで風を送り外耳道を気化により冷却して誘発される眼振を Frenzel 眼鏡あるいは赤外線 CCD カメラ下で観察するもので，中等度以上に左右差のある場合にはそれを検出することができる（図 V-79）。

図 V-80 は左右耳の冷水刺激による温度刺激眼振反応を示したものである。a は右冷水刺激（AD cold），b は左冷水刺激（AS cold）で誘発された眼振である。眼振緩徐相速度波形から最大緩徐相速度に左右差のないことがわかる。

図 V-81 は右耳反応低下の症例である。眼振の持続時間に左右差は認められないが最大緩徐相速度は右耳刺激（AD cold）で明らかに低下しており，右側の半規管機能低下と知ることができる。

図 V-82 は健常者の温度刺激眼振反応を紙送り速度波形を変化させて記録したものである。a，b は ENG の紙送り速度を 2.5 cm/sec，c，d は 0.5 cm/sec で各々記録している。a と c は左耳の冷水刺激，b と d は右耳の冷水刺激の記録である。a，b の紙送り速度を速くして眼振緩徐相の勾配と 10°の較正から眼振緩徐相速度をみてみると，a は 36°/sec，b は 37°/sec で左右ともほとんど差のないことがわかる。一方 c，d の紙送り速度を遅くした記録の第 3 誘導，すなわち眼振緩徐相速度の記録を較正から計算すると，40°/sec 前後であり，左右差はほとんどないことが示されている。このように紙送り速度を変化させて記録した波形を示したが，0.5 cm/sec の記録は後述の視性抑制（visual suppression）の検査に有効であり，2.5 cm/sec の記録は眼振の緩徐相速度を計算して求めることができる利点がある。

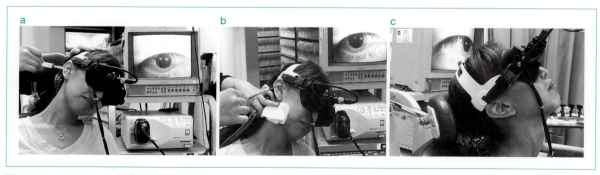

図 V-79　アルコール温度刺激眼振検査
消毒用アルコールを外耳道に注入（a），耳管通気のカテーテルを使用して空気を外耳道に送り込みアルコールを気化させる（b），頭位を後屈して外側半規管を垂直性眼振にして眼振を観察（c）。

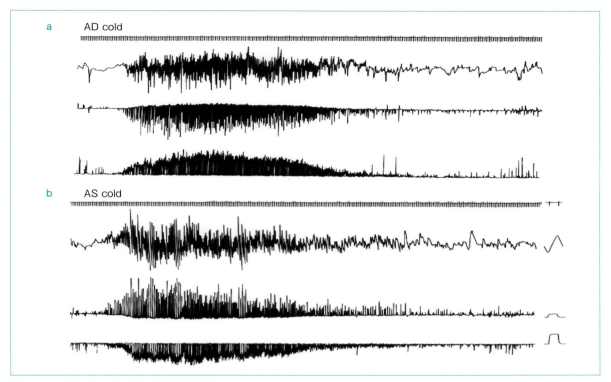

図Ⅴ-80 左右差のない温度刺激眼振反応
a は右耳冷水刺激（AD cold），b は左耳冷水刺激（AS cold）。第1誘導は眼振原波形，第2誘導は速度波形，第3誘導は緩徐相速度波形である。

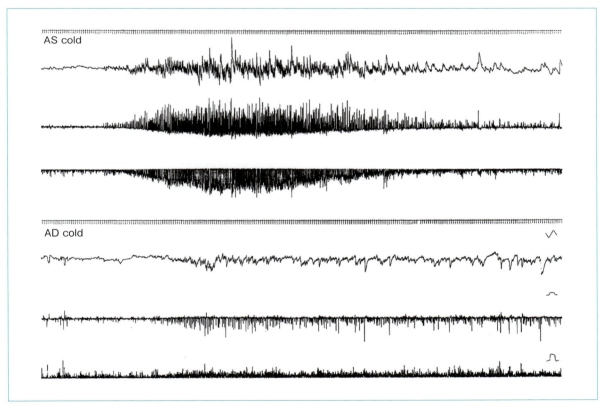

図Ⅴ-81 右耳反応低下の症例
左耳冷水刺激（AS cold）に対して右耳冷水刺激（AD cold）を比較すると右耳刺激の反応の低下が眼振緩徐相速度の記録で明らかである。

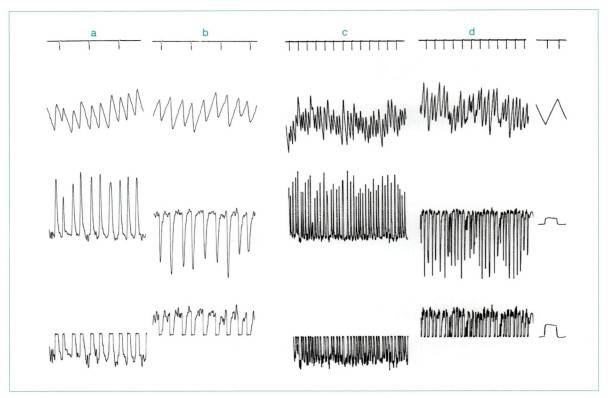

図V-82　健常者の温度刺激眼振反応
ENG の紙送り速度を変化させた記録。a, b は 2.5 cm/sec, c, d は紙送り速度 0.5 cm/sec の記録。a, c は左冷水刺激, b, d は右冷水刺激。

　図V-83 は右半規管機能高度低下の症例である。a の反応は 30°/sec で正常範囲であるが，b は 2°/sec と高度に低下していることがわかる。
　以上は自発眼振の認められない症例であるが，しばしば閉眼あるいは暗所開眼で自発眼振の認められる症例の温度刺激眼振検査を行う必要が生じる。
　図V-84 は右向き自発眼振が暗所開眼下で認められたものであり，それは a で示されている。b と d, c と e は各々右耳刺激，左耳刺激の ENG 記録である。b の右耳刺激での反応は 30°/sec，c の左耳刺激は 39°/sec の眼振緩徐相速度が記録されている。しかしこの場合，本来の自発眼振が右向き 7°/sec であるために，b および c の記録はそれにより修飾されている。したがって，本来の自発眼振がない場合は b の反応に自発眼振 7°/sec を加えることにより，右耳刺激では 37°/sec，左耳は 39°/sec から 7°/sec を引くため 32°/sec となり，左耳の反応のほうが右耳の反応より低下していることがわかる。以上の所見および暗所開眼での自発眼振が右向きに認められていることを総合して，左の半規管機能低下が軽度にあり，そのための暗所開眼で眼振が右向き出現していると判断することができる。
　温度刺激眼振検査の施行中は，覚醒状態であるかということに常に配慮する必要がある。図V-85 は左耳の冷水刺激によって出現した眼振の ENG 記録を示している。本来ならその反応はある時間一定でなければならないが，図にみられるごとく反応が一定ではない。矢印のところで暗算負荷すると眼振が誘発され，同時に眼振緩徐相速度も大きくなる。この眼振緩徐相速度の大きさがこの症例のもっている本来の温度刺激眼振検査に対する反応である。このように反応が一定ではない場合には，常に覚醒状態が十分であるかどうかに注意し，場合によっては温度刺激眼振反応中に簡単な暗算負荷などを行わせることが必要である。
　温度刺激眼振検査は暗所開眼の状態で行うことが重要で，閉眼の場合には眼振反応が低下することがしばしば認められる。図V-86 はその実際を示したものである。a は右冷水刺激，b は左冷水刺激の ENG の記録である。a では下向き矢印のところで閉眼にさせ，上向き矢印の

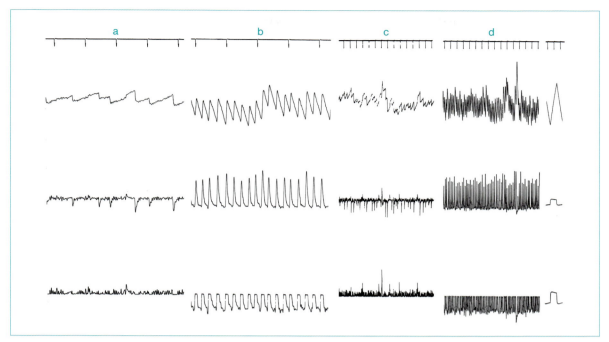

図V-83　右半規管機能低下の記録
a，c は右耳刺激，b，d は左耳刺激。

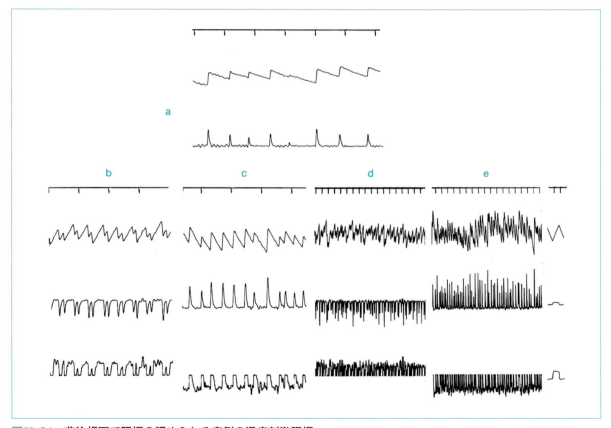

図V-84　非注視下で眼振の認められる症例の温度刺激眼振
a は右向き自発眼振，b，d は右耳冷水刺激，c，e は左耳冷水刺激。紙送り速度は a は 1 cm/sec，b，c は 2.5 cm/sec，d，e は 0.5 cm/sec。

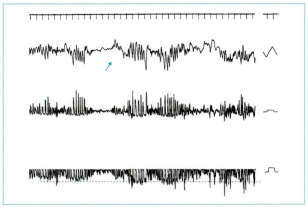

図V-85　覚醒状態が眼振反応に与える影響

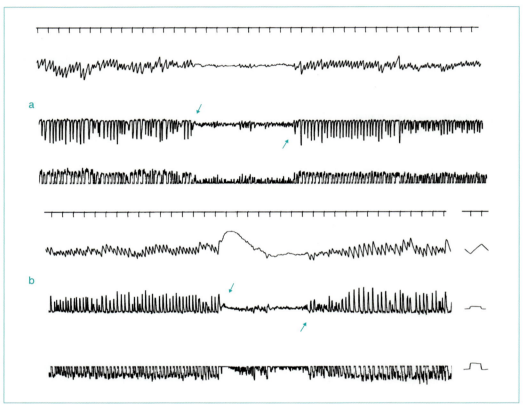

図V-86　閉眼が温度刺激眼振に与える影響

ところで開眼にさせている。またbでも同様に下向き矢印のところで閉眼にさせ，上向き矢印のところで開眼にさせている。aおよびbに共通しているのは，閉眼にすることによって眼振反応が抑制されることである。このように閉眼にすると一般に眼振反応が抑制され，温度刺激眼振検査は暗所開眼で行うことが重要である。

　以下に温度刺激眼振検査を行う場合の注意点について述べる。

　温度刺激眼振検査は耳に冷水または温水を注入する検査で，通常行われない検査であるために，患者に十分にその意義を話しておく必要がある。すなわち冷水または温水を注入するとめまいが発症すること，またそのめまいの持続時間は多くの場合，自覚症状としては1分以内で軽快することなどであり，必要以上に不安感を与えないことが重要である。不安になると緊張して記録にノイズが入りやすくなる。また検査中は暗所開眼の状態を持続させることが重要で，閉眼してしまうと図V-85に示したように眼振反応が低下するので，検査中は常に開眼の

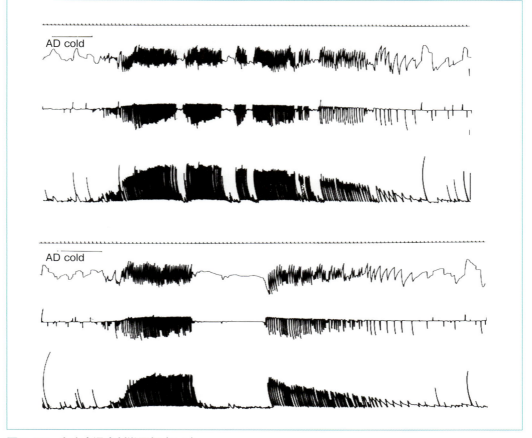

図 V-87　右冷水温度刺激眼振（サル）
途中で反応がほぼ消失するが再度覚醒状態にすると眼振は出現し，眼振緩徐相速度の経過に影響を及ぼさない。

状態で検査を受けることを指示する必要がある。ごく稀に反応が過大で，悪心・嘔吐を伴う症例があるので，のう盆などをすぐに用意できるようにしておくことが望ましい。

なお，あらかじめ鼓膜に異常のないことを確認しておくのは当然である。鼓膜穿孔の認められる症例については air caloric test を行うが，穿孔のある耳の反応は鼓室岬角（promontorium）に直接暖気あるいは寒気が当たるため刺激の度合いが異なり，穿孔のある場合は反応がより大きく出現するので反応の解釈には注意を要する。

velocity storage mechanism

図 V-87 は Cohen らによって提唱された velocity storage mechanism（速度蓄積機構）の概念の基本となったサルの温度刺激眼振反応の記録である。筆者らがサルの実験中に記録したもので，いずれも右冷水刺激（AD cold）で正常なサルの温度刺激眼振反応を示している。反応がところどころ認められなくなっているが，これは覚醒状態が低下したために眼振反応が見かけ上認められなくなったものである。覚醒状態にすると眼振は再度出現する。眼振緩徐相速度の波形をみると全体としては温度刺激眼振反応の眼振緩徐相速度のパターンを示しており，覚醒状態の一時的な低下により眼振緩徐相速度が高度に低下あるいは見かけ上消失しても，再度覚醒状態を上げることにより反応が認められる。velocity storage mechanism が存在していることを示す所見となっている。

文献

1) Andersen HC：Directional preponderance in some intracranial disorders. Acta Otolaryngol. 1954；44：568-573
2) Cohen B, Henn V, Raphan T, et al：Velocity storage, nystagmus, and visual-vestibular interactions in humans, Ann N Y Acad Sci. 1981；374：421-433
3) Fitzgerald G, Hallpike CS：Studies in human vestibular function. I：Observations on directional preponderance ("Nystagmusbereitschaft") of caloric nystagmus resulting from cerebral lesions. Brain. 1942；62：115-135
4) Gulick RP, Pfaltz CR：The diagnostic value of caloric tests in otoneurology. Ann Otol Rhinol Laryngol. 1964；73：893-913
5) Henriksson NG：The Correlation between the speed of the eye in the slow phase of nystagmus and vestibular stimulus. Acta Otolaryngol. 1955；45：120-136
6) Henriksson NG：Speed of slow component and duration in caloric nystagmus. Acta Otolaryngol Suppl. 1956；125：1-29
7) 加藤　功, 木村　洋, 青柳　優, 他：開眼, 固視の温度性眼振に及ぼす抑制効果について. 耳鼻臨床. 1976；69(増2)：706-712
8) Kirstein L, Preber L：Directional preponderance of caloric nystagmus in patients with organic brain diseases；an electroencephalographic study. Acta Otolaryngol. 1954；44：265-273
9) Mehra YN：Electronystagmography：a study of caloric tests in normal subjects. J Laryngol Otology. 1964；78：520-529
10) Mittermaier R, Christian W：Dauer, Schlagzahl und Gesamtamplitude des kalorischen Nystagmus. Z Laryngol Rhinol Otol. 1954；33：20-29
11) Raphan T, Matsuo V, Cohen B：Velocity storage in the vestibulo-ocular reflex arc (VOR). Exp Brain Res. 1979；35：229-248
12) 上村卓也：温度眼振検査. 日本平衡神経科学会(編)：平衡機能検査の実際, 第2版. 1992：pp193-203, 南山堂

4 visual suppression test

　温度刺激眼振検査は外側半規管の機能検査として重要な意義があるが，温度刺激眼振検査にはそのほかに Takemori, Cohen（1974）らによって開発された小脳の機能検査という側面をもっている．この機能検査が VS テスト（visual suppression test）と呼ばれる検査法である．

　Ito らにより，小脳片葉（flocculus）は前庭刺激によって誘発された眼振に対して注視下では抑制的に働き，この部位の障害は視性抑制（visual suppression：VS）を解除する働きがあることが明らかにされた．このような実験結果をもとに Takemori らはサルで小脳片葉の障害を作成して障害前後の温度刺激眼振に対する視性抑制の影響を調べ，障害例では温度刺激眼振に対する視性抑制の効果が低下することを報告した．これが VS テストと呼ばれるもので現在臨床に応用されている．

　検査の刺激温度は 30℃ や 44℃ などの水より氷水などのほうが良好な反応を得られるので，それを用いることが多い．健常者における VS テストの記録を図Ⅴ-88 に記録を示す．図では右冷水刺激で左向き眼振を誘発させており，a～b の間で明視下 1 点注視を行わせると眼振誘発は抑制される．健常者では抑制率に左右差はなく，竹森（1988）によると $(c-d)/c \times 100$ が VS％として示され，健常成人では 66 ± 11％といわれている．

　小脳障害の症例では視性抑制の効果が低下する．図Ⅴ-89 は脊髄小脳変性症の 1 種でいわゆる SCA6 の症例である．点線のところで開眼正面注視を行わせて VS をみたものであるが，VS の効果は認められず異常所見ということができる．

　VS の異常が高度になれば明所開眼で眼振の誘発がより著明になることもある（図Ⅴ-90）．

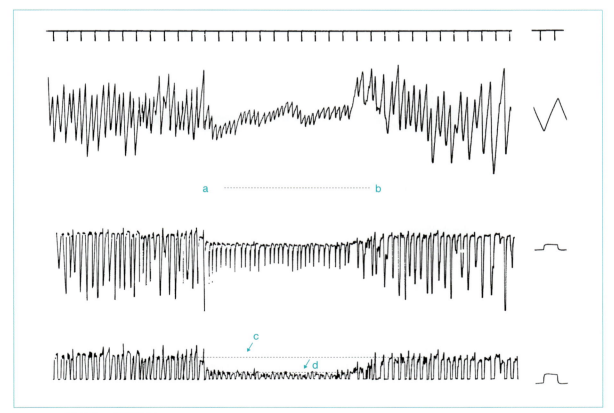

図Ⅴ-88　正常者の視性抑制
暗所開眼下で右耳に冷水注入で左方に眼振を誘発させておき（c），明所開眼（a～b）で正面の 1 点を注視させると眼振は抑制される（d）．

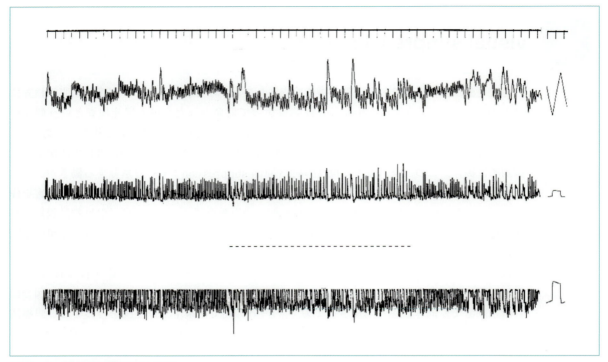

図Ⅴ-89 脊髄小脳変性症の症例
明所開眼1点注視を行わせても誘発眼振の抑制はない。

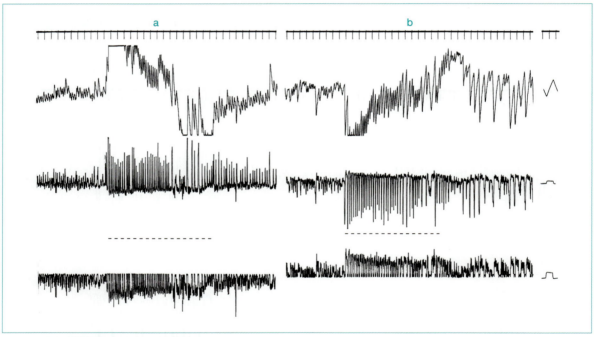

図Ⅴ-90 明所開眼1点注視で眼振誘発が増強する症例

このような場合は脳幹部の障害の可能性を示唆しているとされる。
　なお，VSテストの実際の有用性についてはⅥ-3章2「小脳障害と眼球運動の異常」を参照されたい。

文 献

1) Hydén D, Larsby B, Odkvist LM：Visual suppression tests in diagnoses of diseases of the central nervous system. Adv Otorhinolaryngol. 1983；30：205-209
2) Ito M, Nishimaru N, Yamamoto M：Specific pattern of neuronal connexions involved in the control of the rabbit's vestibulo-ocular reflexes by the cerebellar flocculus. J Physiol. 1977；265：833-854
3) Kato I, Kimura Y, Aoyagi M, et al：Visual suppression of caloric nystagmus in normal individuals. Acta Otolaryngol. 1977；83：245-251
4) 水野正浩, 山根雅昭, 小山内竜一：脊髄小脳変性症の visual suppression test―神経耳科学的検査との関連について. 耳鼻臨床. 1989；82：647-652
5) Takemori S, Cohen B：Loss of visual suppression of vestibular nystagmus after flocculus lesions. Brain Res. 1974；72：213-224
6) Takemori S：Visual suppression test. Ann Otol Rhinol Laryngol. 1977；86：80-85
7) 竹森節子, 須田南美, 別府宏圀：Visual Suppression Test による小脳, 脳幹障害の鑑別について. Equilibrium Res. 1978；37：88-92
8) Takemori S, Ono M, Maeda M：Cerebral contribution to the visual suppression of vestibular nystagmus. Arch Otolaryngol. 1979；105：579-581
9) Takemori S, Aiba T, Shizawa R：Visual suppression of caloric nystagmus in brain-stem lesions. Ann N Y Acad Sci. 1981；374：846-856
11) 竹森節子編著：Visual Suppression Test―検査と臨床応用. 1988, 篠原出版
12) Waespe W, Cohen B, Raphan T：Dynamic modification of the vestibulo-ocular reflex by the nodulus and uvula. Science. 1985；228：199-202

5 回転眼振検査

　回転眼振検査は，以前はBárányらによって開発された方法で，手動で20秒間10回転刺激し，急激に回転を停止して誘発される回転後眼振の数，持続時間を計測する。その後，刺激装置としての電動式回転検査，また記録装置としてのENGなどの進歩により検査法としての進化を遂げた。

　通常行われる回転検査での臨床的役割は両側半規管機能低下や廃絶の評価であるが，回転検査は両側の半規管を刺激するため，一側機能低下の患側決定には必ずしも適していない。すなわち一側半規管機能廃絶の症例でも代償作用が成立するとほとんど左右差なく誘発される。しかも電動式回転検査で評価される大多数の現象は他の機能検査で代行できるため，ルーチンに行われる頻度は少なくなってきている。

文献

1) Ahmed MF, Goebel JA, Sinks BC：Caloric test versus rotational sinusoidal harmonic acceleration and step-velocity tests in patients with and without suspected peripheral vestibulopathy. Otol Neurotol. 2009；30：800-805
2) Arriaga MA, Chen DA, Cenci KA, et al：Rotational Chair(ROTO)Instead of Electronystagmography(ENG)as the primary vestibular test. Otolaryngol Head Neck Surg. 2005；133：329-333
3) 松永　喬．振子様回転刺戟による前庭機能検査法の研究．日耳鼻報．1964；67：1108-1163
4) Matta FV, Enticott JC：The effects of state of alertness on the vestibulo-ocular reflex in normal subjects using the vestibular rotational chair. J Vestib Res. 2004；14：387-391
5) McClure JA, Lycett P, Bicker GR：A quantitative rotational test of vestibular function. J Otolaryngol. 1976；5：279-288
6) Morita M, Imai T, Sekine K, et al：A new rotational test for vertical semicircular canal function. Auris Nasus Larynx. 2003；30：233-237
7) 徳増厚二：前庭機能検査における回転中ならびに回転後眼振の検討．日耳鼻会報．1962；65：8-33

VI

各疾患における ENG 記録所見

第1章 末梢前庭障害総論

末梢前庭障害には急性障害と慢性障害がある．さらに急性障害には自発性の急性障害と誘発性の急性障害が存在する．メニエール病，前庭神経炎，めまいを伴う突発性難聴は前者であり，良性発作性頭位めまい症は後者の代表といえる．

一方，慢性障害には一側性障害と両側性障害がある．一側性の慢性障害には聴神経腫瘍，特発性一側性前庭障害などがあり，両側性障害ではアミノ配糖体障害によるもの，特発性両側性前庭障害，両側性聴神経腫瘍などが代表的なものである．

詳細については各論の項で述べるが，以下急性障害と慢性障害の特徴について概説する．

A 急性障害

1. 自発性急性障害

自発性急性障害の代表的疾患は前述のごとくメニエール病，前庭神経炎，めまいを伴う突発性難聴などである．なお自発性急性障害の両側性の障害はメニエール病，突発性難聴などがあるが，その頻度は低い．

急性一側性前庭障害の特徴として，急性期における健側向きの水平回旋混合性眼振が認められる．なお，メニエール病では急性期には刺激性眼振として一過性に患側向きの眼振が認められる（Ⅵ-2章1「メニエール病と遅発性内リンパ水腫」参照）．眼振の強さは障害の強さによって決まり，Ⅲ度，Ⅱ度，Ⅰ度の眼振が出現する（図Ⅵ-1）．正面で眼振が認められるⅢ度あるいはⅡ度の病態では，めまい感を伴うことが多い．

さらに時間が経過すると正面視で眼振が消失するが，閉眼や暗所開眼など非注視下で眼振が認められる．この非注視下の眼振はFrenzel眼鏡や赤外線CCDカメラで観察できるが，ENGでも閉眼，暗所開眼下で記録として残すことができる．なお赤外線CCDカメラを利用したVOG（videooculography）でも暗所開眼下の記録保存は可能であるが，角膜に赤外線を当てる関係上閉眼の状態では行えない（Ⅴ-3章「非注視下の記録」，図Ⅴ-23参照）．そのため，当然のことながら末梢前庭障害で出現しやすい閉眼下での眼振の記録はできない．なお，末梢前庭系障害の症例では，暗所開眼では眼振が明らかではないが閉眼でより著明になる症例もある（図Ⅵ-2）．

メニエール病などでは後述のごとく急性期には患側向きの眼振が出現し（いわゆる刺激性眼振），裸眼でも観察できるが，時間の経過とともに眼振方向が逆転して健側向きの眼振（いわゆる麻痺性眼振）となる．この時期には眼振の強さが低下するため視性抑制の影響で裸眼では

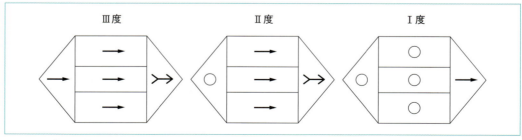

図Ⅵ-1　自発眼振の強さ

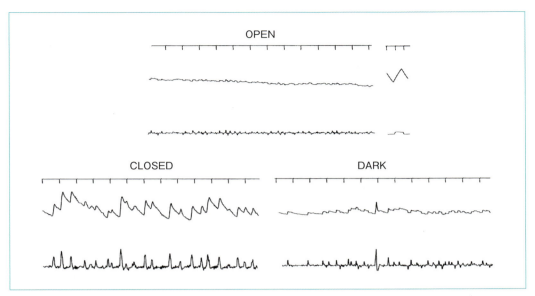

図Ⅵ-2　閉眼と暗所開眼の比較
同じ非注視下での眼振でも閉眼（CLOSED）のほうが暗所開眼（DARK）より明らかな症例がある。

観察されず，Frenzel眼鏡，赤外線CCDカメラ下での観察あるいはENGの記録で知ることができる（Ⅵ-2章1「メニエール病と遅発性内リンパ水腫」参照）。

末梢前庭性眼振が存在するとき眼振急速相方向の側方注視を行わせると眼振が増強する現象はAlexanderの法則とよばれている。耳鼻科医にはよく知られたことであるが，その病態生理は興味深いものであり，関連文献をあげておく[1-4,6]。

2. 誘発性障害

誘発性の急性障害の代表的疾患は良性発作性頭位めまい症である。良性発作性頭位めまい症は，その特徴である回転性のめまい感が強い場合には，同時に眼振も認められることが多い。いわゆる後半規管型の良性発作性頭位めまい症では回旋性眼振が主で，一方外側半規管型とよばれる良性発作性頭位めまい症では水平眼振あるいは水平回旋混合性眼振などが認められる。

なお，頭位眼振検査では回旋性を含む眼振が多く観察されるために，単なるENGの記録だけではなくFrenzel眼鏡や赤外線CCDカメラでの同時観察が重要なことはすでに頭位眼振検査の項で述べた。さらに眼球の水平，垂直方向のみならず回旋眼振の記録も可能なVOGは，良性発作性頭位めまい症など回旋要素を多く含む眼振の記録・解析には有効であり，機器のさらなる発展が望まれるところである。

その他の誘発性めまいとしては，瘻孔症状，上半規管裂隙症候群（superior canal dehiscence syndrome）などをあげることができる。前者は中耳真珠腫により外側半規管に瘻孔が生じ，中耳の圧変化により眼振が生じる現象である。

上半規管裂隙症候群は強大音などによりめまい，眼振がみられる現象で，上半規管の骨が薄くなること，あるいは欠損により出現する。

B 慢性障害

慢性障害は自発性が大部分で，誘発性は稀である。ただ，両側前庭障害の症例では，静止頭位ではめまい感がなく，急激な頭位の変化により自覚的なめまい感を訴えるが，他覚的所見としての眼振は認められないのが一般的である。自発性慢性障害には一側性と両側性がある。

1. 一側性の慢性障害

一側性の進行性前庭障害は障害が次第に進行するため，中枢性代償により眼振が明らかでなく，まためまい感もそれほど強くない。その代表として聴神経腫瘍があげられる。聴神経腫瘍は前庭神経由来，特に下前庭神経由来の腫瘍が圧倒的に多いが（Komatsuzaki, et al. 2001,

Khrais, et al. 2008)，いわゆる回転性めまいは少ない。病態が次第に進行するため，中枢の代償機能によって強い回転性めまいは発症しないものと考えられている（聴神経腫瘍についてはⅥ-2章7参照）。

なお，原因不明の一側性の進行性前庭障害の症例がある。特発性一側性進行性前庭障害ともいわれるもので，難聴は認められず，体動時に一過性のふわっとしためまい感を感じるだけで，その他の症状はない。このような症例では脳神経外科，神経内科，時に耳鼻咽喉科などを受診し，MRIなどの画像検査が数多く行われていることが多い。長期間にわたり診断に至らない最大の要因は，その過程で温度刺激眼振検査が施行されていないことにある。近年諸種の検査法が発達したため，従来はルーチンに行われていた温度刺激眼振検査を行わなくなる傾向にあり，そのため一側性前庭神経障害の診断にたどり着かないことがある。またこのような症例では自発眼振や頭位眼振なども明らかではなく，また視運動性眼振や視標追跡検査など中枢前庭系の障害を思わせる所見もないのが特徴である。

2. 両側性の慢性障害

両側性の進行性慢性障害はアミノ配糖体による両側の前庭障害，両側性聴神経腫瘍，特発性進行性前庭障害などがその代表的なものである。現在のアミノ配糖体は硫酸ストレプトマイシンが主体となっているために，聴覚症状よりも前庭障害が発生する可能性があるが，必ずしもその報告は多くない。これはアミノ配糖体の使用に多くの注意が払われていることによる。また分子遺伝学的に障害を起こしやすい家系についての検討もなされているためと思われる。

両側性聴神経腫瘍（neurofibromatosis type Ⅱ：NFⅡ）は家族性に発生し，遺伝的要素が強い。多発性に腫瘍が発生することがあるが，腫瘍の発生は必ずしも同時ではなく，経時的に発症する。現在ではめまい，ふらつきの症例に対し，MRIなど画像診断を行うことが多いため，比較的早期に診断されることが多い（Ⅵ-2章6「両側性前庭障害」参照）。

両側性前庭障害で問題になるものに，いわゆる特発性両側前庭障害の症例がある。その症状は体動に対してなんとなくふらつく感じなどが主訴で，そのために前記の特発性一側性進行性前庭障害と同様，脳神経外科，神経内科，時に耳鼻咽喉科を受診し，種々の検査を受け，ただ唯一，温度眼振検査が施行されていないために診断が遅れる症例があるので注意を要する。このような症例では注視眼振や頭位眼振などは認められず，また視標追跡検査，視運動眼振検査等も正常であり，唯一，温度眼振検査が両側で高度に低下している所見のみのことが多い。温度眼振検査の重要性をあらためて認識しなければいけない（Ⅵ-2章6「両側性前庭障害」参照）。

文献

1) Alexander G：Die Ohrenkrankheiten im Kindesalter. In Schlossmann A (ed)：Handbuch der Kinderheilkunde. Leipzig, Verlag von F. C. W Vogel. 1912；pp84-96
2) Doslak MJ, Dell'Osso LF, Daroff RB：Alexander's law：A model and resulting study. Ann Otol Rhinol Laryngol. 1982；91：316-322
3) Friedland DR, Minor LB：Meniere Disease, Vestibular Neuritis, Benign Paroxysmal Positional Vertigo, Superior Canal Dehiscence, and Vestibular Migraine, In Ballenger's Otorhinolaryngology, Head and Neck Surgery. 2009；pp313-331 People's Medical Publishing House
4) Khojasteh E, Bockisch CJ, Straumann D, et al：A dynamic model for eye-position-dependence of spontaneous nystagmus in acute vestibular deficit (Alexander's Law). Eur J Neurosci. 2013；37：141-149
5) Khrais T, Romano G, Sanna M：Nerve origin of vestibular schwannoma：a prospective study. J Laryngol Otol. 2008；122：128-131
6) 小松崎篤，二木　隆，原田康夫，他：めまい診断基準化のための資料—1987年めまいの診断基準化委員会答申書．Equi Res Suppl. 1995；11：29-57
7) Komatsuzaki A, Tsunoda A：Nerve origin of acoustic neuroma. J Laryngol Otol. 2001；115：376-379
8) Robinson DA, Zee DS, Hain TC, et al：Alexander's law：Its behavior and origin in the human vestibulo-ocular reflex. Ann Neurol. 1984；16：714-722

第2章 末梢前庭障害各論

1 メニエール病と遅発性内リンパ水腫

A メニエール病（Ménière 病）

「めまい」というとメニエール病あるいはメニエール症候群といわれるが，典型的なメニエール病はめまいの専門外来でも 8〜10％程度で多いものではない。

その本態は病理学的に内リンパ水腫と考えられているが，その発症原因については多くの説が存在するが定説はない。

ここでメニエール病がどのような変遷で現在に至ったか簡単に触れておく。

メニエール病という名称は P. Ménière（1799-1862）が 1861 年，めまい・耳鳴り・難聴で悩む少女の剖検により内耳に血性滲出物を認めたのに由来する。当時めまいは脳の血管障害によると考えられており，Ménière が剖検結果からめまいは内耳から発症するという報告を最初に行った。当時，この報告は顧みられなかったが，1883 年 Politzer がめまい・難聴・耳鳴りの 3 主徴をもつ疾患をメニエール症候群と提唱した。

現在考えられているメニエール病の病因が内リンパ水腫であると剖検により確立したのは，1938 年，山川および Hallpike らの内耳の病理所見の結果からである。

現在の考え方からすれば Ménière の報告は内耳の血性滲出物の存在であり，現在考えられているメニエール病とは本質的に異なるが，Ménière の報告以前には「めまい」は脳から発症すると考えられており，めまいが内耳からも発症すると報告した Ménière の功績は大きい。

メニエール病の問診上の特徴には以下のようなものがあげられる。
1）反復性回転性めまい発作
2）めまい発作時に耳鳴り，難聴，耳閉感など聴覚症状が増強する
3）めまい発作時に中枢神経症状を伴わない

機能検査では聴力検査で発作時に中低音域の聴力低下がみられ，発作後にその聴力障害も軽減する。またリクルートメント現象を示す。

前庭系の症状としてはめまい発作中に障害側向きの眼振が認められるが，数時間後には裸眼での眼振は消失し，非注視下で健側向きの眼振に変化する。

これらの眼振は定方向性であり，眼振方向は頭位変化の影響を受けることはないのが一般的である。ただ，急性期の患側向き眼振のみられる時期から健側向きの眼振に移行する時期には，頭位の変化により眼振の方向が変化することがあるが，この現象については後述の症例で示す。

メニエール病発作の持続時間は 30 分〜数時間で，回転性めまい発作そのものが 2 日間にわたることは稀で，回転性めまい発作が 2 日間以上にわたって持続した場合にはメニエール病以外の疾患を考える必要がある。

メニエール病発作中の眼振が記録されることは比較的稀であるが，ここにその記録の例を示す。

症例①：右メニエール病（45歳，男性）

　めまい発作中の聴力は，図Ⅵ-3のaで示されるごとく低音部を中心に聴力低下が認められる。発作中の注視眼振，頭位眼振の所見を図Ⅵ-4に示す。患側向き定方向性眼振が認められている。その発作中のENG記録を示したものが図Ⅵ-5である。開眼正面注視（OPEN）正面注視で右向きの自発眼振が記録されている。右方注視（Rt. LG）を行わせたとき（上向き矢印）に自発眼振がより増強していることがわかる。一方，左30°側方注視（Lt. LG）を行わせたときも右向きの眼振が認められ，Ⅲ度の眼振が出現していることを示している。これが典型的な発作中の眼振の所見である。

　めまい発作2時間後，開眼正面注視（OPEN）での自発眼振がやや軽度になったときの注視および非注視下での眼振を比較したものが図Ⅵ-6である。明所開眼（OPEN）で軽度に存在している右向きの自発眼振は，暗所開眼（DARK）や閉眼（CLOSED）など非注視下にすると増強

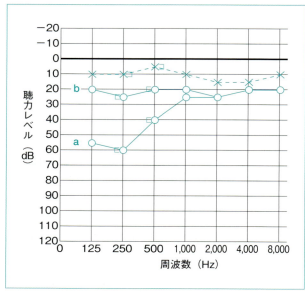

図Ⅵ-3　右メニエール病の聴力図　　　　　図Ⅵ-4　めまい発作中の眼振

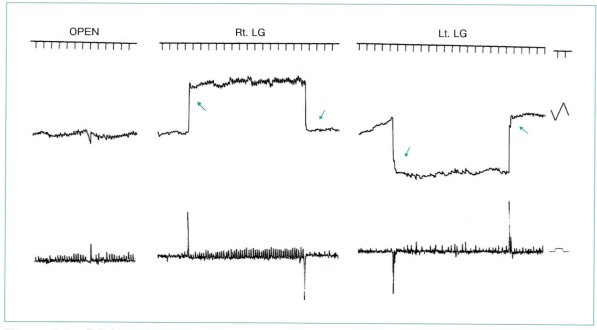

図Ⅵ-5　めまい発作中のⅢ度の眼振

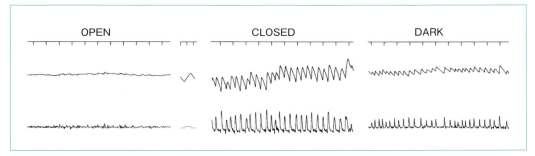

図Ⅵ-6　めまい発作2時間後の注視下，非注視下の眼振記録

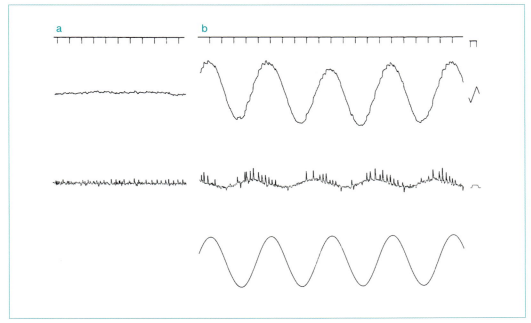

図Ⅵ-7　めまい発作2時間後の視標追跡検査

するが，このことは一般的な末梢前庭障害の特徴的所見である。そのときの視標追跡検査を図Ⅵ-7に示す。右向き自発眼振が存在しているために（a），視標が右方に移動した場合に存在する自発眼振がsuperimposeしていることがわかる。図Ⅵ-8は，自発眼振が図Ⅵ-5のごとく右方に存在しているときの30°/秒の等速視運動刺激の結果である。右OKNでは特に問題ないが，左OKNでは眼振緩徐相が左方に移動した場合，眼振がsuperimposeするが，視運動眼振反応は本質的に異常ない。図Ⅵ-9は，図Ⅵ-8と同様めまい発作時のOKPテストの結果である。OKPテストはOKP1，OKP2と2度行われ，眼振と反対方向に眼振を誘発させるように刺激をすると低速では反応があるが，視運動刺激が高速になるにつれて反応が消失し，むしろ右向き自発眼振が存在することがわかる。同様の所見はOKP2でも認められ，2度の検査結果でも同様の所見が得られ，この所見が恒常的なものであることを示している。なお，この所見は右向き眼振のため視運動刺激が高速になると視運動眼振が低下あるいは消失し，その代わりに自発眼振眼振が出現している所見で，先天性眼振にみられる錯倒現象（inversion）とは異なることに注意する。

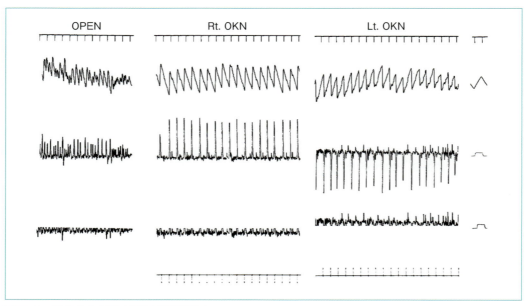

図Ⅵ-8　発作中の等速度視運動眼振検査

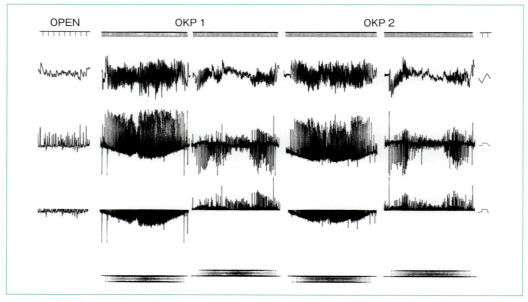

図Ⅵ-9　発作中の OKP テスト

　これらの眼振が軽快していくとOKPの差も次第に小さくなる。発作4時間後の所見を図Ⅵ-10に示す。右OKP（Rt. OKP）は左OKP（Lt. OKP）に比して眼振が優位であることが緩徐相速度波形でより明確に示されているが，発作中のOKPテストの結果から比べると軽快していることがわかる。

　本症例は，発作後6時間経過したときには図Ⅵ-3bで認められた低音部の障害が回復している。その時点では図Ⅵ-11のごとく，明所正面注視（OPEN）では眼振は認められないが，暗所開眼（DARK）や閉眼（CLOSED）では眼振方向が左側すなわち健側に向いている。同時期に行われた視標追跡検査（図Ⅵ-12）では，めまい発作中2時間後の図Ⅵ-7の視標追跡検査の結果とは逆に，視標が左方に移動した場合に潜在する眼振がsuperimposeしていることがわかる（上向き矢印）。この時期の30°/sec等速刺激とOKPテストを図Ⅵ-13に示す。30°/sec等速刺激では誘発された眼振の左右差は認められないが，OKPテストでは左方への眼振優位性が示されており，図Ⅵ-11の非注視下での左向き眼振がOKPテストの結果に反映しているもの

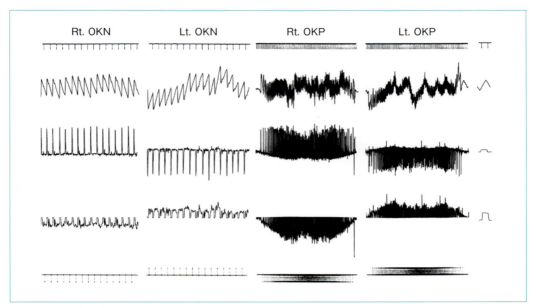

図Ⅵ-10　発作4時間後のOKPテスト

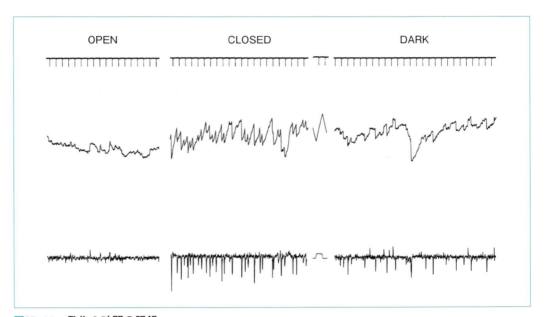

図Ⅵ-11　発作6時間の記録
眼振方向が逆転。

で，図Ⅵ-8，9に示した所見と逆転している。

　このように典型的メニエール病ではめまい発作中は患側向き眼振が存在するが，時間の経過とともにその眼振は消失し，健側向き眼振が認められるようになる。ただ，その時期では，発作中のごとく注視下での眼振が認められることはほとんどなく，閉眼や暗所開眼など非注視下で眼振が存在するようになる。これら眼振の方向の変化は視標追跡検査や視運動眼振検査（特にOKPテスト）の所見に影響を与える。

　なお，本症例の温度刺激眼振検査のCP%は41%であった。

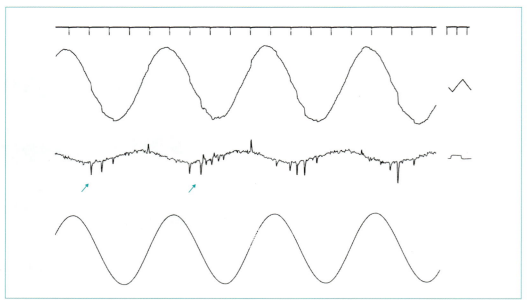

図Ⅵ-12　発作6時間後の視標追跡検査

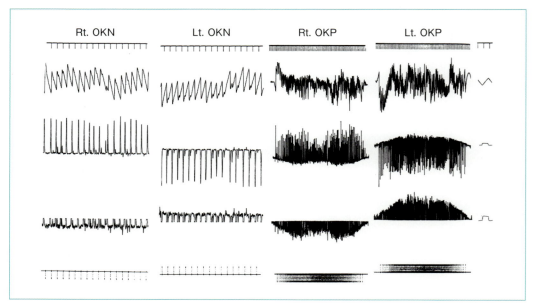

図Ⅵ-13　発作6時間後のOKPテスト
左方への眼振方向優位性となる。

症例②：左メニエール病（54歳，男性）

　本症例のめまい発作中の純音聴力は図Ⅵ-14に示されるごとく左低音部の障害が認められる。その時期の明所開眼（OPEN），暗所開眼（DARK），閉眼（CLOSED）の記録を図Ⅵ-15に示す。明所開眼正面注視（OPEN）下で患側である左方に出現している自発眼振は，閉眼（CLOSED），暗所開眼（DARK）で増強している。
　この時期の左右側方注視眼振の記録を図Ⅵ-16に示す。右方注視でも左向き眼振が軽度認められ，左方注視ではその眼振が増強しており，症例①と同様，Ⅲ度の眼振が存在する。視標追跡検査（図Ⅵ-17）は自発眼振が左方に存在するために，視標が左方に移動した場合に眼振はsuperimpose されているが，眼球運動全体には失調は認められない。また，その発作中の30°/secの等速視標運動刺激とOKPテストの結果が図Ⅵ-18である。本症例では自発眼振が左向きに存在するために，右OKNでは左OKNより眼振誘発が抑制されており，その所見は

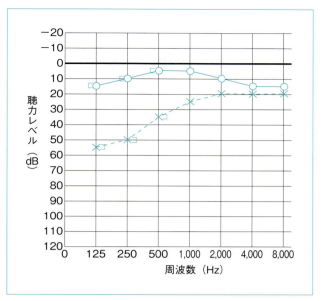

図VI-14　左メニエール病発作中の聴力図

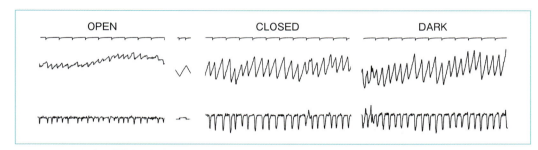

図VI-15　発作中の注視，非注視下の眼振

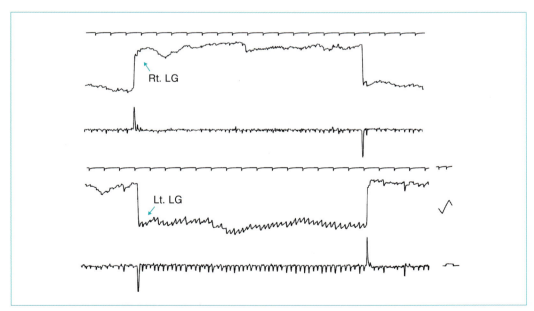

図VI-16　発作中のⅢ度の眼振

OKP テストでより明らかとなる。

　本症例の5時間後の ENG を図VI-19に示す。発作中にみられた左向きの眼振は消失し，開眼正面視では眼振は認められないが，閉眼や暗所開眼では健側向きの眼振が認められ，典型的なメニエール病の眼振の逆転所見で，図VI-15と比較すると明らかである。

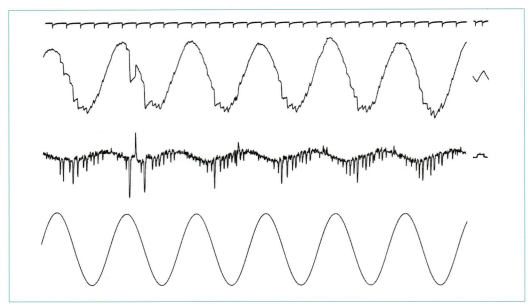

図Ⅵ-17　発作中の視標追跡検査

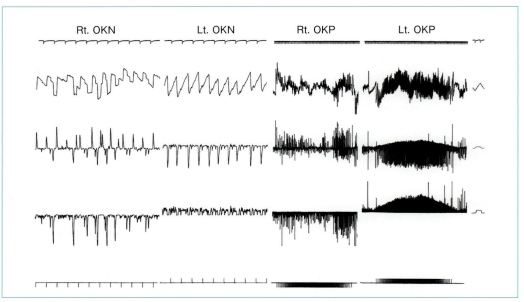

図Ⅵ-18　発作中の等速視運動眼振検査とOKPテスト

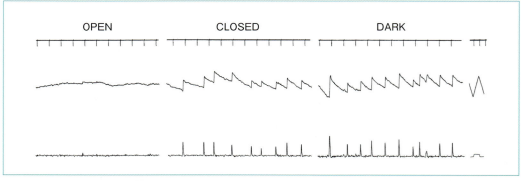

図Ⅵ-19　めまい発作5時間後の注視，非注視下の記録
眼振方向が逆転。

症例③：右急性低音障害型感音難聴よりメニエール病に移行した症例（57歳，女性）

　4年前，右難聴自覚。近医にて急性低音障害型感音難聴との診断を受け，ステロイド使用により難聴改善。当時はめまいを自覚していない。約10か月前，同様に右耳の耳閉感，耳鳴りが出現。加療を受けて軽快した。本人は心配になり脳神経外科を受診。MRIなどの検査を受けたが，特に問題ないとのことで紹介された。

　10か月前の聴力は図Ⅵ-20のごとくで，右低音障害型の感音難聴を示している。平衡機能検査で温度眼振検査所見がCP％＝35％とやや低下しているほか，注視，頭位眼振は認められなかった（図Ⅵ-21）。めまい発作を自覚して，来院できるようになったら来院するよう指示し，経過観察とした。その後，耳閉感，難聴，耳鳴りを伴うめまい発作が2時間持続，7.5時間後に来院したときの自発眼振，頭位眼振の所見を図Ⅵ-22に示す。裸眼での自発眼振は認められ

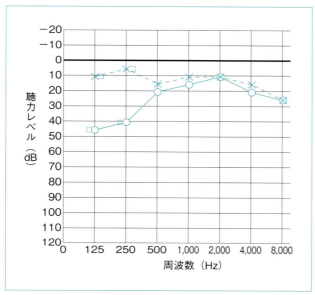

図Ⅵ-20　右急性低音障害型感音難聴よりメニエール病へ移行した症例の発作間欠期の聴力図

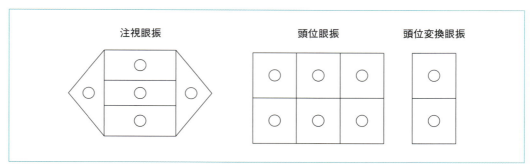

図Ⅵ-21　めまい発作間欠期の眼振所見
温度眼振検査：CP％＝35％

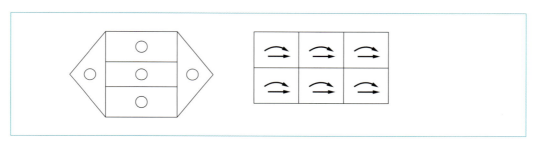

図Ⅵ-22　めまい発作7.5時間後の眼振所見

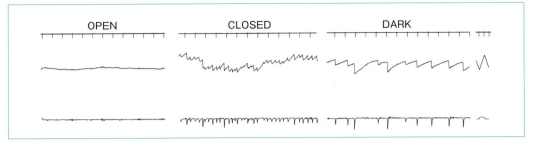

図Ⅵ-23　めまい発作 7.5 時間後の ENG 記録

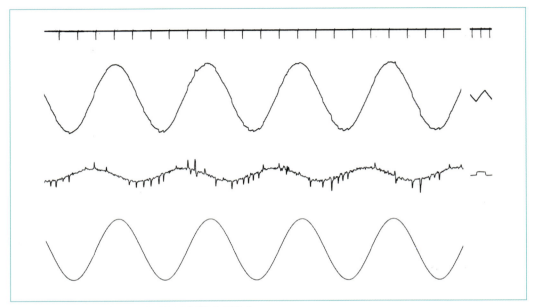

図Ⅵ-24　めまい発作 7.5 時間後の視標追跡検査

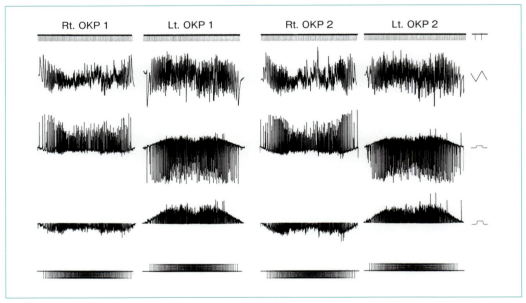

図Ⅵ-25　めまい発作 7.5 時間後の OKP テスト

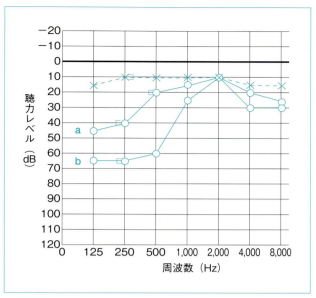

図Ⅵ-26　右急性低音障害型感音難聴よりメニエール病へ移行した症例の発作中の聴力図

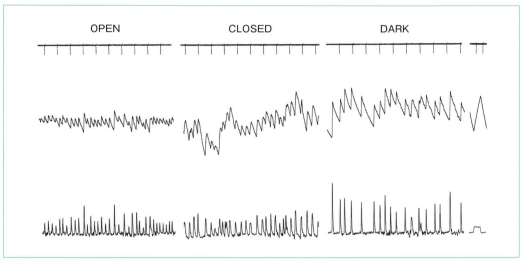

図Ⅵ-27　めまい発作時の眼振

ないが赤外線CCDカメラ下での頭位眼振検査で左方への定方向性眼振が認められる。そのときのENGの記録が図Ⅵ-23である。明所開眼正面注視（OPEN）では眼振は認められないが，閉眼（CLOSED），暗所開眼（DARK）下で左向き眼振が認められている。その時点での視標追跡検査（図Ⅵ-24）は左方向への潜在する眼振がsuperimposeした所見で，OKPテストは2回施行されているが，左方への眼振方向優位性を示しており，特に眼振緩徐相速度の記録で明らかである（図Ⅵ-25）。

　これらの眼振所見は，めまい発作後7.5時間の所見であり，現病歴と合わせて右メニエール病の発作後，数時間経過した後に生じる健側向きの眼振と推定される。めまい発作後，比較的短時間で眼振を観察する機会があれば，障害側（すなわち右側）向きの眼振の存在が期待された。本症例は経過観察中にめまい発作に遭遇することができ，そのときの聴力図が図Ⅵ-26bである。発作間欠期はaのごとくであったが，発作中には低音部がbのごとく低下した。そのときの眼振所見（図Ⅵ-27）では，明所開眼正面注視（OPEN），閉眼（CLOSED），暗所開眼（DARK）で右向き眼振が明らかに認められた。視標追跡検査（図Ⅵ-28）は眼振方向にsuper-

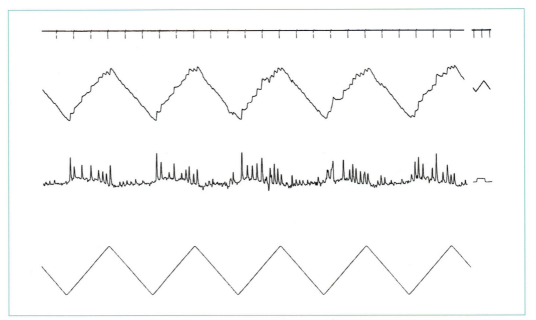

図Ⅵ-28　めまい発作時の視標追跡検査

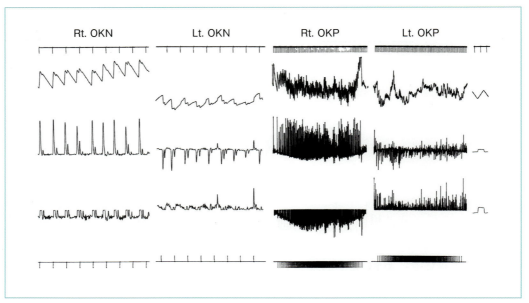

図Ⅵ-29　めまい発作時の OKP テスト

　impose しており，OKP テストの結果（図Ⅵ-29）も図Ⅵ-9，17 と同様発作中の所見を示している。このように著明な眼振が認められる場合は 30°/sec の低速刺激でもその左右差は明らかで，左 OKN の誘発が自発眼振眼振の方向である右 OKN に比して抑制されているが，OKP テストを行うとより明確となる。本症例でも発作後 6 時間が経過すると図Ⅵ-30 のごとく開眼正面視（OPEN）では眼振は認められないが，閉眼（CLOSED）や暗所開眼（DARK）など非注視下の状態では眼振は健側（左方向）に向かう。同時に OKP テストを行うと図Ⅵ-31 のごとく，やや左方への眼振方向優位性を示している。

　本症例は低音障害型感音難聴からメニエール病へ移行した経緯を ENG で追跡することができた症例である。初診の発作後の非注視下での眼振所見からメニエール病を疑い，発作中の聴力変化を捉えられ，発作中の患側向き眼振所見を記録することができ，発作後 6 時間の健側向き眼振も記録にとどめることができた典型的なメニエール病の症例であった。

　このように急性低音障害型感音難聴はその 20％前後が将来メニエール病に発展する可能性

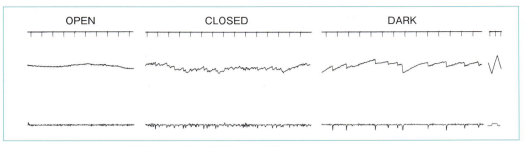

図Ⅵ-30　めまい発作6時間後の注視，非注視下の記録
非注視下で眼振方向が逆転。

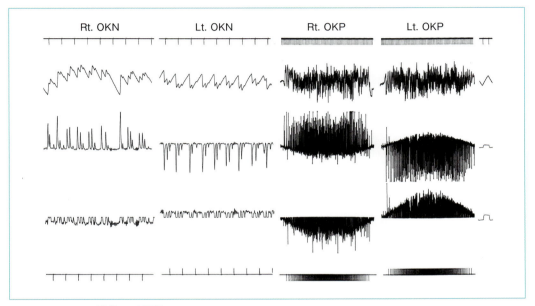

図Ⅵ-31　めまい発作6時間後のOKPテスト

があるため，急性低音障害型感音難聴の症例には将来めまい発作を起こす可能性があることをあらかじめ患者に知らせておくことにより，めまい発作のときに必要以上の不安をもたないようにすることができる。

　以上，典型的メニエール病につき眼振の推移を中心に述べた。

　良性発作性頭位めまい症などを除く，メニエール病，めまいを伴う突発性難聴など，急性に発症する一側性の前庭障害では，一般に定方向交代性眼振がみられ頭位の変化によって眼振方向が変化することは少ない。ただ，メニエール病など急性期が寛解して眼振の方向が健側に変化する時期には，眼振方向が頭位によって変化する症例がみられる。以下，その症例を提示する。

症例④：左メニエール病（69歳，女性）

　約4年前より左難聴を自覚している。同時に耳鳴りも自覚。現在までに耳閉塞感伴うめまい発作の既往がある。

　難聴と耳閉塞感，さらに軽度の耳鳴りで経過観察中の症例で，メニエール病の疑いがあることを告知して，めまい発作のとき，可能なら来院するように指示しておいた。

　めまい発作時に来院した所見は以下の通りである。

　めまい発作時の聴力図（図Ⅵ-32）と注視眼振の記録（図Ⅵ-33）を示す。右30°側方注視（図Ⅵ-33，上向き矢印）でも左向き眼振が認められ，さらにその眼振は左30°側方注視（図Ⅵ-33，下向き矢印）でより増強する典型的なⅢ度の眼振が記録されている。この眼振は末梢前庭疾患の眼振一般と同様，閉眼（CLOSED），暗所開眼（DARK）下では明所開眼正面注視（OPEN）より明らかに増強している（図Ⅵ-34）。仰臥位での頭位眼振検査の記録では眼振方向は定方向性

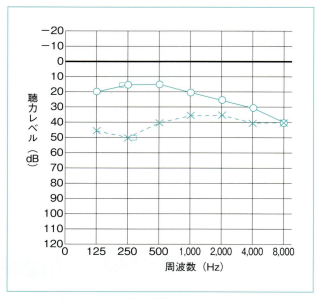

図Ⅵ-32　左メニエール病の発作時の聴力図

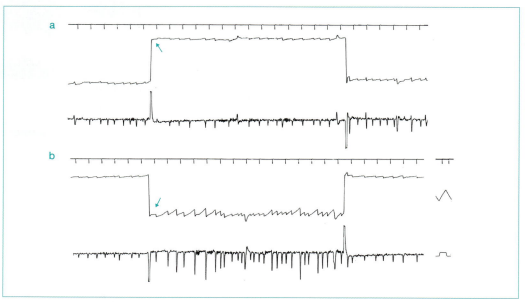

図Ⅵ-33　左メニエール病の発作時のⅢ度の眼振

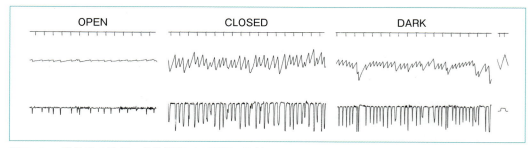

図Ⅵ-34　発作時の注視，非注視下での眼振の比較

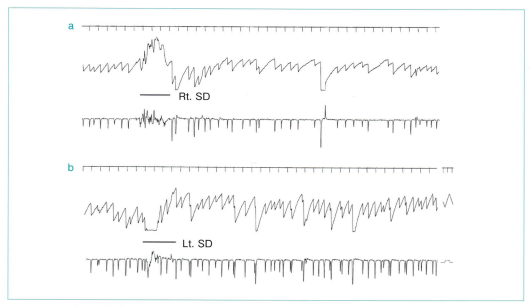

図Ⅵ-35　頭位眼振検査で定方向性眼振
Rt. SD は仰臥位右下頭位，Lt. SD は仰臥位左下頭位。

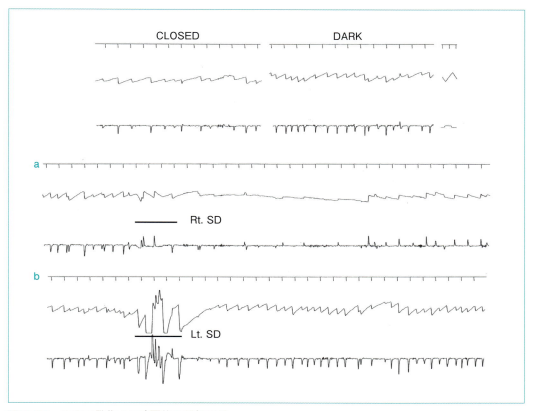

図Ⅵ-36　めまい発作4.5時間後の眼振所見
閉眼（CLOSED），暗所開眼（DARK）では左向き眼振がみられるが，右下頭位（Rt. SD）で右向き眼振が軽度出現。

であるが，図Ⅵ-35のごとく患側すなわち左下頭位（Lt. SD）で若干眼振が増強している。

図Ⅵ-36はめまい発作後4.5時間の記録である。開眼正面注視では眼振は消失しているが閉眼（CLOSED），暗所開眼（DARK）で健側向きの眼振が存在している。この時期の仰臥位頭位眼振検査の結果を図Ⅵ-36に示す。aでは右下頭位（Rt. SD）後若干の潜時をおいて方向が変化した右向き眼振が出現している。ここで言う潜時は良性発作性頭位めまい症でみられる潜時とは異なり，左向き眼振が存在しているため本来右向きに出現すべき眼振が一定時間抑制されて

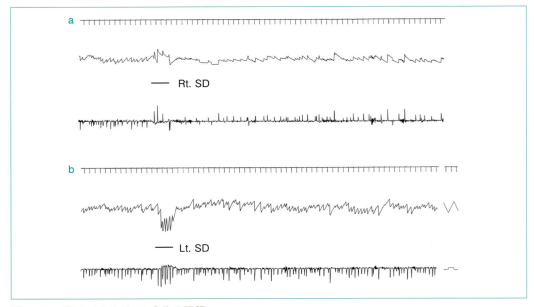

図Ⅵ-37　図Ⅵ-36より45分後の記録
右下頭位（Rt. SD）で明らかな右向き眼振が出現。

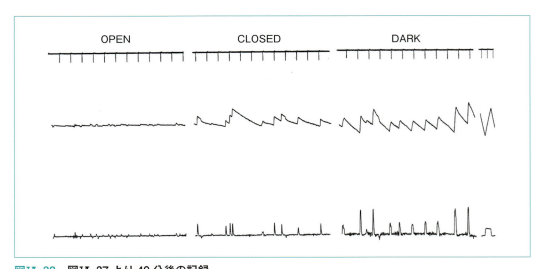

図Ⅵ-38　図Ⅵ-37より40分後の記録
開眼正面注視（OPEN）では眼振は認められないが，非注視下ではいわゆる麻痺性眼振に変化。

右向きに出現したと解釈できよう。さらに45分後の記録では図Ⅵ-37の記録のごとく右下頭位（Rt. SD）で右向き眼振が出現している。さらに40分後には非注視下で存在した患側向き眼振は消失して図Ⅵ-38のごとく開眼正面注視（OPEN）では眼振は認められないが，閉眼（CLOSED），暗所開眼（DARK）でいわゆる麻痺性眼振とよばれる健側向き眼振に変化したメニエール病における典型的な眼振の推移を示している。

　メニエール病の発作においていわゆる刺激性眼振から麻痺性眼振に移行する時期には眼振の病態が不安定であるため，頭位変化という前庭系の軽度の刺激でも眼振の方向に影響を与えることが推定される。実際の臨床の場ではこのような時期を捉え検査を行うことの機会は少ないが，メニエール病の病態を知るうえでは興味ある所見である。

　以上，メニエール病そのものは眼振所見からは比較的単純な経過をとるようにも思われるが，経過を詳細に検討してみると眼振がいわゆる刺激性眼振から麻痺性眼振に移行する時期においては注視・非注視眼振では一見画一的に思われる所見でも頭位眼振検査では興味ある所見が認められることを示した。

メニエール病は一般に一側性であるが両側性の病態も存在する。このなかには一側性のメニエール病が進行して両側性になる場合と，比較的短期間に対側のメニエール病が発症する症例があり，めまい発作時の患側は一側性の病態と同様，めまい発作時に耳鳴り，難聴，自閉塞感などの随伴している側と決めることができる。両側同時発症の場合は，稀に両側の水平成分がキャンセルされて垂直性眼振が出現することがある。

B 遅発性内リンパ水腫

メニエール病に類似した疾患に遅発性内リンパ水腫（endolymphatic hydrops）がある。本疾患の特徴は一側の高度感音難聴後，数年から10数年経過してメニエール病類似の回転性めまい発作を発症させ，病理学的にも内リンパ水腫が証明されることである。難聴の原因としては流行性耳下腺炎（ムンプス），内耳炎，突発性難聴などがあげられている。

一般には聴力は高度に低下しているが温度眼振検査などの前庭機能検査では反応低下が著明ではなく，それがめまい発作を発症する要因になりうると思われる。

本疾患の詳細についてはⅥ-2章3-C「遅発性内リンパ水腫」を参照されたい。

文献

1) 阿部　隆，立木　孝，村井和夫，他：低音型突発難聴のメニエール病病移行例に関する検討―いわゆるメニエール病前駆期の蝸牛症状について．日耳鼻．1992；95：1352-1359
2) Angelborg C, Klockhoff I, J. Stahle J：The caloric response in Ménière's disease during spontaneous and glycerin-induced changes of the hearing loss. Acta Otolaryngol. 1971；71：462-468
3) 麻生　伸，木村　寛，十二町真樹子，他：メニエール病へ移行した急性低音障害型感音難聴の特徴．Audiology Japan. 2002；45：155-160
4) Futaki T, Kitahara T, Morimoto M：The furosemide test for Ménière's disease. Acta Otolaryngol. 1975；79：419-424
5) Hallpike CS, Cairns H：Observation on the pathology of Ménière's syndrome（Section of Oncology）. Proc R Soc Med. 1938；31：1317-1336
6) Hicks GW, Wright JW 3rd：Delayed endolymphatic hydrops：a review of 15 cases. Laryngoscope. 1988；98：840-848
7) 飯沼壽孝：Ménière 論文と19世紀の反応：第一編～第十二編．耳鼻臨床．2013～2014．106：8-12, 107：1-7
8) Kamei T：Delayed endolymphatic hydrops as a clinical entity. Int Tinnitus J. 2004；10：137-143
9) 北原正章，松原秀春，竹田泰三：両側メニエール病．耳鼻臨床．1975；68：1389-1394
10) 北原正章：メニエール病の基礎と臨床．第82回日本耳鼻咽喉科学会総会宿題報告，1981
11) 喜多村健，野末道彦，小松崎篤：両側メニエール病について．耳鼻臨床．1976；69：1849-1856
12) Lee H, Ahn BH, Baloh RW：Sudden deafness with vertigo as a sole manifestation of anterior inferior cerebellar artery infarction. J Neurol Sci. 2004；222：105-107
13) Ménière P：Mémoire sur des lésions de l'oreille interne donnant lieu à symptômes de congestion cérébrale apoplectiforme. Gazmed De Paris. 1861；16：597-601
14) 水越鉄理，石川和光，渡辺行雄：両側メニエール病の疫学・臨床的研究．1980；73：1010-1022
15) 水越鉄理，将積日出夫，渡辺行雄：メニエール病の疫学―本邦の調査研究を中心に―．Equib Res. 1997；56：219-233
16) Nadol JB, Weiss AD, Parker SW：Vertigo of delayed onset after sudden deafness. Ann Otol. 1975；84：841-846
17) 中江公裕，小松崎篤：東大病院耳鼻科における18年間のメニエール病患者疫学調査―年次推移医について―耳鼻臨床．1976；69（増4）：1783-1788
18) Politzer A：A Textbook of the Diseases of the Ear and Adjacent Organs. Henry C. Lea's son & Co. Philadelphia, 1883
19) Schuknecht HF：Delayed endolymphatic hydrops. Ann Otol Rhinol Laryngol. 1978；87：743-748
20) Schuknecht HF, Suzuka Y, Zimmermann C：Delayed endolymphatic hydrops and its relationship to Ménière's disease. Ann Otol Rhinol Laryngol. 1990；99：843-853
21) 徳増厚二，川野六郎：メニエール病発作期の眼振，その病態生理学的意味．耳鼻臨床．1975；68：1405-1412
22) 山川強四郎：メニエール氏症状を呈せし患者の聴器．日耳鼻会報．1938；44：2310-2312

2 前庭神経炎（vestibular neuronitis）

　前庭神経炎は前庭神経の末梢前庭系の急激な障害で，「炎」と称しているが必ずしも病理学的に炎症を伴うものではない。
　前庭神経炎は末梢急性前庭障害の代表的な病態である。
　前庭神経炎類似の病態を最初に報告したのは Ruttin (1909) といわれている。彼は聴覚障害を伴わない急性の前庭障害を報告している。その後，Nylen (1924) は類似の症例を vestibular neuritis として報告した。Hallpike, Dix ら (1952) が臨床例の検体から vestibular neuronitis として報告し，疾患概念が確立されたといってよい。
　病因としてはウイルス感染，循環障害が考えられているが，ウイルス感染を示唆する病理報告が多い。
　以下の臨床的特徴を有する。
1) 自覚症状は急激に発症する回転性めまいで，そのめまいの持続時間は前庭系の障害がどの程度大きいかによって決まる。
2) めまいの発症に耳鳴り，難聴などの蝸牛症状を伴わないのが一般的である。

　なお急性上気道炎が先行するといわれているが，必ずしもそれが先行するとは限らない。このようなことがいわれる理由は，他の脳神経障害と同様，ウイルス性疾患が主と考えられており，急性上気道炎やウイルス感染などの部分現象として前庭神経炎を発症するという見方があるためである。
　一方，他覚症状としては，急性めまい発症の直後に健側に向かう水平回旋混合性で定方向性の眼振が認められる。それが時間とともに軽快していくのが一般的である。
　ただ，発症直後の超急性期に患側向きの眼振が短時間出現する症例の可能性は否定できない。また，眼振が軽快していく過程で，一過性に健側向きの眼振が逆転して患側向きになる症例もある（以下の症例④参照）。ただしこの眼振は微弱なことが多く裸眼での観察は困難で，閉眼や暗所開眼など非注視下で認められることが多い。なお，この現象は前庭神経炎のみならず他の急性の末梢性前庭障害のときにみられるものでもある。
　典型的症例では，温度眼振検査を行うと患側の反応が高度低下あるいは廃絶のことが多い。
　従来は機能検査として温度刺激眼振検査を中心に検討されてきた。この検査法は外側半規管，上前庭神経の機能検査で前庭神経炎を検討してきたため，前庭神経炎は主として上前庭神経の機能障害の有無が中心となっていた。近年，VEMP (vestibular evoked myogenic potential) などの新しい機能検査の発展により下前庭神経の機能の検索も可能となり，温度刺激眼振反応がほぼ正常範囲でも VEMP の反応が高度に低下している症例の報告もみられるようになった。その結果，従来前庭神経炎と称されていた病態には温度刺激眼振反応の障害が中心の上前庭神経炎 (superior vestibular neuritis)，温度刺激眼振反応は良好だが VEMP 反応の異常が著明な下前庭神経炎 (inferior vestibular neuritis)，温度刺激眼振，VEMP 両者の障害がみられる混合型 (mixed type) に分類されるようになってきている。ただ，本書では ENG 記録が中心となるため，温度刺激眼振と ENG の関係から，いわゆる上前庭神経炎と混合型を中心に記載してある。
　以下，その代表的な症例の ENG を示す。

症例①：左前庭神経炎（48歳，男性）
　1日前の昼頃より誘因と思われるものなく回転性めまいが出現，現在に至っている。耳鳴り，難聴などの蝸牛症状はなく，中枢神経症状も認められない。
　初診時の ENG 所見を示す。図Ⅵ-39 は発症後1日後の注視眼振の記録である。自発眼振が右に出現しており，a は右方注視（上向き矢印）の記録で右向きの眼振が，また b の左方注視

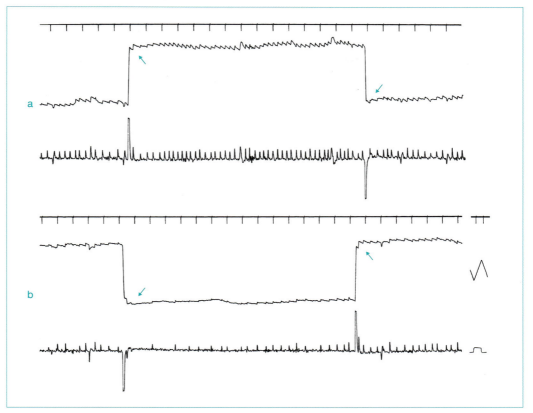

図Ⅵ-39　左右側方注視眼振記録
左向きⅢ度の眼振。原波形はDC記録。

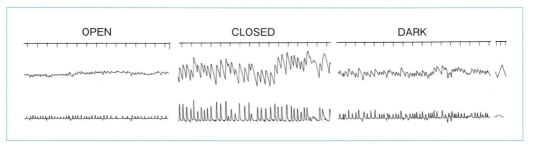

図Ⅵ-40　注視および非注視下の眼振記録
非注視下で存在する自発眼振は増強。

（下向き矢印）でも右向きの眼振が認められ，いわゆるⅢ度の眼振といえる。

　この症例の閉眼あるいは暗所開眼の記録を示したものが図Ⅵ-40である。開眼正面視（OPEN），閉眼（CLOSED），暗所開眼（DARK）での記録が示されている。閉眼，暗所開眼など非注視下の状態で眼振が増強することが明らかで，末梢前庭障害の特徴を示している。

　眼振が存在する場合，視標追跡検査で眼振の方向に視標が移動すると眼振がsuperimposeすることはⅥ-1章「末梢前庭障害総論」で述べた通りである。本症例でも視標が右向きに移動した場合に存在する自発眼振がsuperimposeしていることが示されている（図Ⅵ-41）。Ⅲ度の自発眼振が右方に存在しているため，視標が左方に移動しても右向き眼振が認められ，それは速度波形の記録で明らかである。

　なお図Ⅵ-41のような視標の移動刺激が直線的な場合は，ENGの原波形はDC記録を行う必要がある。

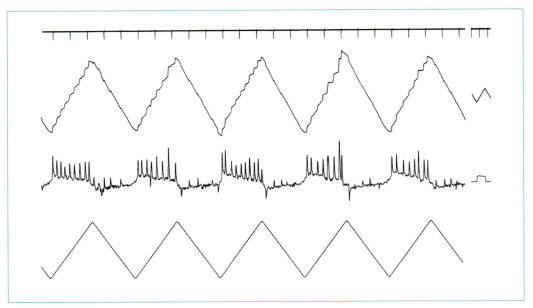

図Ⅵ-41　視標追跡検査

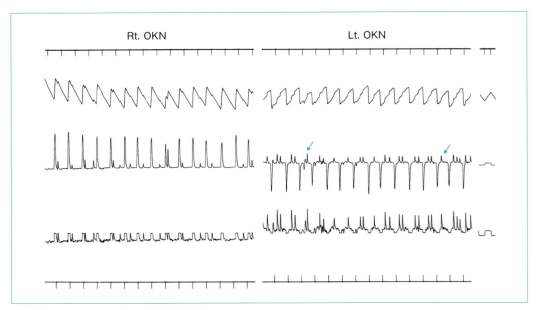

図Ⅵ-42　30°/sec 等速度視運動眼振検査
Lt. OKN の矢印で示されるごとく，視標が左方に移動しているときでも自発眼振は右方に存在している。

　この症例の 30°/sec の視運動眼振を示したものが図Ⅵ-42 である。右向き視運動眼振（Rt. OKN）および左向き視運動眼振（Lt. OKN）が示されている。左 OKN では眼振の右方への緩徐相で図Ⅵ-41 で示されたごとく右向き眼振が superimpose するため，右向きの catch up saccade の成分が速度波形で明らかとなる（下向き矢印）。30°/sec という比較的低速刺激では OKN は両側に誘発されているが，OKP テストを行うと誘発された眼振の左右差が明らかとなる（図Ⅵ-43）。すなわち右 OKP（Rt. OKP）は良好に解発されているが，左 OKP（Lt. OKP）は緩徐相の立ち上がりが悪く，また刺激速度が高速になった場合に自発眼振と思われる眼球運動が右方に認められる。なお恒常的所見が得られるため OKP テストを 2 度行っているが，同様の所見が得られている。

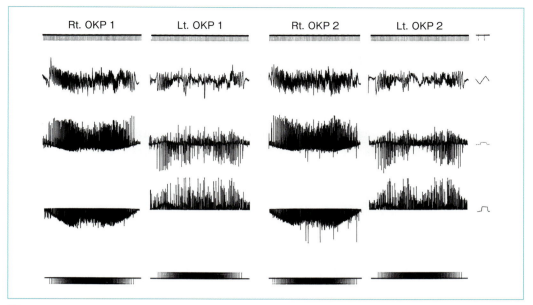

図Ⅵ-43 OKP テスト
右 OKP（Rt. OKP）に比して左 OKP（Lt. OKP）は高度に障害されている。

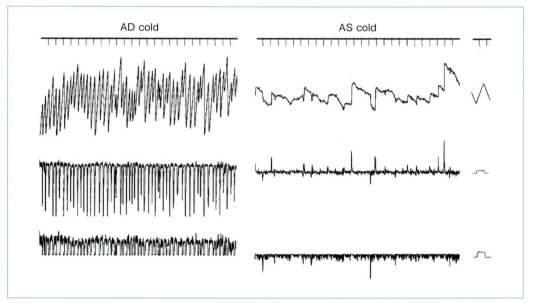

図Ⅵ-44 温度眼振検査
AD cold は右耳氷水 10 mL 注入刺激，AS cold は左耳氷水刺激。眼振記録は第 1 誘導から眼振原波形，速度波形，眼振緩徐相速度波形。左耳の反応がほぼ廃絶していることがわかる。

　図Ⅵ-44 はこの症例の 1 か月後の温度眼振検査の記録である。開眼での自発眼振は消失し，暗所開眼で軽度の右向き眼振が存在する時期の所見を示している。AD cold は右耳の氷水刺激，AS cold は左耳の刺激の結果である。右耳刺激では眼振は良好に誘発されているが，左耳刺激は潜在する右向き眼振が疑われるのみであり，本検査の結果から左耳反応廃絶と判断される。

症例②：右前庭神経炎（45 歳，女性）

　めまい発症 3 日後に来院。そのときの側方注視眼振を図Ⅵ-45 に示す。右方注視（a の上向き矢印）では眼振は明らかではないが，左注視（b の下向き矢印）で眼振が認められ，これは軽度に存在する左向き眼振が注視眼振検査によって明らかになったことが示されている。

　この時点での開眼正面視（OPEN），閉眼（CLOSED），暗所開眼（DARK）の所見を図Ⅵ-46 に示す。いずれも原波形は DC 記録を行っている。CLOSED の上向き矢印で閉眼にすると，眼位は右方すなわち緩徐相側に偏位して左向き眼振が出現していることがわかる。下向き矢印で開眼正面注視にすると眼位は正中に戻り左向き眼振も消失する。すなわち閉眼での眼振の振盪野は緩徐相方向の右にあり，左向き眼振が出現していることになる。暗所開眼（DARK）でも眼振の振盪野は緩徐相側に偏位して，左向き眼振が出現しているが，偏位の程度は閉眼に比して小である。

　一般に前庭性眼振においては，眼振が存在する場合，眼振の振盪野は眼振緩徐相側に偏位していることが多く，閉眼のほうがより大である。

　この症例の視標追跡検査の結果は図Ⅵ-47 である。直線的な視標追跡検査を行うと，存在する自発眼振の方向，すなわち視標が左に移動した場合に自発眼振が superimpose していることがわかるが，眼球運動全体には特に失調様眼球運動などが認められないのが末梢前庭系障害の特徴である。

　図Ⅵ-48 は 30°/sec 等速度の視運動刺激の所見で，図Ⅵ-46 で示されるごとく自発眼振が存在していても 30°/sec などの比較的低速度の刺激では視運動眼振に左右差は認められない。ただ OKP テストなど高速の刺激を与えると，その差は明らかになることを図Ⅵ-49 が示している。右 OKP（Rt. OKP），すなわち自発眼振と反対方向への Rt. OKP 1 では眼振誘発は高度に抑制されており，一方左 OKP（Lt. OKP）は良好である。なお右 OKP の所見が不良であることを確認するために再度右 OKP テストを施行したのが Rt. OKP 2 であるが，Rt. OKP 1 と同様な所見を得ていることから，この結果に信憑性のあることがわかる。

　発症 16 日後の閉眼（CLOSED），暗所開眼（DARK）など非注視下の記録を図Ⅵ-50 に示す。この時期には開眼正面注視時の眼振は消失し，非注視下で軽度の左向き眼振が存在するのみとなった。この時期の OKN および OKP テストの結果を図Ⅵ-51 に示す。この記録から 30°/sec の OKN では左右差は明らかではないが，OKP テストの眼振緩徐相速度に左右差（左方への眼振方向優位性）がみられ，図Ⅵ-49 と比較して改善していることがわかる。

　温度眼振検査の結果を図Ⅵ-52 に示す。この記録も発症 16 日後の記録である。左耳氷水刺激（AS cold）では眼振が良好に誘発されているが，右耳刺激（AD cold）では非注視下でみられる自発眼振のみで温度眼振の誘発はなく，右側の温度眼振反応がほぼ廃絶の状態であることがわかる。なお，VEMP も右耳は無反応であった。

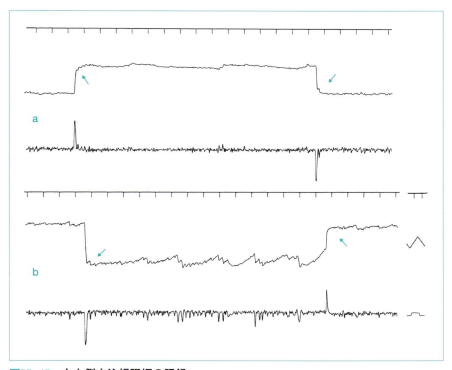

図Ⅵ-45　左右側方注視眼振の記録
左方注視で眼振が認められる。原波形は DC 記録となっている。

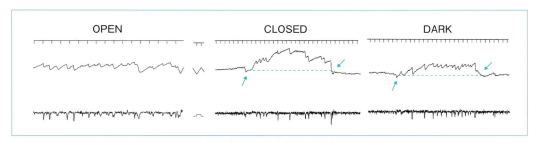

図Ⅵ-46　左向き自発眼振のある時期での閉眼および暗所開眼の記録
非注視下での眼振緩徐相側への眼球偏位は閉眼（CLOSED）のほうが暗所開眼（DARK）より大きい。

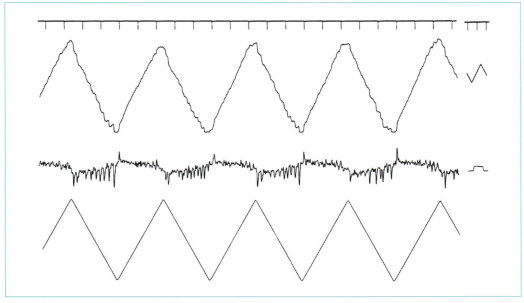

図Ⅵ-47　視標追跡検査

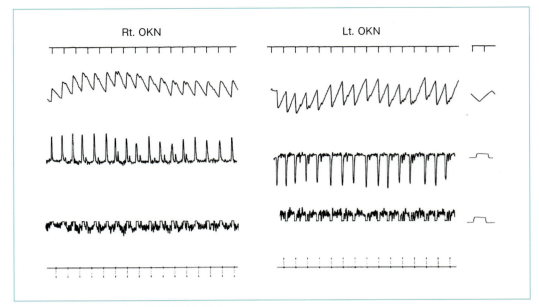

図Ⅵ-48　30°/sec 等速度視運動眼振検査

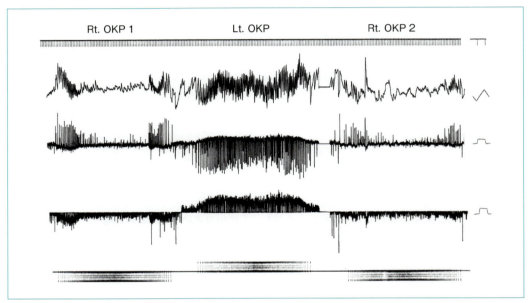

図Ⅵ-49　OKP テストの結果

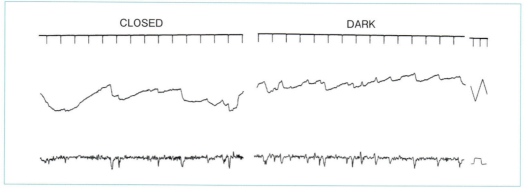

図Ⅵ-50　非注視下の眼振記録
発症後16日の記録。非注視下で左方への軽度の自発眼振が認められる。

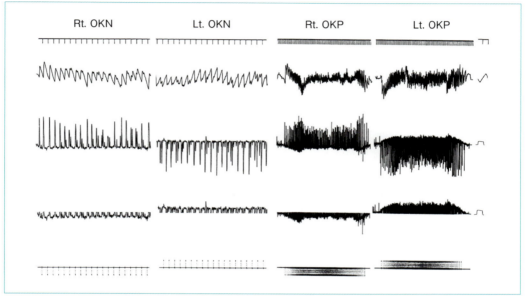

図Ⅵ-51　図Ⅵ-50と同時期に行われたOKNおよびOKPテストの結果
左OKP（Lt. OKP）が右OKP（Rt. OKP）に比して誘発がより良好であることがわかる。

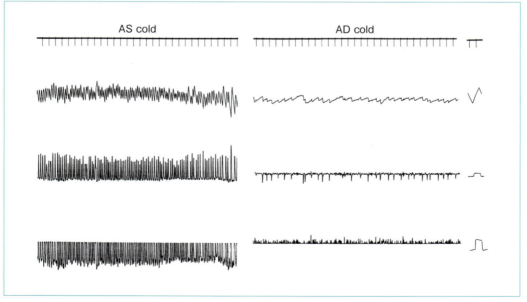

図Ⅵ-52　温度眼振検査
非注視下で左向き自発眼振が認められる時期の温度眼振検査の結果。

症例③：左前庭神経炎（33歳，女性）

5日前，急激な回転性めまい発作を自覚している。検査当日には回転性めまいはおさまり浮動感が主訴である。左右側方注視眼振は図Ⅵ-53で示されるごとく明らかではない。

末梢前庭障害では存在する自発眼振は閉眼や暗所開眼など非注視では視性抑制がとれ，眼振がより明確になることは前述の症例でも示されているが，本症例においても明所開眼下（OPEN）で自発眼振は明らかではないが，非注視下の閉眼（CLOSED），暗所開眼（DARK）で明らかに右向き眼振が出現している（図Ⅵ-54）。

視標追跡検査で視標が右方向に移動した場合，潜在する眼振がsuperimposeされていることがわかる（図Ⅵ-55）。30°/sec等速度刺激の視運動眼振所見（図Ⅵ-56）とOKPテストの結果（図Ⅵ-57）を示す。30°/secの低速の刺激では誘発されたOKNに左右差は認められないが，OKPテストでは右眼振方向優位性のある明らかな左右差がみられる。

本症例の初診時である発症5日後の氷水刺激による温度眼振検査の結果を図Ⅵ-58に示す。SPNは暗所開眼での自発眼振，AS coldは左氷水刺激の眼振，AD coldは右氷水刺激の眼振である。左耳氷水刺激を行っても自発眼振の増強が軽度であり，このことは左耳の前庭機能が高度に低下していることを示している。一方，右耳刺激（AD cold）では自発眼振が右向きに存在しているにもかかわらず，刺激により眼振は逆転し，左向きに誘発されていることがわかり，右温度眼振反応が良好で，この症例も左側の高度の半規管型機能低下が存在することを示している。実際には暗所開眼で8°/secの右向きの自発眼振（SPN）がみられ，AS coldでの眼振誘発は17°/secであるが，自発眼振を相殺した左耳の反応は17−8＝9°/secとなり，一方，Ad coldの反応は見かけ上の反応が28°/secであるが，反対方向へ8°/secの眼振が存在しての結果のため右耳の反応は28＋8＝36°/secとなり，左耳の温度刺激眼振反応が高度に低下している結果となる。

本症例の発症3か月後の温度眼振反応を図Ⅵ-59に示す。図Ⅵ-58で高度低下していた温度眼振反応はやや改善しているが，まだ左氷水注入刺激で反応低下のあることがわかる。

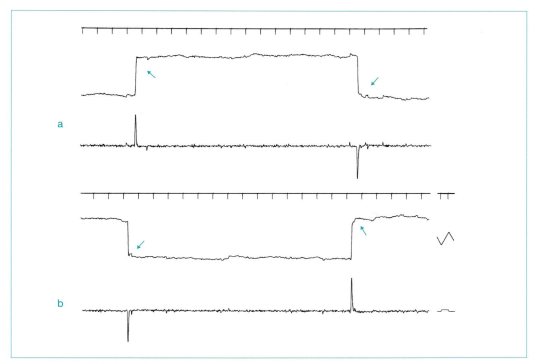

図Ⅵ-53　左右側方注視眼振
注視眼振は認められない。

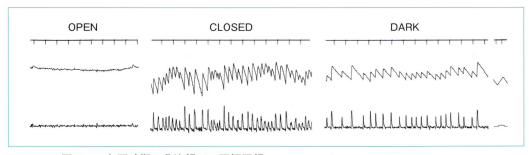

図Ⅵ-54　図Ⅵ-53と同時期の非注視下の眼振記録
非注視下で明らかな右向き眼振。

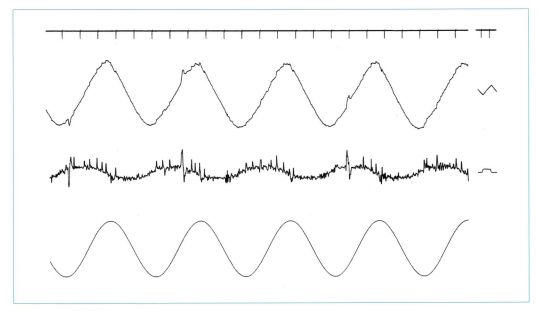

図Ⅵ-55　視標追跡検査
視標が右方に変位した場合に潜在する自発眼振がsuperimposeしている。

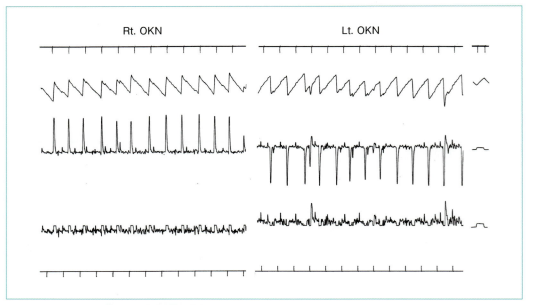

図Ⅵ-56　30°/sec 等速度視運動眼振検査
左右差は明らかではない。

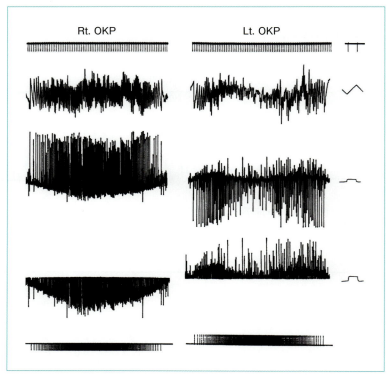

図Ⅵ-57　図Ⅵ-56と同時期のOKPテストの結果
潜在する自発眼振が右向きにあるために，右OKP (Rt. OKP) は左OKP (Lt. OKP) に比して良好に解発されている。

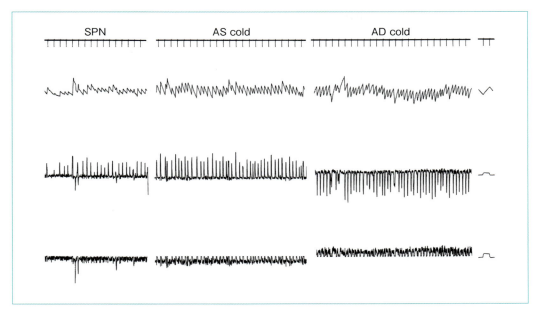

図Ⅵ-58　初診時の温度眼振反応
SPN は暗所開眼下の眼振を示している。

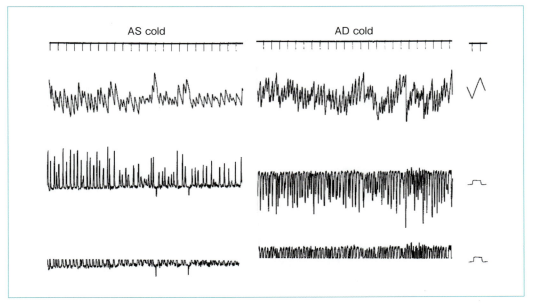

図Ⅵ-59　発症後3か月の温度眼振反応
左耳温度刺激眼振（AS cold）も以前に比して，より誘発されるようになるが（最大緩徐相速度：32°/sec），この時期でも右耳の反応（40°/sec）より機能低下が認められる。

症例④：右前庭神経炎（45歳，女性）

本症例は発症後2日に受診している。左向きⅢ度の眼振が存在している新鮮例である（図Ⅵ-60）。注視，非注視下での眼振の比較では，非注視下で左向き眼振が増大している（図Ⅵ-61）。

視標追跡検査所見（図Ⅵ-62），視運動眼振検査所見（図Ⅵ-63）は前述の症例①～③の所見のごとく患側への眼振方向優位性を示しており，温度眼振反応（図Ⅵ-64）も右廃絶の状態である。

本症例で興味深いのは，発症7日後に眼振方向が逆転していることである（図Ⅵ-65）。そのため視標追跡検査（図Ⅵ-66），視運動眼振検査（図Ⅵ-67）も右方への眼振方向優位性を示している。さらに発症26日後の所見では非注視下の眼振も消失し（図Ⅵ-68），視標追跡検査（図Ⅵ-69），視運動眼振検査（図Ⅵ-70）でも左右差は消失している。温度眼振反応（図Ⅵ-71）では右耳刺激による反応は出現しているが左右差が存在し，約50％の右反応低下が認められる。

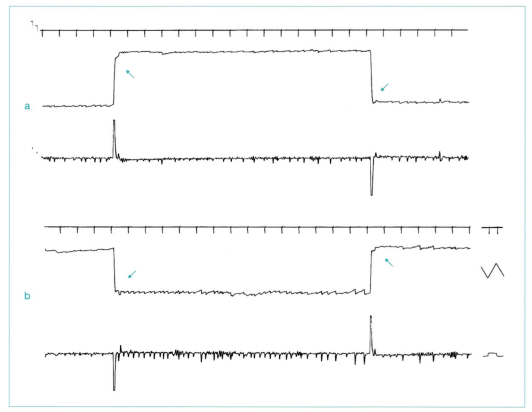

図Ⅵ-60　左右側方注視眼振
発症2日後の注視眼振。

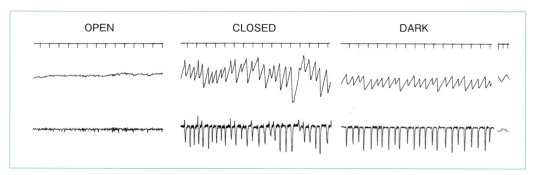

図Ⅵ-61　注視下および非注視下の眼振記録
明所開眼正面注視（OPEN）で軽度の左向き自発眼振が認められるが，閉眼（CLOSED），暗所開眼（DARK）など非注視下にすると左向き自発眼振がより明確となる。

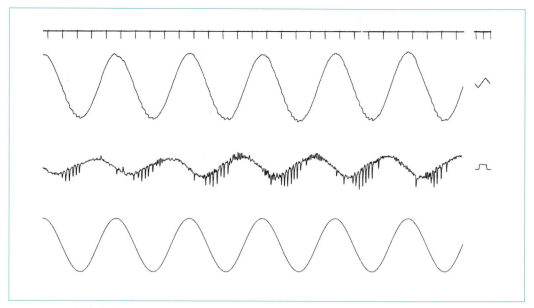

図Ⅵ-62 視標追跡検査
潜在する自発眼振が左向きに認められるために，視標が左方に移動したときに眼振がsuperimposeする。

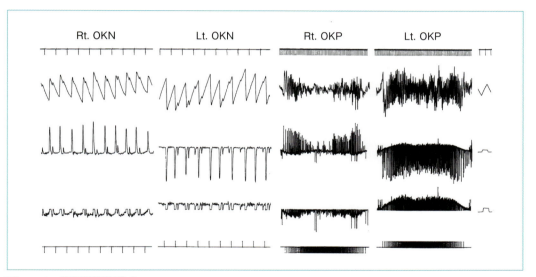

図Ⅵ-63 視運動眼振検査
図Ⅵ-60と同時期の視運動眼振検査およびOKPテストの結果を示している。眼振の反対方向，すなわち右方向へのOKPが抑制されている。

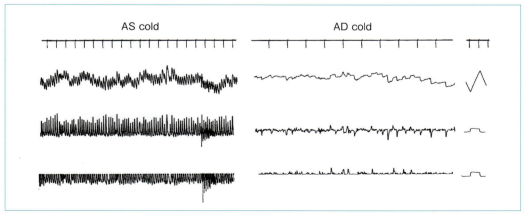

図Ⅵ-64 温度眼振検査
AS coldは左耳氷水刺激，AD coldは右耳の刺激。右半規管機能が廃絶に近い状態である。

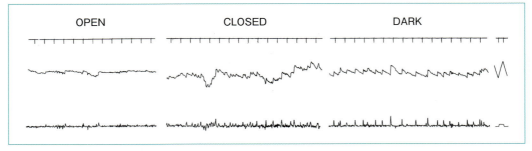

図Ⅵ-65　眼振方向の逆転
発症後左向きに認められた自発眼振が7日経過後に障害側，すなわち右向きに存在していることを示している。明所開眼正面注視（OPEN）では自発眼振が認められないが，閉眼（CLOSED），暗所開眼（DARK）など非注視下にすると右向きに眼振が認められ眼振方向が逆転していることがわかる。

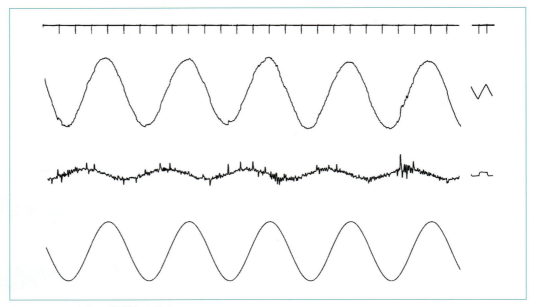

図Ⅵ-66　同時期の視標追跡検査
右方への潜在する自発眼振のため軽度の右方への superimpose が認められる。

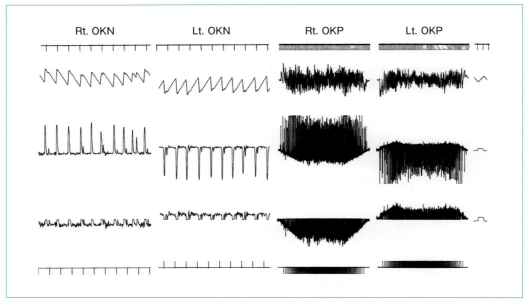

図Ⅵ-67　同時期での視運動眼振検査
自発眼振と反対方向，すなわち左 OKP（Lt. OKP）は右 OKP（Rt. OKP）に比して抑制されている。図Ⅵ-63参照。

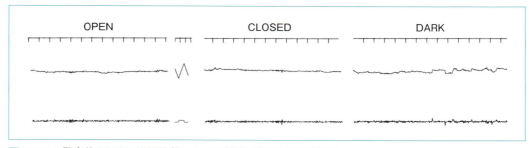

図Ⅵ-68　発症後 26 日の正面注視，および非注視下での眼振記録
明所開眼正面注視（OPEN），閉眼（CLOSED），暗所開眼（DARK）の記録で眼振は消失している。

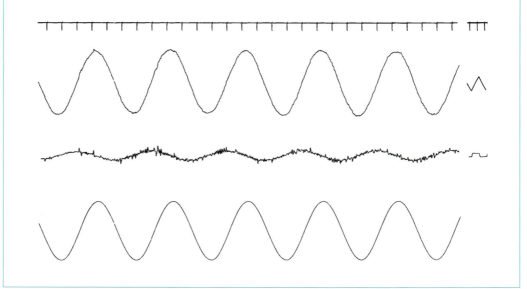

図Ⅵ-69　同時期での視標追跡検査
視標追跡検査は円滑で正常範囲である。

　以上，急性末梢前庭障害性の代表的な例として前庭神経炎の 4 症例を提示した。
　前庭神経炎症例では発症直後には健側向きの自発眼振が出現しそれが次第に軽快し，それに伴い視標追跡検査や視運動眼振検査の所見も軽快していくのが一般的である。ただし発症後 30 分あるいは 1 時間以内の眼振所見が健側向きかどうかについては問題が残る。実際臨床の場では発症 30 分以内といった超急性期の眼振を子細に検討することは困難であるため，超急性期にはきわめて短時間の健側向き眼振が出現する可能性は否定できない（Ⅵ-2 章 3「めまいと急性感音難聴」参照）。
　上記のような問題とは別に，前庭神経炎では発症後の眼振は健側向きが一般的であるが，臨床経過の途中で非注視下の眼振が患側向きに逆転する症例があることを示した。
　以下，前庭神経炎の ENG の特徴を示す。
1) 急性期には障害が高度の場合は健側向きのⅢ度の眼振が認められる。
2) それが次第に軽快し，開眼正面視では眼振が認められないが，閉眼や暗所開眼でなど非注視下にすると眼振が認められる。
3) その時点での視標追跡検査や OKP テストでは左右差が認められることが一般的である。
4) 健側向き眼振が時間の経過とともに患側向きになる症例がある。
5) 温度眼振反応は高度に低下あるいは無反応となり，前庭神経炎の診断には当然のことながら温度刺激眼振検査が重要である。温度眼振反応は回復しない症例もあるが，時間の経過とともに次第に回復する症例もある。

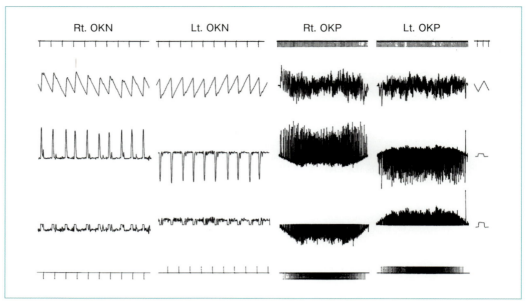

図Ⅵ-70　視運動眼振検査
この段階では OKP テストに左右差は認められない。

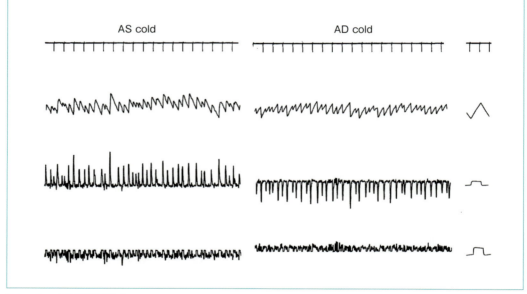

図Ⅵ-71　温度眼振検査
図Ⅵ-64 と比較して右温度眼振検査が誘発されるようになったが，まだ左右差は認められる。

　前庭神経炎において温度眼振反応が高度低下から回復するかどうかの予後を明確に判定することは現在のところ困難である。
　なお，前庭神経炎においては，外側半規管機能検査あるいは他の半規管や耳石器の検査として，HIT（head impulse test）や VEMP（vestibular evoked myogenic potential）などがあり，各半規管や耳石機能の検査を行い，各部位の障害の程度を評価することが可能となってきた。

文 献

1) Aw ST, Fetter M, Cremer PD, et al：Individual semicircular canal function in superior and inferior vestibular neuritis. Neurology. 2001；57：768-774
2) Baloh RW, Ishiyama A, Wackym PA, et al：Vestibular neuritis：clinical-pathologic correlation. Otolaryngol Head Neck Surg. 1996；114：586-592
3) Chen CW, Young YH, Wu CH：Vestibular neuritis：three-dimensional videonystagmography and vestibular evoked myogenic potential results. Acta Otolaryngol. 2000；120：845-848
4) Chihara Y, Iwasaki S, Murofushi T, et al：Clinical characteristics of inferior vestibular neuritis. Acta Otolaryngol. 2012；132：1288-1294
5) Dix MR, Hallpike CS：The pathology, symptomatology and diagnosis of certain common disorders of the vertebral system. Ann Otol Rhinal Laryngol. 1952；61：987-1016
6) Halmagyi GM, Aw ST, Karlberg M, et al：Inferior vestibular neuritis. Ann NY Acad Sci. 2002；956：306-313
7) Halmagyi GM, Weber KP, Curthoys IS：Vestibular function after acute vestibular neuritis. Restor Neurol Neurosci. 2010；28：37-46
8) Jeong SH, Kim HJ, Kim JS：Vestibular Neuritis. Semin Neurol. 2013；33：185-194
9) Kim HA, Hong HG, Lee H, et al：Otolith dysfunction in vestibular neuritis：recovery pattern and a predictor of symptom recovery. Neurology. 2008；70：449-453
10) Kim JS, Kim HJ：Inferior vestibular neuritis. J Neurol. 2012；259：1553-1560
11) 喜多村健：前庭神経炎. 耳喉頭頸. 1988；60：837-843
12) Manzari L, Tedesco A, Burgess AM, et al：Ocular vestibular-evoked myogenic potentials to bone-conducted vibration in superior vestibular neuritis show utricular function. Otolaryngol Head Neck Surg. 2010；143：274-280
13) 宮田英雄：突発性前庭障害例の臨床的検討. 耳鼻臨床. 1983；76：2343-2353
14) 水野正浩, 加藤晴弘, 島貫朋子, 他：前庭神経炎の臨床像と経過. Equilib Res. 2008；62：141-145
15) 室伏利久：電気刺激による前庭機能障害の診断. Equilib Res. 2008；6：72-77
16) 野末道彦, 峯田周幸, 中川 肇, 他：前庭神経炎の臨床的検討. 耳鼻臨床. 1983；76：2363-2367
17) Nylen CO：Some cases of ocular nystagmus due to certain positions of the head. Acta Otolaryngol (Stockh). 1924；6：106-137
18) Ochi K, Ohashi T, Watanabe S：Vestibular-evoked myogenic potential in patients with unilateral vestibular neuritis：abnormal VEMP and its recovery. J Laryngol Otol. 2003；117：104-108
19) Ruttin E：Zur Differentialdiagnose der Labyrinth und Hörnervenerkrankungen. Z. Ohrenheilkd. 1909；57：327-331
20) Schuknecht HF, Kitamura K：Vestibular neuritis. Ann Otol Rhinol Laryngol Suppl. 1981；90：1-19
21) Zhang D, Fan Z, Han Y, et al：Inferior vestibular neuritis：a novel subtype of vestibular neuritis. J Laryngol Otol. 2010；125：477-481

3 めまいと急性感音難聴

めまいと急性感音難聴の代表的な疾患はめまいを伴う突発性難聴である。難聴発症時に難聴のみで，めまいを伴わない症例とめまいを伴う症例がある。一般的にはめまいを伴う突発性難聴は，めまいを伴わない突発性難聴より聴力の予後は悪いとされている。その理由としては，病変が単に蝸牛系だけではなく前庭系にも及ぶより広範な病態であることが推定されている。

何らかの理由で急性感音難聴が発症した場合，基本的には前庭神経の障害の程度によってめまいの強さが決まってくる。

急性感音難聴を伴うめまいの代表的な疾患を以下にあげる。

なお，メニエール病については別項で記載されているのでここでは取り上げない。

1) めまいを伴う突発性難聴
2) 急性低音障害型感音難聴とめまい
3) 遅発性内リンパ水腫
4) 急性感音難聴後の発作性頭位めまい症
5) 急性感音難聴と聴神経腫瘍
6) めまいを伴う突発性難聴類似の中枢性疾患

A めまいを伴う突発性難聴

めまいを伴う突発性難聴の大部分は一側性で，両側性は稀である。突発性難聴の原因としてはウイルス，血管障害などが考えられているが必ずしも明確ではない。

突発性難聴の診断基準を表Ⅵ-1 に示す。

めまいを伴う突発性難聴の他覚的所見としては，前庭系も同時に障害されているためⅥ-1 章「末梢前庭障害総論」で述べた所見がみられる。すなわち，めまいの急性期でしかも前庭系の障害が強い場合はⅢ度の眼振が出現し，その方向は健側向きである。また視標追跡検査や視

表Ⅵ-1　突発性難聴の診断基準

1. 主症状
   1) 突然の難聴
      文字通り即時的な難聴，または朝目が覚めて気付くような難聴。ただし，難聴が発生したとき「就寝中」とか「作業中」とか，自分がそのとき何をしていたかが明言できるもの。
   2) 高度な感音難聴
      必ずしも高度である必要はないが，実際問題としては高度でないと突然難聴になったことに気付かないことが多い。
   3) 原因が不明，または不確実
      つまり，原因が明白でないこと。
2. 副症状
   1) 耳鳴り
      難聴の発生と前後して耳鳴りを生じることがある。
   2) めまい，および吐き気，嘔吐
      難聴の発生と前後してめまいや，吐き気，嘔吐を伴うことがあるが，めまい発作を繰り返すことはない。

[診断の基準]
確実例：主症状，副症状の全事項を満たすもの。
疑い例：主症状の1) および2) の事項を満たすもの。

[参考]
a. リクルートメント現象の有無は一定せず。
b. 聴力の改善，悪化の繰り返しはない。
c. 一側性の場合が多いが，両側性に同時罹患する例もある。
d. 第Ⅷ脳神経以外に顕著な神経症状を伴うことはない。

厚生省突発性難聴研究班調査報告書（1973 年）より

運動眼振検査も，それに対応して眼振の認められる方向に眼振方向優位性を示す。温度刺激眼振反応も低下していることが一般的である。以下，症例を示す。

症例①：めまいを伴う左耳突発性難聴（33歳，男性）

2日前に急性感音難聴とめまいが出現した。左耳の聴力が高度に低下している（図Ⅵ-72）。そのときの注視眼振検査を図Ⅵ-73に示す。aは右30°側方注視，bは左30°側方注視である。aの上向き矢印のところで眼位を30°右方を注視させると右向きの注視眼振が認められる。しかし左方注視（bの下向き矢印）では眼振は明らかではない。正面視でもごく軽度な右向き眼振が記録されていることからⅡ度の眼振が存在していることになる。

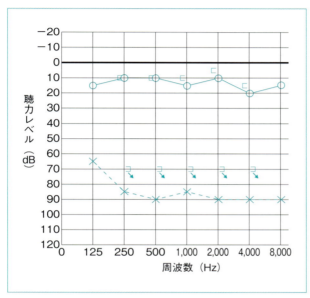

図Ⅵ-72　めまいを伴う左突発性難聴症例

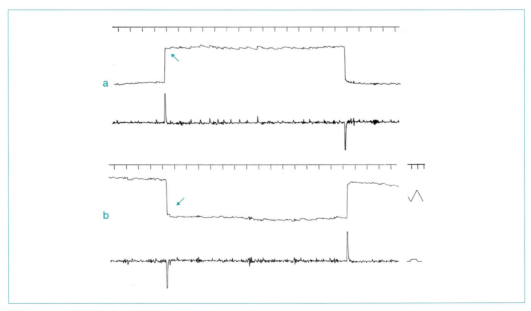

図Ⅵ-73　Ⅱ度の右方への眼振
正面注視で右向き軽度の眼振は右方注視（上向き矢印）でより明らかとなる。

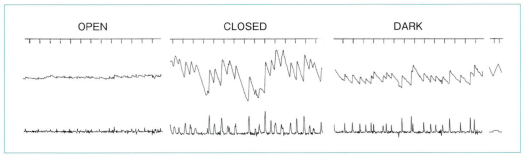

図Ⅵ-74　注視下（OPEN）と非注視下（CLOSED，DARK）の眼振出現の差
注視下で軽度認められる眼振は非注視下で増強される。

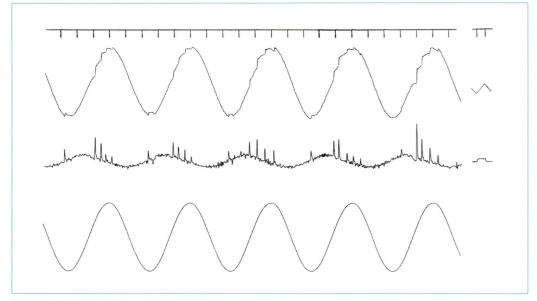

図Ⅵ-75　視標追跡検査
非注視下で右向き眼振が存在するため，右方への追跡運動で眼振が superimpose している。

　このような症例の非注視下の眼振を記録したものが図Ⅵ-74 である。開眼正面視（OPEN）では眼振は軽度に認められるのみであるが，閉眼（CLOSED）および暗所開眼（DARK）では明らかな眼振が健側すなわち右方に出現している。開眼正面視では眼振が軽度でも，閉眼，暗所開眼など非注視下で眼振が増強する末梢前庭障害の特徴をもっている。視標追跡検査は右方への眼振が superimpose している所見となる（図Ⅵ-75）。低速度（30°/sec）の視運動眼振検査（図Ⅵ-76）では左右差は明確ではないが，OKP テストを2度施行しているが（図Ⅵ-77），左右差は明らかであり恒常的な所見ということができる。

　上記の注視下と非注視下の眼振の所見，視標追跡検査，視運動眼振検査の所見は末梢前庭系の障害の特徴的な所見であり，すでにⅥ-1 章「末梢前庭障害総論」で述べたところである。

　発症後 10 日後の温度眼振検査を図Ⅵ-78 に示す。30° の左耳の冷水刺激で反応が認められなかったので氷水での刺激を行った結果が示されている。AD cold すなわち右耳氷水刺激では，非注視下での右向き眼振が右方に出現しているにもかかわらずその眼振は逆転され左方に良好に誘発されている。一方障害側である左耳刺激（AS cold）では，眼振は軽度に認められるが，これはほぼ自発眼振のレベルであり，高度の難聴のみならず前庭機能も高度な障害が存在する症例である。

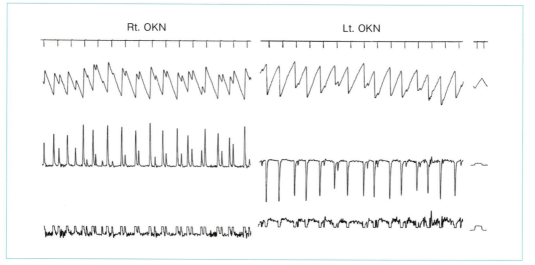

図Ⅵ-76　視運動眼振検査
低速の等速度運動（30°/sec）では左右差は明らかではない。

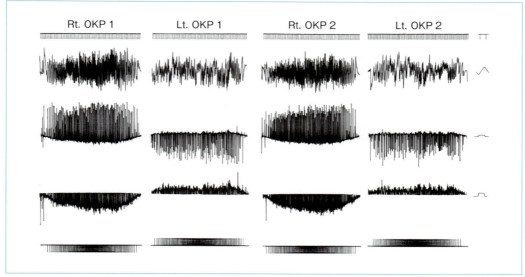

図Ⅵ-77　OKPテスト
検査は2度行われているがOKPに明らかな左右差が認められる。

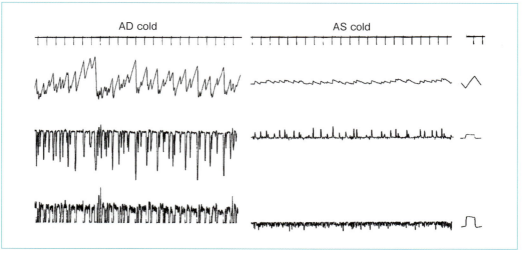

図Ⅵ-78　温度刺激眼振検査
左半規管機能の高度低下が認められる。

症例②：めまいを伴う左耳突発性難聴（77歳，女性）

　4日前にめまいと左耳閉塞感，難聴が発症した。来院時の聴力検査では、左耳の聴力はスケールアウトである（図Ⅵ-79）。なお右耳も高音で低下しているが，これは加齢ならびに母親が晩年難聴があったことと関係があるものと思われる。自発眼振の検査を図Ⅵ-80に示す。開眼（OPEN），閉眼（CLOSED），暗所開眼（DARK）いずれにも眼振は認められない。このような症例でも閉眼で暗算負荷を行うと眼振が認められる（図Ⅵ-81）。下向き矢印のところで閉眼にすると，垂直眼球運動の記録（VERTICAL）はBell現象で上転していることがわかる。さらに暗算負荷を行わせると（上向き点線矢印）眼位は左方に偏位し右向き眼振が認められる。なお水平・垂直誘導とも原波形はDC記録である。また閉眼で眼振が認められている状態で開眼正面視にすると（上向き矢印）眼振は消失しており，同時に左方すなわち眼振緩徐相方向に偏位していた眼位も正中に戻っていることがわかる。なお，点線は正中眼位を示しており水平誘導，垂直誘導とも原波形のDC記録にDCドリフトのないことを示している。

　この所見はⅥ-1章「末梢前庭障害総論」のAC記録，DC記録の項で述べたごとく閉眼での眼振の振盪野は緩徐相側にあり，暗算負荷により覚醒され潜在的眼振が誘発されたものと思われる。

　このような潜在的に眼振の認められる症例に対しての視標追跡検査結果は図Ⅵ-82である。

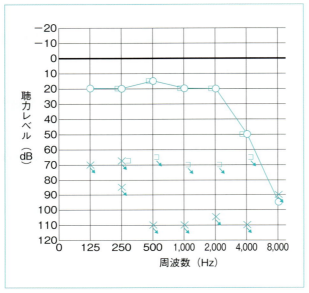

図Ⅵ-79　純音聴力検査
左耳はscall out（スケールアウト）である。

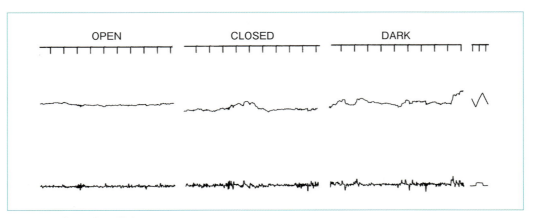

図Ⅵ-80　自発眼振の検査
注視下（OPEN），非注視下（CLOSED，DARK）でも眼振は認められない。

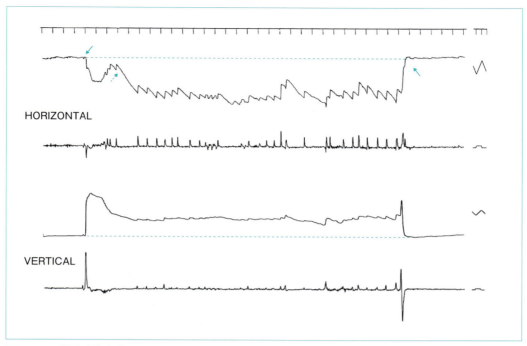

図Ⅵ-81 閉眼暗算負荷の効果
閉眼（下向き矢印）暗算負荷（上向き点線矢印）で右向き眼振。水平，垂直誘導とも原波形は DC 記録。点線は正中眼位を示している。

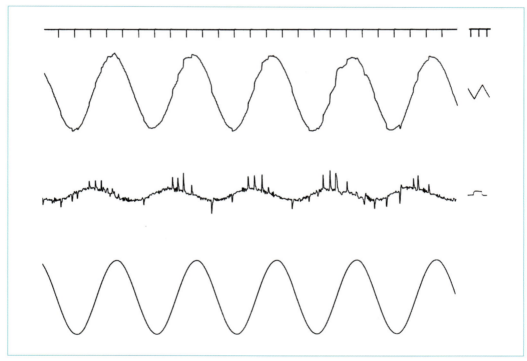

図Ⅵ-82 視標追跡検査
潜在する右向き眼振が superimpose する。

すなわち眼球運動そのものは円滑であるが，潜在する右向きの自発眼振が superimpose していることが，特に速度波形の記録から明確にわかる。このような症例に視運動眼振検査を行うと，30°/sec の等速回転（右 OKN，左 OKN）ではほぼ左右差は認められないが，OKP テストを行うと右 OKP が左 OKP に比して解発が良好なことがわかる（図Ⅵ-83）。本症例の温度眼振検査を図Ⅵ-84 に示す。健側への氷水注入時に誘発される左向き眼振の緩徐相速度は 30.9°/sec であるが，障害側氷水注入すなわち AS cold では眼振は 2.7°/sec と反応が高度に低下している。閉眼暗算負荷（図Ⅵ-81）の眼振のレベルであり高度の半規管機能低下が存在すると考え

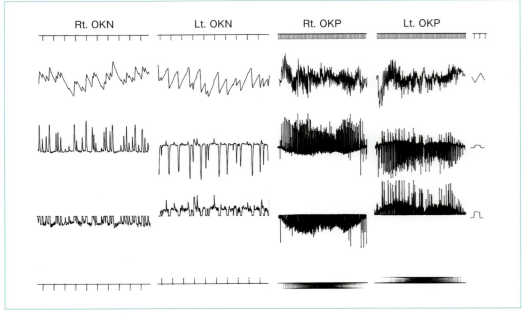

図Ⅵ-83　等速視運動眼振検査（OKN：30°/sec）および OKP テスト
右方への眼振方向優位性がある。

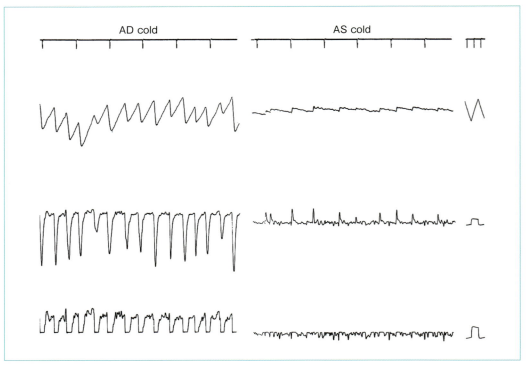

図Ⅵ-84　温度刺激眼振検査
左耳の高度半規管機能低下。

られる。

症例①，②で示されたごとく，めまいを伴う突発性難聴の症例では，急性期には前庭系への障害の程度により健側向きの眼振が認められことが一般的である。一般臨床の場では発症してから数時間を経て来院することが多いが，発症直後の超急性期では患側向きの眼振の出現する症例のあることを次の症例で示す。

以下に示す症例はめまいと高度の難聴で発症しためまいを伴う突発性難聴症例で，発症2時間後に診察をする機会があった。そのときの眼振は患側向きであったが，3時間後には健側向きに変化した症例を提示する。

症例③：めまいを伴う左耳突発性難聴（28歳，女性）

来院2時間前に特に誘因なく左耳閉塞感，難聴，めまい出現。

純音聴力検査では高度の感音難聴（図Ⅵ-85）。注視眼振は認められない。図Ⅵ-86は赤外線CCDカメラ下で観察された眼振所見をImageJでのVOG（videoculography）で波形として経過観察した記録である。発症2時間後の赤外線CCDカメラ下で健側（左）向き眼振が認められ，10秒間の平均緩徐相速度は9.2°/secであった（a）。さらに発症3時間後の検査では前回同様，患側向き眼振であるが緩徐相速度は8.4°/secと若干低下した（b）。cは発症後5時間の記録である。この時点で眼振は健側（右）向きに変化しており平均緩徐相速度は6.5°/secであった。25時間後の開眼正面視，閉眼，暗所開眼の通常ENGの記録を図Ⅵ-87に示す。閉眼，暗所開眼で右向き眼振が認められる。

本症例の眼振所見で特徴的なことは，高度の感音難聴を随伴する「めまいを伴う突発性難聴」の超急性期に，メニエール病と同様，眼振が健側向きに出現したことである。視標追跡検査，視運動眼振検査などではすでに述べたごとく通常の眼振方向優位性を示すのみで，その他の異常は認められない。眼振は発症4日後には消失している。その理由として温度刺激眼振検査はCP％＝32％で高度の障害がないため前庭系の代償が円滑に行われたものと考えられる。なお，本症例がメニエール病の早期ではないかという疑問もあるが，急激な高度の感音難聴を伴っている点でも早期のメニエール病と異なる所見を示している。

本症例は外側半規管の機能がCP％＝32％と高度に低下していないが，前庭神経炎の症例で，温度刺激眼振検査の所見が高度に低下している症例の超急性期にこのような現象が存在する症例は経験していないが，可能性については検討の余地がある。

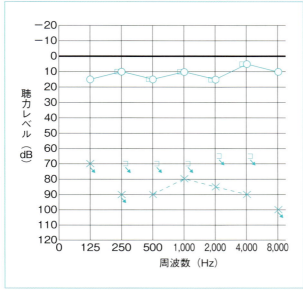

図Ⅵ-85　左耳高度感音難聴

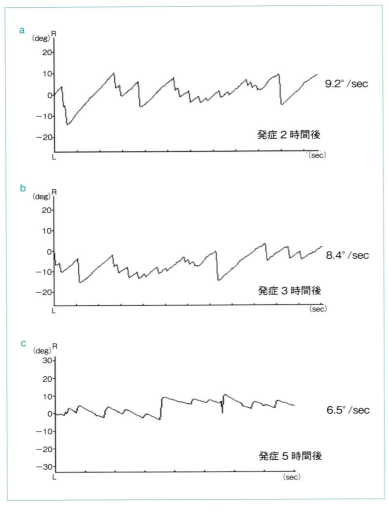

図Ⅵ-86 非注視下の眼振の経過と平均緩徐相速度
患側向き眼振（a, b）が時間の経過とともに健側向きに変化する（c）。赤外線CCDカメラ下で記録された眼振をImageJで眼振波形に変換している。aは発症2時間後，bは3時間後，cは5時間後の記録である。

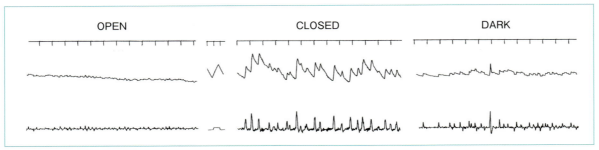

図Ⅵ-87 発症25時間後の眼振所見
注視下（OPEN）では眼振が認められないが非注視下（CLOSED, DARK）では右向き眼振が認められる。

B 急性低音障害型感音難聴とめまい

　メニエール病を除く急性低音障害型感音難聴は，難聴発症時にめまいを伴うことは少ない。ただ，急性低音障害型感音難聴は約20％前後がメニエール病に移行すると考えられているが，どのような症例が確実にメニエール病に移行するかについてはまだ明確な結論は出ていない。急性低音障害型感音難聴からメニエール病に移行した症例についてはⅥ-2章1「メニエール病と遅発性内リンパ水腫」で述べた。

　メニエール病と診断するためにはめまい発作を反復することが重要であるが，一度のみのめまい発作でめまいを反復しない症例もあり，このような症例は急性低音障害型感音難聴とメニ

エール病の中間に存在すると思われる。

症例④：急性低音障害型感音難聴とめまい（63歳，女性）

約1年前に左急性低音障害型感音難聴をきたし，ステロイドで聴力は改善している。当時，めまいの自覚はない。

2日前の夕方，軽度のめまいと難聴を自覚し来院。聴力図は左耳急性低音障害型感音難聴を示し，250 Hzでリクルートメント現象を認めている（図Ⅵ-88a）。ステロイド治療などを施行。1週間後の聴力図ではほぼ正常に回復している（図Ⅵ-88b）。初診時すなわち低音障害型感音難聴を示した時期の注視眼振は認められないが，非注視下では左向きの眼振，すなわち障害側向きの眼振が認められる（図Ⅵ-89）。同様に視標追跡検査でも視標が左方に移動した場合に眼振がsuperimposeされていることが図Ⅵ-90からわかる。またOKPテストを行うと潜在する自発眼振，すなわち左方へのOKP（Lt. OKP）が右方へのOKP（Rt. OKP）に比してより良好に解発されている（図Ⅵ-91）。同じ検査を2度行っても同様の結果を得られており，潜在する自発眼振の影響を受けていることがわかる。なお温度眼振は正常反応である。

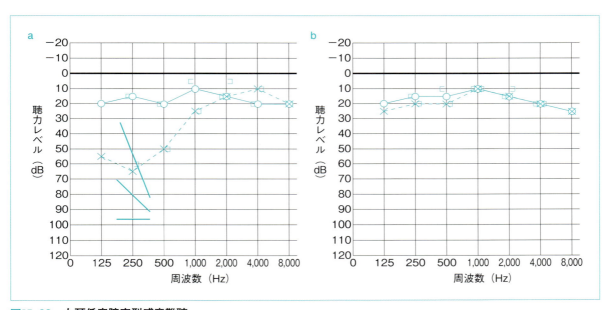

図Ⅵ-88　左耳低音障害型感音難聴
初診時補充現象を伴う低音障害型感音難聴（a）は，治療開始7日後にbのごとく軽快した。

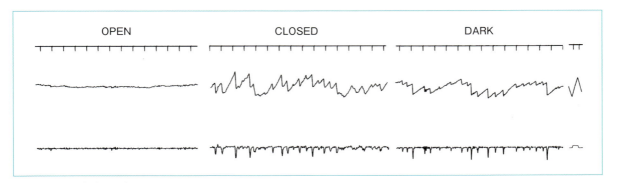

図Ⅵ-89　初診時の眼振所見
開眼正面注視（OPEN）では眼振は認められないが，非注視下（CLOSED, DARK）では患側向き眼振が存在している。

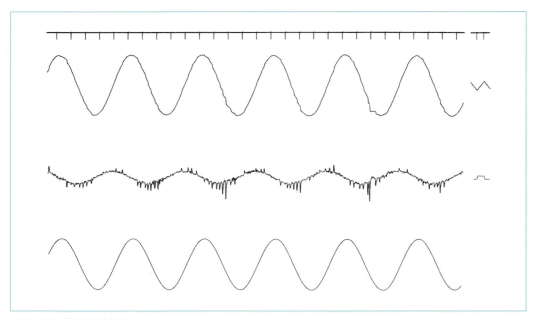

図Ⅵ-90　視標追跡検査
視標が左方へ移動した場合，潜在する自発眼振が superimpose する。

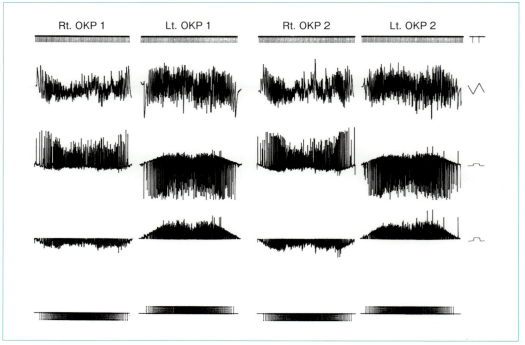

図Ⅵ-91　OKP テスト
2度施しているが左方への眼振方向優位性の結果が得られている。

　本症例は発症時に障害側向きの非注視下での自発眼振が認められ，将来メニエール病に移行する可能性が大きいと考えられているが，その後6年の観察結果では再度の急性低音障害型感音難聴の発症はなく，またメニエール病の発症も認められていない。このような症例を観察した場合，6年の経過ではめまいの発症はみられなかったが，将来めまい発作の可能性があることをあらかじめ患者に知らせておけば，めまい発作が発症した場合，患者に必要以上の心配をさせずにすむことになる。

C 遅発性内リンパ水腫（delayed endolymphatic hydrops）

遅発性内リンパ水腫は難聴発症後数年ないし十数年後にメニエール病類似の症状を発症する病態で，難聴は高度のことが多く，小児期にムンプス難聴，突発性難聴の後遺や原因不明の場合も少なくない。

患側は聴力の障害側が多いが，対側の良好な聴力側にも発症する対側型の遅発性内リンパ水腫もある。その場合は良聴耳の聴力が変動する。

症例⑤：左遅発性内リンパ水腫（48歳，男性）

15年前にめまいを伴う左突発性難聴を罹患しており，聴力は感音難聴（図Ⅵ-92）。15年前のめまいは2日で軽快したが聴力の改善はなく，軽度の耳鳴りを自覚している。8日前に自発性回転性めまいが出現し，約2時間持続。同時に耳鳴りが通常より増強したとのことである。めまい発作8日後の初診時には自発眼振，頭位眼振は認められなかった。再度めまい発作を自覚したときは来院するように指示した。図Ⅵ-93～96はその後のめまい発作4時間後の記録である。開眼正面注視（OPEN）では眼振が明らかではないが，閉眼（CLOSED），暗所開眼（DARK）の非注視下で右向きの眼振が認められた（図Ⅵ-93）。視標追跡検査（図Ⅵ-94）では潜

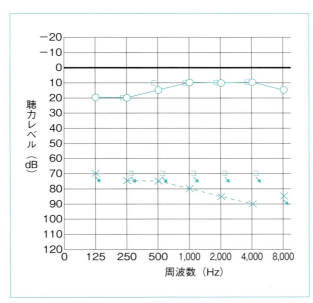

図Ⅵ-92　左突発性難聴後の聴力図

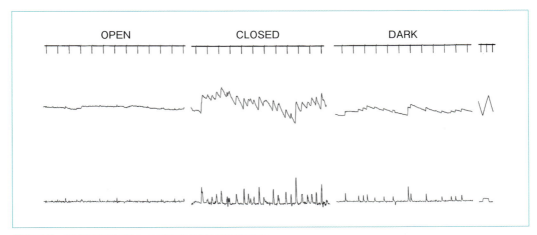

図Ⅵ-93　開眼正面注視および非注視下の眼振記録

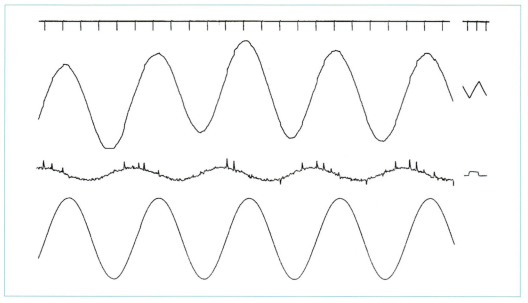

図Ⅵ-94　指標追跡検査
非注視下の眼振が視標追跡検査に影響を及ぼしている。

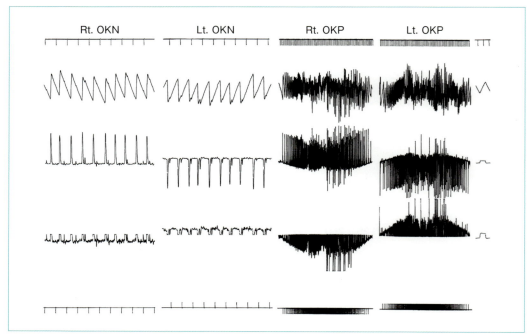

図Ⅵ-95　等速度視運動眼振検査（OKN：30°/sec）とOKPテスト

在的な右向き眼振がsuperimposeしている所見である。等速度OKNおよびOKPテストでは左右差は明らかではない（図Ⅵ-95）。図Ⅵ-96は仰臥位での頭位眼振所見を示している。aは仰臥位から右下頭位（Sup → Rt. SD），bは仰臥位から左下頭位（Sup → Lt. SD）の眼振記録である。患側下の頭位でやや眼振頻度が増大している傾向にある。

　本症例はめまい発作中の眼振を記録することはできなかったが，図Ⅵ-93で記録された眼振はいわゆる麻痺性眼振と推定され，発作の初期には患側向きの眼振が出現するものと思われる。なお，本症例の温度刺激眼振検査はCP％＝24％と半規管機能低下は軽度である。

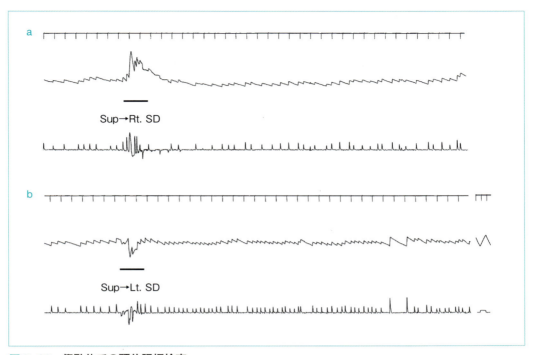

図Ⅵ-96　仰臥位での頭位眼振検査
a は仰臥位から右下頭位（Sup→Rt. SD），b は仰臥位から左下頭位（Sup→Lt. SD）を示している。

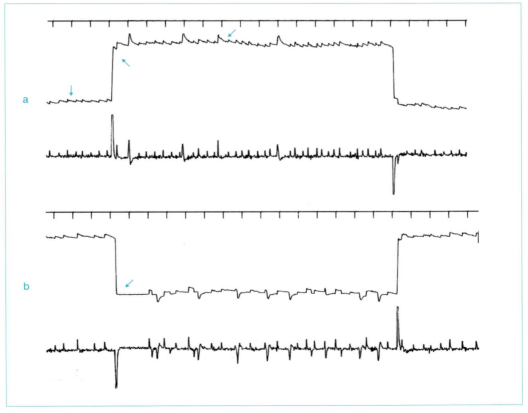

図Ⅵ-97　左右側方注視眼振記録

症例⑥：遅発性内リンパ水腫（71歳，女性）

　左耳は小児期より高度難聴であるが，その原因は明らかではない。4～5年前にめまい発作で3日間入院した既往歴がある。今回のめまい発作は午前8時にめまい発作が出現し，3時間後の11時に来院している。図Ⅵ-97はそのときの注視眼振検査の結果である。もともと自発

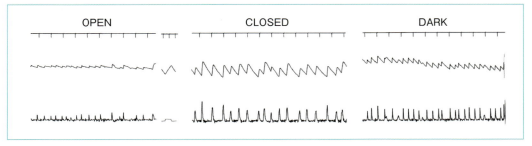

図Ⅵ-98　非注視下（CLOSED，DARK）で眼振が増強している所見
開眼正面注視（OPEN）で右向きに出現している眼振は非注視下（CLOSED，DARK）で増強される。

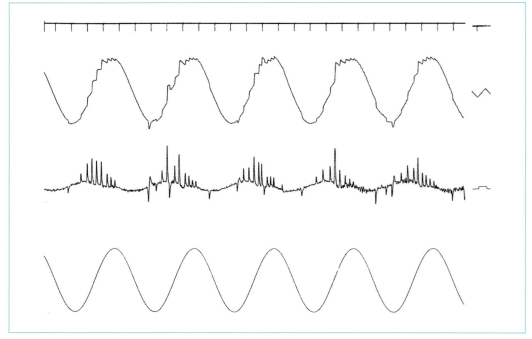

図Ⅵ-99　視標追跡検査
右方への眼振が superimpose される。

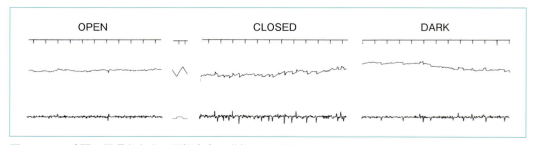

図Ⅵ-100　時間の経過とともに眼振方向が逆転した記録
右向きに存在していためまい発作3時間後の眼振（図Ⅵ-98）は，6時間後には特に閉眼下（CLOSED）で左向きに逆転している。

　眼振が右向きにあるため（a 下向き矢印），右方注視（上向き矢印）では眼振がより明確に認められる。なお a の右方注視でみられた左斜め下向き矢印で示される4個のスパイクはまばたきが同期しているものである。このような症例では明所開眼（OPEN）で右向き眼振が認められるために，閉眼や暗所開眼ではそれらの眼振がより明確に出現していることが図Ⅵ-98 からわかる。また同様に自発眼振が存在しているために，視標が右方に移動した場合に眼振が superimpose していることが図Ⅵ-99 からもわかる。なおその後，6時間後の記録（図Ⅵ-100）では，開眼正面（OPEN）での眼振は消失しており，閉眼（CLOSED）で左向き眼振，暗所開眼

（DARK）でも左向き眼振が疑われる。すなわち眼振の方向が変化している。

　この症例は左耳の聴力がスケールアウトの症例であり，遅発性内リンパ水腫が左耳に発症したとすると，発症時は眼振が左に出現することが推定されるが，実際には健側である右への眼振が認められている。しかも注視下でも右向き眼振が認められるため，いわゆる麻酔性眼振とは考えにくい。このような症例は従来のメニエール病あるいは内リンパ水腫の考え方からすれば，発作中の眼振は難聴側すなわち左側への眼振の出現が期待される。しかし本症例は難聴と反対側である右方への自発眼振である。この眼振方向の解釈には次の2つの考え方がある。
①対側型内リンパ水腫
②遅発性内リンパ水腫では，発作中に常に障害側の眼振が出現するとは限らない

　①では，見かけ上，聴力が良好な症例でも数年後には対側にも難聴が出現するのが特徴とされている。しかし本例では聴力良好な耳には，その後7年にわたる経過観察でも難聴の出現は認められていない。

　②は，遅発性内リンパ水腫の発作中の眼振は時に健側向きのことがあるという考え方である。筆者の20余例の経験では，めまい発作中に健側向き眼振を示した症例は本例のみで，症候学的には遅発性内リンパ水腫と考えられるが，この眼振の解釈には病態，患側を含めて検討の余地があるものと思われる。

D 急性感音難聴後の発作性頭位めまい症

　突発性難聴の症例では突発性難聴発症後，数年を経て，いわゆる良性頭位性めまい症類似の症状を呈する症例がある。以下，症例を示す。

症例⑦：急性感音難聴後の発作性頭位めまい症（48歳，女性）

　6か月前，右側の突発性難聴を罹患。そのときの聴力図は図Ⅵ-101のごとくであり，1週間入院治療を行ったが聴力は不変であった。今回，朝起床時に回転性めまいが出現したため来院。明所開眼，閉眼および暗所開眼の眼振は明らかではない。本症例で右下頭位を行わせると，一定の潜時をおいて右向きに水平・回旋混合性眼振が認められ（図Ⅵ-102），垂直誘導にも下眼瞼向き垂直眼振様の記録が認められるが，これは斜行性の眼振ではなく，回旋要素が垂直誘導に反映した記録である。左下頭位の記録を図Ⅵ-103に示す。右下同様潜時のある左向き眼振で，垂直誘導には上眼瞼向き垂直眼振様の記録がみられる。この記録からは一見左上眼瞼向き斜行性眼振のような記録となっているが，実際には水平回旋混合性眼振である。

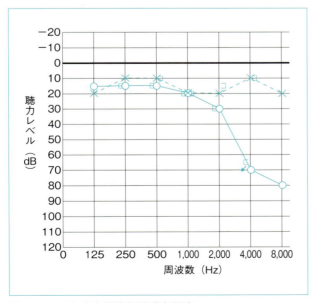

図Ⅵ-101　右高音部障害型感音難聴

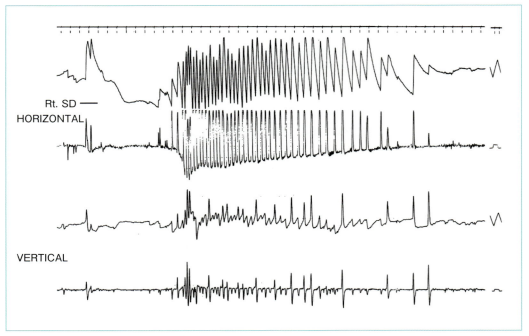

図Ⅵ-102　右下頭位で右方への眼振
仰臥位で右下頭位（Rt. SD）にすると一定の潜時ののち，右向き眼振が一過性に著明に出現している。垂直誘導に下眼瞼向き眼振が記録されていることは回旋要素が含まれていることを示している。水平誘導の横線は頭位変化を示している。以下同様。

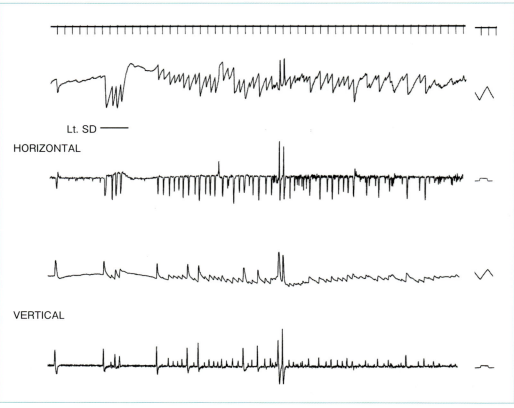

図Ⅵ-103　左下頭位で左向き眼振
左下頭位（Lt. SD）で潜時をもつ左向き眼振が記録されている。垂直誘導に上眼瞼向き眼振が記録されていることは回旋要素が含まれていることを示している。

これらの眼振は反復することによって軽快し，いわゆる方向交代性向地性の良性発作性頭位めまい症の眼振と類似している。なお視標追跡検査，視運動眼振検査さらに温度眼振検査も正常範囲である。

頭位眼振の記録にあたっては回旋要素を伴う眼振がしばしば観察され，一方，通常のENGでは回旋要素の定量的な記録ができないため，Frenzel眼鏡または赤外線CCDカメラ下での観察を同時に行うことが必要である（Ⅵ-2章4「良性発作性頭位めまい症」参照）。

同様の症例をもう一例示す。

症例⑧：急性感音難聴後の発作性頭位めまい症（31歳，男性）

3年前に右突発性難聴に罹患。当時めまいは自覚していない。そのときの聴力図が図Ⅵ-104a である。ステロイドなどの治療によって図Ⅵ-104b のように低音部は回復したが，高音部の障害は持続している。今回，頭位性めまいにより来院した。そのときの眼振の記録を図Ⅵ-105，106 に示す。図Ⅵ-105 は右下頭位で右向き眼振が記録されているが，眼振消失して3分後に再度同様の右下頭位を行うと b のごとく眼振は消失している。同様に最初の左下頭位（図Ⅵ-106a）では左向き眼振が認められるが，再度の左下頭位（図Ⅵ-106b）では眼振は消失している。すなわち方向交代性の向地性で反復刺激により眼振が軽快した症例ということができる。なお温度刺激眼振検査には左右差は認められなかった。

症例⑦，⑧の特徴は高音急墜型の感音難聴のあとにみられた良性発作性頭位めまい症である。しかも温度眼振検査は正常範囲である。

本病態はいわゆるデブリの半規管移動以外の血管障害の視点からの考察も必要であろう。図Ⅵ-107 は Schuknecht による内耳の血管支配である。迷路動脈は前前庭動脈と総蝸牛動脈に分岐して前者は前および外側半規管膨大部，球形嚢，卵形嚢を支配，後者は前庭蝸牛動脈と固有蝸牛動脈に分岐し前者は蝸牛の基底回転，後半規管膨大部を支配するといわれている。本症例のごとく急性感音難聴でも蝸牛基底回転の障害の残る感音難聴といわゆる外側半規管型良性発作性頭位めまい症の組み合わせは，正常な温度刺激眼振反応との組み合わせで興味ある所見である。

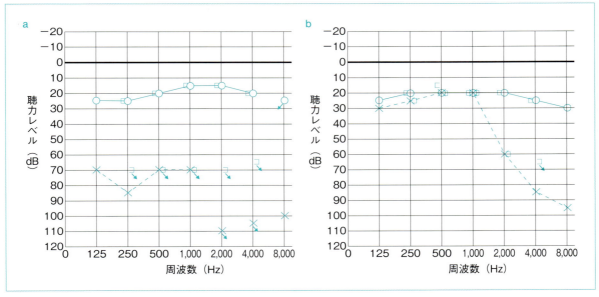

図Ⅵ-104　左突発性難聴
低音部の難聴は改善。

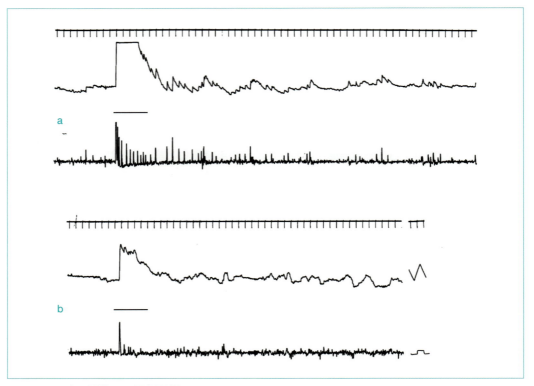

図Ⅵ-105　右下頭位での眼振記録
右下頭位で右向き眼振（a）。同一頭位を2度繰り返すことにより眼振軽快（b）。

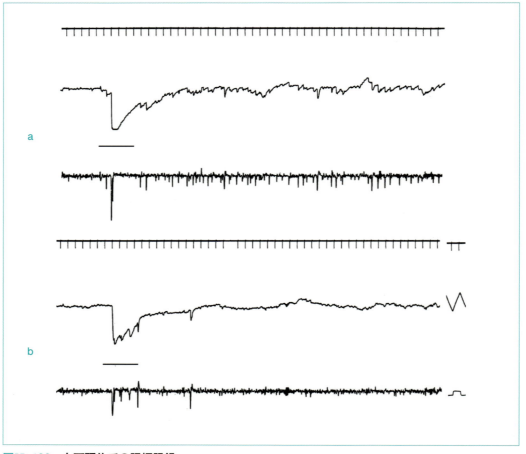

図Ⅵ-106　左下頭位での眼振記録
左下頭位で左向き眼振（a）。同一頭位を2度繰り返すことにより眼振軽快（b）。

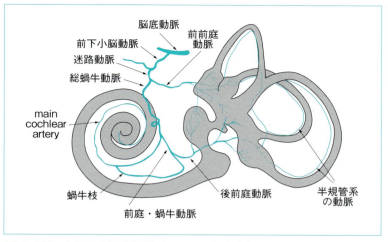

図Ⅵ-107　内耳の血管支配（Schuknecht による）

E 急性感音難聴と聴神経腫瘍

　聴神経腫瘍の約 20% 前後は急性感音難聴，すなわち突発性難聴類似の症状で発症することが知られている。以下その症例を示す。

症例⑨：右聴神経腫瘍（46 歳，女性）

　約 2 週間前，急激に右側難聴出現。当時めまいが軽度にみられた。ステロイドの点滴療法など行ったが効果は認められない。図Ⅵ-108 はそのときの聴力図である。本症例の左右側方注視眼振検査（図Ⅵ-109）では注視眼振は認められず，また注視下および非注視下の眼振も認められない（図Ⅵ-110）。視標追跡検査および視運動眼振検査（図Ⅵ-111，112）は正常範囲である。本症例の特徴的なことは，めまいそのものが著明でないにもかかわらず，温度刺激眼振検査が障害側は 30℃ の冷水刺激では反応がなく氷水刺激で軽度の反応を示すのみで，高度の低下が認められることである（図Ⅵ-113）。このようにめまいを伴わない急性感音難聴でありながら温度眼振が高度に低下している場合には，聴神経腫瘍の可能性がきわめて高いことになる。腫瘍によって前庭系が次第に障害されるが，急激な障害ではないために中枢の代償が常に加わっていることからめまい感を自覚しないことが多い。そのような経過のもとで内耳循環障

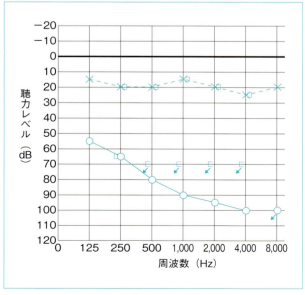

図Ⅵ-108　右聴神経腫瘍と急性感音難聴

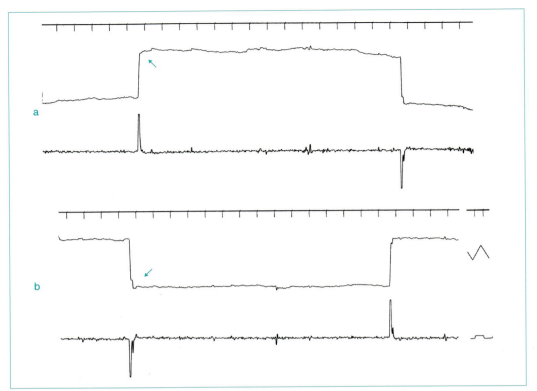

図Ⅵ-109　左右側方注視眼振記録

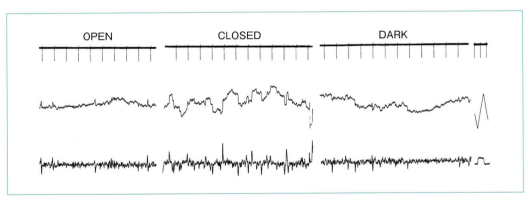

図Ⅵ-110　明所開眼（OPEN），閉眼（CLOSED），暗所開眼（DARK）の記録

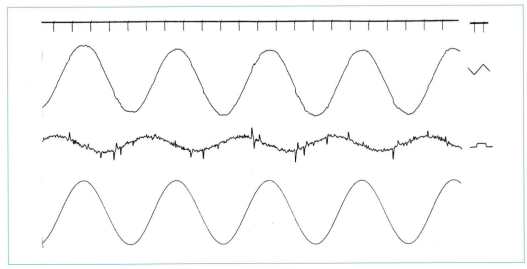

図Ⅵ-111　視標追跡検査

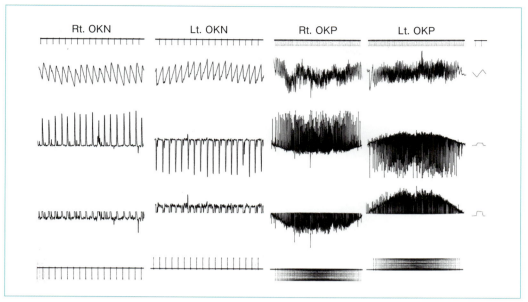

図Ⅵ-112　視運動眼振検査

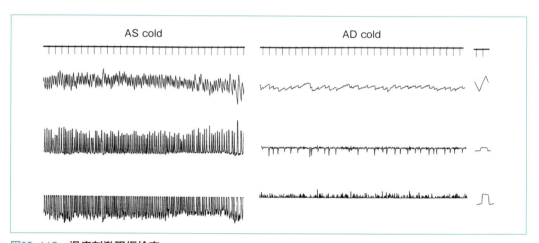

図Ⅵ-113　温度刺激眼振検査
右耳氷水刺激（AD cold）で軽度の反応がみられるのみで右耳半規管機能高度低下の所見。

害と思われる病態が発症して急性感音難聴が出現すると考えられる。しかしその時点で前庭系の機能は高度に低下しているため，めまいも軽度か自覚されないことが多い。これらの所見から聴神経腫瘍を疑い，MRI検査を施行した結果，右側の聴神経腫瘍が発見された（図Ⅵ-114）。

なお，急性感音難聴と聴神経腫瘍についてはⅥ-2章7「聴神経腫瘍と小脳橋角部障害」で取り上げる。

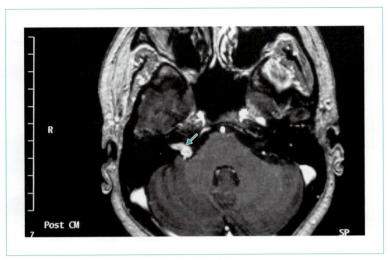

図Ⅵ-114　MRI検査による右聴神経腫瘍（矢印）

F めまいを伴う突発性難聴類似の中枢性疾患

　中枢性疾患の部分的症候としてめまいを伴う突発性難聴がみられることがある。その代表的疾患は前下小脳動脈（anterior inferior cerebellar artery：AICA）症候群である。

　内耳を支配する迷路動脈はAICAから分岐することが多く，AICAの本幹に閉塞その他の障害が発症すると，小脳症状や脳幹の症状の他に迷路動脈の障害により難聴，めまいなどを伴う。

　神経耳科学的には難聴，めまい，耳鳴りなど末梢第8神経障害とともに視標追跡検査の異常，視運動眼振検査の異常，視性抑制の異常などが加われば，AICA症候群の診断が機能的にはより確実なものとなり，MRIによりAICAの閉塞などの所見が得られれば機能検査の所見と総合してAICA症候群との診断が可能となる。

　ただ注意しなければならないのは，この部位の血管分布には変異も多く，約20％は迷路動脈が脳底動脈から直接分岐するともいわれており，そのような症例ではAICAの障害がみられても末梢第8神経障害の所見を示さないことになる。またAICAの障害は単独障害のみならず，後下小脳動脈（posterior inferior cerebellar artery：PICA）の障害を合併することもあるので機能検査の所見と画像検査の所見の「読み」については十分な注意が必要となる。

　なお急性感音難聴とめまいを伴う中枢性疾患には上述のAICA症候群のほかにも多発硬化性その他の報告もみられる。

文献

1) Hicks GW, Wright JW 3rd：Delayed endolymphatic hydrops：a review of 15 cases. Laryngoscope. 1988；98：840-845
2) 亀井民雄，石井英男，中山杜人：若年性片側聾に遅発性に発症するめまいについて―主として遅発性内リンパ水腫症候群（Schuknecht）．耳鼻臨床．1978；71：1245-1256
3) 北原糺，近藤千雅，武田憲昭，他：めまいを伴う突発性難聴の平衡障害長期予後．耳鼻臨床．2000；33：449-454
4) 喜多村健，小松崎篤：突発難聴，流行性耳下腺炎による急性感音難聴後の反復性めまい発作症例．耳鼻臨床．1980；73：1082-1093
5) Lee H, Ahn BH, Baloh RW：Sudden deafness with vertigo as a sole manifestation of anterior inferior cerebellar artery infarction. J Neurol Sci. 2004；222：105-107
6) Lee H, Baloh RW：Sudden deafness in vertebrobasilar ischemia：clinical features, vascular topographical patterns and long-term outcome. J Neurol Sci. 2005；228：99-104
7) Nadol JB, Weiss AD, Parker SW：Vertigo of delayed onset after sudden deafness. Ann Otol Rhinol Laryngol. 1975；84：841-846
8) 中島務，柳田則之：めまいの有無からみた突発性難聴の聴力とその予後．Equi Res. 1991；50：186-192
9) Schuknecht HF：Pathophysiology of endolymphatic hydrops. Arch Otorhinolaryngol. 1976；212：253-262
10) Schuknecht HF：Delayed endolymphatic hydrops. Ann Otol Rhinol Laryngol. 1978；87：743-748
11) Wolfson RJ, Leiberman A：Unilateral deafness with subsequent vertigo. Laryngoscope. 1975；85：1762-1766

4 良性発作性頭位めまい症

　良性発作性頭位めまい症（benign paroxysmal positional vertigo：BPPV）は回転性めまいのなかで最も多い疾患である。

　朝起きるとき，あるいは夜寝るときなど，体動により誘発される回転性めまいである。特に最初のめまい発作時には頭蓋内疾患を心配して救急車で病院に搬送され，CT，MRI等の画像診断が施行されることが多い。しかし，本疾患は典型的内耳疾患であるが，現在の画像検査で異常が認められることはない。

　将来画像検査が進歩して半規管内の浮遊であるデブリ（debris）が画像上認識されるようになると，さらにこの分野の発展が期待される。

　前述のごとく良性発作性頭位めまい症は回転性めまいのなかでは最も多い疾患であるため，めまい平衡障害に携わる医師はその的確な診断が要求される。

A 良性発作性頭位めまい症の歴史的背景

　この疾患はバラニー（Bárány）（1921）により『Acta Oto-Laryngologica』（Vol. 2）に最初に報告された疾患である（図Ⅵ-115）。患者は27歳の女性で，右下頭位で回転性めまいを発症。そのとき回旋性眼振[*1]が右方向へ約30秒間持続し，2度目に同じ頭位をとらせても発症しない。再度，めまいを発症させるため，しばらくの間，仰臥位または左下頭位をとり，そののちに右下頭位にすると眼振が誘発される。なお聴神経の症状はないのが特徴とされた。そこでバラニーは，その原因は耳石障害と考えた。

　その所見を現在の眼振シェーマで記載すると図Ⅵ-116のごとくになる。すなわち a で示されるごとく，右下頭位で回旋性眼振が認められ，2度同じ頭位を行うと b のように眼振は消失する。しかししばらくの間，例えば左下頭位をとり，その後，仰臥位より右下頭位にすると c のように最初にみられたような回旋性眼振が出現するのである。

　その後，この種の回旋性要素の強い眼振は Dix, Hallpike（1952）により"positional nystagmus of benign paroxysmal type"と命名され，現在の BPPV の名称のもとになった。同時に診断的意義をもった Dix-Hallpike 法が提唱され，現在の頭位変換眼振検査に至っている。この時代の BPPV は現在でいういわゆる後半規管型 BPPV で，その後，Schuknecht（1969）は病理所見からクプラ結石症（cupulolithiasis）の概念を提唱し，さらに Hall ら（1979）は半規管結石症（canalolithiasis）の概念を提唱し，現在の BPPV の病態で示される眼振の解釈に用いられるようになっている。

　このなかでも半規管結石症の症例では半規管内に脱落した耳石，半規管内の浮遊物等，いわゆるデブリ（debris）と呼ばれる物質の存在が大きな意義をもつとされている。しかし，BPPV にみられる多彩な眼振に対してクプラ結石症，半規管結石症，さらに light cupula などの概念が提唱されているが，現時点では概念上の解釈はできても，また実験的な場でデブリの移動による病態の解釈はできても実際の臨床の場で各々の症例に対して頭位の変化時に実際の画像上の実証は乏しく，実際の症例で示される多彩な眼振の解釈について統一場の理論には十分に立ち至っていない。

[*1] 回旋性眼振の呼称については注意を要する。一般の水平性眼振は患者自身の右あるいは左方向に眼振急速相が向くことにより，「右向き眼振」あるいは「左向きの眼振」とよばれている。回旋性眼振については多くの場合，検者の観察で患者の眼振が「時計回り」あるいは「反時計回り」といわれることが多く，水平性眼振との統一性に欠ける。検者から見て眼球の上極が右方に向くか左方に向くかの記載も提案されているが，必ずしも統一されていない。したがって本書では，Ⅴ-1章C「回旋性眼振」で述べられたごとく，従来通り検者から見て「時計回り」「反時計回り」の呼称で記載することにする。

Diagnose von Krankheitserscheinungen im Bereiche des Otolithenapparates.

Von Prof. R. BÁRÁNY, Upsala.

Vortrag, gehalten in der Gesellschaft der Ärzte in Stockholm am 12. Oktober 1920.

Bisher war es nicht möglich, die Diagnose einer Erkrankung im Bereiche des Otolithenapparates zu stellen. Vor kurzer Zeit gelang es mir, auf grund sehr einfacher Überlegungen diese Diagnose zu stellen, und ich hoffe, dass damit ein neues Gebiet im Bereiche der Diagnostik der Erkrankungen des Vestibularapparates erschlossen ist.

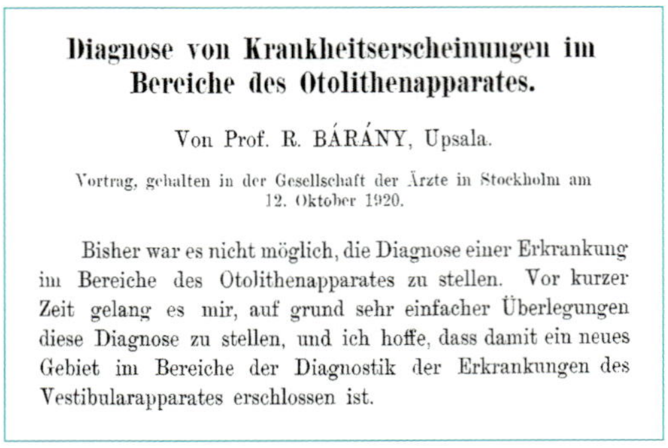

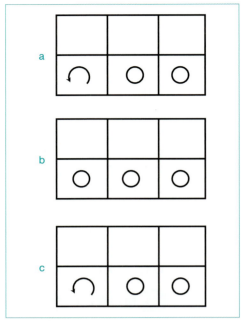

図Ⅵ-115　バラニーの原著論文
冒頭の一部である。
(Acta Oto-Laryngologica. 1921；2：434)

図Ⅵ-116　バラニーが観察したと思われる眼振

良性発作性頭位めまい症の眼振は回旋性要素を含むことが多く，実際の記録にあたっては回旋性要素を記録する必要がある。水平，垂直のみの記録が可能な従来のENGでは回旋性要素の記録を十分に行うことができないため，ENGで記録された眼振の解釈には注意が必要である。そのため，従来のENGによる頭位眼振検査のときは記録と同時にFrenzel眼鏡，あるいは赤外線CCDカメラ下での観察が必要で，実際観察された眼振を記録紙の上に鉛筆で記載しておくことが必要である。

図Ⅵ-117は仰臥位右下頭位（水平誘導横棒線）で数秒の潜時ののち，めまいと回旋性眼振が出現した症例の水平誘導，垂直誘導での記録である。水平誘導に特に問題はないが，垂直誘導に見かけ上，上眼瞼向き垂直眼振が出現しているような記録となっている。しかし実際の観察では回旋性要素の強い眼振が出現している。

これらの回旋性記録の問題を解決するために回旋性要素の記録できる機種の開発がなされている。その1例をあげる。図Ⅵ-118の第1誘導は水平誘導，第2誘導は垂直誘導，第3誘導は回旋誘導である。右下頭位（第1誘導の横棒線：Rt. SD）で回旋性眼振が出現したときの眼振を記録したものである。従来のENGは水平誘導，垂直誘導のみの記録が可能で回旋性眼振の定量的な記録を行うことができないため，本記録は池田ら（2016）により提唱されているImageJを改良した記録法を使用したものである。右下頭位で若干の潜時ののちに回旋性眼振が記録されており，下向き矢印は各々の誘導における眼振の強さが記録され，回旋要素の記録が最も大であることがわかる。その眼振の持続時間は数十秒以内であることが多い。

回旋性眼振の記録が可能な方式はBPPVのもつ多彩な眼振の病態生理学的な研究の進歩に大きく貢献することになるが，本書は原則として従来のENGのもつ水平・垂直の記録に主眼が置かれているため，以下その点を中心に記載することにする。

B　BPPVの分類

BPPVの発症には耳石，半規管が大きく関与している。BPPVの発症には耳石が剥離し半規管内に脱落した病態，あるいはその他，半規管内に生じるいわゆるデブリ等があり，それらがクプラに付着したり半規管内に存在して，頭位の変化によりそれらデブリが移動することにより対流が生じクプラを偏位させ眼振を生じさせる半規管結石症と呼ばれる病態がある。その

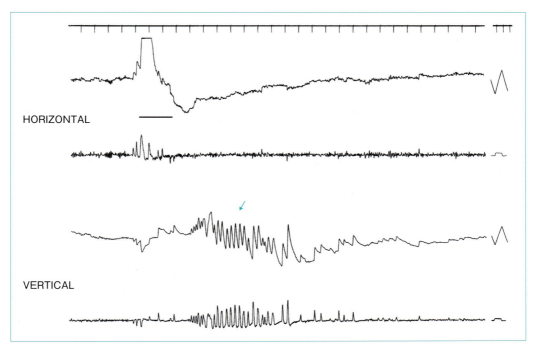

図Ⅵ-117　回旋性眼振の水平誘導，垂直誘導のみの記録

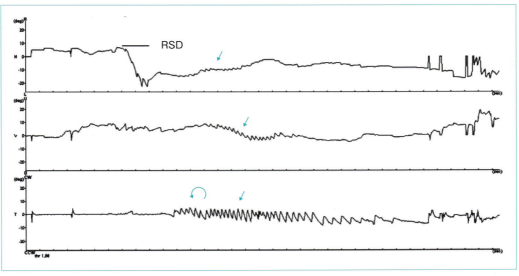

図Ⅵ-118　回旋性眼振のImageJでの記録

各々に三半規管が関係するためBPPVは①後半規管型，②外側半規管型，③前半規管型の3つに分類されている。ただ，いわゆる前半規管型BPPVは稀であるため，以下，主として後半規管型BPPVと外側半規管型BPPVを中心に述べることにする。

　BPPVの病態は，前述のように耳石器から剥離した耳石片あるいは半規管内の浮遊物デブリがクプラに付着するか（クプラ結石症：cupulolithiasis），半規管内に浮遊しているか（半規管結石症：canalolithiasis）で説明されていることが多い。しかし，BPPVの実際の眼振を観察してみるとこれらの考え方だけでなく，2種の球形嚢，卵形嚢の耳石器官そのものの病態も当然のことながら配慮されなければBPPVの真の解釈には至らないであろう。

C 症候学的特徴

1. 後半規管型 BPPV

後半規管型 BPPV の特徴は以下のようなものである。

① 頭位により誘発される回転性めまい
② 頭位変換検査後に一定の潜時をもつ回旋性要素の強い眼振が出現する。
③ めまいと眼振が一致し，眼振は次第に増強（crescendo）して一定の時間の経過とともに次第に減弱（decrescendo）する病態を示すことが多い。
④ Dix-Hallpike 法による頭位変換検査により反対回旋性眼振が出現する。
⑤ 反復刺激で眼振およびめまい感が軽快傾向をもつ。この現象はめまいの治療に用いられることでも知られている。

図Ⅵ-119 は頭位変換眼振検査法の模式図である。a，c は Dix-Hallpike 法とよばれるものであり，b は Stenger 法とよばれる。後半規管型 BPPV では坐位から懸垂患側下頭位で回旋性眼振が出現し，懸垂頭位から坐位に戻すと回旋の方向が逆転するのが一般的で，診断ならびに患側の決定に役立つことが知られている。

従来の水平誘導，垂直誘導の ENG ではこれら回旋性眼振の記録が確かでないため，最近では回旋性要素を同時に記録することができる VOG が開発され，回旋性要素を含む眼振の観察あるいは記録に有用視されていることは前述した。このように従来の ENG では水平眼振および垂直眼振は的確に記録できるが，回旋性眼振については定量的に記録できないために，それが欠点の一つとなっている。したがって以下本項目での，ENG の記録については主として水平性眼振が出現する外側半規管型 BPPV を中心に述べることにする。

後半規管型 BPPV では眼振の性質としての眼振方向，潜時，持続時間，反復刺激による減衰減少等その所見は比較的単純である。一方，いわゆる外側半規管型 BPPV では，方向性については方向交代向地性（下向性）眼振や方向交代背地性（上向性）眼振が存在しており，潜時についても潜時の認められない病態から数十秒にわたる長い潜時の眼振もあり，持続時間についても後半規管型 BPPV では大多数が 1 分以内であるのに対して 5 分以上持続する症例もあるなど病態の多様性に富み，それだけ興味ある病態ということができよう。

2. 外側半規管型 BPPV

外側半規管型 BPPV [*2] の特徴は以下のようなものである。

① 頭位によって誘発されるめまいとそれに伴う眼振

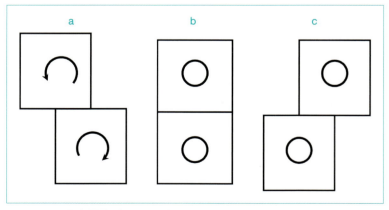

図Ⅵ-119　後半規管型 BPPV 型の Dix-Hallpike 法による眼振所見

[*2] 外側半規管型 BPPV は，欧米の文献では horizontal canal BPPV，あるいは lateral canal BPPV と呼称されるが，本邦の解剖学用語では「水平半規管」よりも「外側半規管」の呼称が用いられるため，本書でも「外側半規管型 BPPV」に統一した。

表Ⅵ-2 方向交代向地性眼振，背地性眼振の一般的特徴

眼振の方向	向地性眼振	背地性眼振
潜時	あり	なし
眼振持続時間	短い	長い
反復刺激	減衰現象あり	減衰現象なし
病態	半規管結石症	クプラ結石症

②眼振の性状は水平性要素が主で，方向交代向地性眼振（下向性眼振）と方向交代背地性眼振（上向性眼振）がある[*3]。
③方向交代向地性眼振は潜時をもつことが多く，背地性眼振は潜時をもたないことが多い。
④眼振の持続時間は背地性眼振のほうが長いのが一般的である。ただし向地性眼振でも長時間眼振が持続時間する症例がある（後述）。
⑤背地性眼振は時間の経過とともに向地性眼振に変化することがある。
⑥背地性眼振は小脳を中心とした後頭蓋窩疾患でみられることがあるので注意を要する。

　以上のように外側半規管型 BPPV は眼振の種類，眼振の潜時，持続時間，方向性などに多様な所見を示すことが特徴的である。その特徴の大略を表Ⅵ-2 に示す。ただし，この記載は一般的傾向を示す記載で，例外が存在することに注意を要する。
　以下，各々の眼振の特徴を ENG の記録とともに示す。

D 方向交代向地性眼振（positional nystagmus of geotropic type）

①右下頭位で右向き眼振，左下頭位で左向き眼振が出現する。
②眼振の出現には数秒の潜時をもつことが多い。
③反復刺激によって眼振は減少する。
④眼振の持続時間は 2 分以内のことが多い。
⑤頭位変化により頭位眼振が出現したあと第 2 相眼振が反対方向へ出現することがある。2 相眼振は 1 相眼振より持続時間が長いのが一般的である。
⑥氷水刺激などの強力な半規管刺激の前後でも眼振の性状の変化が認められない症例がある。

　以下，上記に示した方向交代向地性眼振の性状につき実際の記録を示す。

1. 一般的な向地性眼振について

　一般的な方向交代向地性眼振の記録を示す（図Ⅵ-120）。a は仰臥位から右下頭位，b は仰臥位から左下頭位の記録である。a では横実線のところで頭位を仰臥位から右下頭位（Rt. SD）にすると一定の潜時のもとに眼振が著明に誘発される。ただしその持続時間は 23 秒と長いものではない。一方 b では横実線のところで仰臥位から左下頭位（Lt. SD）にすると眼振が認められる。眼振の終止点は明確でないが 20 秒前後で眼振の強度に左右差があり，このことは後で述べるように病巣局在診断上重要である。

2. 眼振の潜時について

　向地性眼振は一般的に潜時をもつことが多い（図Ⅵ-121）。左下頭位（横実線：Lt. SD）にすると，一定の潜時を経て左向き眼振が出現し，その眼振の緩徐相速度は crescendo-decrescendo の病態を示していることが水平誘導の速度波形の記録からわかる。一方，垂直誘導には明らかな眼振は認められていない。このような眼振の潜時は数秒以内のことが多いが，時に頭位変化後 10 秒以上の経過後に眼振が出現することがある（図Ⅵ-122）。さらに図Ⅵ-123 のごとく潜

[*3] 向地性眼振（geotropic nystagmus）は別名「下向性眼振」といわれ，背地性眼振（apogeotropic nystagmus）は別名「上向性眼振」ともよばれることがある。欧米では向地性眼振，背地性眼振の呼称が一般化している。本邦では歴史的に「下向性眼振」「上向性眼振」の呼称が一般的であり，筆者も以前は「下向性眼振」「上向性眼振」と記載していたが，欧米との統一を図るため本書では「向地性眼振」「背地性眼振」に統一した。

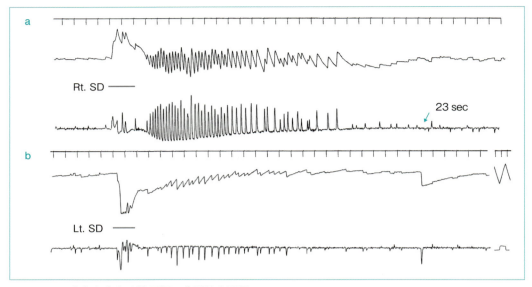

図Ⅵ-120　方向交代向地性眼振の典型的な記録
横実線は頭位の変化を示している。眼振の強度に差があることが多い。

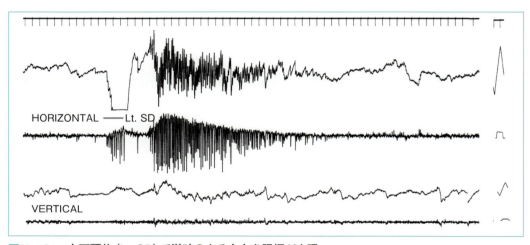

図Ⅵ-121　左下頭位（Lt. SD）で潜時のある左向き眼振が出現
速度波形の記録を見ると眼振緩徐相速度が crescendo-decrescendo の要素を示している。

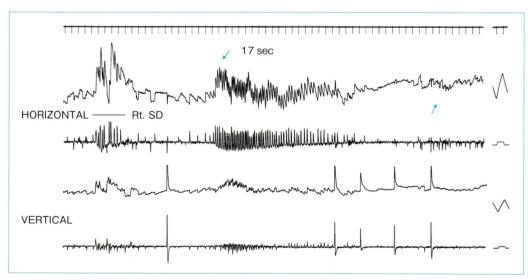

図Ⅵ-122　右下頭位（Rt. SD）で17秒後に強力な向地性眼振が出現すると同時に2相も出現している（上向き矢印）

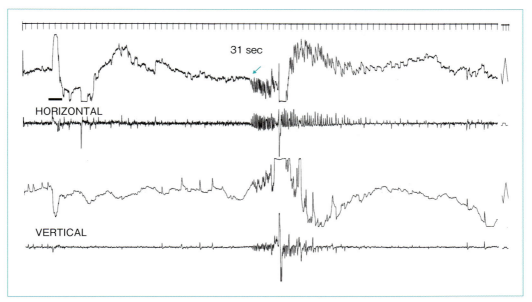

図Ⅵ-123　右下頭位後31秒で眼振が出現

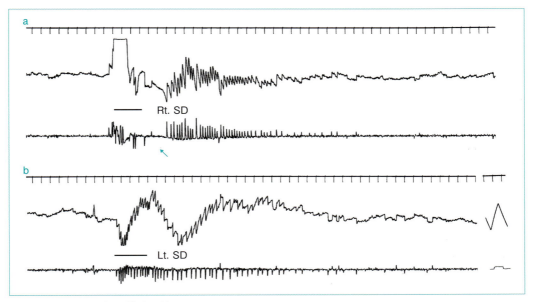

図Ⅵ-124　頭位眼振の潜時の差
右下頭位（Rt. SD）では潜時が存在しているが（上向き矢印），左下頭位（Lt. SD）では潜時は明確でない。

時が31秒と長い場合もあり，このような病態が疑われる場合には十分な観察時間を要することを示している。

　また後述（図Ⅵ-144-1）のように2相（上向き矢印）が出現することもある。

　一方，通常は一定の潜時があることが多いが，症例によっては方向交代向地性眼振でありながら潜時が明らかでない場合があり図Ⅵ-124がそれを示している。すなわち右下頭位（Rt. SD）（a）では一定の潜時（上向き矢印）が出現しているが，左下頭位（Lt. SD）（b）では眼振の出現に潜時がほとんど認められていない。このような潜時の差はどのように出現するかについては諸説があるが，一般的には剝脱した耳石やいわゆるデブリが半規管のどの部分にあり，それが頭位の変換によってどのような内リンパの流動を起こすかに関係があるといわれている。

　また症例によっては図Ⅵ-125のごとく右下頭位，左下頭位でいわゆる潜時がほとんど認められない症例がある。このような症例はデブリがクプラの比較的近いところに存在する場合に観察される可能性がある。

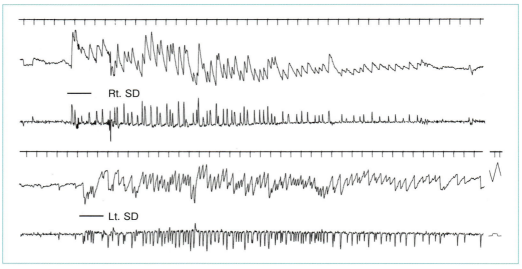

図Ⅵ-125　向地性眼振で潜時のない症例

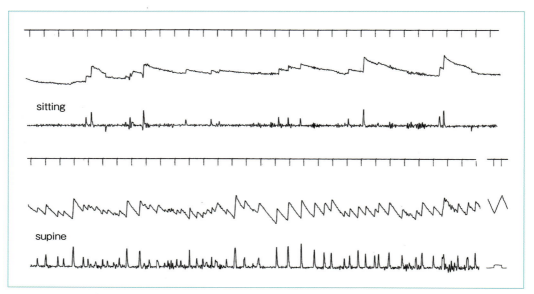

図Ⅵ-126　坐位（sitting）と仰臥位（supine）の眼振

　なおここで注意しなければならないのは，自発眼振がある場合の頭位眼振の記録である．坐位（sitting）で眼振が軽度にみられ，仰臥位（supine）にすると右向き眼振が増強する症例の記録を図Ⅵ-126に示し，その症例の右下頭位および左下頭位の記録を図Ⅵ-127に示す．右向き眼振が存在しているために（下向き矢印），右下頭位（Rt. SD）にすると眼振が若干増強していることがわかる．一方，左下頭位（Lt. SD）では見かけ上，左向き眼振が出現するのに一定の潜時（上向き矢印）が存在しているような記録となっている．しかしこれは元来，存在している右向き自発眼振によって左向き眼振の出現が抑制されているため，あたかも若干長い潜時が存在するような記録となっているが，いわゆる潜時とは異なり自発眼振が影響しているものと考え，ENGを読むうえで注意しなければならない．

　本症例の仰臥位における眼振が消失した時期での右下頭位，左下頭位での記録を図Ⅵ-128に示す．右下頭位では右向き眼振，左下頭位では軽度の潜時をもつ眼振が認められ，図Ⅵ-127に示された見かけ上の潜時よりは短い潜時になっていることがわかる．したがってこのような記録から，図Ⅵ-127で示された左下頭位の見かけ上比較的長い潜時は右向き眼振により影響されたものと考えることができる．

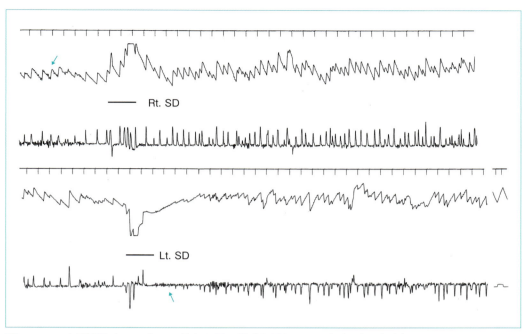

図Ⅵ-127　左下頭位（Lt. SD）で一見やや長い潜時と思われる現象（上向き矢印）

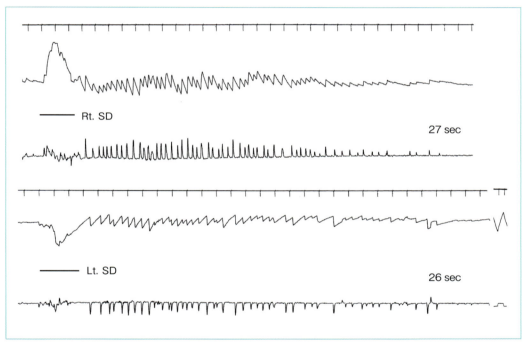

図Ⅵ-128　自発眼振消失後の右下および左下頭位

　眼振の潜時は一定でないことは我々が経験することであるが，同一症例でも頭位の変化を反復することにより潜時が変化する症例がある。
　図Ⅵ-129は仰臥位から右下頭位（図Ⅵ-129-1）あるいは左下頭位（図Ⅵ-129-2）を繰り返すことにより潜時，眼振の変化を記録したものである。図Ⅵ-129-1では1〜3回，仰臥位から右下頭位を反復刺激することにより潜時は短縮し，3度目で眼振の誘発も高度に低下すると同時に潜時も明らかではなくなっている。なお，本症例の左下頭位の記録は図Ⅵ-129-2に示してある。

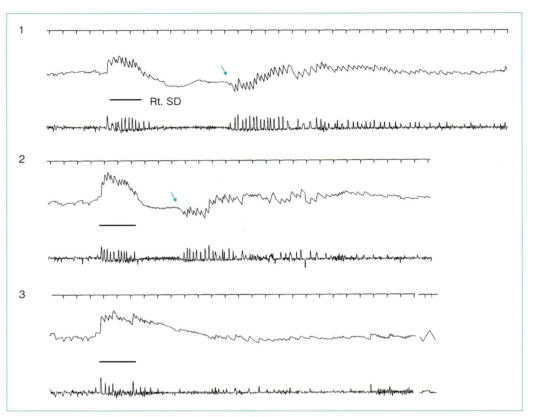

図Ⅵ-129-1　右下頭位の反復刺激による潜時の変化

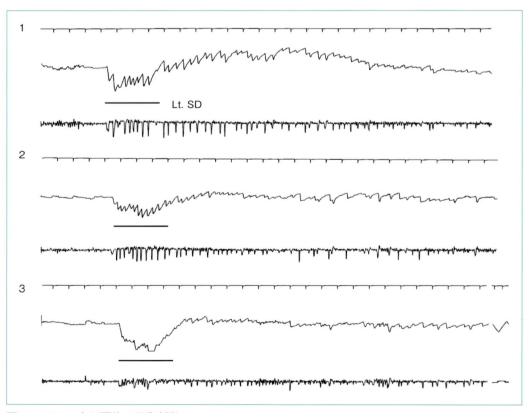

図Ⅵ-129-2　左下頭位の反復刺激

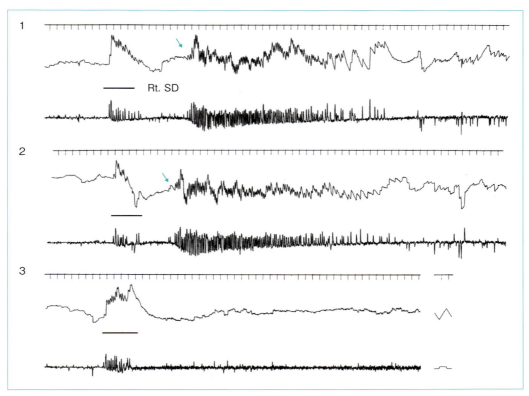

図Ⅵ-130　右下頭位反復刺激の潜時の差

　同様の記録は図Ⅵ-130でも示されている。図Ⅵ-130では3～5分間の間隔を置き1～3回（図の1～3）の仰臥位から右下頭位の操作を行っている。最初存在していた潜時は2回目の操作でやや短縮して3回目の操作では眼振も消失したため潜時も明らかではなくなっている。
　反復刺激により潜時が短縮するメカニズムの考え方の一つとして，次のようなことが考えられる。
　潜時は向地性眼振の症例が多く，同時に半規管結石症の病態が推定される。反復刺激によりデブリは半規管内を移動し半規管内に対流を発生し，クプラの偏位が生じて眼振が誘発されるが，デブリの移動距離が潜時を規定するという考え方である。その他，鈴木ら（2015）によれば実験結果から半規管内のデブリの量，粘度，それに伴う移動距離などにより規定されるとしている。ただ，このような現象が人体の半規管内で生じていることは推定の範囲内であると同時に，純機械的な考え方だけで説明することの可否についてはデータの蓄積が必要であろう。

3. 反復刺激と眼振の減衰現象

　方向交代向地性眼振は反復刺激により眼振が減衰することはすでに述べた。図Ⅵ-131はそれを示している。初回の仰臥位から右下頭位（a，横棒線Rt. SD）で右向き眼振が認められる症例に対して3分以上の間隔を置いて同一頭位を2度繰り返すと〔Rt. SD（2）〕，bに示されるごとく眼振の誘発が著明に低下している。一方，左下頭位でも2度目の刺激で同様に眼振が減少していることが図Ⅵ-132からわかる。同様の症例を図Ⅵ-133，134に示す。
　方向交代向地性眼振は，一般には反復刺激で眼振の高度低下あるいは消失することが多いが，症例によっては反復する頭位変化に抵抗する症例もある。
　図Ⅵ-135，136は同一症例の右下頭位，左下頭位の記録を示している。右下頭位，左下頭位をそれぞれ1～8回まで施行した1回目，5回目，8回目の記録である。仰臥位から右下頭位（図Ⅵ-135）の記録では1～8回反復頭位変化を施行しても眼振は若干減弱するが完全には消失しない。同様に仰臥位から左下頭位を8回施行しているが眼振は誘発されている（図Ⅵ-136）。このような症例では多くの場合，頭位変化を主体とした理学療法にも抵抗する。

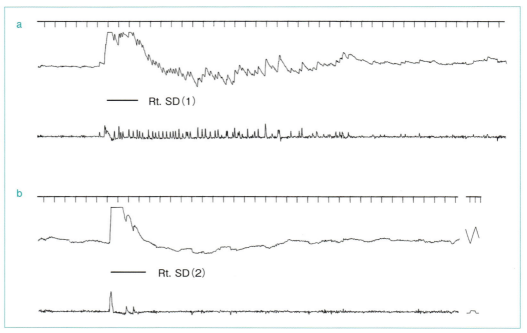

図Ⅵ-131　反復刺激による眼振の減衰減少（右下頭位）

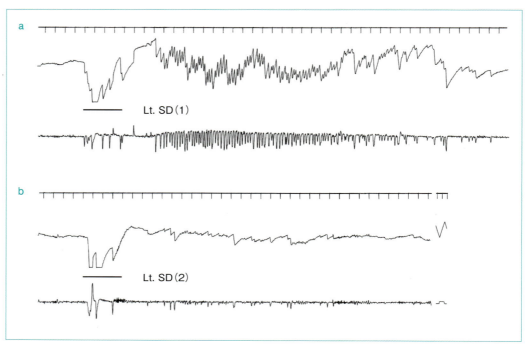

図Ⅵ-132　反復刺激による眼振の減衰減少（左下頭位）

4．頭位眼振の持続時間

　一般に方向交代向地性眼振の持続時間は数十秒のことが多い．すでに図Ⅵ-128で示したごとくその持続時間は27，26秒と短く，多くの症例で1分以内の持続時間である．

　ただ，時に方向交代向地性眼振の持続時間が長い症例を経験することがある．図Ⅵ-137は仰臥位で右向き眼振の存在している症例（下向き矢印）で，180秒後の記録が示されているが眼振はその時点でも持続している．

　頭位眼振が自発眼振に常に影響を受けるとすれば，本症例は仰臥位で右向き眼振が存在しているので右下頭位でより高度の眼振が出現することが期待される．しかし実際には左下頭位の

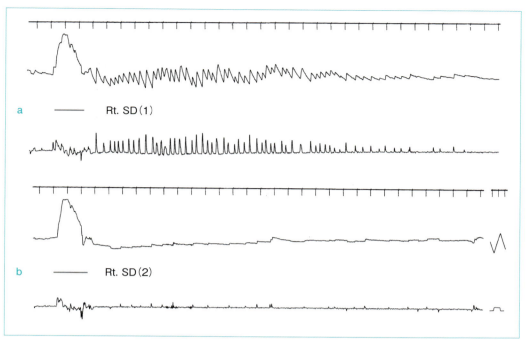

図Ⅵ-133　反復刺激による眼振の減衰減少（右下頭位）

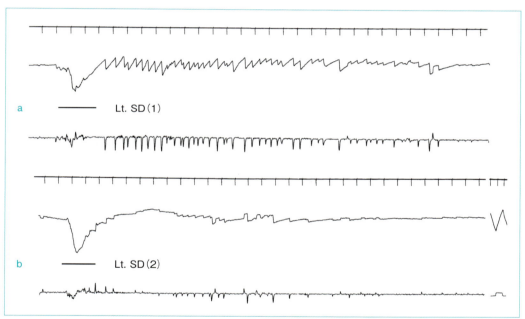

図Ⅵ-134　反復刺激による眼振の減衰減少（右下頭位）

眼振のほうが高度である。この原因としては後述する障害部位との関係が問題となる。
　類似症例を以下に示す。
　図Ⅵ-138〜140は軽度の自発眼振の存在する症例である。暗所開眼坐位（sitting），仰臥位（supine）の記録を図Ⅵ-138に示す。仰臥位で右向き眼振が軽度に認められる。本症例では，仰臥位より右下頭位（図Ⅵ-139：Rt. SD）では下段の記録（b）は上段の記録（a）の記録の連続で180秒でなお著明な右向き眼振が出現しており，この記録からさらに長時間持続することが予測される。一方仰臥位より左下頭位（図Ⅵ-140：Lt. SD）でも250秒は持続しているが減衰傾向をもっている。本症例は仰臥位での眼振が右向きにあり，頭位眼振は左下頭位のほうが緩徐相速度が大であることなど左右差があり，この差から患側が左であることが推定される。

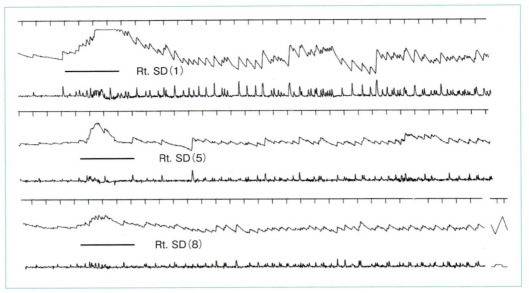

図Ⅵ-135　反復刺激でも眼振が消失しない（右下頭位）

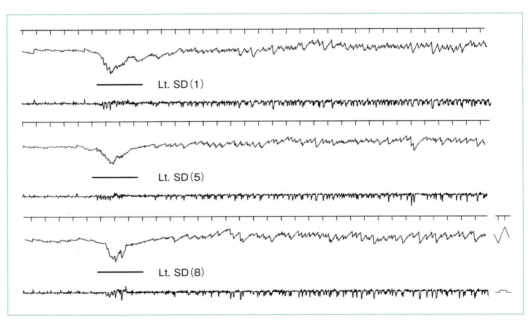

図Ⅵ-136　反復刺激でも眼振が消失しない（左下頭位）

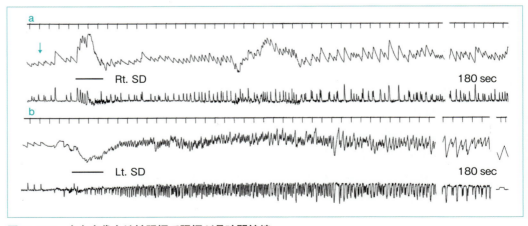

図Ⅵ-137　方向交代向地性眼振で眼振が長時間持続

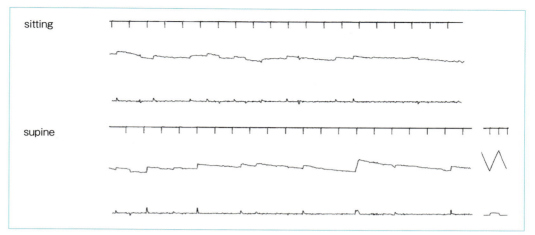

図Ⅵ-138　非注視下で右向き眼振

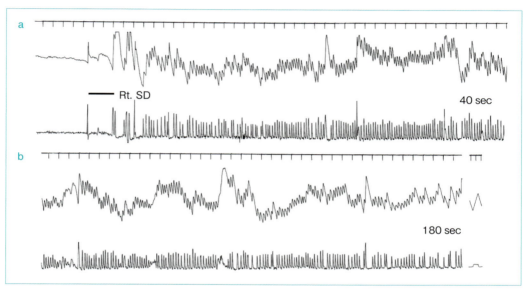

図Ⅵ-139　右下頭位で向地性眼振が長時間持続

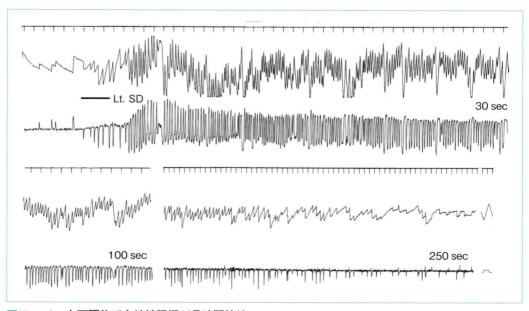

図Ⅵ-140　左下頭位で向地性眼振が長時間持続

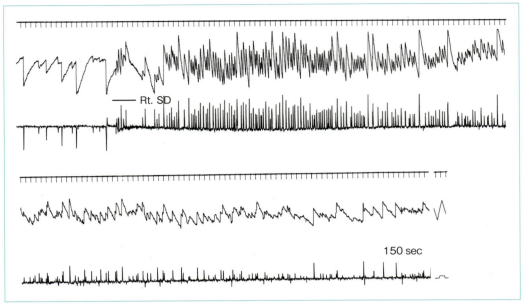

図Ⅵ-141　仰臥位で左向き眼振のある症例の右下頭位

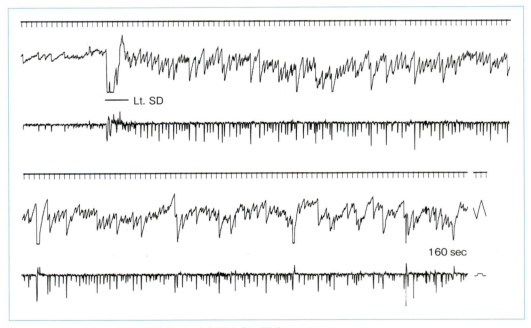

図Ⅵ-142　仰臥位で左向き眼振のある症例の左下頭位

　図Ⅵ-141，142も同様で，右下頭位では150秒程度，左下頭位でも160秒以上持続していることが記録されている。本症例は仰臥位の眼振が左向きで，右下頭位でより眼振が高度であることから患側は右と推定される。

　以上述べてきた長時間持続する眼振に対しては，眼振が誘発されている時点で眼振の方向と反対方向に頭位を変化させると，それに従い眼振の方向を任意に変化させることができる。図Ⅵ-143はそれを示し，a，b，cは連続の記録である。aの横実線のところで仰臥位から左下頭位に変化させると眼振は左方に誘発され，その後左下頭位から仰臥位に変化させると（左SD-Sup）右向きの眼振がみられるが，再度左下頭位〔bのSup-Lt. SD（2）〕で初期の左下頭位より著明な眼振が出現してその眼振は持続していることがわかる。このように長時間持続する眼振については眼振の方向を任意に変化させることができる。

　なお，持続する方向交代向地性眼振の病態についてはいわゆる"light cupula"なる概念が提

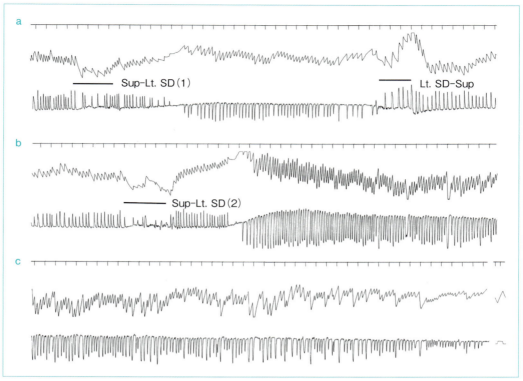

図Ⅵ-143 眼振誘発途中での頭位変化による誘発眼振の変化

唱されており現象の説明には都合が良いが，light cupula 発症のメカニズムや数日以内で長時間持続する眼振が消失することなど必ずしも明快な回答は得られていない。

このように眼振の持続時間が長く頭位により影響を受けやすい症例に関しては，いわゆる眼振の出現しない頭位（ゼロポイント）が存在していることが多い。すなわちその位置に頭位を移動しておくと眼振は軽減するものである。

5. 頭位眼振第2相の出現

眼振の第2相は回転眼振検査などの前庭刺激あるいは視運動眼振刺激などの刺激により誘発眼振が出現したあと，その逆方向に眼振が出現する状態は第2相と呼称されている。これら2相は回転後眼振，視運動後眼振の場合では潜在する自発眼振や小脳障害などの特殊な病態を除いては持続時間は2相のほうが短い。

一方，頭位眼振検査後にも2相がみられることがある。図Ⅵ-144は頭位眼振が誘発されたあとに2相が出現した記録を示している。a～bは連続記録である。右下頭位（Rt. SD）で若干の潜時のあと右向き眼振が出現し，48秒前後に眼振は反対方向である左向きに出現して170秒以上持続している。2相が1相より長時間持続している。同時期の左下頭位での眼振は左向きに出現しているが高度な眼振ではなく，また長時間記録したが2相の出現はなかった。

同様の症例を図Ⅵ-145に示す。図Ⅵ-145-1は左下頭位（Lt. SD）で左向き眼振が出現し，64秒前後に右向きに逆転しており215秒以上持続している記録が示されている。一方右下頭位では図Ⅵ-145-2に示されるごとく右向き眼振が持続しているが眼振は高度ではない。以上の2例は2相が1方向にのみ出現した症例で，1相の眼振が高度に出現しているのが特徴である。多くの症例では2相の出現のためには1相が高度であることが条件となっている。しかし症例によっては1相の眼振が必ずしも高度でないケースがみられることがある（図Ⅵ-146）。

右下頭位（Rt. SD）（a）では1相が高度であるため2相（横実点線）が出現しており，3分以上持続している。左下頭位（Lt. SD）（b）では1相が高度ではないが，34秒前後で2相に逆転して（横点線）持続している。この場合考えなければならないのは仰臥位で右向き眼振が存在していることで，それは右下頭位検査の前に縦矢印で示されている。したがって左下頭位の右眼振へ

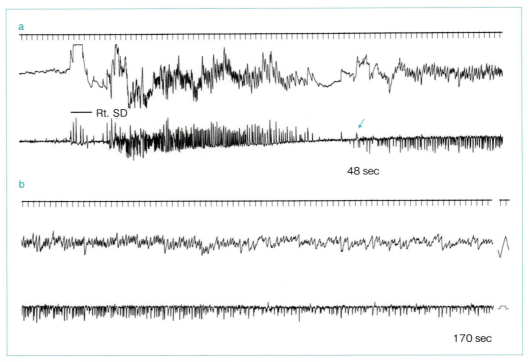

図Ⅵ-144-1　右下頭位で眼振の第2相出現，長時間持続時間

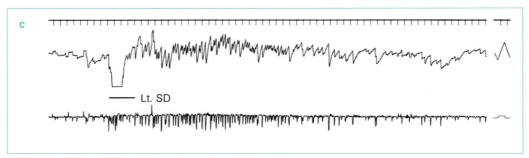

図Ⅵ-144-2　左下頭位

の逆転は既存の自発眼振によるものではないかとの疑念も湧くが，その自発眼振が影響したとすれば右下頭位の2相である左向き眼振が3分以上持続する説明を十分にすることはできない．

頭位眼振における2相の出現についてはStahleら（1965）の報告以後，報告が散見される．

2相の出現する病態生理についてはいくつかの解釈がある．上記に示した記録からもわかる通り，2相の出現する症例では1相の眼振が強度であり，そのため中枢機構の過順応により発症するとの考察だが，その場合は2相が1相より長時間持続することの説明は困難である．当然，潜在する自発眼振による可能性も考えられるが上記の記録で示された所見からは考えにくい．Leeら（2009）はshort arm adaptationを重視している．その他，速度蓄積機構（velocity storage mechanism），内耳内のイオンチャンネルの変化，半規管結石症とクプラ結石症の合併等での説明が考察されているが十分なコンセンサスが得られている段階ではない．ただ一般にいえることは2相の出現する症例は1相の眼振が高度であることが多い．

6．温度刺激眼振検査前後の頭位眼振

方向交代向地性眼振が半規管結石症の概念で説明されるとすれば，温度眼振検査の前後で眼振所見が変化することが推定される．すなわち温度刺激によって内リンパ流動を発生させた場合に半規管内に存在するデブリが内リンパの流動により移動することが想定され，眼振の潜時あるいは持続時間などに影響を与えることが予想される．特に氷水注水試験など半規管内の内リンパ流動を高度に発生させる操作では，半規管内に存在するデブリが内リンパ流動により移

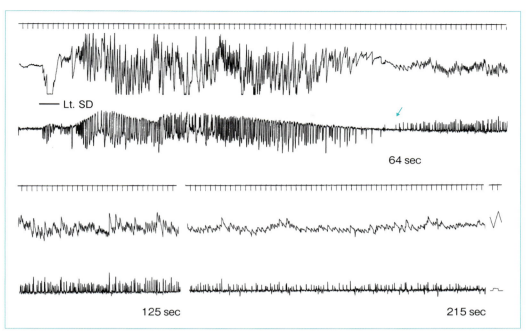

図Ⅵ-145-1　左下頭位で眼振の第2相出現，長時間持続時間

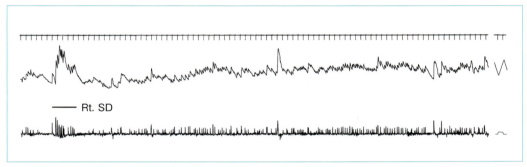

図Ⅵ-145-2　右下頭位

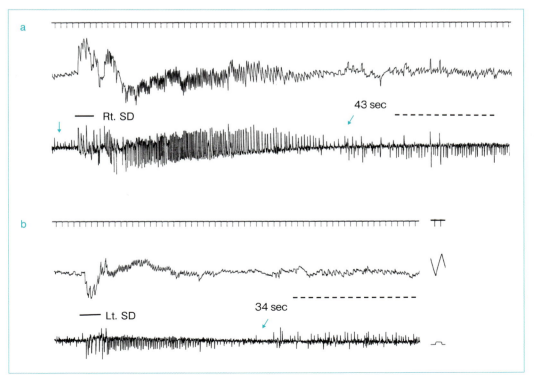

図Ⅵ-146　右下頭位，左下頭位で2相出現

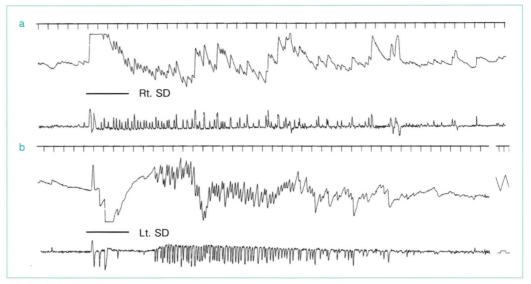

図Ⅵ-147　向地性眼振

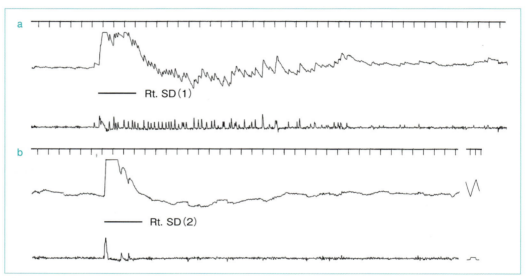

図Ⅵ-148　反復右下頭位で眼振消失

　動することが考えられ，その結果，温度刺激眼振検査の前後では頭位眼振の性状に変化が生じることが期待される。しかし，実際の症例では温度刺激後の眼振も刺激前の眼振とほぼ変わりのない所見であることが示されており，以下にその実例を示す。
　図Ⅵ-147は右下頭位（Rt. SD）で右向き，左下頭位（Lt. SD）で左向きの眼振が認められる方向交代向地性眼振の症例である。この症例は図Ⅵ-148，149に示されるごとく3分程度間隔を置いた2度目の反復頭位刺激で眼振は軽快する通常の眼振である。本症例に対して氷水の温度刺激を行うと，最大緩徐相速度は左耳では32°/secと正常範囲であるが，右耳では18°/secと低下している（図Ⅵ-150）。この症例に対して温度刺激眼振検査後，再度，頭位眼振検査を行うと図Ⅵ-151のごとく温度眼振検査以前の図Ⅵ-147と同様の眼振所見を呈していることが示されている。
　同様の所見を以下に示す。温度刺激眼振検査については半規管内の内リンパ流動を良好にするためにいずれも氷水注水を使用している。
　図Ⅵ-152は氷水による温度眼振刺激前の所見，図Ⅵ-153は温度眼振の実際の所見で右耳は16°/sec，左耳は18°/secと両側とも反応低下が認められる。図Ⅵ-154は温度眼振検査後の頭

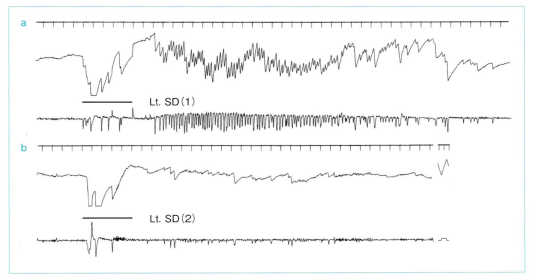

図Ⅵ-149　反復左下頭位で眼振消失

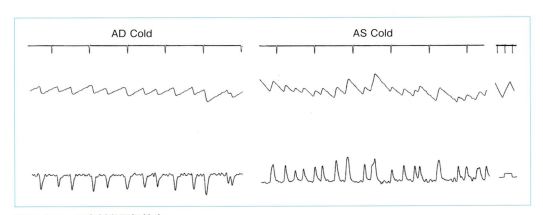

図Ⅵ-150　温度刺激眼振検査
右耳刺激；18°/sec，左耳刺激；32°/sec。

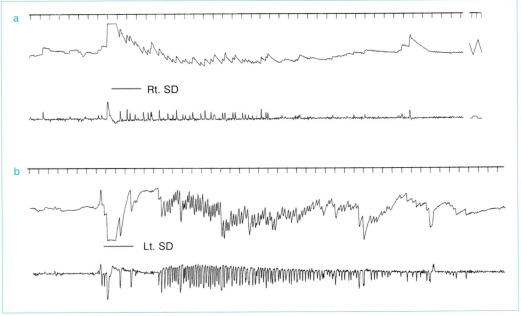

図Ⅵ-151　温度刺激眼振検査後の頭位眼振
基本的に刺激前と変化なし。

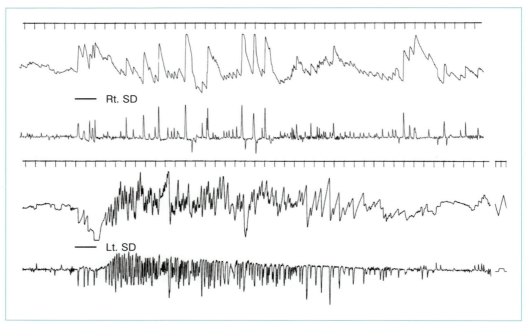

図Ⅵ-152　向地性眼振

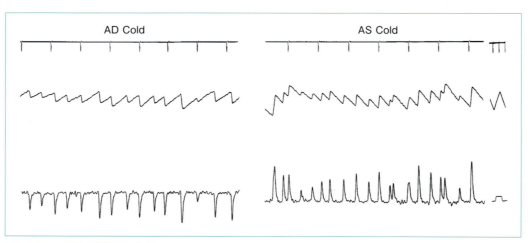

図Ⅵ-153　温度刺激眼振検査

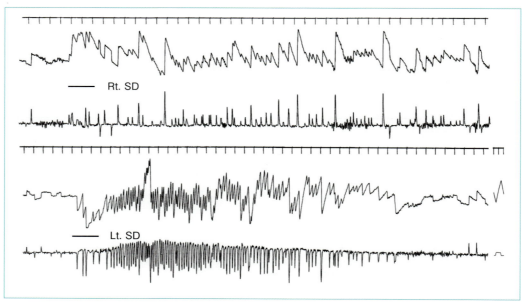

図Ⅵ-154　頭位眼振は刺激前と基本的に変化なし

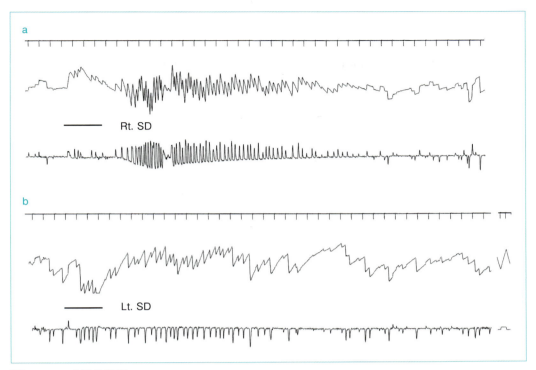

図Ⅵ-155　向地性眼振

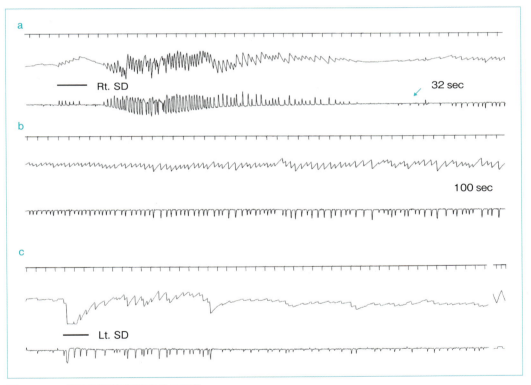

図Ⅵ-156　温度刺激眼振検査後の所見
基本的に変化なし。ただし眼振2相出現。

位眼振所見で，温度眼振検査前の図Ⅵ-152と大差ないことがわかる。類似症例を以下に示す。
　図Ⅵ-155は右下頭位で眼振がより強度に出現する方向交代向地性眼振の記録である。本症例においても温度眼振検査後（図Ⅵ-156）に右下頭位でより強度の眼振が出現していることは基本的に変化はない。ただ，温度刺激眼振検査以前には認められなかった2相眼振が右下頭位で認められていることは興味がある。すなわちaの右下頭位（Rt. SD）で右向き眼振が出現す

るが，約32秒後に逆転して連続記録のbに続き100秒の時点でも2相が持続していることが示されている。なお，cの左下頭位では温度刺激眼振検査刺激前と同様の眼振が認められる。

　以上のように方向交代向地性眼振のなかには氷水の刺激による高度な外側半規管刺激後でも頭位眼振の基本的な所見に変化のない症例がみられることが示された。向地性眼振が半規管結石症で説明されるとすれば内リンパ流動により温度刺激眼振検査後には何らかの影響を受けてもよいと思われるが，その影響は明らかではないことが記録から示されている。このことは半規管内に存在しているデブリが氷水による温度刺激程度では移動しないことを示しており，そのために温度眼振反応も低下しているとの考え方も成り立つ。ただ，氷水刺激で施行してもバラニーなどの回転検査よりは刺激が弱いことが一つの要因となる可能性は否定できない。この点についてはさらに head impulse test などより高度の刺激のあとでどのような変化を示すかを検討する必要がある。ただ，図Ⅵ-150，154，156 で示されたごとく温度刺激眼振検査後右下頭位，左下頭位など，比較的軽度な刺激に対しての頭位眼振に基本的な影響がないことと，3～5分程度の間隔を置いて頭位眼振検査を反復刺激した場合に眼振が消失する現象と併せて病態をどのように説明するかの問題が残る。

　なお，温度眼振反応の低下は頭部への振動を反復刺激することにより半規管内に嵌頓しているデブリの移動が頭位眼振の消失に役立つとの Brevern ら（2001）の報告もある。

E 方向交代背地性眼振（positional nystagmus of apogeotropic type）

　方向交代背地性眼振の一般的な特徴として以下の点があげられる。
①右下頭位で左向き眼振，左下頭位で右向き眼振が誘発される。
②一般に潜時はほとんどない。
③誘発された眼振の持続時間は方向交代向地性眼振より長い。
④反復刺激による誘発眼振の減衰現象は少ない。
⑤背地性眼振が時間の経過とともに向地性眼振に変化して軽快する症例がある。
⑥2相性眼振の出現は方向交代向地性眼振より稀である。
⑦頭位変化の刺激時間による影響を受けることはほとんどない。
⑧小脳を中心とした中枢神経疾患で出現することがあるために，方向交代背地性眼振の症例では中枢性疾患を否定する必要がある。

　本症の主たる原因は，半規管内の浮遊デブリがクプラに癒着しているとするクプラ結石症（cupulolithiasis）とする説が有力である。ただ，前述したように小脳を中心とした中枢性疾患においても出現することがあるのでその配慮が必要であるが鑑別のポイントについては後述する。背地性眼振と向地性眼振の比較についてはすでに表Ⅵ-2（177頁）に示してあるのでそれを参照されたい。

　以下，方向交代背地性眼振の典型的な症例の ENG 記録を示す。

1．眼振の方向について

　図Ⅵ-157 は方向交代背地性眼振の記録を示している。仰臥位から右下頭位（Rt. SD）にすると左向き眼振が，仰臥位から左下頭位（Lt. SD）にすると右向き眼振，すなわち方向交代背地性眼振が認められ，しかも記録時間内ではその眼振が減衰していないことがわかり，長時間持続することが推測される。

　図Ⅵ-158 も同様で，頭位変換後80秒までの記録を示してあるが眼振の減衰現象はほとんど認められず，長時間持続することが想定される。

　ただ，これらの眼振も後述のごとく300秒程度の記録を行うと（図Ⅵ-159，160，162 など）減衰減少のあることがわかる。

2．潜時は短いか認められないことが多い

　方向交代向地性眼振が多くの場合，潜時をもつことに対して，背地性眼振は潜時をもたないことが多く，図Ⅵ-157，158 で示されている。その理由として，半規管内のクプラに付着した

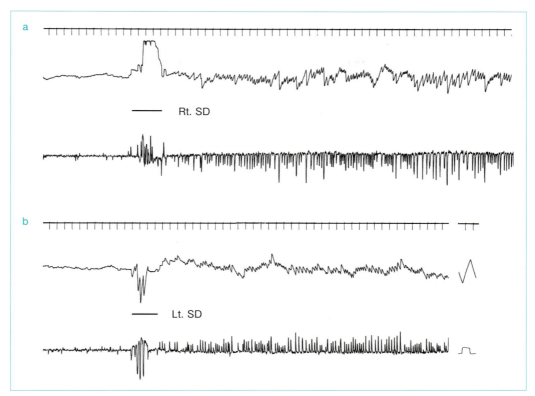

図Ⅵ-157　方向交代背地性眼振（1）

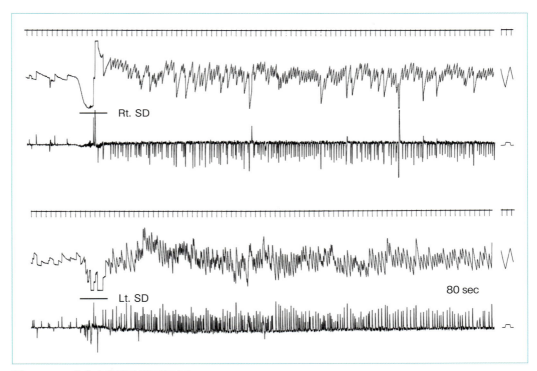

図Ⅵ-158　方向交代背地性眼振（2）

浮遊物により頭位変化後直ちにクプラが偏位してその情報が発信されるためと考えられている。

3. 眼振の持続時間

　持続時間は方向交代向地性眼振より長い。図Ⅵ-159は右下頭位で左向き眼振が出現しており，a～bは連続記録であり300秒までの記録が示されている。この程度の長時間記録を行うと若干，眼振の減少傾向はあるが，方向交代背地性眼振が持続していることを示している。図Ⅵ-160は同様症例の左下頭位の記録であるが，めまい感が強いため暗算負荷などを行い覚醒状態を保つようにしているので眼振波形が不安定である。

　背地性眼振は長時間持続することが特徴とされているが，図Ⅵ-159，160のように300秒などの長時間の記録を行うと前述のごとく減衰傾向をもつことが示される。このことは現象的

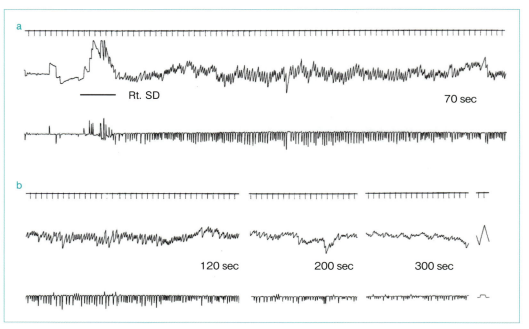

図Ⅵ-159　背地性眼振，右下頭位長時間記録
図でa, bは持続した記録である。

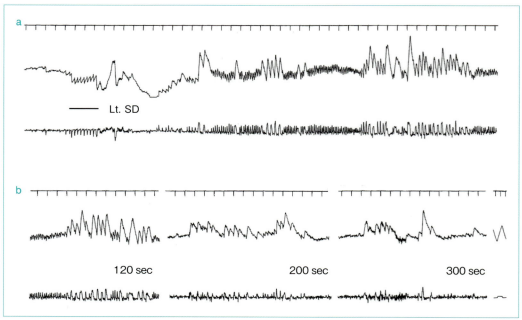

図Ⅵ-160　背地性眼振，左下頭位長時間記録

には当然で，頭位の変化で偏位したクプラも長時間の経過観察で次第にもとの位置に戻る習性を考慮する必要があろう．

図Ⅵ-161，162も同様の所見を示している．図Ⅵ-161では右下頭位で左向き眼振がより高度に誘発されているが，右下頭位で誘発される眼振を300秒という長時間記録した結果（図Ⅵ-162），眼振は次第に減衰していくことが示されている．

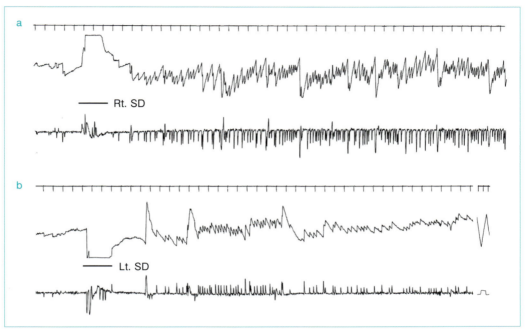

図Ⅵ-161　背地性眼振

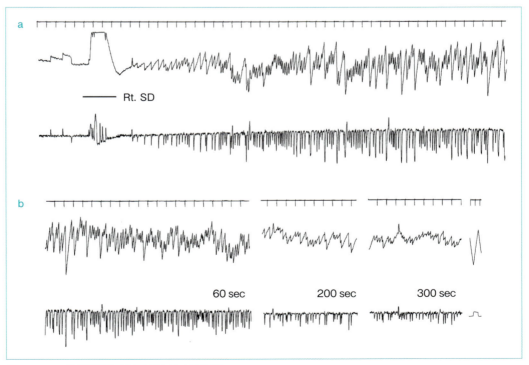

図Ⅵ-162　背地性眼振右下頭位長時間記録
300秒で眼振の減衰現象がみられる．

第2章　末梢前庭障害各論／良性発作性頭位めまい症

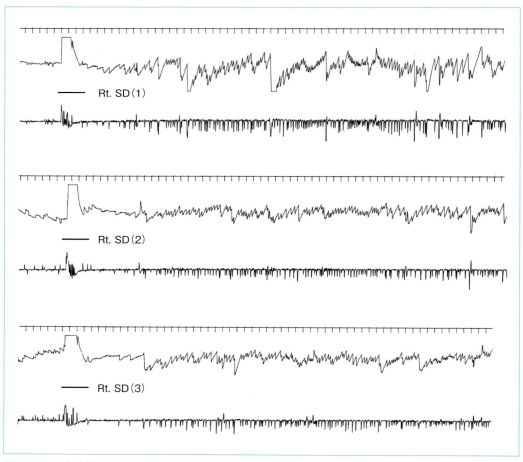

図Ⅵ-163　背地性眼振，右下頭位反復記録
反復刺激しても眼振の減衰現象が少ない。

4. 背地性眼振に対する反復刺激の影響
　方向交代背地性眼振は，方向交代向地性眼振に比して反復刺激により眼振の減衰現象が少ないことが一つの特徴とされており，図Ⅵ-163 はそれを示している。図では仰臥位から右下頭位（Rt. SD）を 3〜4 分の間隔を置き 3 回施行しているが眼振の減衰現象は著明ではない。
　図Ⅵ-164，165 は他の症例に対して右下頭位（図Ⅵ-164），左下頭位（図Ⅵ-165）を 5 回施行した結果のうち 1，3，5 回目の記録を示している。右下頭位では，1 回目の施行〔Rt. SD (1)〕と 5 回目の記録〔Rt. SD (5)〕では眼振は減衰傾向を示しているが消失はしていない。

5. 頭位眼振の差について
　背地性眼振のみならず向地性眼振でも右下頭位，左下頭位で誘発される眼振の強さには差のあることが多い。図Ⅵ-166，167 はその記録を示している．これらの差は患側の決定に貢献する（後述のⅥ-2 章 4-F「外側半規管型 BPPV における患側の決定」参照）。

6. 頭位変化の時間と眼振の関係
　通常の仰臥位から右下頭位，左下頭位での頭位眼振の変化に要する時間は 3〜4 秒とされていることが多い。頭位変化の時間がどの程度眼振出現に影響するか検討したのが以下の記録である。

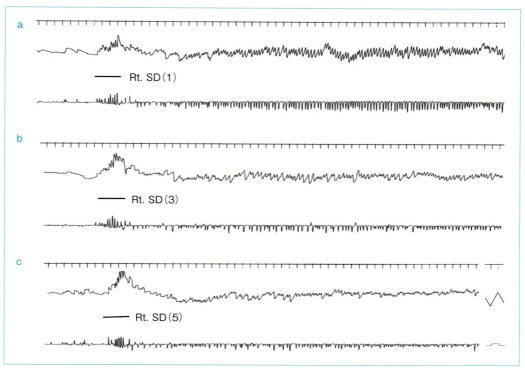

図Ⅵ-164　背地性眼振，右下頭位反復記録
5回反復しても眼振の減衰現象が少ない。

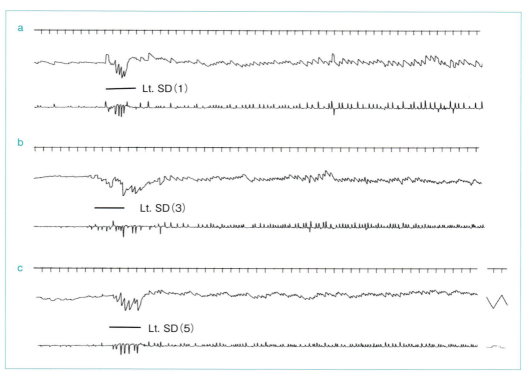

図Ⅵ-165　背地性眼振，左下頭位反復記録
右下同様5回反復しても眼振の減衰現象が少ない。

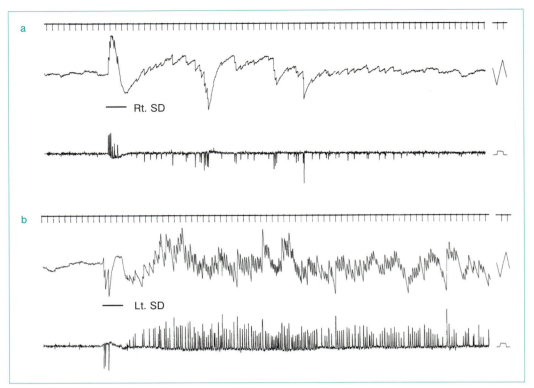

図Ⅵ-166　頭位眼振の左右差（1）

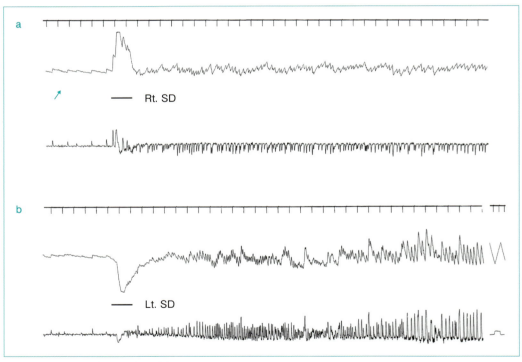

図Ⅵ-167　頭位眼振の左右差（2）

　図Ⅵ-168は背地性眼振の症例で，仰臥位から右下頭位，左下頭位に要した時間は3秒で横実線で示されている。本症例は左下頭位の眼振がより高度なため，左下頭位に要する時間を3，6，10秒に変化させたときに誘発される眼振を図Ⅵ-169に示しているが基本的な変化は認められない。

　さらに図Ⅵ-170では仰臥位から右下頭位および左下頭位に対して所要時間を20秒まで延長

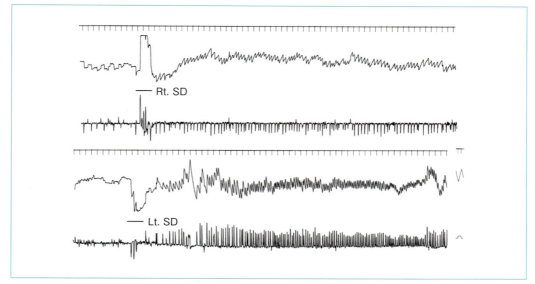

図Ⅵ-168 頭位刺激時間と眼振との関係（1）

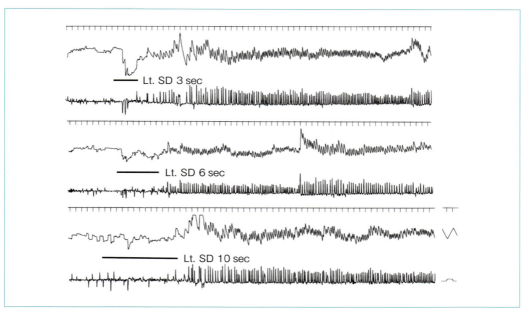

図Ⅵ-169 頭位刺激時間と眼振との関係（2）

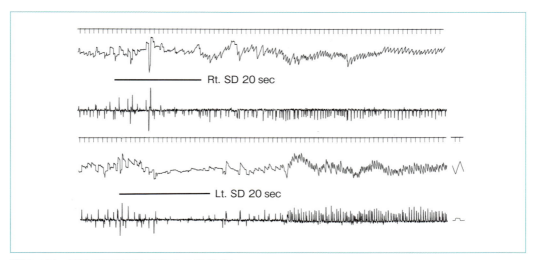

図Ⅵ-170 頭位刺激時間と眼振との関係（3）

したときに誘発される眼振を記録してあるが，これらの所要時間は眼振の誘発に本質的な影響を与えないことが示されている。

7. 背地性眼振から向地性眼振への変化

背地性眼振は経過観察中に向地性眼振へ変化して眼振が消失する症例は少なくない。

図Ⅵ-171は背地性眼振の症例で，現病歴からは初診時の4日前からの頭位性めまいを自覚している。初診時には図Ⅵ-171で示される背地性眼振が認められた。本症例は特に理学療法は行わず，翌日の検査では図Ⅵ-172で示されるごとく向地性眼振に変化して2日後には眼振は消失した。

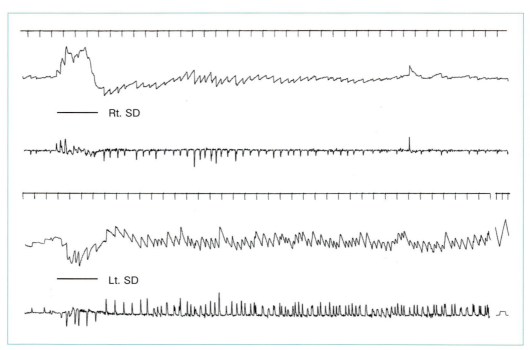

図Ⅵ-171　背地性眼振から向地性眼振への移行（1）

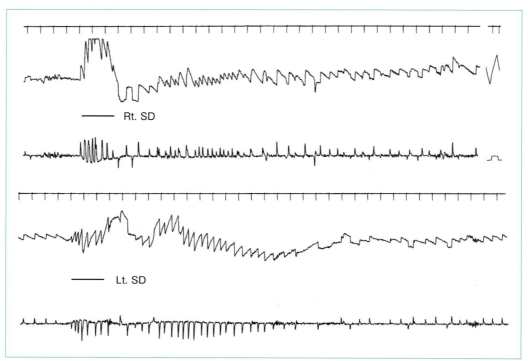

図Ⅵ-172　背地性眼振から向地性眼振への移行（2）

図Ⅵ-173，174も類似した症例で，3日間の罹病期間後に来院した．午前中は図Ⅵ-173のごとく背地性眼振であったが，午後の検査では特に理学療法などの治療は行われていないが図Ⅵ-174のごとく向地性眼振に変化して2日後には軽快した．

これらの症例で示されるように，一般に背地性眼振から向地性眼振に移行する病態生理については，クプラに接着していたデブリが剥離して半規管内に移行したとの考え方も示されているが実証されている段階ではない．なお，一般的には背地性眼振から向地性眼振に変化するこ

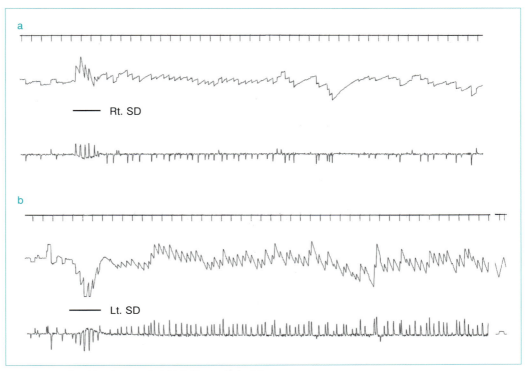

図Ⅵ-173　背地性眼振から向地性眼振への移行（3）

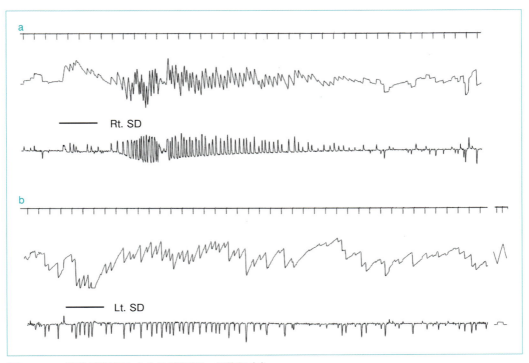

図Ⅵ-174　背地性眼振から向地性眼振への移行（4）

表Ⅵ-3　背地性眼振の末梢性障害と中枢性障害との鑑別

	末梢前庭性疾患	中枢性疾患
頭位によるめまい感	強い	弱い
眼振の頻度	大	小
背地性眼振から向地性眼振への変化	あり	なし
頭位変化後の眼振2相の出現	あり	なし
温度刺激眼振検査による視性抑制	あり	なし
視標追跡検査の異常	なし	あり
小脳を中心とした神経症状	あり	なし

とはあるが，向地性眼振が通常の生活のなかで背地性眼振に変化する症例は少ない。上記の症例はいわば自然経過で背地性眼振から向地性眼振に移行した症例であるが人工的に移行させる方法も提案されている（Califano, 2008）。

8. 中枢性の方向交代背地性眼振との鑑別

方向交代性頭位眼振はNylen（1950）以来中枢性疾患の所見として重視されてきていた。その後McClure（1985）が外側半規管内結石症の可能性を指摘した[*4]。

Nylenの時期前後にはFrenzel眼鏡など非注視下の検査が一般に行われる時期ではなかったため裸眼での頭位眼振の検査が行われた可能性がある。その場合は小脳障害の視性抑制等の結果から末梢前庭性に出現する眼振は明所開眼下では抑制され，そのため末梢性障害で出現する方向交代背地性眼振の出現は抑制され，中枢性疾患による眼振が注目された可能性がある。ただ，現在のようにFrenzel眼鏡や赤外線CCDカメラ下での頭位眼振検査が行われるようになると方向交代背地性眼振は圧倒的に末梢前庭系疾患の頻度が高くなっている。しかしそのような現状であっても背地性眼振が観察された場合は常に中枢性疾患を念頭に置くことが重要である。その鑑別の要点を表Ⅵ-3に示す。なお，この表では「あり」「なし」と明確に記載されているが，あくまでも相対的な現象であることを付記しておく。

中枢性疾患での背地性眼振の障害部位は小脳障害のなかでもnodulus, uvulaの障害で発症する頻度が高いことは念頭に置く必要がある（Choi, 2015）。

頭位眼振が出現した場合，そのめまい感は末梢前庭疾患のほうが強いことが多い。一方，眼振の頻度は中枢性疾患のほうが少ないのが一般的である。

末梢性障害では背地性眼振は向地性眼振に変化しうるが中枢性疾患ではこのような現象はほとんど認められず，また末梢性障害でも比較的稀な2相眼振の出現は中枢性眼振ではより稀と思われる。この点は回転後眼振2相眼振の出現が小脳障害で認められることがあるのと対比される。

温度刺激眼振検査による視性抑制（visual suppression）の異常については一般的に考えられることではあるが，小脳障害でも片葉，傍片葉の障害が軽微の場合は視性抑制の異常が常に出現するとは限らない。

なお，これらの所見のなかでも視標追跡検査は特に重要で，視標追跡検査は眼球運動異常を伴う小脳障害症例の最も鋭敏な検査である。視標追跡検査は小脳障害の特異的な検査法ではないが，小脳障害が疑われる場合，特に早期の変性疾患等では小脳の一般神経症候が認められない段階，あるいはMRIで異常所見が認められる以前においても追跡運動におけるcatch up saccadeなどの現象が認められるので特に注意が必要である（Ⅵ-3章2「小脳障害と眼球運動の異常」参照）。

[*4] 外側半規管型BPPVについては，現在欧米では"lateral canal"よりMcClureの報告である"horizontal canal BPV"が一般的な傾向があるが，本項では前述のように「外側半規管型BPPV」に統一した。

その他，小脳を中心とした一般神経症候あるいは画像診断などがあげられるが，これらの異常が認められる症例においてはすでに診断が確定していることが多く，方向交代背地性眼振は一般症候の一つに過ぎず臨床的な意義は軽減する。ただ，現病歴から軽度のふらつき感が持続して，方向交代背地性眼振と視標追跡検査の異常が認められた場合は，一般小脳神経症候，画像診断などに異常が認められなくても小脳の変性疾患早期の可能性のあることを注意して経過観察をすることが重要であることを強調しておきたい。

F 外側半規管型 BPPV における患側の決定

後半規管型 BPPV 型の症例での患側の決定は Dix-Hallpike 法などにより一般の後半規管型 BPPV の症例では比較的容易である。しかし外側半規管型 BPPV では向地性眼振，背地性眼振との因子が付加され，患側の決定については後半規管型 BPPV より複雑である。

現在，Nuti (1996), Asprella-Libonati (2005), Han (2006), Koo (2006) らの研究により提唱されている患側の決定についての見解をまとめると次のようになる。

方向交代向地性眼振に関しては仰臥位で眼振が認められる場合は眼振緩徐相側が患側と考えられ，頭位眼振が存在する場合，右下頭位あるいは左下頭位の眼振を比較したときに眼振強度の大の側が患側と推定されている。

一方，背地性眼振については，右下頭位あるいは左下頭位で眼振の小の側が患側と考えられ仰臥位での眼振は患側を向く。その他，眼振の停止する頭の位置（静止位：null position あるいは neutral position と呼ばれる）が仰臥位からいずれの方向に向いているかで患側を決定する方法もある（Bergenius, 2006）。ただ，多くの BPPV の眼振は静止位をもち，その位置は眼振緩徐相速度に関係しており，これは眼振の強弱とも関係することを認識しておく必要がある。

さらに上記の解釈のみで十分といえない症例もあることは念頭に置く必要がある。

以下実際の記録を示す。

図Ⅵ-175 は仰臥位で左向きの眼振が認められる症例で（上下の矢印），緩徐相は右向きで，右下頭位（Rt. SD）と左下頭位（Lt. SD）の向地性眼振を比較すると右下頭位のほうが眼振が強度であるので右側が患側と推定される。

図Ⅵ-176 は坐位開眼正面視（OPEN）で眼振は認められず，仰臥位暗所開眼（DARK）でも眼振は認められないが仰臥位閉眼暗算負荷（CLOSED）で右向き眼振の認められる症例である。頭位眼振の記録（図Ⅵ-177）では左下頭位での眼振のほうが高度で，仰臥位閉眼の記録と併せて患側は左と考えられる。

以上は方向交代向地性眼振の症例であるが，背地性眼振症例について以下に示す。

図Ⅵ-178 は背地性眼振の症例で，右下頭位（b：Rt. SD）で左向き眼振，左下頭位（c：Lt. SD）で右向き眼振が認められ，頭位眼振は右下頭位のほうがやや軽度である。一方仰臥位の眼振（a）や右下頭位の直前の眼振（b）は右方向の眼振であるため患側は右側と推定される。

なお，背地性眼振から向地性眼振に変化した症例でも同様のことがいえる。すでに示した図Ⅵ-173, 174 がそれにあたる。図Ⅵ-173 での背地性眼振は右下頭位でより軽度であり，右側が患側と推定される。その所見は午後には向地性眼振に変化して眼振は右下頭位でより高度となり，ここでも患側は右側と推定されるので本症例は背地性眼振，向地性眼振と眼振方向が変化しても患側は右側と推定が一致している。

図Ⅵ-179 は坐位暗所開眼（a）で右向き眼振が疑われるが明確ではない。坐位より仰臥位（b：Sitt→Sup）で右向き眼振が認められる症例である。本症例の頭位眼振は図Ⅵ-180 に示すごとく背地性眼振である。上記の患側決定の方策に従えば，仰臥位の眼振からは右側で，頭位眼振の所見からは眼振の強度の差は著明ではないが左側が推定され，患側の乖離がみられる。本症例の翌日の記録を図Ⅵ-181 に示す。坐位（sitting）では眼振の方向は明らかではないが（a），坐位から仰臥位（Sitt → Sup）へ頭位を変化したとき（b），仰臥位での眼振方向が左方に変化している。同時に頭位眼振は図Ⅵ-182 のごとく背地性眼振から向地性眼振に変化し，右下頭位

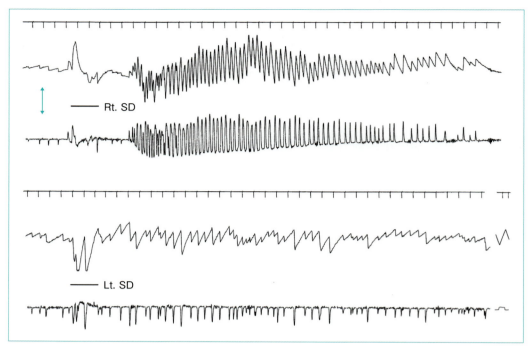

図Ⅵ-175　患側の決定（1）向地性眼振

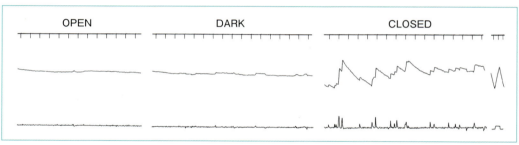

図Ⅵ-176　患側の決定（2）向地性眼振

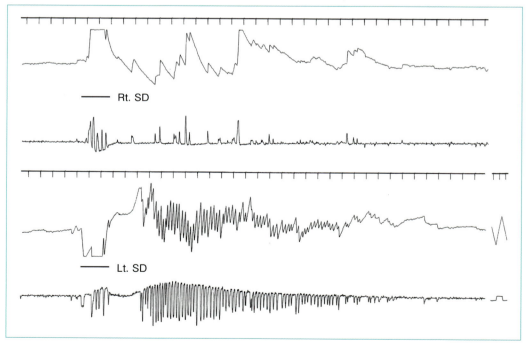

図Ⅵ-177　患側の決定（3）向地性眼振

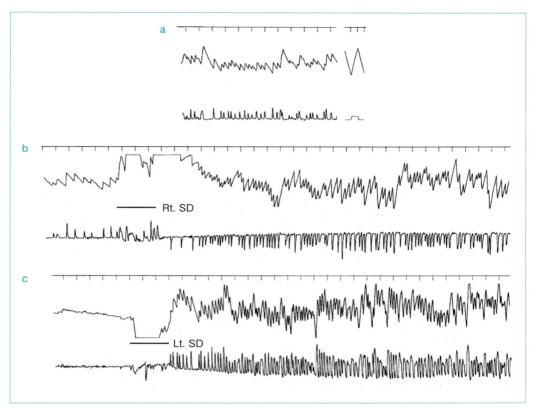

図Ⅵ-178　患側の決定（4）背地性眼振

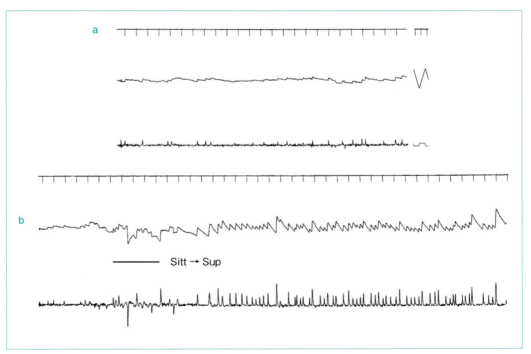

図Ⅵ-179　患側の決定（5）背地性眼振

で眼振がより高度である。ここでは患側は仰臥位の眼振方向，頭位眼振とも患側に乖離はなく右側と推定できる。本症例で示されたごとく，経過観察により患側の推定がより明確となる場合があることを銘記すべきである。ただ症例によっては外側半規管型BPPVの患側の決定については，温度刺激眼振検査の結果と患側が一致しない場合もあり，他の要因を無視することはできない。

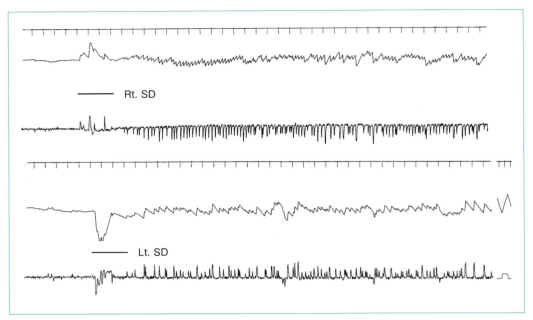

図Ⅵ-180　患側の決定（6）背地性眼振

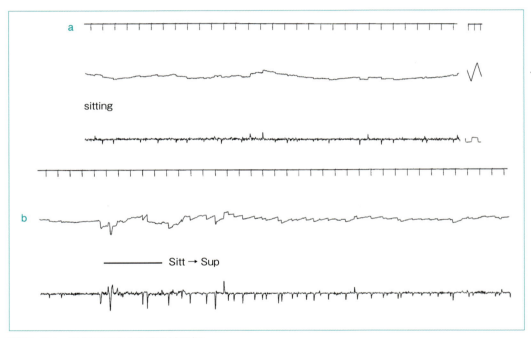

図Ⅵ-181　患側の決定（7）背地性眼振

　以上，本項では回旋要素が重要な後半規管型BPPVについて，また前半規管型BPPVについては水平誘導，垂直誘導をもつ通常のENGでのアプローチが困難であるため外側半規管型BPPVを中心に検討してきた．

　外側半規管型BPPVは後半規管型BPPVとは異なり多彩な眼振所見を示し，その一部を記録で示した．その結果，これらの眼振の解釈にクプラ結石症，半規管結石症を中心としたいわば機械的解釈のみで十分かどうかの疑問が残ることも否定できない．

　また，「結石症」でのみ理解するのではなく卵形嚢，球形嚢そのものの異常がBPPVの発症にどのように貢献しているかの病態生理学的な検討は現時点で十分とはいえず，今後のさらなる研究の結果，いわば統一場の理論で説明できる時期が来ることを期待している．

　さらに，患側の決定についても同様のことがいえることを付言しておく．

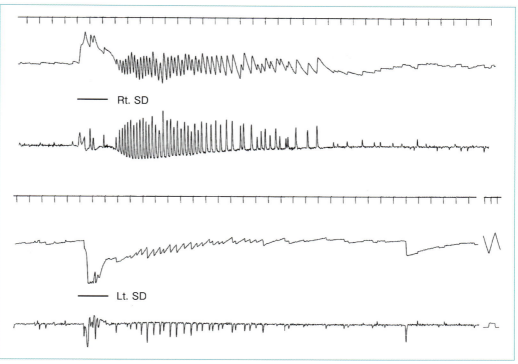

図Ⅵ-182 患側の決定（8）背地性眼振

文献

1) Anagnostou E, Mandellos D, Limbitaki G, et al：Positional nystagmus and vertigo due to a solitary brachium conjunctivum plaque. J Neurol Neurosurg Psychiatry. 2006；77：790-792
2) Asprella-Libonati G：Diagnostic and treatment strategy of lateral semicircular canal canalolithiasis. Acta Otorhinolaryngol Ital. 2005；25：277-283
3) Asprella-Libonati G：Pseudo-spontaneous nystagmus：a new sign to diagnose the affected side in lateral semicircular canal benign paroxysmal positional vertigo. Acta Otorhinolaryngol Ital. 2008；28：73-78
4) Baloh RW, Jacobson K, Honrubia V：Horizontal semicircular canal variant of benign positional vertigo. Neurology. 1993；43：2542-2549
5) Baloh RW, Yue Q, Jacobson KM, et al：Persistent direction-changing positional nystagmus：another variant of benign positional nystagmus? Neurology. 1995；45：1297-1301
6) Bárány R：Diagnose von Krankheitserscheinungen im Bereiche des Otolithenapparates. Acta Otolaryngol. 1921；2：434-437
7) Bergenius J, Tomanovic T：Persistent geotropic nystagmus—a different kind of cupular pathology and its localizing signs. Acta Otolaryngol. 2006；126：698-704
8) Bhattacharyya N, Baugh RF, Orvidas L, et al：Clinical practice guideline：benign paroxysmal positional vertigo. Otolaryngol Head Neck Surg. 2008；139：47-81
9) Bisdorff AR, Debatisse D：Localizing signs in positional vertigo due to lateral canal cupulolithiasis. Neurology. 2001；57：1085-1088
10) von Brevern M, Clarke AH, Lempert T：Continuous vertigo and spontaneous nystagmus due to canalolithiasis of the horizontal canal. Neurology. 2001；56：684-686
11) von Brevern M, Schmidt T, Schönfeld U, et al：Utricular dysfunction in patients with benign paroxysmal positional vertigo. Otol Neurotol. 2006；27：92-96
12) Califano L, Melillo MG, Mazzone S, et al：Converting apogeotropic into geotropic lateral canalolithiasis by head-pitching manoeuver in sitting position. Acta Otorhinolaryngol Ital. 2008；28：287-291
13) Choi JY, Kim JH, Kim HJ, et al：Central paroxysmal positional nystagmus. Characteristics and possible mechanism. Neurology. 2015；84：2238-2246
14) Dix MR, Hallpike CS：1952. The pathology, symptomatology and diagnosis of certain common disorders of the vestibular system. Ann Otol Rhinol Laryngol. 1952；61：987-1016
15) Epley JM：The canalith repositioning procedure：for treatment of benign paroxysmal positional vertigo. Otolaryngol Head Neck Surg. 1992；107：399-404
16) Gordon CR, Levite R, Joffe V, et al：Is posttraumatic benign paroxysmal positional vertigo different from the idiopathic form? Arch Neurol. 2004；61：1590-1593

17) Hall SF, Ruby RR, McClure JA：The mechanics of benign paroxysmal vertigo. J Otolaryngol. 1979；8：151-158
18) Han BI, Oh HJ, Kim JS：Nystagmus while recumbent in horizontal canal benign paroxysmal positional vertigo. Neurology. 2006；66：706-710
19) 林裕次郎，國弘幸伸，東野一隆，他：方向交代性頭位眼振の臨床的検討．Equilib Res. 2000；59：198-205
20) 一條宏明：外側半規管型頭位性めまい症の分類．耳鼻臨床．2008；101：509-514
21) 市村彰英，鈴木　衞，堀口利之，他：方向交代性頭位眼振症例の検討．Equilib Res. 2003；62：88-95
22) 飯田政弘：良性発作性頭位めまい症（BPPV）の眼振による病巣診断．耳鼻臨床．2007；100：1032-1033
23) 池田卓生，橋本　誠，山下裕司：ImageJを用いた眼振解析とその表示—平衡機能検査法基準化のための資料に基づいて．Equilib Res. 2009；68：92-96
24) 池田卓生：眼球運動の三次元解析．JOHNS. 2016；32：5-7
25) Imai T, Ito M, Takeda N, et al：Natural course of the remission of vertigo in patients with benign paroxysmal positional vertigo. Neurology. 2005；64：920-921
26) Karlberg M, Hall K, Quickert N, et al：What inner ear diseases cause benign paroxysmal positional vertigo? Acta Otolaryngol. 2000；120：380-385
27) Kikuchi S, Kaga K, Yamasoba T, et al：Apogeotrophic type of direction-changing positional nystagmus related to slow vertebrobasilar blood flow. Acta Otolaryngol Suppl. 1995；520：350-353
28) Kim HA, Yi HA, Lee H：Apogeotropic central positional nystagmus as a sole sign of nodular infarction. Neurol Sci. 2012；33：1189-1191
29) Koo JW, Moon IJ, Shim WS, et al：Value of lying-down nystagmus in the lateralization of horizontal semicircular canal benign paroxysmal positional vertigo. Otol Neurotol. 2006；27：367-371
30) Korres SG, Balatsouras DG：Diagnostic, pathophysiologic, and therapeutic aspects of benign paroxysmal positional vertigo. Otolaryngol Head Neck Surg. 2004；131：438-444
31) Lee SH, Kim MK, Cho KH, et al：Reversal of initial positioning nystagmus in benign paroxysmal positional vertigo involving the horizontal canal. Ann N Y Acad Sci. 2009；1164：406-408
32) Lee SH, Kim JS：Benign Paroxysmal Positional Vertigo. J Clin Neurol. 2010；6：51-63
33) McClure JA：Horizontal canal BPV. J Otolaryngol. 1985；14：30-35
34) Nam J, Kim S, Huh Y, et al：Ageotropic central positional nystagmus in nodular infarction. Neurology. 2009；73：1163
35) 日本めまい平衡医学会診断基準化委員会編：良性発作性頭位めまい症診療ガイドライン（医師用）．Equilib Res. 2009；68：218-225
36) Nuti D, Vannucchi P, Pagnini P：Benign paroxysmal positional vertigo of the horizontal canal：a form of canalolithiasis with variable clinical features. J Vestib Res. 1996；6：173-184
37) Nuti D, Mandalà M, Salerni L：Lateral canal paroxysmal positional vertigo revisited. Ann N Y Acad Sci. 2009；1164：316-323
38) Nylen CO：Positional nystagmus：a review and future prospects. J Laryngol Otol. 1950；64：295-318
39) Oas JG：Benign Paroxysmal Positional Vertigo：a Clinician's Perspective. Ann N Y Acad Sci. 2001；942：201-209
40) Otsuka K, Suzuki M, Furuya M：Model experiment of benign paroxysmal positional vertigo mechanism using the whole membranous labyrinth. Acta Otolaryngol. 2003；123：515-518
41) Parnes LS, McClure JA：Free-floating endolymph particles：a new operative finding during posterior semicircular canal occlusion. Laryngoscope. 1992；102：988-992
42) Parnes LS, Agrawal SK, Atlas J：Diagnosis and management of benign paroxysmal positional vertigo（BPPV）. CMAJ. 2003；169：681-693
43) Schuknecht HF：Cupulolithiasis. Arch Otolaryngol. 1969；90：765-778
44) 重野浩一郎：頭位眼振の分類とその意義．Equilib Res. 2000；59：254-265
45) Stahle J, Terins J：Paroxysmal positional nystagmus；an electronystagmographic and clinical study. Ann Otol Rhinol Laryngol. 1965；74：69-83
46) Suzuki M：Basic and Clinical Approach to BPPV Based on Model Experiment Results. SPIO. 2012
47) 鈴木　衞，大塚康司，稲垣太郎，他：外側半規管型BPPVの潜時に影響する因子．Equilib Res. 2015；74：220-222
48) 武田憲昭：良性発作性頭位めまい症—臨床疫学と病態生理．耳鼻臨床．2001；94：763-766
49) Tomanovic T：Persistent Geotropic Nystagmus- A Different Kind of Cupula Pathology. Karolinska Institute, 2014
50) 八木聰明：ビデオ画像を用いた眼球運動記録・解析法（VOG）．Equilib Res. 2010；69：191-197

5 内耳炎

内耳炎には多くのものがあるが，一般臨床上，特に重要と思われる疾患についてのみ，ここでは述べることにする。

A 限局性内耳炎

限局性内耳炎の大多数は中耳にある炎症が内耳に波及して発症するもので，代表的なものは真珠腫およびコリステリン肉芽腫である。これらの疾患が半規管あるいは前庭の骨を破壊し，めまいや難聴を発症させるものである。

限局性内耳炎の特徴的な所見として瘻孔症状がある。真珠腫は乳突洞口付近に存在することが多く，外側半規管が近接しているため外側半規管に瘻孔が生じ，そのため外側半規管性の瘻孔症状が出現する。すなわち圧迫することによって同側への眼振が，また陰圧を加えることによって反対側への眼振が出現する。

この瘻孔症状は反復刺激を行うと眼振反応が低下する傾向をもつが，あくまでも診断のために行うものであり，検査を反復することは避ける必要がある。反復することにより内耳の非可逆的な障害を発症する恐れがあるからである。

B ウイルス性内耳炎

ウイルス性内耳炎の代表的なものはムンプス性内耳炎である。多くは一側性で難聴が高度のことが多い。また，難聴が発症すると改善する率は低い。めまいを伴うことは少ないが，時にめまいを伴う場合もある。

ムンプス性の内耳障害で重要なことは，発症時にめまいが認められなくても数年ないし十数年の経過の後にメニエール病類似の症状を呈する場合があることである。これがいわゆる遅発性内リンパ水腫といわれるものである。

遅発性内リンパ水腫はムンプス難聴のほか，突発性難聴の後遺症でも発症することはすでに述べたが，頻度としてはムンプスによる難聴ののちに発症することが多い。その眼振所見はメニエール病に類似している。また病理学的にも内リンパ水腫が証明されている。

C ハント症候群

ハント症候群は顔面神経麻痺が主体であるが，時に第8神経症状，すなわち耳鳴り，難聴，めまいを伴うことがある。めまいの程度はさまざまで，前庭部の障害が高度の場合には強いめまいとなる。急性末梢前庭障害と同様の特徴を示す（Ⅵ-2章2「前庭神経炎」参照）。

D 梅毒性内耳炎

梅毒性内耳炎には先天性と後天性がある。後天性の場合には梅毒のⅡないしⅢ期に出現し，末梢第8神経障害の所見を示す。先天性梅毒は小児期に発症するものが多く，角膜実質炎やハッチンソンの歯など，いわゆるハッチンソンの3主徴が認められるものが多いが，現在その頻度はきわめて少ない。筆者は先天性梅毒の聴覚系の障害に対し，急性突発性難聴型，メニエール病型，変動する感音難聴型の3種に分けて報告した。その各々の特徴は神経耳科学的特徴を示している。以前には，温度刺激眼振検査と回転眼振検査での反応の乖離が迷路梅毒の特徴と考えられていたが，現在では否定されている。

ペニシリンの出現以降，先天性迷路梅毒は激減している。

文献

1) Hicks GW, Wright JW 3rd：Delayed endolymphatic hydrops：a review of 15 cases. Laryngoscope. 1988；98：840-845
2) 亀井民雄, 石井英男, 中山杜人：若年性片側聾に遅発性に発症するめまいについて―主として遅発性内リンパ水腫症候群 (Schuknecht)―. 耳鼻臨床. 1978；71：1245-1256
3) 小松崎篤, 鈴木淳一, 徳増厚二, 他：いわゆる迷路梅毒の臨床的考察. 耳鼻咽喉. 1963；35：275-285
4) Lee H, Ahn BH, Baloh RW：Sudden deafness with vertigo as a sole manifestation of anterior inferior cerebellar artery infarction. J Neurol Sci. 2004；222：105-107
5) Nadol JB Jr, Weiss AD, Parker SW：Vertigo of delayed onset after sudden deafness. Ann Otol Rhinol Laryngol. 1975；84：841-846
6) Schuknecht HF：Pathophysiology of endolymphatic hydrops. Arch Otorhinolaryngol. 1976；212：253-262
7) Wolfson RJ, Leiberman A：Unilateral deafness with subsequent vertigo. Laryngoscope. 1975；85：1762-1766

6 両側性前庭障害

　両側性末梢前庭障害の特徴について Dandy (1941) は，両側の前庭神経を切断すると歩行中に対象物が揺れて見える現象 (jumbling 現象)[*1] がみられ，その現象は体動を静止すると消失し，さらに，暗いところでは歩行が不安定になると報告している。

　両側性前庭障害の他覚的所見としては温度眼振検査，回転眼振検査などの前庭機能検査で高度の低下があり，また HIT (head impulse test) にも異常が認められる。

A 両側性前庭障害における急性障害と慢性障害

　両側性急性障害については両側のメニエール病，両側の前庭神経炎の同時発症，両側のめまいを伴う突発性難聴などの疾患が考えられるが，両側性メニエール病以外は頻度的には多いものではない。なおこれらの疾患は問診，機能検査などで診断はさほど困難ではない。

　一方，慢性の両側性前庭障害は，原因が明らかな疾患と明確でない疾患の存在が知られている。

　原因が明らかな疾患の代表的な症例としてはアミノ配糖体による両側性前庭障害，両側性聴神経腫瘍，両側性メニエール病の後遺症があり，その他，両側性前庭神経炎後遺症，髄膜炎などは稀な疾患である。これらの疾患は急性障害と同様，病歴の聴取，機能検査，画像検査などで診断は困難ではない。

　一方，原因の明らかでない疾患に以下に述べる特発性前庭障害がある。本疾患は次第に進行する両側の前庭障害で，自覚的には軽度のふらつき感などがある。それが持続するため MRI などの画像検査を複数回施行されることが多く，診断までに時間を要することが少なくない。ただ，後述のように温度刺激眼振検査で高度に機能低下が示されるので末梢前庭機能検査の重要性が強調されなければならない。

B 特発性両側性前庭障害

　特発性両側性前庭障害 (idiopathic bilateral vestibulopathy：IBV) は Baloh ら (1989) によって提唱された原因が明らかでない疾患の総称として捉えられている。

　彼らはこの疾患に対して①sequential type，②progressive type に分類している。前者は数回のめまい発作の既往をもつ疾患であり，後者はめまい発作を欠く疾患である。

　実際の臨床の場ではいわゆる progressive type (進行型) が問題となる。

　progressive type は軽度のふらつきが持続し，特に急に頭位を変化させたときに症状は明らかとなり，多くの場合頭蓋内疾患などを疑われて一般神経学的検査のほかに，MRI 等の画像診断も数回にわたって行われることが多い。

　一方，神経耳科学的には注視眼振，頭位眼振等は認められず，視標追跡検査，視運動眼振検査等にも異常は認められず診断に苦慮することがある。ただ温度刺激眼振検査を行うことにより診断が明らかになるが，近年温度刺激眼振検査を敬遠する傾向があり，そのことが診断を遅らせることになる。以下に示す症例も温度刺激眼振検査が行われなかったことが診断の遅れにつながった症例である。

　自覚症状としては持続する不安定感，体動時に対象物がぶれて見える (oscillopsia)，暗いところでは歩きにくい，などが代表的なものである。前述のごとく，明らかな神経症状や，聴覚症状，平衡機能検査での自発眼振，頭位眼振が認められることが少ないため，多くの臨床科を

[*1] 両側前庭障害症例で，体動時に対象物が揺れて見える現象は耳鼻咽喉科領域では以前より jumbling 現象とよばれている。この名称は邦人の発表した論文には散見されるが欧文誌一般では見当たらない。むしろ oscillopsia の名称で記載されることが多い。本邦で用いられている jumbling 現象は両側前庭機能障害の症例に主として用いられている。一方 oscillopsia は対象物が揺れる現象の総称で，原因の一つに両側前庭障害があると理解すべきであろう。

受診し，その都度 CT，MRI を数回撮影することになる。

実際の臨床の場で問題となるのは，上記の progressive type で，以下その症例を示し，神経耳科的特徴を示す。

症例①：48歳，女性

主訴：ふらつき感

5年来のふらつき感を自覚しているため神経内科，耳鼻咽喉科等を受診。特に所見がないといわれている。聴力は正常範囲（図Ⅵ-183）。左右側方注視眼振は認められない（図Ⅵ-184）。視標追跡検査（図Ⅵ-185）や視運動眼振検査（図Ⅵ-186）に特に異常は認められない。これらの所見を敢えて強調するのは，後述する両側性前庭障害を伴う小脳失調症（cerebellar ataxia with bilateral vestibulopathy：CAV）あるいは CANVAS 症候群（cerebellar ataxia, neuropathy, vestibular areflexia syndrome）とよばれる疾患群との区別のためである。

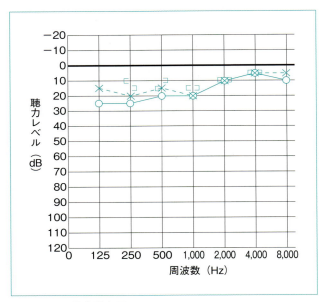

図Ⅵ-183　純音聴力図

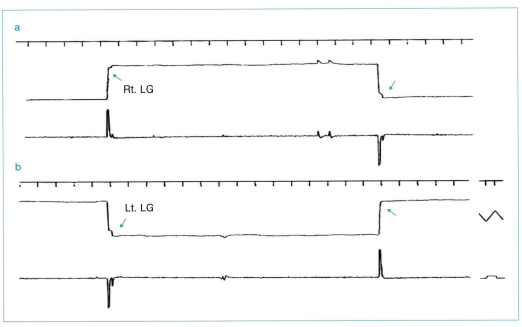

図Ⅵ-184　左右側方注視眼振検査
右 30°側方注視（Rt. LG），左 30°側方注視（Lt. LG）で注視眼振は認められない。原波形は DC 記録。

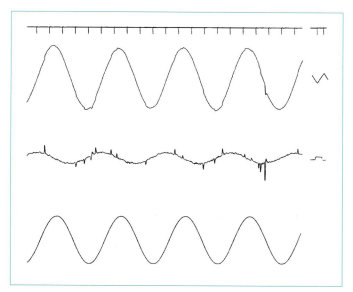

図Ⅵ-185　視標追跡検査

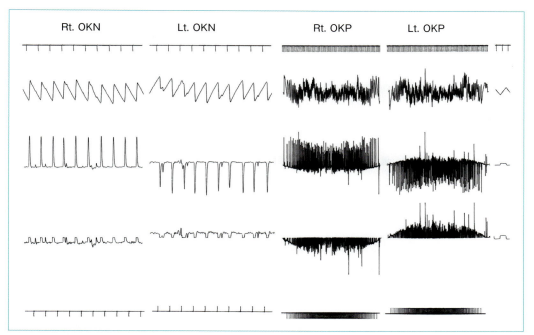

図Ⅵ-186　視運動眼振検査

　本症例の特徴的なことは温度眼振反応の結果である。30℃，44℃の温度刺激では反応は認められず，右耳は氷水刺激でも無反応で，左耳は氷水刺激で 4°/sec の眼振の誘発が認められるのみである（図Ⅵ-187）。通常では図Ⅵ-188 のごとく左右とも良好に反応する。なお VEMP は両側とも高度に低下している。

　本症例は純音聴力検査正常，平衡機能検査で左右側方注視眼振や視標追跡検査，視運動眼振検査等に異常はないため中枢前庭系の障害は否定的である。異常所見が認められるのは温度刺激眼振反応および VEMP の高度反応低下である。なお重心動揺を図Ⅵ-189 に示す。

　本症例の診断には温度刺激検査が重要な役割を果たすが，耳鼻咽喉科外来で温度刺激検査が施行されておらず，診断が遅れることになった。

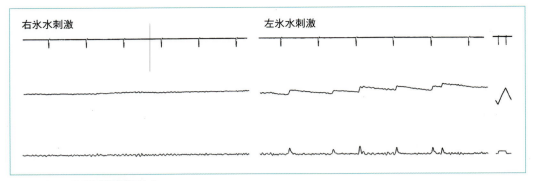

図Ⅵ-187　温度刺激眼振検査
両側とも高度反応低下の所見。

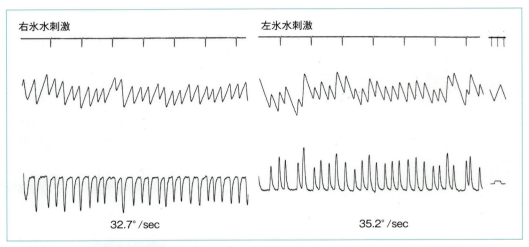

図Ⅵ-188　健常者の温度刺激眼振検査の反応

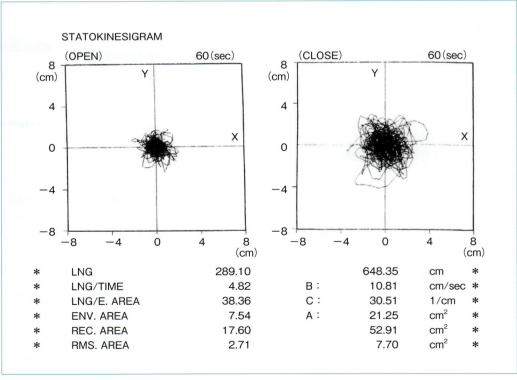

図Ⅵ-189　重心動揺検査

症例②：30歳，女性

主訴：ふらつき感

10年来のふらつきがあり，耳鼻咽喉科，脳神経外科，神経内科等を受診。脳神経外科より紹介を受けた症例である。

聴力は正常範囲（図Ⅵ-190）。左右側方注視眼振は認められず，視標追跡検査（図Ⅵ-191），視運動眼振検査（図Ⅵ-192）などに異常はないが，温度刺激眼振検査は右耳氷水刺激で緩徐相速度が1.5°/sec 左耳氷水刺激では5°/secと高度に低下している（図Ⅵ-193）。

なお重心動揺検査においては開眼と閉眼で著明な差がないのがわかる（図Ⅵ-194）。

一般に両側前庭機能低下の症例では閉眼で動揺が増大することが知られているが，長期にわたり緩徐に両側の前庭機能が低下した場合にはいわゆるRomberg現象が出現しない可能性も考えられる。

この種の疾患では聴覚系と異なり病態発症の時期を特定することが困難で，本症でも10年来の自覚がある。この自覚症状が病態の発症と関連があるとすれば10年の経過を経ているこ

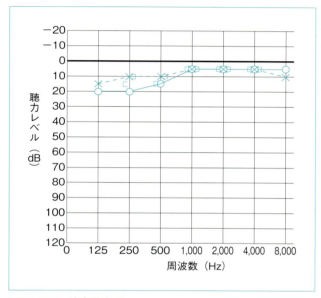

図Ⅵ-190 純音聴力図

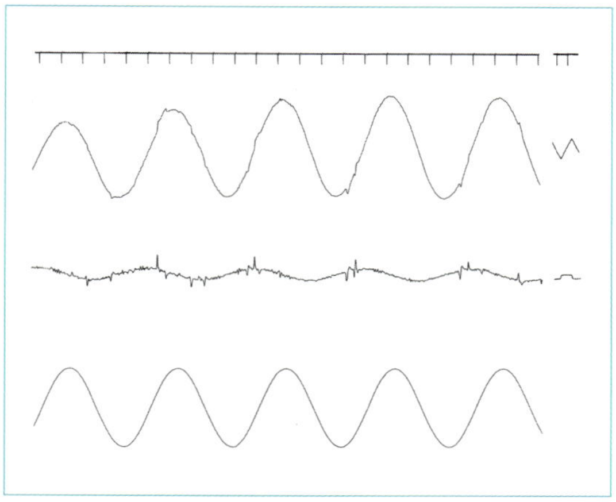

図Ⅵ-191 視標追跡検査

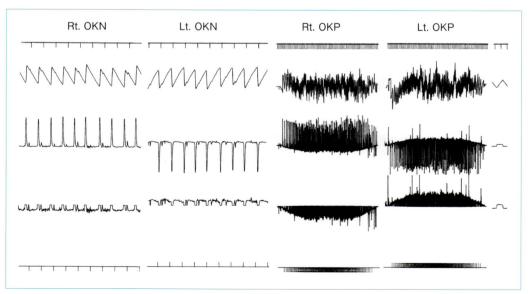

図Ⅵ-192 視運動眼振検査

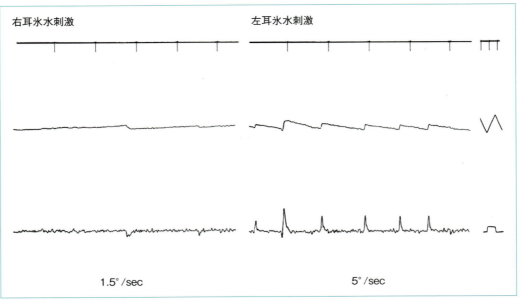

図Ⅵ-193　温度刺激眼振検査
両側とも高度の反応低下が認められる。

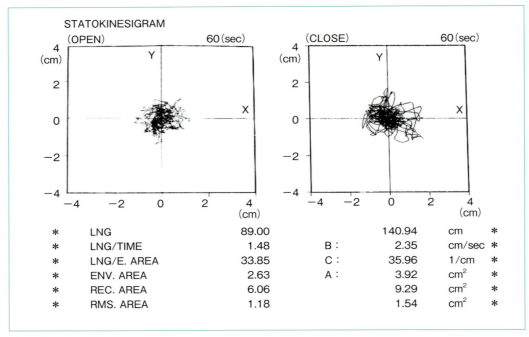

図Ⅵ-194　重心動揺検査

とになり当然諸種の代償機能が働くため，通常の重心動揺検査では著明な異常所見が認められない可能性がある。

症例③：64歳，女性

主訴：めまい感

3年前より左耳の軽度の耳鳴りを自覚。なお難聴の自覚はない。現在までに総合病院，内科，神経内科，耳鼻咽喉科受診。特に異常所見は認められていないとのことである。CT，MRIの画像検査も数度にわたり行われているが，正常範囲であった。

聴力はやや高音部で聴力の低下が認められるが（図Ⅵ-195），64歳の年齢を考慮すると特徴的な所見とはいいにくい。左右側方注視眼振は認められず（図Ⅵ-196），視標追跡検査（図

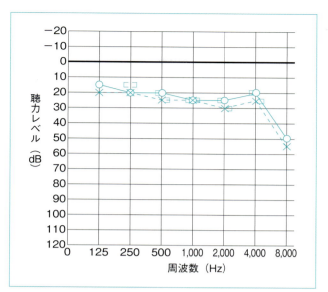

図Ⅵ-195　純音聴力図

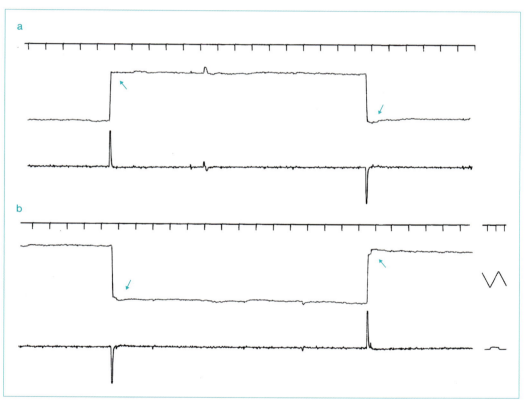

図Ⅵ-196　左右側方注視眼振検査
側方注視眼振は認められない。

Ⅵ-197），視運動眼振検査（図Ⅵ-198）などには異常は認められない。なお本症例も30℃，44℃の刺激では反応が認められず，氷水注水による温度眼振検査は，両側とも最高緩徐相速度が右耳刺激で8°/sec，左耳で9°/secと高度に低下していることがわかる（図Ⅵ-199）。

　以上，示した症例はいわゆるprogressive type（進行型）の特発性両側前庭障害と考えられる。

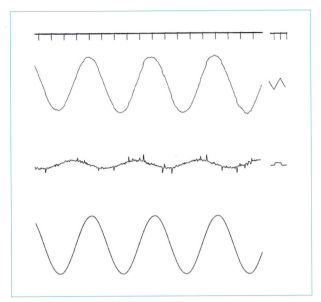

図Ⅵ-197　視標追跡検査

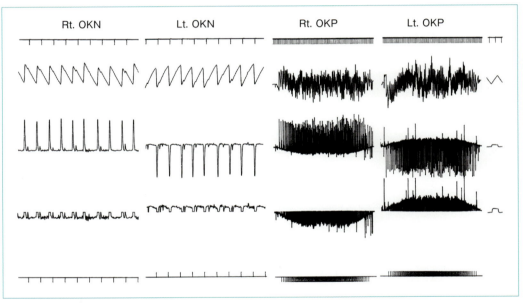

図Ⅵ-198　視運動眼振検査

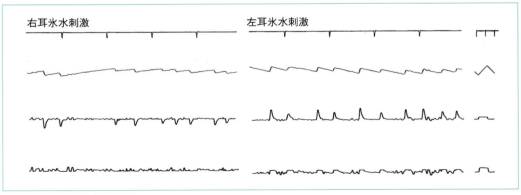

図Ⅵ-199　温度刺激眼振検査
左右とも眼振反応の高度低下。

以下に臨床症状としての自覚症状と他覚所見を示す。

1. 自覚症状

①特に激しいめまいの既往歴はないが，通常の生活でなんとなく不安定な感じがする。ただし，短期間に増強することはない。
②静止しているときに不安定感はないが，体動時や歩行時に対象物が揺れて見える。
③暗所での歩行で不安定感が増強する。

2. 他覚的所見

①注視眼振，頭位眼振が認められないのが一般的である。
②視標追跡検査，視運動眼振検査など中枢前庭系の機能検査に異常を認めない。
③温度刺激眼振，回転眼振検査などで両側高度の低下が認められる。この所見が他覚的所見としては最も重要である。
④重心動揺検査で開眼と閉眼で重心動揺に差が認められることが一般的ではあるが，いわゆるRomberg現象が常に陽性となるとは限らない。
⑤聴覚機能検査は正常範囲

特発性両側前庭障害は上記の自覚症状と他覚的所見としての温度眼振反応，回転眼振検査，あるいはHIT（head impulse test）などの検査での両側高度低下で診断が可能である。

両側性前庭障害をきたした急性前庭障害疾患の既往歴がない，また，前庭障害をきたす薬物の使用の既往がないなども本疾患の重要な所見である。本疾患は緩徐に次第に進行する両側性の障害で，中枢性の代償を伴っているため，発症の起源を特定することが困難なことも一つの特徴としてあげられる。この点が聴覚系と異なるところでもある。

自験例の年齢分布を図Ⅵ-200に示す。若年層では女性に多いことが示されている。高齢者では男女差がなくなるが，高齢者においては聴覚，前庭系の加齢変化を考慮する必要があり，聴覚機能検査結果は年齢相応内の症例で温度刺激眼振反応が高度に低下している症例のみを示している。

前述のようにBalohらは本疾患をsequential typeとprogressive typeに分類しているが，臨床上の問題となるのはprogressive typeである。前述のごとく両側の前庭機能が数年あるいは10年余にわたって次第に低下する可能性があるため，自覚症状としては軽度のふらつき感などで，しかも症状が短期間に著明に進行することはない。そのためCT，MRIなどの画像検査は経過中に数度にわたり施行されるが，温度刺激検査，回転眼振検査，HITあるいはVEMPなどの末梢前庭の機能検査が行われないと診断に至らないことが診断上の問題となる。

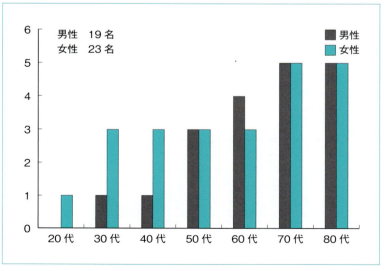

図Ⅵ-200　特発性前庭障害の年齢分布

上述のごとく，主として外側半規管の機能検査である温度刺激眼振検査，回転刺激眼振検査を用いて判定されてきたが，Fujimotoら（2009）は温度刺激眼振検査が正常でVEMPが両側とも障害されている症例を報告している。このことは本疾患は外側半規管のみならず他の半規管や耳石系の障害も考慮して検討する必要のあることを示しており，半規管，耳石系の独立した検査法の確立により病態の解明がより明確になるものと思われる。

この種の疾患についての将来展望として，機能検査の進歩により末梢感覚器の障害，節前線維，シナップス（synaptopathy），節後線維の障害と疾患部位を分類することが可能となり病態の解明がより明確になることが期待される。

C 特発性両側性前庭障害と小脳失調症の合併

近年，特発性両側性前庭障害に小脳失調症が合併する症例が報告されている。Migliaccioら（2004）は両側性前庭障害を伴う小脳失調症（cerebellar ataxia with bilateral vestibulopathy：CAV）を報告した。その後，Szmulewiczら（2011）は両側性前庭障害と小脳失調症，さらに末梢神経の障害が合併する症例を報告している。それらはCANVAS症候群（cerebellar ataxia, neuropathy, vestibular areflexia syndrome）とよばれるものである。以下その類似症例を示す。

症例④：54歳，男性

主訴：ふらつき感

3年前，朝起きたとき，軽度のめまいを自覚。脳神経外科受診。CT，MRIで特に問題ないといわれ，耳鼻咽喉科受診して良性発作性頭位めまい症と診断された。その後，軽度のふらつき感出現。それが現在まで持続している。頭痛の自覚はない。再度，脳神経外科を受診，CT，MRIなどの画像で腫瘍性病変や血管障害などは否定され，脳神経外科よりふらつきを主訴に紹介された。

当科の検査では耳鳴り，難聴の自覚はなく，聴力は左右とも正常範囲である（図Ⅵ-201）。ただ眼振所見（図Ⅵ-202）が特異で，左右側方30°の注視で左右注視眼振が認められ，側方視より眼位を正中に戻したときに反跳眼振（rebound nystagmus）が認められる（横点線）。本記録で注目すべきは注視眼振，反跳眼振とも右方に優位であることで，このことは病変に左右差のあることを示唆する。一方，当時の神経内科的所見は指鼻試験，膝かかと試験は軽度の運動分解が疑われ，さらにdiadochokinesisは軽度拙劣であった。しかし構音障害はなく，末梢神経知覚の障害もないとのことであった。一般神経学的検査では左右差がないとのことであった

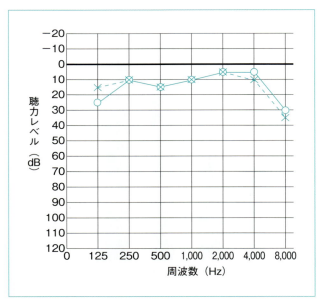

図Ⅵ-201　純音聴力図

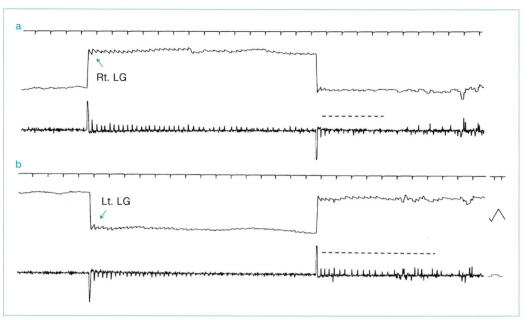

図Ⅵ-202　左右側方注視眼振
注視眼振，反跳眼振がみられる。

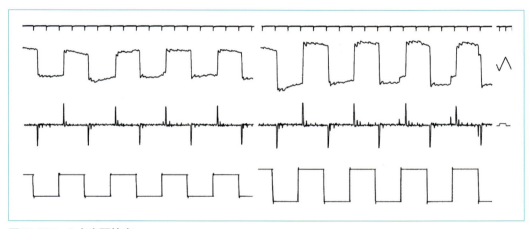

図Ⅵ-203　2点交互検査
推尺障害は明らかではない。

が，眼球運動の異常では上記所見に示すように明らかに左右差が認められ，このことは眼球運動を含めた検査法の鋭敏さを示すものと考えられる。2点交互の検査では推尺障害（dysmetria）は認められなかった（図Ⅵ-203）。

　視標追跡検査は，saccadic pursuit で追跡眼球運動の利得の低下により catch up saccade が認められ追跡機能の円滑さに欠けていた（図Ⅵ-204）。視運動眼振検査の結果は図Ⅵ-205 に示す。等速度運動および OKP テストでの眼振誘発の低下が認められ，右 OKN（Rt. OKN），左 OKN（Lt. OKN）とも 30°/sec 等速刺激であるが，誘発される眼振は左右とも 17°/sec 程度で眼振の誘発が障害されていることがわかり，それが OKP テストの結果に反映している。

　当時の温度眼振検査（図Ⅵ-206）は氷水右注入（a）で，最大緩徐相速度 38.8°/sec，左注入（b）では 19.5°/sec と若干左右差が認められたが，眼振反応は存在していた。

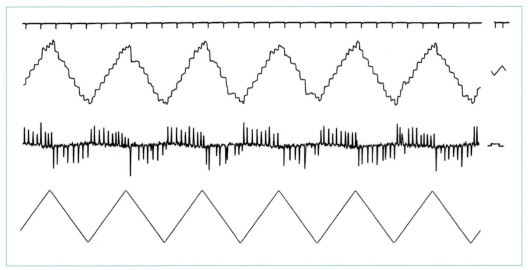

図Ⅵ-204　視標追跡検査
saccadic pursuit が著明。

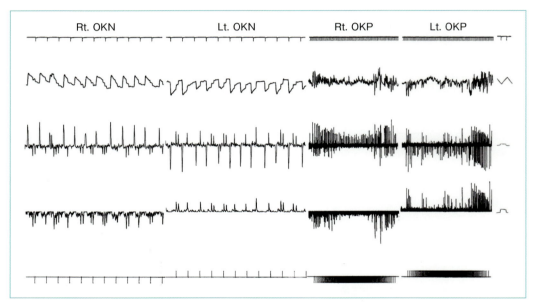

図Ⅵ-205　視運動眼振検査
視運動眼振の誘発抑制が認められる。

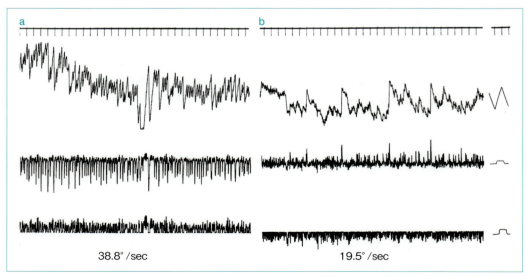

図Ⅵ-206　温度刺激眼振検査

矢状面での頭位変換眼振検査の所見を図Ⅵ-207に示す。ENGの頭位眼振検査の記録は特に問題が生じることは少ないが，頭位変換眼振検査では電極のリード線が大きく動揺するため常に良好に記録ができるとは限らない。この症例も同様であったため，当時，赤外線CCDカメラ下で記録された所見をImageJで解析記録したものである。そのため従来のENG記録とは異なっている。記録の上段が水平眼球運動（HORIZONTAL），下段は垂直眼球運動（VERTICAL）の記録で，下眼瞼向き垂直眼振が著明に出現していることが垂直誘導で認められる。

なお初診時の重心動揺検査の結果を図Ⅵ-208に示す。

MRI画像を図Ⅵ-209，210に示す。小脳には軽度の萎縮があるが，著明なものではない。

神経学的にはごく軽度の小脳障害の所見が疑われる程度でそれ以外の神経所見は認められていないとのことであった。神経耳科学的には前述のENG記録で示されるように左右側方注視眼振，反跳眼振，垂直性頭位変換眼振，視標追跡検査，視運動眼振などの異常など小脳障害を疑わせる所見が明らかであった。

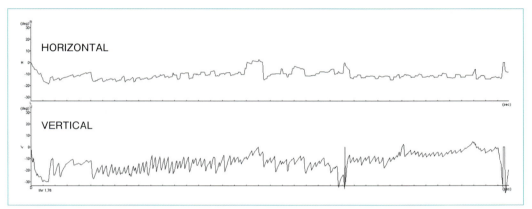

図Ⅵ-207　頭位変換検査による下眼瞼向き垂直眼振
ImageJによる記録。

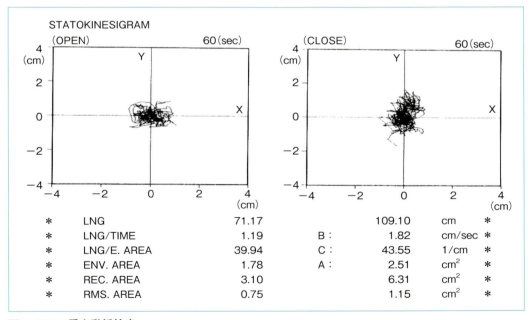

図Ⅵ-208　重心動揺検査

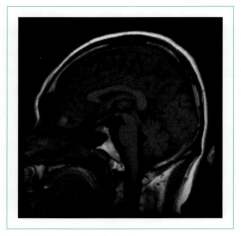

図Ⅵ-209　MRI画像（1）

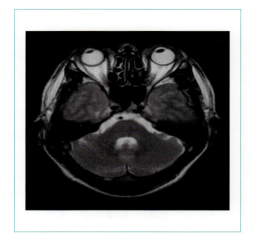

図Ⅵ-210　MRI画像（2）

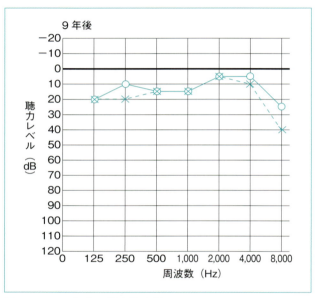

図Ⅵ-211　9年後の純音聴力図

　最終的には一般神経学的検査で軽度の小脳症状が疑われること，神経耳科学的検査で多彩な小脳障害を疑わせる所見があること，MRI画像で小脳に軽度の萎縮の所見があること，個発性であることなどから小脳皮質萎縮症（cortical cerebellar atrophy：CCA）と診断された。

　本症例は経過観察され，9年後の検査結果を以下に示す。

　歩行障害は従来より軽度認められたが，ほとんど進行の様子は疑われない。神経内科的に小脳症状もほとんど不変とのことであった。

　聴力は9年間で閾値の上昇は認められない（図Ⅵ-211）。

　2点交互検査（図Ⅵ-212）では，a〜cは10°，20°，30°の視角を交互に注視したときの眼球運動の記録で，推尺異常（dysmetria）は認められないが，特に視角30°の左右を交互に注視させたcの記録では側方注視眼振が記録に混入していることが認められる。

　注視眼振は左右差があり，右方注視でより増強する眼振が認められる（図Ⅵ-213）。同時に反跳眼振も認められ，これらは9年前の所見と同様病変に左右差のあることが示されているが，小脳の一般神経学的検査では左右差は明らかではないとのことであった。その他，視標追跡検査（図Ⅵ-214），視運動眼振検査（図Ⅵ-215）は9年前（図Ⅵ-204，205）と比較して著明に

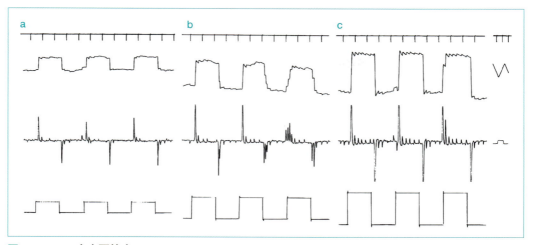

図Ⅵ-212　2点交互検査

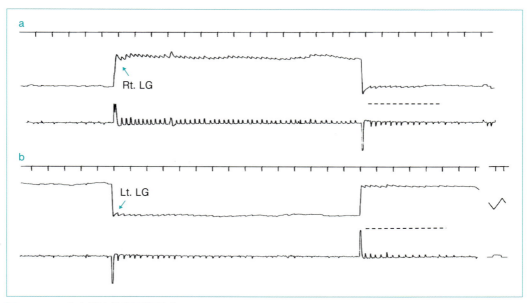

図Ⅵ-213　左右側方注視眼振検査
左右側方注視眼振，反跳眼振とも9年前と本質的に変化なし。

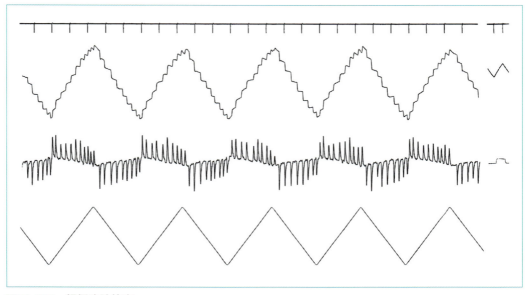

図Ⅵ-214　視標追跡検査

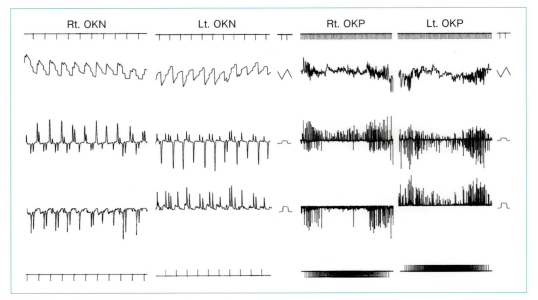

図Ⅵ-215　視運動眼振検査

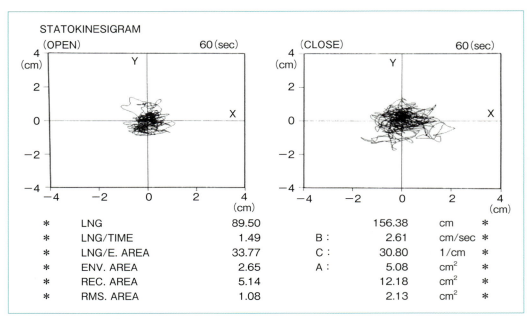

図Ⅵ-216　重心動揺検査

異常所見が増強しているとは考えられない。また，重心動揺検査（図Ⅵ-216）でも9年前（図Ⅵ-208）と比較して若干の悪化傾向はあるが著明な変化ではない。

　この9年間の経過観察のうえで注目すべきは頭位変換眼振の推移である。図Ⅵ-217で比較されており，aは9年前，bは現在の所見である。これらの記録から下眼瞼向き垂直眼振は減弱していることがわかる。さらに重要な所見として温度刺激眼振検査の低下がある（図Ⅵ-218）。左右耳氷水注入の最大緩徐相速度は，9年前（図Ⅵ-206）は右耳38.8°/sec，左耳19.5°/secの反応がみられたのに対して9年後には右耳4°/sec，左耳3°/secと著明に低下している。両側とも高度に低下しているため視性抑制検査（visual suppression test）は判定が困難であるが，左耳氷水注水の検査で非注視下での最大緩徐相速度が3°/secに対して明所開眼正面注視（OPEN）では7°/secと増強しており視性抑制の異常の可能性は否定できない。なお，9年前には視性抑制検査が施行されていない。

　本症例はcVEMP，oVEMPの低下もあり，外側半規管系のみならず他の半規管，耳石系の

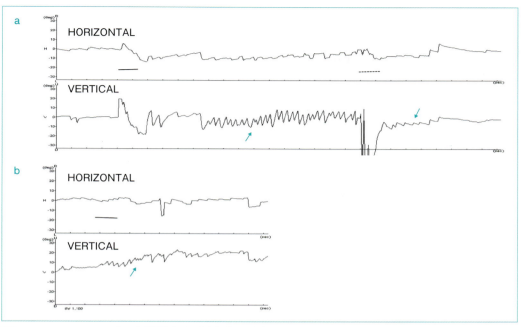

図Ⅵ-217　ImageJ による下眼瞼向き垂直眼振の比較
a は初診時，上向き矢印は坐位から懸垂頭位，下向き矢印は懸垂頭位より坐位に変換している。前者で下眼瞼向き眼振が，後者で上眼瞼向き眼振が記録されている。b は 9 年後の所見。下眼瞼向き眼振は減弱している。

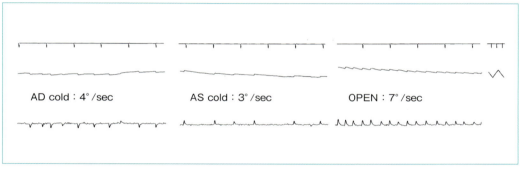

図Ⅵ-218　温度刺激眼振検査
9 年前の反応に比して両側とも高度に低下している。

障害も推定されるために，これらの所見が頭位変換刺激による垂直眼振の誘発に影響を与えているものと思われる。

　本症例は脊髄小脳萎縮症（SCA）を中心とした分子遺伝学的検索でも特異的な所見を示しておらず，既述のごとく症候学的にはいわゆる小脳皮質萎縮症（CCA）に類似した疾患と考えられている。

　なお，末梢神経の異常は明らかではないが小脳障害に両側性前庭障害が伴っており，Migliaccio らの報告にある cerebellar ataxia with bilateral vestibulopathy（CAV）のカテゴリーに属する疾患と考えられる。

症例⑤：76 歳，男性

主訴：ふらつき感

　約 4 年前より主訴出現。歩行は特に問題ないが，階段は昇りより降りのほうがふらつくとのことである。呂律が回らないということもない。ただ，左右側方注視眼振，継ぎ足歩行の異常，指-鼻試験，膝-踵試験での拙劣等があり脊髄小脳変性症を疑われ紹介された。

　既往歴に特記すべきことなく，平衡障害の家族歴もない。

　聴力は両側性の感音難聴があり，年齢を考慮してもやや低下の傾向がある（図Ⅵ-219）。母親は 73 歳で死亡しているが，特に難聴を疑わせることはなかったという。父親は 83 歳で死亡

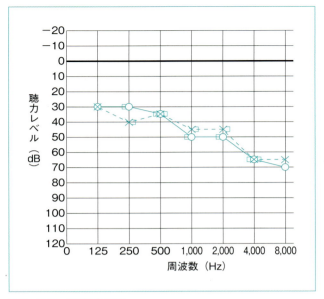

図Ⅵ-219 純音聴力図

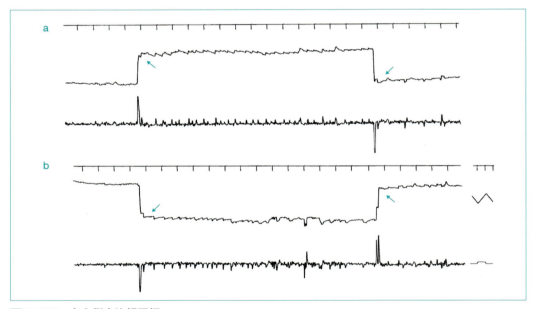

図Ⅵ-220 左右側方注視眼振
注視眼振眼振が認められる。

しているが,70歳初頭より難聴を自覚していたとのことで素因的な要素も考えられる。
　自発眼振は明らかではないが,左右側方注視眼振が認められる(図Ⅵ-220)。なお,頭位変換眼振検査で垂直性眼振は認められなかった。視標追跡検査(図Ⅵ-221)はsaccadic pursuitを示しており,視運動眼振検査(図Ⅵ-222)は,低速(30°/sec)の等速度刺激では反応は25°/secと軽度低下であるがOKPテストでは最大緩徐相速度の低下がみられる。
　温度刺激眼振検査の結果(図Ⅵ-223)では,右耳氷水刺激(a)で4°/sec,左耳氷水刺激(b)で7°/secと高度に低下している。なお視性抑制(visual suppression)の検査の結果はc,dに示されている。眼振反応が高度に低下しているため判定は困難であるが,明所開眼正面注視(横点線)でも眼振反応は明確に低下している所見ではなく,このことは視性抑制の異常を示唆しているものと思われる。なお,cVEMPは両側とも50%程度の低下で温度刺激眼振に比して低下は少ない。
　一般の特発性前庭障害と同様,本症例も初診時に温度刺激眼振検査は高度に低下していたた

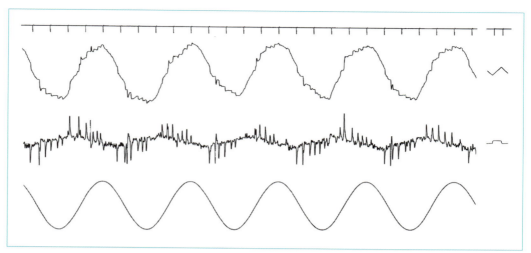

図Ⅵ-221　視標追跡検査

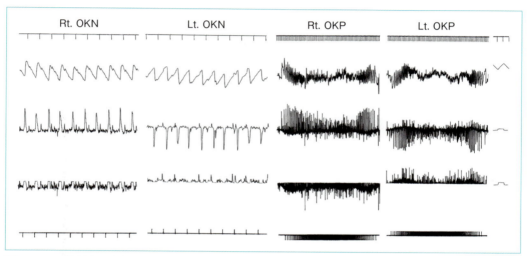

図Ⅵ-222　視運動眼振検査

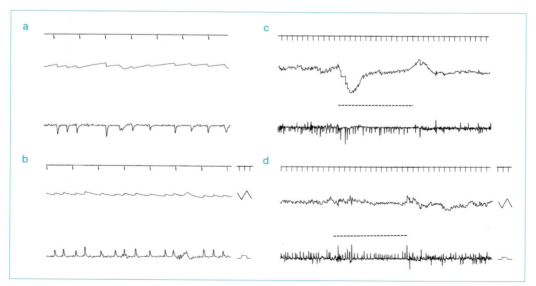

図Ⅵ-223　温度刺激眼振検査

め，温度眼振反応の低下がいつの時点で発症したかは明らかではない。

上述のように，特発性両側前庭障害に小脳変性症の合併する症例があることを示した。

最後に両側前庭障害を伴う脊髄小脳変性症の診断において注意が必要な点を記す。

1. 症状の早期について
   1) 自覚症状としては軽度のふらつき感が主訴のことが多い。
   2) 耳鼻咽喉科を初診することは比較的少なく，すでに神経内科，脳神経外科でCT，MRIなど画像検査を受けていることが多い。早期には症状を自覚してもMRIなどで他覚的所見を把握できないことがある。
   3) 眼球運動の異常所見として重要なのは追跡眼球運動の異常である。この所見は，眼球運動に異常所見の認められる小脳変性症においては，各論の小脳変性症の項でも述べるごとく最も早期に出現する異常所見ということができる。
   4) 方向交代背地性眼振，頭位変換眼振検査における垂直眼振なども参考になる。
   5) 温度刺激眼振検査で特に原因と思われる既往がなく温度眼振反応の低下がみられる。
2. 症状の進行した症例について
   1) 神経学的に小脳症状がみられる。
   2) 画像所見で小脳萎縮像，あるいは小脳の血流障害がみられる。
   3) 眼球運動では左右側方注視眼振，反跳眼振の出現，視運動眼振の異常がみられる。
   4) 温度反応の高度低下，それに伴い以前に認められた方向交代背地性眼振や頭位変換眼振の低下または消失がみられる。

これらの所見は診断の参考になる。

文献

1) Agrawal Y, Bremova T, Kremmyda O, et al：Semicircular canal, saccular and utricular function in patients with bilateral vestibulopathy：analysis based on etiology. J Neurol. 2013；l260：876-883
2) Baloh RW, Jacobson K, Honrubia V：Idiopathic bilateral vestibulopathy. Neurology. 1989；39：272-275
3) Baloh RW, Jacobson K, Fife T：Familial vestibulopathy：a new dominantly inherited syndrome. Neurology. 1994；44：20-25
4) Brandt T：Bilateral vestibulopathy revisited. Eur J Med Res. 1996；1：361-368
5) Dandy WE. The surgical treatment of Ménièrés disease. Surg Gynecol Obstet. 1941；72：421-425
6) Elstner M, Schmidt C, Zingler VC, et al：Mitochondrial 12S rRNA susceptibility mutations in aminoglycoside-associated and idiopathic bilateral vestibulopathy. Biochem Biophys Res Commun. 2008；377：379-383
7) Fujimoto C, Murofushi T, Chihara Y, et al：Novel subtype of idiopathic bilateral vestibulopathy：bilateral absence of vestibular evoked myogenic potentials in the presence of normal caloric responses. J Neurol. 2009；256：1488-1492
8) Fujimoto C, Murofushi T, Sugasawa K, et al：Bilateral Vestibulopathy with Dissociated Deficits in the Superior and Inferior Vestibular Systems. Ann Otol Rhinol Laryngol. 2012；121：383-388
9) Fujimoto C, Egami N, Kinoshita M, et al：Idiopathic latent vestibulopathy：a clinical entity as a cause of chronic postural instability. Eur Arch Otorhinolaryngol. 2015；272：43-49
10) Kim S, Oh Y, Koo J, Kim J：Bilateral vestibulopathy：clinical characteristics and diagnostic criteria. Otol Neurotol. 2011；32：812-817
11) Migliaccio AA, Halmagyi GM, McGarvie LA, et al：Cerebellar ataxia with bilateral vestibulopathy：description of a syndrome and its characteristic clinical sign. Brain. 2004；127：280-293
12) Pothier DD, Rutka JA, Ranalli PJ：Double impairment：clinical identification of 33 cases of cerebellar ataxia with bilateral vestibulopathy. Otolaryngol Head Neck Surg. 2012；146：804-808
13) Rinne T, Bronstein AM, Rudge P, et al：Bilateral Loss of Vestibular Function. Acta Otolaryngol Suppl. 1995；115：247-250
14) Szmulewicz DJ, Waterston JA, Halmagyi GM, et al：Sensory neuropathy as part of the cerebellar ataxia neuropathy vestibular areflexia syndrome. Neurology. 2011；76：1903-1910
15) Szmulewicz DJ, Waterston JA, MacDougall HG, et al：Cerebellar ataxia, neuropathy, vestibular areflexia syndrome (CANVAS)：a review of the clinical features and video-oculographic diagnosis. Ann N Y Acad Sci. 2011；1233：139-147
16) Szmulewicz DJ, Seiderer L, Halmagyi GM, et al：Neurophysiological evidence for generalized sensory neuronopathy in cerebellar ataxia with neuropathy and bilateral vestibular areflexia syndrome. Muscle Nerve. 2015；51：600-603
17) Telian SA, Shepard NT, Smith-Wheelock M, et al：Bilateral vestibular paresis：diagnosis and treatment. Otolaryngol Head Neck Surg. 1991；104：67-71
18) Zingler VC, Weintz E, Jahn K：Follow-up of vestibular function in bilateral vestibulopathy. J Neurol Neurosurg Psychiatry. 2008；79：284-288
19) Zingler VC, Weintz E, Jahn K, et al：Causative factors, epidemiology, and follow-up of bilateral vestibulopathy. Ann N Y Acad Sci. 2009；1164：505-508

7 聴神経腫瘍と小脳橋角部障害

聴神経腫瘍（acoustic tumor）は小脳橋角部腫瘍の約80％を占めている。聴神経腫瘍はその名の通り，聴神経に発症する腫瘍と考えられていた。現在では前庭神経起源の腫瘍が圧倒的に多いことがわかり，神経鞘腫であることから前庭神経鞘腫（vestibular schwannoma）とよばれるのが病理学的にも正しい。しかし，現在でも聴神経腫瘍（acoustic tumor）の名称が一般化された経緯につき簡単に述べる。

それには脳神経外科医Harvey Cushing（1863-1939）の時代までさかのぼる必要がある。彼は1917年に"Tumor of the Nervus Acusticus and the Syndrome of the Cerebellopontile Angle"を出版している（図Ⅵ-224）。その中で，小脳橋角部腫瘍の大部分は神経鞘腫で，しかも現病歴を詳細に検討してみると難聴を中心と

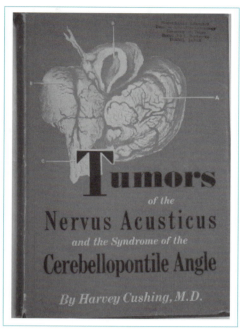

図Ⅵ-224　H. Cushing著「聴神経腫瘍と小脳橋角部症候群」

した聴覚障害から症状が出現しているため，起源神経は聴神経であろうと推定してtumor of the nervus acusticusとした。これらの背景により現在acoustic tumorと呼称されるようになったものと考えられる。当時の腫瘍は小脳橋角部に大きく進展しているものが大部分で，その起源神経を同定することが困難であったことはやむを得ない事情といえる。なお本項では，神経鞘腫が本来であるが一般的な通常の聴神経腫瘍の名称で扱うことにする。

その後，診断技術の進歩，手術顕微鏡の導入など，また温度刺激眼振検査の一般化などがあり，腫瘍症例の大部分は温度刺激眼振検査が高度低下あるいは廃絶の検査結果であること，温度眼振検査は主として外側半規管を刺激すること，この外側半規管は上前庭神経支配であるため腫瘍は上前庭神経起源と考えられた。しかしKomatsuzaki（2001），Khrais（2008）らの手術例の検討からその80％以上は下前庭神経由来であると考えられるようになった。

なお，Roosliら（2012）は側頭骨の標本の検索で，13例が上前庭神経起源，10例が下前庭神経起源，前庭神経幹が13例と報告しており，上前庭神経起源と下前庭神経起源の差が筆者やKhraiの報告と異なっている。彼らの症例の年齢分布は25〜100歳で中央値が77歳とのことである。また，50症例のうち，蝸牛神経起源が12例と蝸牛神経起源の腫瘍の率もわれわれの統計とは異なっている。この差の理由については明確ではないが，中央値が77歳であり，いずれも内耳道内に存在していることなどを勘案すると蝸牛神経，上前庭神経起源の腫瘍の発症が高年齢である一方，成長速度が異なる可能性も推測される。Roosliらの症例の中央値が77歳であることは通常の手術例とは異なる分布であるが，その詳細については今後の検討が待たれる。

以前の聴神経腫瘍ではBruns眼振といわれる左右側方注視眼振が出現していた。障害側向きで振幅大，頻度小の眼振が，また障害側と反対方向を注視すると振幅小，頻度大の眼振がみられ，これは聴神経腫瘍によって脳幹部が圧迫されたために出現する特徴的な眼振と考えられていた（図Ⅵ-225）。

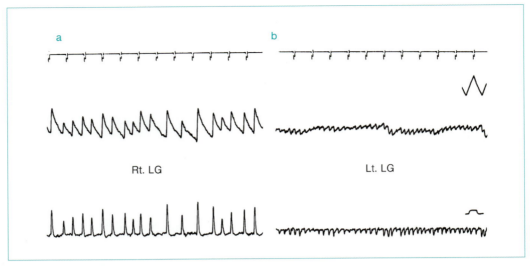

図Ⅵ-225　Bruns 眼振

　しかし近年では聴神経腫瘍が早期に発見されるために，このような眼振のみられる症例に遭遇することはほとんどなくなった．耳鳴り，難聴，時にめまい感が初期症状であるため耳鼻咽喉科外来を早期に受診することが多く，一方，耳鼻咽喉科医の本疾患に対する関心が高まり，MRIなどの画像診断で早期診断が可能になったことによる．
　聴神経腫瘍は通常は一側性聴神経腫瘍であるが，稀に神経線維腫症（neurofibromatosis：NF）の部分現象（NFⅡ）として両側性聴神経腫瘍が存在する．したがって以下においては一側性聴神経腫瘍と両側性聴神経腫瘍に分けて記載する．

A　一側性聴神経腫瘍

　実際の症例を提示する．
症例①：左聴神経腫瘍（69歳，女性）
　5年前より左難聴を自覚し，それが次第に進行した．当時，めまいの自覚はない．約1年前に体動に際し一過性の浮動感があり，また歩行時に左方に傾くようになった．2か月前，急に左口角から水がもれるようになった．耳鳴りはない．既往歴，家族歴に特記すべきことはない．
　CTの所見を図Ⅵ-226に示す．図からわかるように，嚢胞を伴う腫瘍が左小脳橋角部に認められる．神経学的所見として顔面知覚が左側で低下，角膜知覚も左側で低下，左末梢性顔面神経麻痺，味覚は左舌前2/3で低下．なお下位脳神経症状はない．また小脳症状も認められない．神経耳科学検査として聴力は右正常，左耳はスケールアウト，温度眼振検査は左耳氷水注入で無反応．
　注視眼振検査（図Ⅵ-227）はBruns眼振類似の所見を示している．aは右方注視（Rt. LG），bは左方注視（Lt. LG）のENGの記録で，原波形はDC記録である．記録からわかるように右方注視（a）では振幅小，頻度大の眼振が，障害側すなわち左方注視では振幅大，頻度小の眼振が認められる．そのOKNとOKPの所見を図Ⅵ-228に示す．30°/secの等速OKNでは右方および左方とも眼振の誘発が抑制されており，OKPテストでも誘発抑制がより著明となる．この症例は手術で確認された聴神経腫瘍であるが，脳幹部を圧迫し，左右側方注視眼振が出現し，また視標追跡検査や視運動眼振検査の異常もみられた症例である．
　このような小脳橋角部に進展し脳幹や小脳を圧迫し，その結果，高度難聴，顔面神経麻痺，三叉神経麻痺，小脳症状などが認められるいわば古典的な聴神経腫瘍は前述のごとく，聴神経腫瘍に対する認識の高まりとMRIなどによって早期に診断されるようになったために，現在

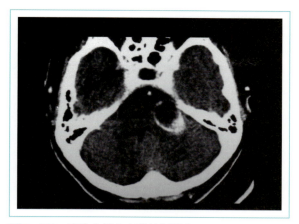

図Ⅵ-226　囊胞を伴う左聴神経腫瘍

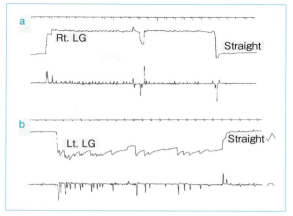

図Ⅵ-227　Bruns 眼振

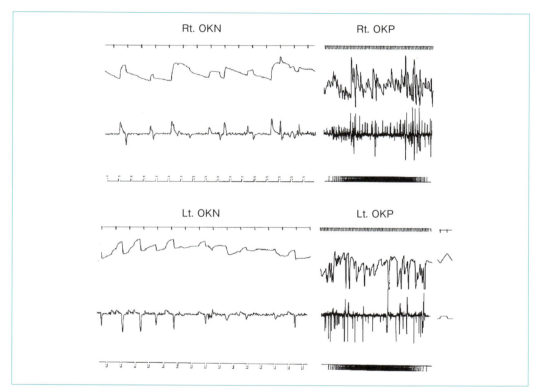

図Ⅵ-228　等速度視運動眼振検査（30°/sec）と OKP テスト

みることは稀になった。

症例②：右聴神経腫瘍（39歳，女性）

　3年前，寝返りを打ったときにめまい出現。そのため6日間，良性発作性頭位めまい症として入院した。当時，難聴の自覚はなかった。2年前にも同様の一過性のめまいが出現した。同時に右耳鳴りも出現し，時に歩行時にふらつくようになった。1年前，右突発性難聴に罹患したが，めまいの自覚はなかったという。

　本症例の MRI 所見を図Ⅵ-229 に示す。囊胞を伴う2cm強の聴神経腫瘍が右小脳橋角部に認められる。純音聴力は図Ⅵ-230 のごとくで，最高語音明瞭度は左耳 60 dB で 95％，左耳 90 dB で 85％である。

　注視眼振所見を図Ⅵ-231 に示す。左右側方注視眼振は認められない。また視標追跡検査（図Ⅵ-232，原波形は DC 記録）では特に異常所見は認められない。

　30°/sec の等速度の視運動眼振検査および OKP テスト（図Ⅵ-233）では，基本的な異常はない。ただ OKP テストでは障害側と反対側，すなわち左 OKP が軽度の眼振方向優位性を示し

第2章　末梢前庭障害各論／聴神経腫瘍と小脳橋角部障害

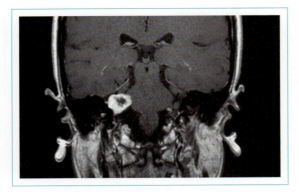

図Ⅵ-229　右聴神経腫瘍の MRI

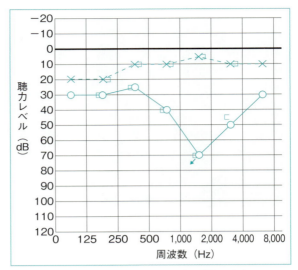

図Ⅵ-230　2 kHz を中心とした楔形の聴力障害

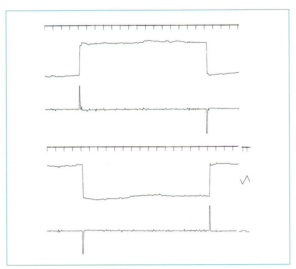

図Ⅵ-231　左右側方注視眼振記録

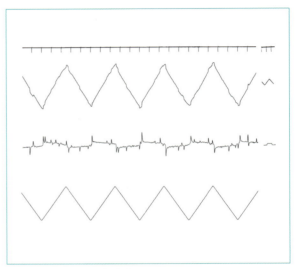

図Ⅵ-232　視標追跡検査

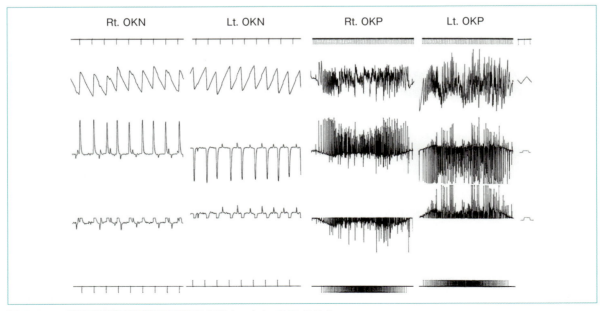

図Ⅵ-233　等速度刺激視運動眼振検査（30°/sec）と OKP テスト

ている。これは潜在的な眼振方向優位性が健側に向いていることを示している。なお，温度刺激眼振検査ではCP％が68％であった。

本症例は寝返りのときに一過性のめまいを自覚しており，良性発作性頭位めまい症と診断された既往歴をもっている。下前庭神経由来の腫瘍が多いため，頭位めまい症の発症を伴う症例が多いと考えられがちであるが，実際にはそのような症例は少なく，筆者の800余例の聴神経腫瘍の経験からも0.5％程度である。

本症例は手術により下前庭神経由来の聴神経腫瘍が確認されているが，小脳橋角部に2cm程度突出した腫瘍の場合，注視眼振はみられず，視標追跡検査，視運動眼振検査などの中枢前庭系の機能検査で異常が認められることは少ない。なお，本症例では赤外線CCDカメラ下での頭位眼振検査でも眼振は認められなかった。

症例③：左聴神経腫瘍（45歳，男性）

半年前に左急性感音難聴に罹患し，当時，突発性難聴としてステロイド療法が行われたが，聴力は不変であった（図Ⅵ-234）。また，めまいの既往はない。温度刺激眼振検査結果は左耳でCP％＝45％，ABRでⅠ-Ⅴ波の延長がみられたためMRI施行（図Ⅵ-235）。腫瘍の大部分は内耳道内に存在している。視標追跡検査（図Ⅵ-236），視運動眼振検査（図Ⅵ-237）は正常範囲。

突発性難聴類似の急性感音難聴で発症した下前庭神経起源の聴神経腫瘍であったが，めまいの既往はなく，温度刺激眼振検査とABRの所見からMRIを施行，診断された症例である。

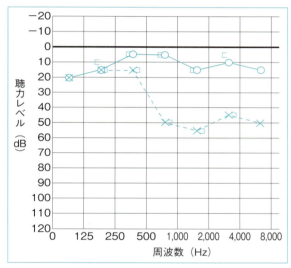

図Ⅵ-234　左感音難聴

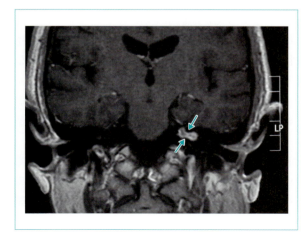

図Ⅵ-235　左聴神経腫瘍のMRI

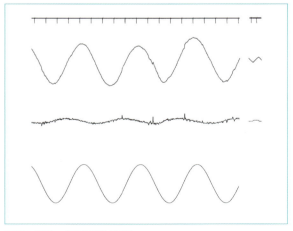

図Ⅵ-236　視標追跡検査

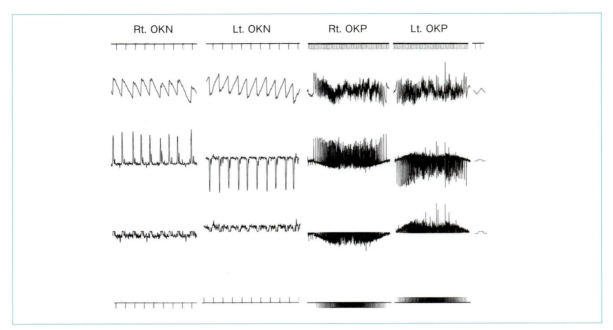

図Ⅵ-237　等速度刺激視運動眼振検査（30°/sec）と OKP テスト

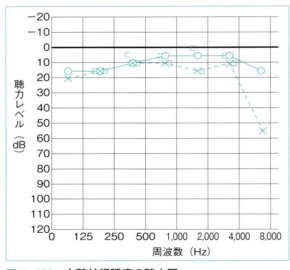

図Ⅵ-238　左聴神経腫瘍の聴力図

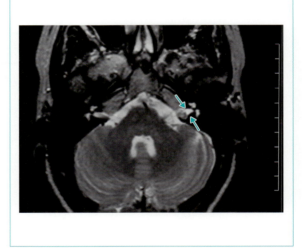

図Ⅵ-239　左聴神経腫瘍の MRI

症例④：左聴神経腫瘍（51 歳，女性）

　6 年前に左耳鳴りに気づく。なお当時，難聴はなかったが，約半年前，朝起きたときにめまいを自覚し，某医院で良性発作性頭位めまい症として治療を受けたことがある。また当時，軽度の左難聴を自覚している。4 日前に左急性感音難聴が出現したが数日で軽快し，耳鳴りはなかった。聴力は 8 kHz でやや低下しているが，それ以外はほぼ正常範囲である（図Ⅵ-238）。念のため ABR を施行したところ左耳の I-V 波潜時の延長が認められ，温度刺激眼振所見は CP％が 50％であった。聴神経腫瘍を否定するための MRI を施行したところ左聴神経腫瘍が描出された（図Ⅵ-239）。

　開眼正面視（OPEN）や左右側方注視では眼振は認められないが，閉眼（CLOSED），暗所開眼（DARK）など非注視下の状態で右方への眼振が認められる（図Ⅵ-240）。視標追跡検査（図Ⅵ-241）には特に異常は認められない。ただ，視運動眼振検査（図Ⅵ-242）では 30°/sec の低速の刺激では左右差は認められないが，OKP テストを行うと右 OKP に比して左 OKP は刺激速度が高速になると反応低下が認められ（下向き矢印），これは図Ⅵ-240 に示した非注視下で

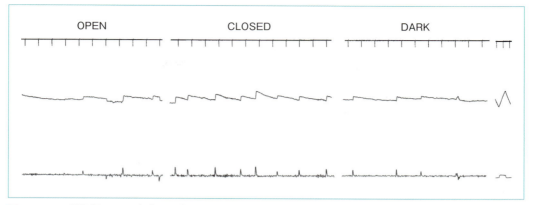

図Ⅵ-240　非注視下での右向き眼振

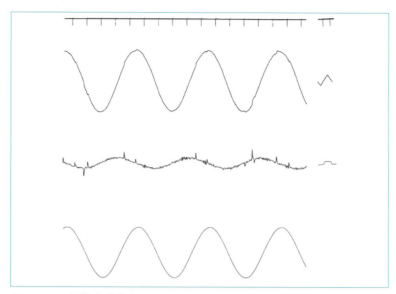

図Ⅵ-241　視標追跡検査

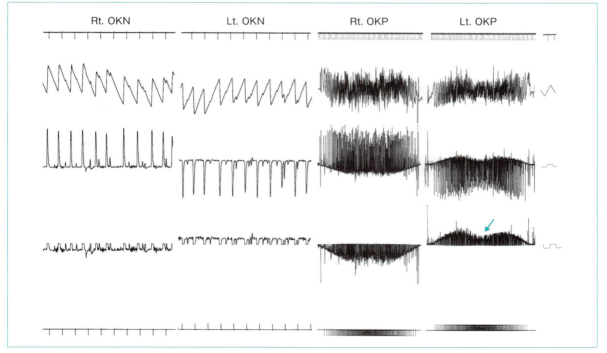

図Ⅵ-242　等速度視運動眼振検査（30°/sec）とOKPテスト

第2章　末梢前庭障害各論／聴神経腫瘍と小脳橋角部障害

の右向き眼振の影響と思われる。

この症例は朝起きたときのめまいが初発症状で，良性発作性頭位めまい症で加療されていた。さらに経過中に突発性難聴類似の急性感音難聴が出現した症例である。

なお，急性感音難聴のなかでも dip 型あるいは楔形の急性難聴が発症と軽快を反復する症例も注意を要する。

症例⑤：右聴神経腫瘍（37歳，女性）

4日前，右耳閉感，難聴，軽度の耳鳴りを自覚して来院。めまい感はない。

聴力は 2 kHz を中心とした幅の広い楔形の聴力低下を示した（図Ⅵ-243a）。注視眼振，赤外線 CCD カメラ下での頭位眼振検査に異常なく視標追跡検査，視運動眼振検査に異常は認められなかった。めまいの自覚がなく，温度刺激眼振検査は 30℃ で無反応であったが，氷水 10 mL の注入によっても眼振反応は高度に低下していた（図Ⅵ-244）。聴力低下に比して温度刺激眼振反応の高度の低下を示す結果となっている。聴神経腫瘍を否定すべく MRI を施行する予定であったが，妊娠の可能性があり MRI を施行せず，ステロイドも使用せずビタミン剤，ATP 剤で経過観察したところ，発症 25 日後には 2 kHz に軽度の難聴を残すのみとなった（図Ⅵ-243b）。その後，経過観察中に施行した聴性脳幹反応（ABR）で Ⅰ-Ⅴ 間の軽度の延長（図Ⅵ-245），前庭誘発筋電位（VEMP）の異常（図Ⅵ-246）などがあり，温度刺激眼振検査所見と

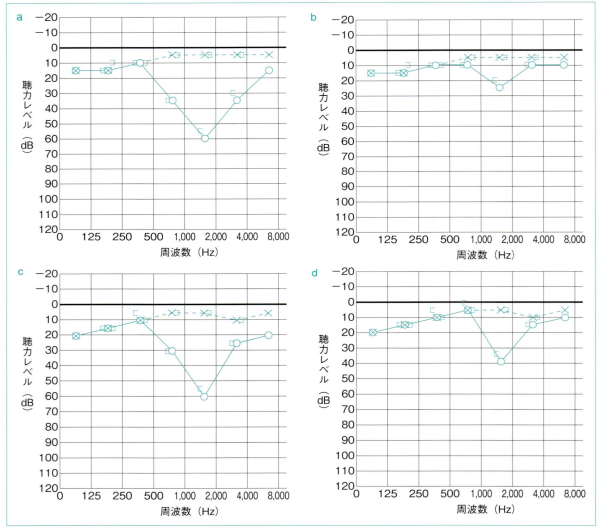

図Ⅵ-243　反復性感音難聴
a：発症時，b：発症 25 日後，c：10 か月後，d：c の 14 日後

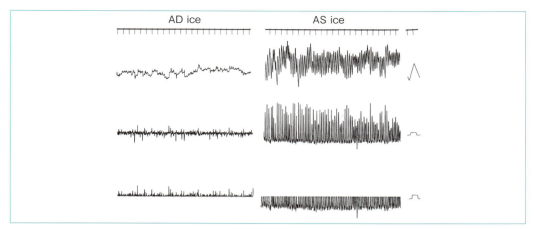

図Ⅵ-244　温度刺激眼振検査

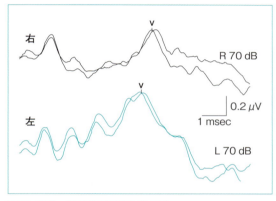

図Ⅵ-245　聴性脳幹反応（ABR）

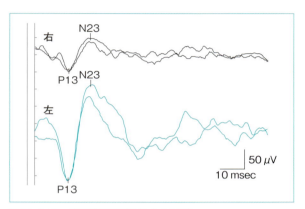

図Ⅵ-246　前庭誘発筋電位（VEMP）

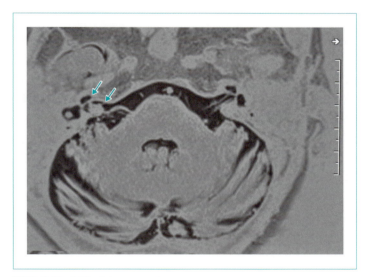

図Ⅵ-247　MR cisternography

　合わせて聴神経腫瘍が高度に疑われたため，出産後MRIを施行，右聴神経腫瘍と診断された（図Ⅵ-247）。患者の希望によりwait & scanの方針で経過観察中のところ，さらに10か月後に同様の聴力低下（図Ⅵ-243c）をきたしたが発症14日後には軽快した（図Ⅵ-243d）。

　本症例の注目すべき点は，最大閾値上昇の周波数が同一で発症，軽快を反復していることで，生理学的にも興味ある病態と考えることができる。

　なお，症例によっては難聴が反復することにより最大閾値上昇の周波数が変化することがあ

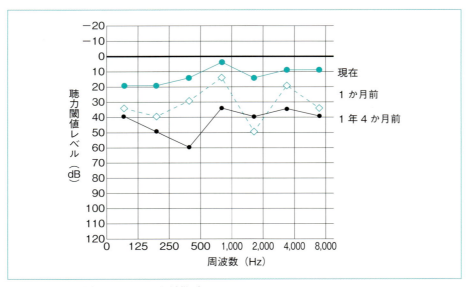

図Ⅵ-248　周波数の異なる反復性難聴
閾値の上昇の周波数は難聴発症の時期により異なっている。

る．図Ⅵ-248 の症例は1年4か月前に急性難聴を発症し，約3週間で正常範囲まで軽快．そのときの最大聴力障害の周波数は 500 Hz であった．1か月前に再度難聴を発症し，そのときの最大聴力障害の周波数は 2,000 Hz と周波数が異なっている．このように聴力の最大閾値上昇の周波数が異なり，それがさらに軽快するという経過をとる反復性の感音難聴は，通常の急性感音難聴では認められることが少ないので聴神経腫瘍を疑うことが必要になってくる．ただ，このような病態がいかにして発症するかについては必ずしも明確ではない．

1．聴神経腫瘍診断のための留意点

聴神経腫瘍の大部分は前庭神経起源で，そのため臨床経過でめまいを自覚する可能性が高いことが期待されるが，実際の症例ではめまいの自覚を認めない症例が多い．その理由としては，腫瘍の進行が緩徐であり中枢前庭系の代償作用が常に働くためと考えられる．また，経過中に軽度のめまい感，ふらつき感を自覚しても特異的な症状として注意されないことも理由の一つにあげられる．また，前庭系の不均衡の他覚的所見として現れる非注視下の眼振の頻度も，緩徐な進行と代償により明らかではないことが多い．

一方，聴覚系の症状としての難聴は，代償作用のないこと，聴力図としてデジタル評価のできることなどから，診断へのアプローチは温度刺激眼振検査や VEMP など前庭系のアプローチより実際の臨床の場ではより容易ということができる．しかもその病態によって，進行性感音難聴，急性感音難聴，変動性感音難聴などに分けられる．

表Ⅵ-4 は自験例 322 例の聴力変動の様式を示したものである．進行性感音難聴が多いが突発性難聴類似の急性感音難聴で発症する症例もみられる．ここにある「その他」には，緩徐に進行した難聴の経過に急性感音難聴が合併した症例などが含まれる．

これらの症例のなかでも原因不明の一側進行性感音難聴症例では聴神経腫瘍を疑うが急性感音難聴の場合には特に注意する必要がある．聴神経腫瘍が突発性難聴類似の症状で出現する頻度は 20％前後といわれており，表Ⅵ-4 の自験例でも同様な結果となっている．その場合特に注意する必要があるのは次のことである．

見かけ上は突発性難聴類似の症状で発症しても，詳細に問診を聴取すると急性感音難聴発症以前に軽度の難聴や耳鳴り，さらには体動による一過性のめまい感などを自覚していることがあり，それらの症例を統計に入れると急性感音難聴で発症する聴神経腫瘍の症例は頻度が高くなる．一般に突発性難聴は軽度の耳鳴り，難聴，めまい感などの前兆がなく急性に発症するもので，急性感音難聴類似で発症しても上記のような前駆症状がある場合には診断上特に注意が

表Ⅵ-4　聴力変動の様式

・進行性感音難聴	197 (61.2%)
・急性感音難聴	58 (18.0%)
・変動性感音難聴	15 (4.7%)
・その他	52 (16.1%)
計	322例

表Ⅵ-5　各種聴力検査法の異常出現率

	純音聴力	異常出現率
語音明瞭度検査　　（N=86）	60 dB>	13.2%
自記オージオメトリ　（N=86）	60 dB>	31.8%
聴性脳幹反応（ABR）（N=98）	30 dB>	97.4%

必要であることを意味している。表Ⅵ-4の「急性感音難聴」は上記のような前兆の認められない症例のみを示し，詳細な問診の結果前兆のみられた症例は「その他」に入れている。

聴神経腫瘍の診断においては，前庭神経起源ではあるが経過中にめまいの自覚のない症例があり，これらは緩徐な進行により前庭代償が成立することによるものと考えられていることは前述した。したがって，前庭神経起源の症例が圧倒的に多いが，実際の臨床の場では代償作用の認められない聴覚系の変化に注意して診断することが望まれる。以下，その要点を参考のため述べる。

1) 急性感音難聴でめまいの既往がないにもかかわらず温度眼振が高度に低下している症例は，強く聴神経腫瘍を疑う。
2) 急性感音難聴で聴力が改善しても腫瘍の存在は否定できない。特に谷型の急性感音難聴を示す症例は，いわゆる谷型突発性難聴が軽快する傾向があると同様，聴神経腫瘍症例でも回復しうる。
3) 反復する感音難聴の症例で難聴の周波数の異なる症例は腫瘍の存在を否定する必要がある。

急性感音難聴でめまいの既往がないにもかかわらず温度眼振が高度に低下している症例は，強く聴神経腫瘍を疑う。腫瘍により緩徐に前庭機能が低下する場合は中枢代償によりめまい感を自覚しないまま経過していて，腫瘍の圧迫などにより循環障害をきたし症候的には急性感音難聴となる。その時点ですでに前庭機能が高度低下あるいは廃絶状態になっていれば，難聴発症時にもめまい感は自覚しない。しかし，温度刺激眼振検査などを行うと前庭機能が低下している所見が得られることになる。

聴神経腫瘍の症例のなかには腫瘍が存在しているにもかかわらず，急性感音難聴が改善する症例がある。

聴神経腫瘍で臨床の場で遭遇する大多数の症例は前庭神経起源であるが，前述のごとくめまいの問診から重要な情報を得ることは聴覚系の情報に比して少ないといえる。前庭系においては常に中枢代償を考慮に入れる必要がある。一方，聴覚系の異常は純音聴力図から容易に知ることができ，上記の各症例で示したごとく通常の感音難聴と若干趣を異にする純音聴力図が得られたときは温度刺激眼振検査，聴性脳幹反応（ABR），VEMPなどの機能検査などから聴神経腫瘍を疑いMRIを施行するという思考過程が重要であろう。

参考までに後迷路性難聴の診断としての自記オージオメトリ，語音明瞭度検査の特異性の比較を表Ⅵ-5に示す。語音明瞭度検査においては純音聴力検査結果で平均聴力閾値レベルが60 dBまでの症例を対象としており，後迷路性難聴としての異常出現率は13.2%であった。自記オージオメトリでも，難聴が60 dBまでを対象としてもJerger Ⅲ型の出現率は31.8%と異常出現率頻度は高くない。一方，ABRに関しては，平均聴力閾値レベルが30 dBとより厳しく制限してもⅠ-Ⅴ波間の延長を指標とした異常出現率は97.4%と高度の出現率で，検査法の特異性を示している。

B 両側性聴神経腫瘍

聴神経腫瘍の特殊な病態として両側性聴神経腫瘍がある。神経線維腫症（NF）のなかでもNFⅡといわれる遺伝性の疾患の部分現象としてみられるものである。NFⅡにおいては両側性聴神経腫瘍のみならず，髄膜腫，脊髄腫瘍などの合併がしばしば認められる。以下にその症例を示す。

症例⑥：両側性聴神経腫瘍（19 歳，男性）

約 6 年前より右難聴進行。現在は聴力検査でスケールアウトの状態。左聴力は 3 年前より次第に進行しており，純音聴力図は図Ⅵ-249a のごとくである。MRI 所見は図Ⅵ-249b，c のごとく内耳道拡大を伴い小脳ならびに脳幹を圧迫している。また脊髄腫瘍も同時に認められる（図Ⅵ-249d）。本症例は家族歴として母親が同様に両側性聴神経腫瘍であった。

左右側方注視眼振検査の記録を図Ⅵ-250 に示す。a は右側方注視（上向き矢印），b は左側方注視（下向き矢印）の記録である。右側方注視で眼振の振幅は左側方注視に比して大であり，一方頻度はやや低い眼振の記録となっており，いわゆる Bruns 眼振様の眼振が認められる。図Ⅵ-249c を見ると腫瘍の大きさは右＞左で，聴力障害も右＞左である。腫瘍の圧迫による脳幹障害も右＞左と推定される。視標追跡検査（図Ⅵ-251）は saccadic pattern を示し，等速度の視運動眼振検査（図Ⅵ-252）は 30°/sec の等速度刺激を行っても 20°/sec の反応がみられる程度で，catch up saccade が著明である。これらの所見は OKP テストを行うとより明らかで，OKP テストは 2 度施行しているが同様の所見で両側とも catch up saccade の著明な所見とな

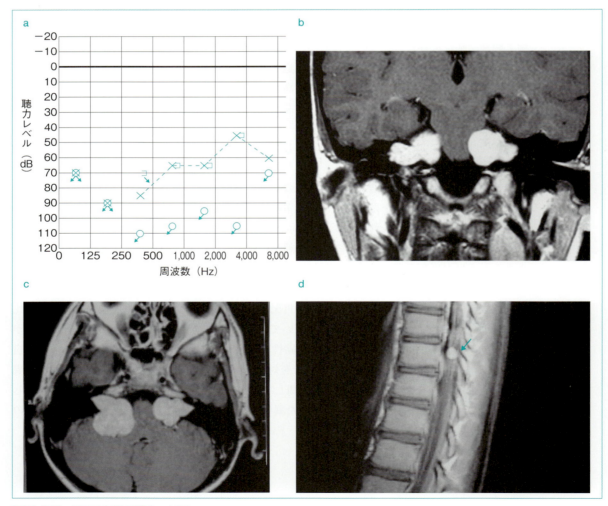

図Ⅵ-249　NFⅡ症例の聴力，MRI

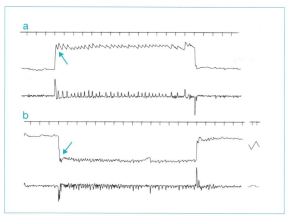

図Ⅵ-250　左右側方注視眼振検査

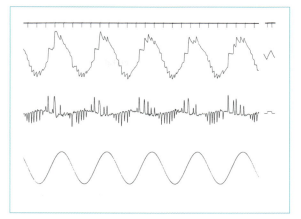

図Ⅵ-251　視標追跡検査

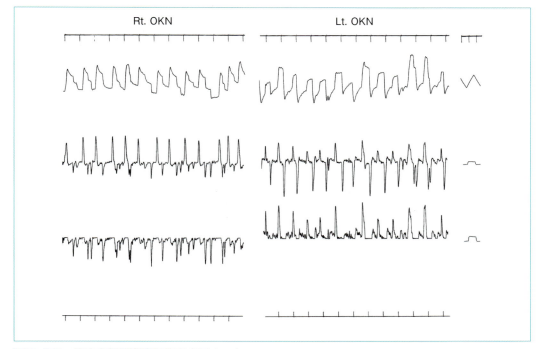

図Ⅵ-252　等速度視運動眼振検査（30°/sec）

り再現性を示している（図Ⅵ-253）。本症例は顔面神経麻痺，三叉神経麻痺は認められないが，温度刺激眼振は両側とも反応が廃絶している。

　この種の疾患は他に腫瘍の合併を伴うことが多く，脊髄腫瘍の合併が認められた（図Ⅵ-249d）。腫瘍の合併は髄膜腫を伴うことも稀ではない。

症例⑦：両側性聴神経腫瘍（37歳，女性）

　本症例もNFⅡで聴力は両側スケールアウト，温度刺激眼振は両側とも氷水注入で無反応である。MRIでは両側性聴神経腫瘍に加えて頸静脈孔腫瘍，側脳室内髄膜腫を含め髄膜腫など多数の頭蓋内腫瘍が認められる（図Ⅵ-254）。

　この時点での側方注視眼振は明らかではないが（図Ⅵ-255），視標追跡検査（図Ⅵ-256），視運動眼振検査（図Ⅵ-257）に異常が認められる。本症例の3年後のMRIの所見を図Ⅵ-258に示す。3年前に比して両側聴神経腫瘍による脳幹部の圧迫が著明となり，そのため左右側方注視眼振が明らかとなり（図Ⅵ-259），視標追跡検査の異常も増大して（図Ⅵ-260），同様に視運動眼振検査の異常所見もより著明となっている（図Ⅵ-261）。さらに脳室内腫瘍の増大（図Ⅵ-258c），上部頸椎右側に頸椎神経根の神経鞘腫が認められる（図Ⅵ-258d）。

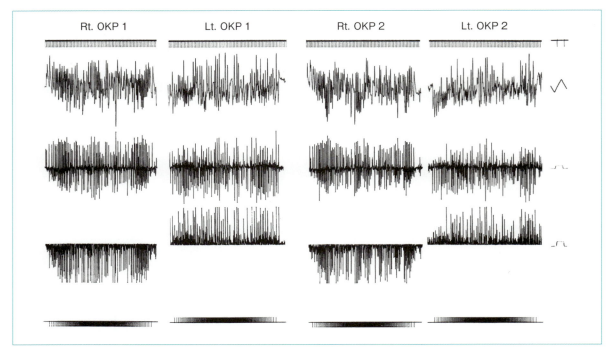

図Ⅵ-253　OKPテスト

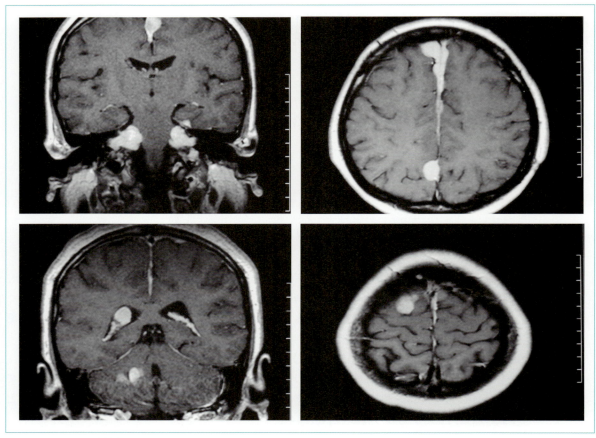

図Ⅵ-254　NF Ⅱ症例のMRI

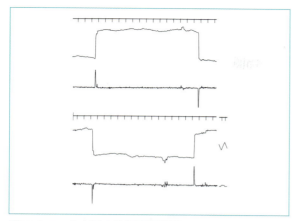

図Ⅵ-255　左右側方注視眼振記録

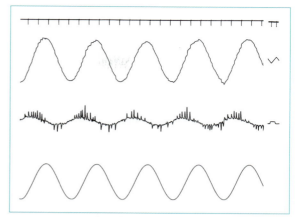

図Ⅵ-256　視標追跡検査

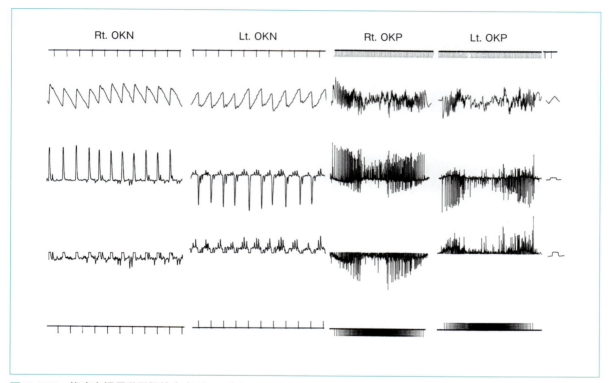

図Ⅵ-257　等速度視運動眼振検査（30°/sec）とOKPテスト

第2章　末梢前庭障害各論／聴神経腫瘍と小脳橋角部障害

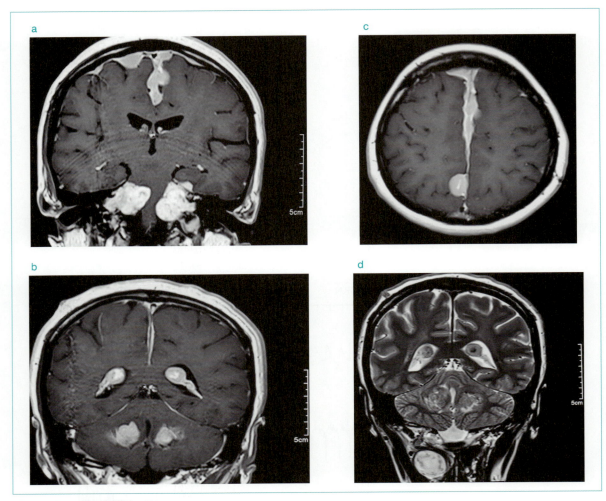

図Ⅵ-258　NFⅡ症例のMRI

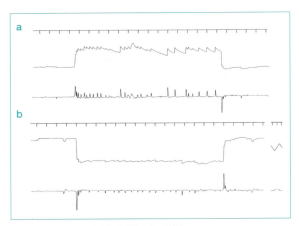

図Ⅵ-259　左右側方注視眼振記録

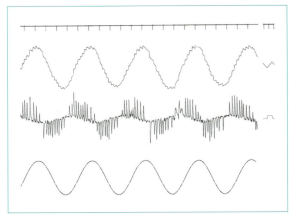

図Ⅵ-260　視標追跡検査

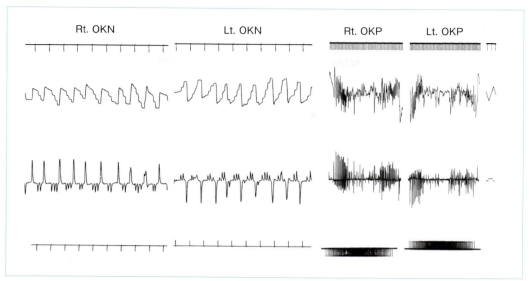

図Ⅵ-261　等速度視運動眼振検査（30°/sec）とOKPテスト

C 小脳橋角部髄膜腫

小脳橋角部髄膜腫は小脳橋角部腫瘍のなかで聴神経腫瘍に次いで頻度の高い疾患である。

本来小脳橋角部に原発することが多いが，聴神経腫瘍とは異なり聴神経の症状の出現がやや遅い傾向にある。腫瘍が小さい症例では神経学的にはほとんど無症状である。そのため腫瘍が小さい場合は他の疾患を疑ってMRIが施行され，偶然診断されることを除けば，聴神経腫瘍より診断が遅いのが一般的である。

症候学的には聴神経腫瘍と類似しており，難聴が早期の症状であることが多く，進行性感音難，急性感音難聴などで発症することが一般的である。

突発性難聴類似で発症した症例を提示する。

症例⑧：小脳橋角部髄膜腫（47歳，女性）

10日前に右耳の難聴，耳鳴りが急激に出現したため来院。今回の難聴発症時にはめまいの自覚はないが，10か月前に体動のとき一過性のめまいを自覚している。

聴力は図Ⅵ-262のごとく右感音難聴。左右側方注視での眼振は認められず（図Ⅵ-263），非

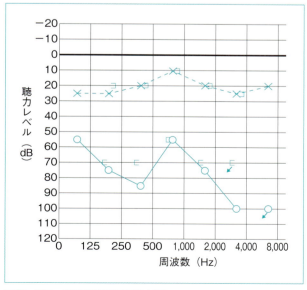

図Ⅵ-262　髄膜腫症例の聴力図

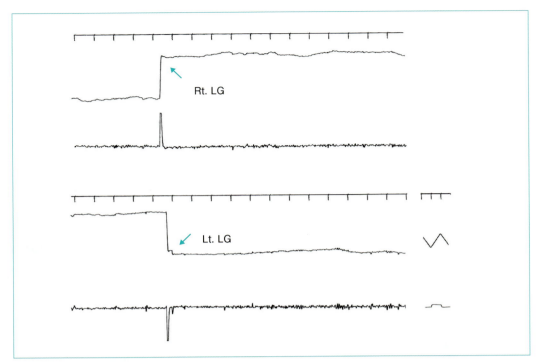

図Ⅵ-263　左右側方注視眼振記録

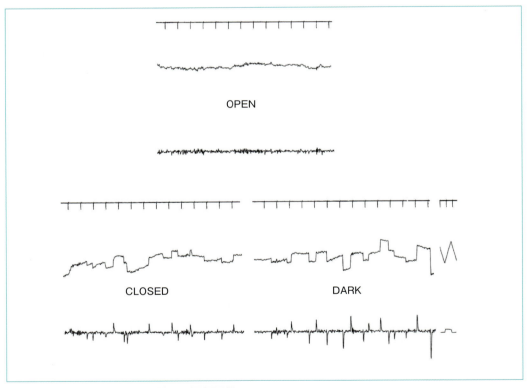

図Ⅵ-264　開眼正面視，非注視下の眼振記録

注視下の眼振も明らかではない（図Ⅵ-264）。視標追跡検査では左方注視への軽度 saccadic な印象があるが著明ではない（図Ⅵ-265）。視運動眼振検査でも右方への誘発が軽度抑制されている（図Ⅵ-266）。本症例の前庭機能検査上特徴的な所見は右耳氷水注入（AD cold）で眼振反応が高度抑制されていることである（図Ⅵ-267）。10 か月前に一過性に軽度のめまいを自覚したほかめまいの既往はない。現在の温度刺激眼振所見の結果を考えるとめまいの著明な既往が

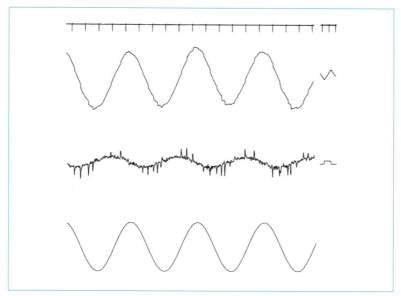

図Ⅵ-265　視標追跡検査

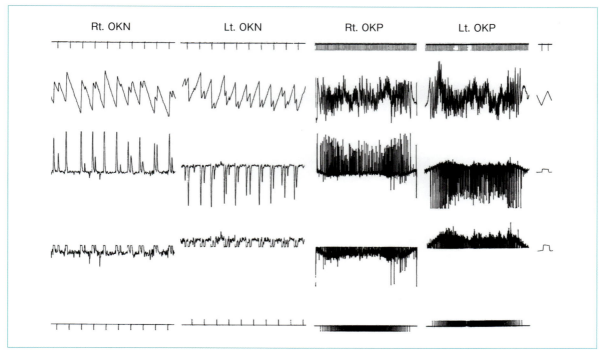

図Ⅵ-266　等速度視運動眼振検査（30°/sec）とOKPテスト

ないにもかかわらず，温度眼振反応が高度に低下していることを考えれば，聴神経腫瘍の項で述べたごとく，障害が次第に進行した病態を考慮しなければならないところである。MRIを施行した結果，小脳橋角部に広基性の腫瘍が認められる髄膜腫として典型的な像を示し，手術により髄膜腫と確認された（図Ⅵ-268）。

　小脳橋角部の髄膜腫では，上記のように機能検査上聴神経腫瘍と区別がつきにくい場合があるが，画像検査では①小脳橋角部に広基性の腫瘍のあること，②聴神経腫瘍より血管性に富むことにより造影効果が増大すること，③内耳道の拡大などが認められないことから鑑別は容易である。

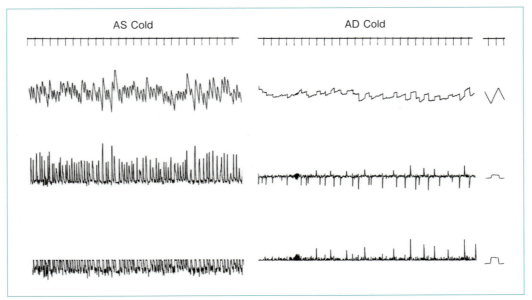

図Ⅵ-267　温度刺激眼振検査

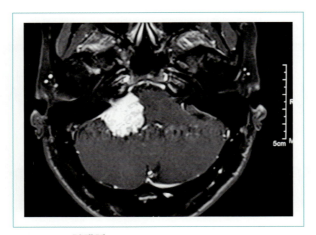

図Ⅵ-268　髄膜腫のMRI

D その他の小脳橋角部障害

　その他の小脳橋角部障害としては上皮腫，癌の小脳橋角部への転移などがある。後者では原疾患に癌が存在すること，難聴が急速に進行すると同時に顔面神経麻痺が比較的早期に出現することなど臨床的に推定が可能であるが，臨床的には頻度が少ない。

文献

1) Baguley DM, Jones SE, Moffat DA：A small vestibular schwannoma arising from the inferior vestibular nerve. J Laryngol Otol. 2003；117：498-500
2) Berenholz LP, Eriksen C, Hirsh FA：Recovery from repeated sudden hearing loss with corticosteroid use in the presence of an acoustic neuroma. Ann Otol Rhinol Laryngol. 1992；101：827-831
3) Berg HM, Cohen NL, Hammerschlag PE, et al：Acoustic neuroma presenting as sudden hearing loss with recovery. Otolaryngol Head Neck Surg. 1986；94：15-22
4) Chays A, Dubreuil C, Vaneecloo FM, et al：Sudden deafness and neurinoma. Eur Ann Otorhinolaryngol Head Neck Dis. 2011；128：24-29
5) Cushing H：Tumors of the Nervus Acusticus and the Syndrome of the Cerebellopontile Angle. 1917, Philadelphia, Saunders
6) Inoue Y, Kanzaki J, Ogawa K：Vestibular schwannoma presenting as sudden deafness. J Laryngol Otol. 2000；114：589-592
7) Khrais T, Romano G, Sanna M：Nerve origin of vestibular schwannoma：a prospective study. J Laryngol Otol. 2008；122：128-131
8) Komatsuzaki A, Tsunoda A：Nerve origin of the acoustic neuroma. J Laryngol Otol. 2001；115：376-379
9) Lloyd SK, Baguley DM, Butler K, et al：Bruns' nystagmus in patients with vestibular schwannoma. Otol Neurotol. 2009；30：625-628
10) Moffat DA, Kasbekar A, Axon PR, et al：Growth characteristics of vestibular schwannomas. Otol Neurotol. 2012；33：1053-1058
11) 野口佳裕，西田裕明，小松崎篤：谷型・dip型像を呈する聴神経腫瘍のCM. Audiology Japan. 1995；38：575-576
12) Roosli C, Linthicum FH, Cureoglu S, et al：What is the Site of Origin of Cochleovestibular Schwannomas？Audiol Neurotol. 2012；17：121-125
13) 戸叶尚史，小松崎篤，野口佳裕，他：聴神経腫瘍における急性高度感音難聴例の検討．Audiology Japan. 2000；43, 215-219
14) Tsutsumi T, Tsunoda A, Noguchi Y, Komatsuzaki A：Prediction of the nerves of origin of vestibular schwannomas with vestibular evoked myogenic potentials. Am J Otol. 2000；21：712-715
15) Venkateswaran R, Gupta R, Swaminathan RP：Bruns nystagmus in cerebellopontine angle tumor. JAMA Neurol. 2013；70：646-647

両側性聴神経腫瘍

1) Asthagiri AR, Parry DM, Butman JA, et al：Neurofibromatosis type 2. Lancet. 2015；385：393-480
2) Baser ME, Friedman JM, Wallace AJ, et al：Evaluation of clinical diagnostic criteria for neurofibromatosis 2. Neurology. 2002；59：1759-1765
3) Evans DG, Huson SM, Donnai D, et al：A genetic study of type 2 neurofibromatosis in the United Kingdom. I. Prevalence, mutation rate, fitness, and confirmation of maternal transmission effect on severity. J Med Genet. 1992；29：841-846
4) Hitselberger WE, Hughes RL：Bilateral acoustic tumors and neurofibromatosis. Arch Otolaryngol. 1968；88：700-711.
5) 喜多村健，小松崎篤：両側性聴神経腫瘍の臨床的考察 その(1)一般臨床的考察．耳鼻臨床．1977；70：833-839
6) 喜多村健，小松崎篤：両側性聴神経腫瘍の臨床的考察 その(2)聴力所見．耳鼻臨床．1977；70：1897-1908
7) 喜多村健，小松崎篤：両側性聴神経腫瘍の臨床的考察 その(3)平衡神経学的所見．耳鼻臨床．1979；72：123-134
8) Kitamura K, Senba T, Komatsuzaki A：Bilateral internal auditory canal enlargement without acoustic nerve tumor in von Recklinghausen neurofibromatosis. Neurofibromatosis. 1989；2：47-52
9) Wertelecki W, Rouleau GA, Superneau DW, et al：Neurofibromatosis 2：clinical and DNA linkage studies of a large kindred. N Engl J Med. 1988；319：278-283

髄膜腫

1) Grey PL, Bagley DM, Moffat DA, et al：Audiovestibular results after surgery for cerebellopontine angle meningiomas. Am J Otol. 1996；17：634-368
2) Kileny PR, Edwards BM, Disher MJ, et al：Hearing improvement after resection of cerebellopontine angle meningioma：case study of the preoperative role of transient evoked otoacoustic emissions. J Am Acad Audiol. 1998；9：251-256
3) Lalwani AK：Meningiomas,epidermoids,and other nonacoustic tumors of the cerebellopontine angle. Otolaryngol Clin North AM. 1992；25：707-728
4) Lalwani AK, Jackler RK：Preoperative differentiation between meningioma of the cerebellopontine angle and acoustic neuroma using MRI. Otolaryngol Head Neck Surg. 1993；109：88-95
5) 斎藤雄一郎，山中善明，細沼秀生：非注視下において交代性眼振を呈した小脳橋角部髄膜腫症例．耳鼻咽喉．1982；54：727-730
6) 清水謙祐，島原康治，小宗静男，他：術後著しい聴力改善を認めた小脳橋角部髄膜腫症例．Audiology Japan. 2000；43：457-458
7) Voss NF, Vrionis FD, Heilman CB, et al：Meningiomas of the cerebellopontine angle. Surg Neurol. 2000；53：439-447

第3章 中枢性疾患

1 脳幹障害と眼球運動の異常

　脳幹は延髄，橋，中脳から成り立っており，これら脳幹部の障害は，錐体路という長い伝導路（long tract），脳幹内の異なる部位に存在する脳神経核と神経障害，さらに錐体路と同様長い伝導路である共同水平眼球運動系（conjugate horizontal eye movement system）の組み合わせにより症候学的診断が可能となる。

　ここで重要なことは錐体路と共同水平眼球運動系は各々交叉しているが，交叉部位が異なることである。錐体路は延髄，共同水平眼球運動系は中脳の交叉で，前者が錐体路交叉（pyramidal decussation）として知られているのに対し，後者は眼運動交叉（oculomotor decussation）（Bender）とよばれている。両者の交叉部位が異なることも病巣局在診断のうえで重要な役割を果たす（図Ⅵ-269）。

　一方，12対の脳神経は，嗅神経を除きその脳神経核が脳幹内の異なったレベルに存在していることにより脳幹内での障害のレベル，左右いずれの障害かなどの決定に役立つ（図Ⅵ-270）。

　Benedikt症候群，Weber症候群，Millard-Gubler症候群，Foville症候群など，錐体路障害と脳神経の障害の合併によるいわゆる交叉性片麻痺に関する多数の症候群が存在しているが，なかには現在の観点からすると症候群として明確でないものもある。

　以上のように，錐体路障害，脳神経の障害，共同水平眼球運動の障害，さらに眼振を詳細に検討することにより，機能的に脳幹の病巣局在診断は可能となっている。

　一方，MRIなどの画像技術の進歩がより正確な障害の部位診断を容易にしているのが現状であるが，狭い場所の中に多くの神経機構が密集している脳幹内においては機能検査の所見が病態の正確な診断には欠かせない。

　以下，眼球運動の異常からみた脳幹障害についてENGの記録とともに示す。

A 延髄障害

　延髄障害のなかで特に眼球運動に関係のある神経機構は前庭神経核，延髄網様体，下オリーブ核，下小脳脚，舌下神経前位核（nucleus prepositus hypoglossi：NPH）などで，舌下神経前位核（NPH）は前庭神経核とともに水平眼球運動の位置情報に重要な役割を果たし，神経積分器（neural integrator）ともよばれている。この部位の障害では側方注視保持の障害を生ずることが実験的に知られている（Cannon, 1987）。またこの部位は中脳のカハール間質核（interstitial nucleus of Cajal）とも連絡があり，垂直眼球運動にも関与しているとされている。

　延髄障害で認められる上眼瞼向き垂直眼振の発症部位としてはnucleus intercalatus（Hirose, 1994），nucleus of Rollerなどの関与が考えられている。

　また延髄障害でみられる眼振として純回旋性眼振がある。これは正面開眼視で純回旋性の眼振が認められるものであり，右方注視および左方注視を行っても回旋要素の変更がないのが特徴である。疾患としては外側延髄症候群（Wallenberg症候群），延髄空洞症など前庭神経核あるいは中小脳脚などの障害で発症すると考えられている。

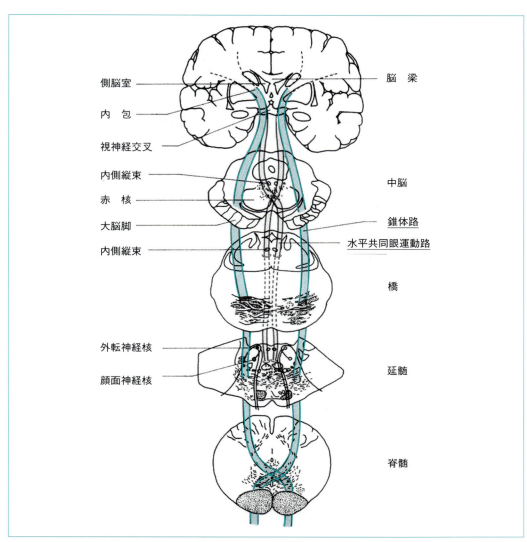

図Ⅵ-269　錐体路と水平眼球運動系の長い伝導路（小松崎原図）
交叉部位が異なることが病巣局在診断的意義をもつ。

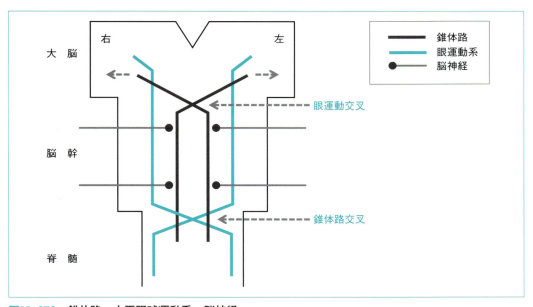

図Ⅵ-270　錐体路，水平眼球運動系，脳神経
錐体路，水平眼球運動異常，脳神経の障害を検討することは脳幹内の病巣局在診断に役立つ。

その他，延髄障害として特徴的なことは下位脳神経の障害，特に反回神経麻痺は外側延髄症候群の代表的な症状であり，眼球-口蓋ミオクロヌス（oculopalatal myoclonus）は下オリーブ核～小脳～正中被蓋路を含むGullan-Mollaret三角の障害として知られている。ただ，ミオクロヌスは障害直後に出現することはほとんどなく，数週間ないし数か月経過してから出現するので長期の経過観察が必要となってくる。

　以下，症例を示す。

症例①：67歳，男性

　某年6月21日に急性めまい発症，脳神経外科を受診。画像検査が施行されたが特に異常所見がないとのことであった。画像所見を図VI-271に示す。めまいと高度のふらつき感があるがほかの神経症状はなく，内耳性めまいを疑われて6月24日，当科を受診している。眼振は図VI-272のごとく純回旋性要素の強い眼振であり，注視眼振および頭位眼振とも眼位の変化により眼振の回旋方向は変化がない。当時の所見として瞳孔の不同はなく，顔面知覚に左右差はなく，嗄声や嚥下障害もなかった。

　見かけ上の嗄声や嚥下障害は認められなかったが，本人に詳しく確認すると声の出方に若干異常があり，また飲み込むときにつかえるような感じがするなどの訴えがあり，喉頭内視鏡検査を施行すると左の声帯の運動の軽度低下，また唾液が左食道入口部に停滞する傾向が認められた。

　ENGの所見を以下に示す。

　視標追跡検査（図VI-273）は，やや左方へのsaccadic pursuitが認められ，等速度刺激30°/secの視運動眼振（OKN）（図VI-274）では眼振が誘発され，左方への眼振方向優位性が軽度に認められた。またOKPテスト（図VI-275）は眼振の誘発抑制の所見であったが左方への方向優位性が認められた。

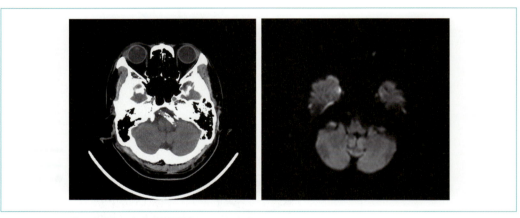

図VI-271　早期の延髄，小脳血管障害のMRI所見

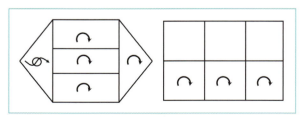

図VI-272　注視眼振，頭位眼振検査

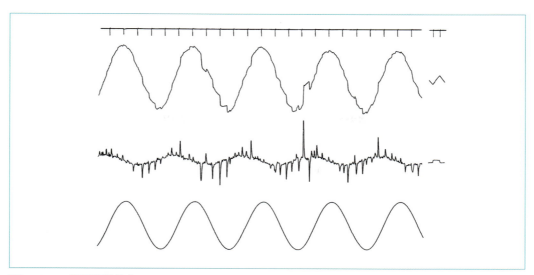

図Ⅵ-273 視標追跡検査

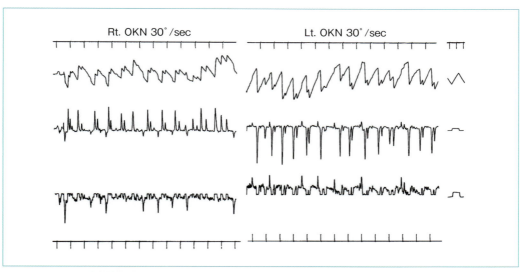

図Ⅵ-274 等速視運動眼振検査
第1誘導は眼振原波形，第2誘導はその速度波形，第3誘導は眼振緩徐相速度波形，第4誘導は視標の移動を示している。

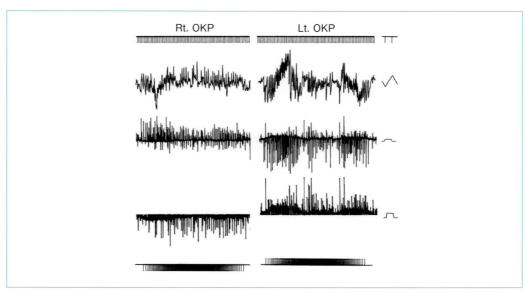

図Ⅵ-275 OKPテスト
眼振緩徐相の誘発抑制が著明である。

以上より，注視眼振を含めた眼振所見および左側軽度の声帯運動の異常，嚥下の異常を考え，延髄外側症候群を疑い，再度 MRI を 6 月 29 日に施行した結果，左椎骨動脈の閉塞ならびに左小脳半球の広汎な梗塞像が認められた（図Ⅵ-276）。

　図Ⅵ-277 に発症 8 か月後の画像所見を示すが，左小脳に広汎な障害が存在していることがわかり，小脳障害のみならず左延髄部の障害が疑われる所見を示している。8 か月後の視標追跡検査所見および視運動眼振検査所見（図Ⅵ-278，279）は両者とも 8 か月前の所見と大差なく，障害は依然として存在しているが，OKP テストでは眼振緩徐相速度の上昇が以前より改善傾向にあり，症状全体としては改善傾向を示しているものと思われる。

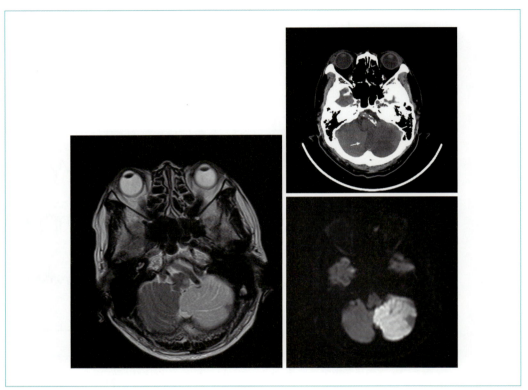

図Ⅵ-276　8 日後の MRI 所見

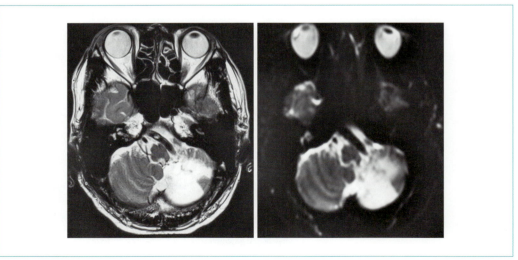

図Ⅵ-277　8 か月後の MRI 所見

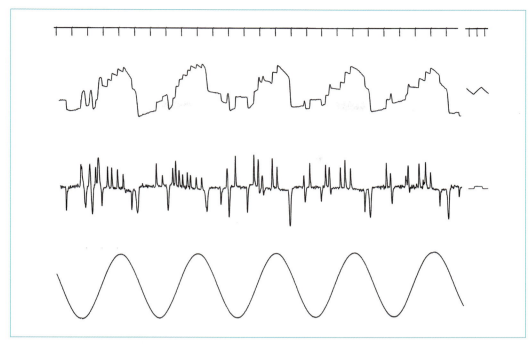

図Ⅵ-278　8か月後の視標追跡検査

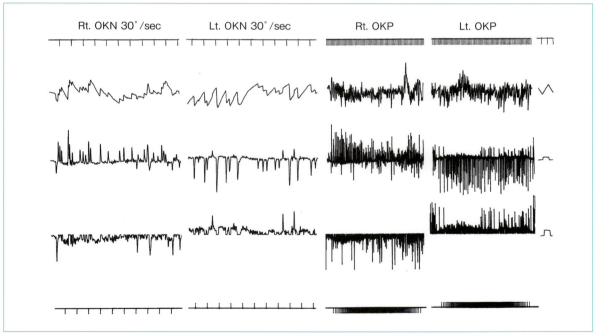

図Ⅵ-279　8か月後の視運動眼振検査

症例②：20歳，男性

　　対象物が上下に揺れることを主訴に眼科を受診。上眼瞼向き垂直眼振が指摘され，当科紹介となった。
　　以下，ENGの所見を示す。正面注視（図Ⅵ-280）では自発性上眼瞼向き垂直眼振が存在している。またこの上眼瞼向き垂直眼振は閉眼や暗所開眼など非注視下でも認められることが図Ⅵ-281からの記録からわかる。
　　左右側方注視眼振を図Ⅵ-282に示す。aは右30°側方注視（Rt. LG），bは左方注視（Lt. LG）である。右方注視では矢印のところで右側方注視を行わせると上眼瞼向き垂直眼振の頻度など

第3章　中枢性疾患／脳幹障害と眼球運動の異常　　261

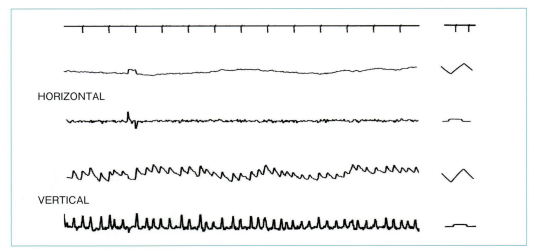

図Ⅵ-280　自発性上眼瞼向き垂直眼振

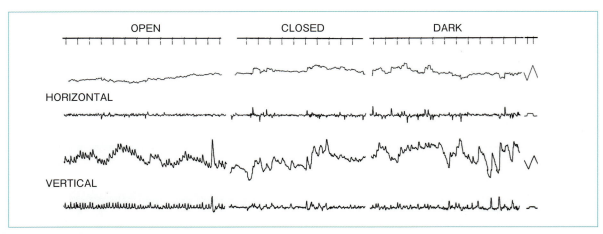

図Ⅵ-281　注視，非注視下の比較

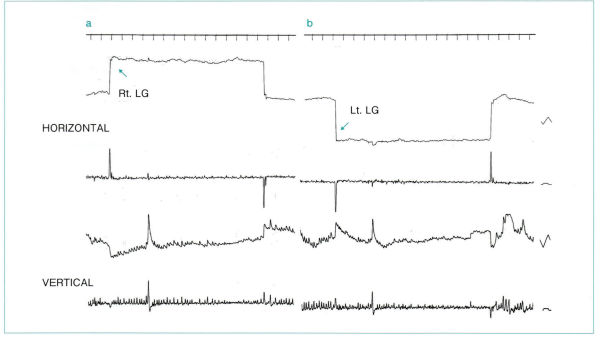

図Ⅵ-282　左右側方注視眼振検査

には特に増強はなく，左方注視においても同様に上眼瞼向き垂直眼振に対して基本的な変化は認められない。一般的な下眼瞼向き垂直眼振の症例にみられるような側方注視で眼振が増強する現象は認められない。

水平眼球運動系の視標追跡検査（図Ⅵ-283）では軽度の saccadic pursuit を認めるが，基本的に著明な所見はないと考えられる。また 30°等速 OKN の刺激（図Ⅵ-284）でも特に問題はなく，OKP テスト（図Ⅵ-285）も軽度眼振緩徐相の誘発の障害が認められるにせよ，基本的に大きな異常所見はないと考えられる。

一方，垂直の視標追跡検査では当然のことながら視標が上眼瞼方向に移動すると眼振が superimpose していることがわかるが，眼球運動そのものには失調性の様相はない（図Ⅵ-286）。さらに上下の視運動眼振検査（30°/sec 等速刺激）を行うと，上方への眼振は誘発されるが下方への眼振はほとんど誘発されていない（図Ⅵ-287）。

以上から下位脳神経の所見は認められないが，延髄を中心とした障害を考え MRI 検査を施行したところ，延髄および脊髄に腫瘍性病変が認められた（図Ⅵ-288，矢印）。病理組織検査では精上皮腫（seminoma）との診断だったために放射線治療を行い，3 か月後の所見が図Ⅵ-289，290 である。両図とも a は放射線治療前，b は放射線治療後の所見で，いずれも腫瘍は軽減していることが示されている（矢印）。

この時期の眼球運動の所見（図Ⅵ-291）は正面視で明らかな眼振はないが，右方注視を行わせると，下眼瞼向き垂直眼振が増強していることがわかる（a）。すなわち上眼瞼向き垂直眼振から下眼瞼向き垂直眼振に移行したものと思われる。b は左方注視を示しているが，軽度ではあるが側方注視時に下眼瞼向き垂直眼振の存在が認められる。

水平性の視標追跡検査（図Ⅵ-292）は特に異常がなく，また視運動眼振検査および OKP テスト（図Ⅵ-293）でもきわめて良好な結果を得ている。なお上方注視および下方注視で明らかな眼振は認められないが（図Ⅵ-294），視標追跡検査を行うと図Ⅵ-295 のように下方に視標が移動した場合に saccadic pursuit を行っている。すなわち注視眼振の記録でも示されたごとく潜在的な下眼瞼向き垂直眼振の存在を示す所見ということができる。また 30°/sec 等速の視運動眼振検査（図Ⅵ-296）の UPWARD OKN では眼振緩徐相が saccadic pursuit を示しており，これは視標追跡検査所見で下方へ saccadic pursuit を行っていた所見と通じるものがある。緩徐相速度は UPWARD OKN ではほぼ 30°/sec の反応を示しているのに対して DOWNWARD OKN では 18°/sec の反応となっており，下方への OKN の障害が認められる。OKP テスト（図Ⅵ-297）は，初診時は下方への視運動眼振が誘発されなかったが，現在ではむしろ下方への視運動眼振の誘発のほうが上方への視運動眼振誘発よりもより眼振反応としては明確であり，これは潜在的な眼振が下眼瞼方向に存在していることを示している。なお，緩徐相速度の障害は存在している。

本症例は自発性上眼瞼向き垂直眼振の症例で延髄を中心とした精上皮腫の存在があり，放射線治療後，上眼瞼向き垂直眼振は下眼瞼向き垂直眼振への変化が認められ，治療開始 1 年 6 か月後も下眼瞼向き垂直眼振の傾向が存在している症例ということができる。後述のウェルニッケ症候群でも示されるが，自発性上眼瞼向き垂直眼振は臨床経過のなかで下眼瞼向き垂直眼振に変化することがあるが，一般の自発性下眼瞼向き垂直眼振が経過中に上眼瞼向き垂直眼振に変化することは少ない。ただしこの理由については明らかではない。

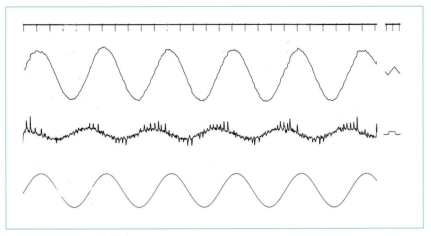

図Ⅵ-283　視標追跡検査

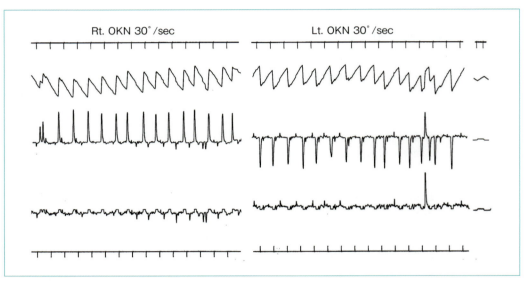

図Ⅵ-284　等速視運動眼振検査

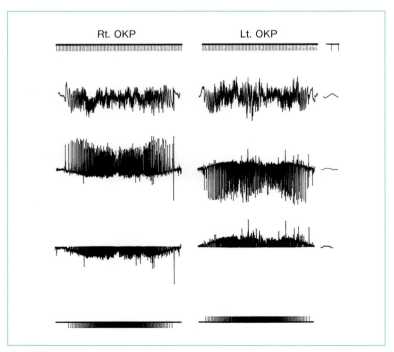

図Ⅵ-285　水平 OKP テスト

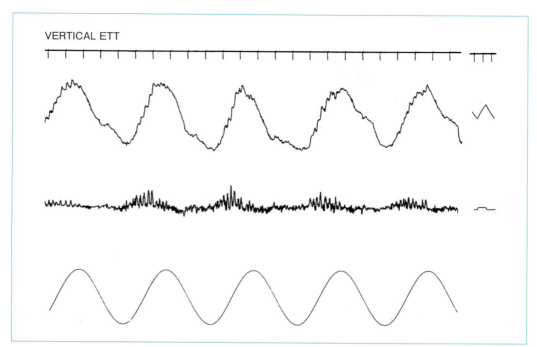

図Ⅵ-286　垂直性視標追跡検査

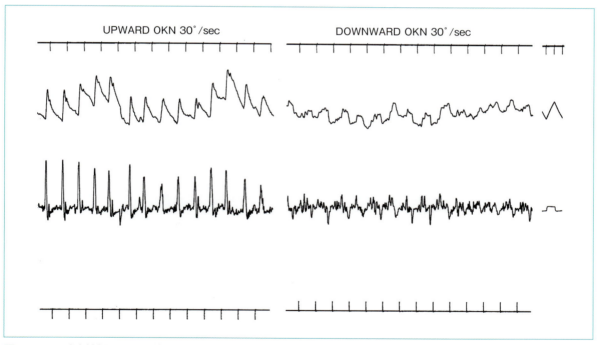

図Ⅵ-287　垂直性視運動眼振検査
30°/sec の等速刺激による垂直性視運動眼振。

第3章　中枢性疾患／脳幹障害と眼球運動の異常

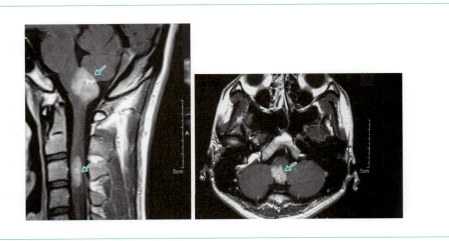

図Ⅵ-288　MRI所見

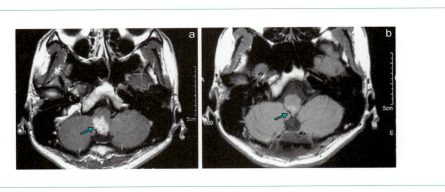

図Ⅵ-289　MRI所見の推移（1）

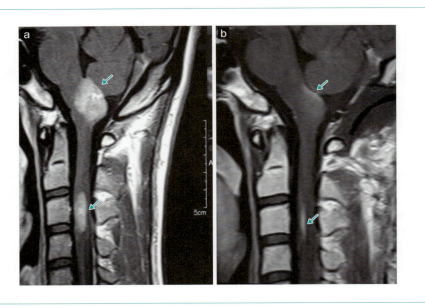

図Ⅵ-290　MRI所見の推移（2）

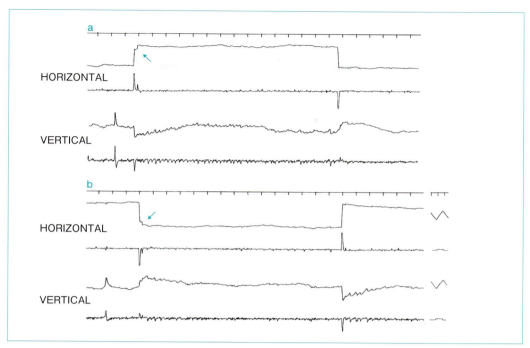

図Ⅵ-291　治療3か月後の左右側方注視眼振検査
左右側方注視で下眼瞼向き垂直眼振が増強している。

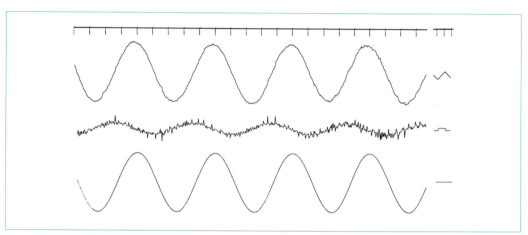

図Ⅵ-292　治療3か月後の水平性視標追跡検査

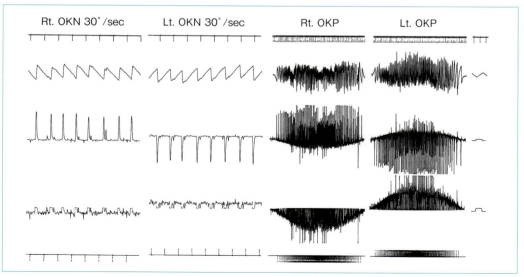

図Ⅵ-293　治療3か月後のOKNおよびOKPテスト

第3章　中枢性疾患／脳幹障害と眼球運動の異常

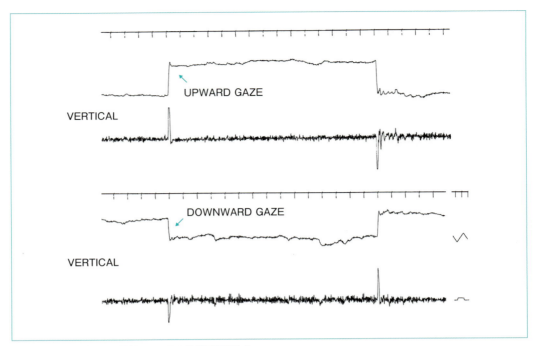

図Ⅵ-294　治療3か月後の上下の注視眼振検査

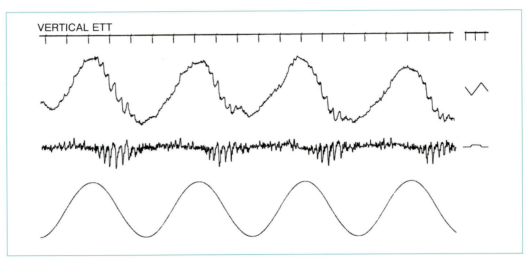

図Ⅵ-295　治療3か月後の垂直性視標追跡検査

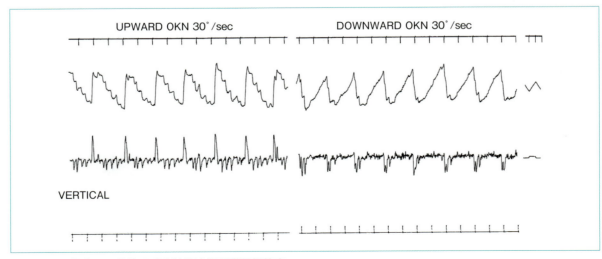

図Ⅵ-296　治療3か月後の垂直性等速視運動眼振検査

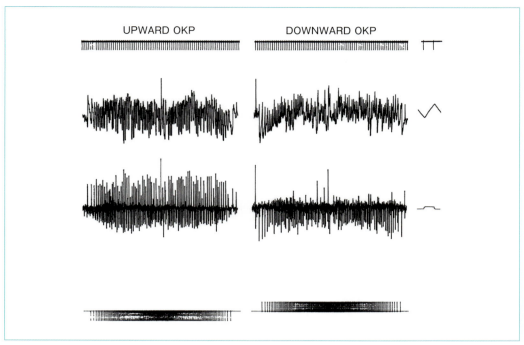

図Ⅵ-297　治療3か月後のOKPテスト

B 橋部脳幹障害

　脳幹は水平眼球運動系に特に重要で，外転神経核，眼球運動の核上機構としての内側縦束（medial longitudinal fasciculus：MLF），橋部脳幹網様体傍正中帯（paramedian pontine reticular formation：PPRF）などの障害が特に注目される。それらの解剖学的関係を図Ⅵ-298に示す。

　この図からわかるように外転神経核，MLFはお互いに隣接しておりPPRFはMLFの腹側に存在している。

　症候学的には下記のような特徴を示すが，実際の臨床の場においては各々が隣接していることから各々の障害が合併した形をとることが多い。そのなかでも共同側方注視障害とMLF症候群が合併した障害は"one-and-a-half syndrome"（Fisher, 1967）とよばれている。ただ，現時点では本症候群の本態はMLF症候群とPPRFの障害あるいは外転神経核の障害によることが判明しているので"MLF＋PPRF障害"あるいは"MLF＋外転神経核の障害"としたほうが病変の本態がより明確の表現されるように思われる。

　以下，各部位の障害の特徴的な眼球運動の所見を示す。

1. 外転神経核障害

外転神経核の障害では次のような所見が認められる。
　a）急性期の障害
　　1）同側への共同水平注視障害
　　2）両眼の健側への共同偏視
　　3）輻輳は保持される
　　4）解剖学的関係から末梢性顔面神経の障害を伴うことが多い
　b）軽快期または慢性期
　　1）障害側への共同注視障害は軽快するが，外転神経の障害が残存する
　　2）障害側方を急激に注視させると障害側の外転方向へのsaccadeの最大速度は低下している。そのため非共同運動となり，障害側を注視させたときに複視を訴える
　　3）臨床的には，障害側への急速眼球運動系の異常は最後まで残る所見として鋭敏かつ重要である

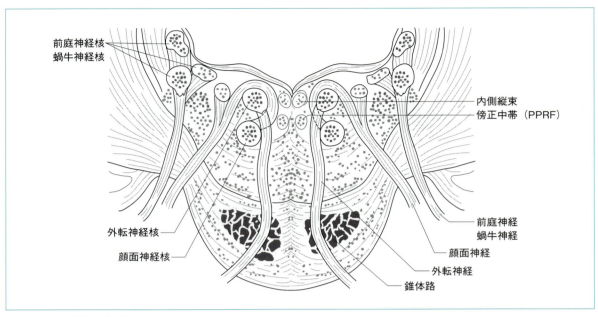

図Ⅵ-298　脳幹横断面図

2．内側縦束の障害（内側縦束症候群：MLF 症候群）

1）障害側の内転の障害
2）障害と反対方向注視時，外転眼の外転方向への単眼性眼振
3）輻輳の障害はない
4）障害側の眼の内転の障害はあるが上下の眼球運動には異常を認めない

　ただし動眼神経核付近の内側縦束に障害が存在する場合は，波及効果として上下の眼球運動の障害などを伴うことがある。

　単眼性眼振は MLF 症候群の特徴的所見ではあるが常に存在するとは限らない。急性期に存在していた単眼性眼振は時間経過とともに消失することもある。ただそのような場合でも障害側内転眼の最大速度の低下があり，これは MLF 症候群の最後まで残る所見と考えてよい。なお，障害側の内転の障害は動眼神経の障害でも発症するが，両者の鑑別を表Ⅵ-6 に示す。最も特徴的な所見は，内側縦束の障害では健側注視で外転眼に単眼性眼振が出現することである。

　内側縦束の障害の原因は血管障害，頭部外傷，悪性腫瘍の転移などであるが，欧米では多発性硬化症による障害が多い。

　典型的な MLF 症候は第Ⅲ，第Ⅵ脳神経核の中間で MLF が障害された場合で，尾側の外転神経核周辺，また頭側の動眼神経周辺の内側縦束が障害された場合は各々それらの所見が加味されていることに注意しなければならない。

表Ⅵ-6　内側縦束症候群と動眼神経麻痺の鑑別表

	内側縦束症候群	動眼神経麻痺
障害側の内転の障害	あり	あり
垂直眼球運動の異常	なし	あり
眼瞼下垂	なし	あり
瞳孔不同	なし	あり
輻輳障害	なし	あり
単眼性眼振	あり	なし

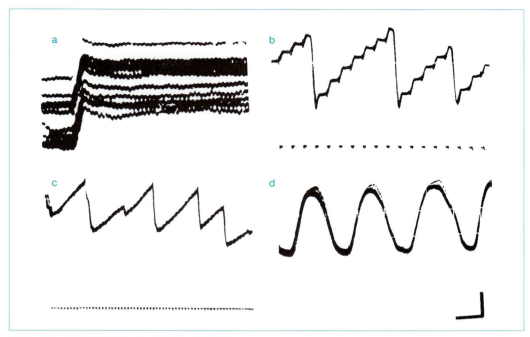

図Ⅵ-299　PPRF刺激による諸種の眼球運動

3．橋部脳幹網様体傍正中帯（PPRF）の障害

　橋部脳幹網様体傍正中帯（paramedian pontine reticular formation：PPRF）は共同水平眼球運動系としてきわめて重要な役割を果たし，内側縦束の腹側に存在する。サルを使用したこの部への電気刺激でほぼすべての水平眼球運動を作ることができる。図Ⅵ-299はその電気刺激の結果を示している。aはsaccadeの眼球運動，bは字を左から右に読んでいるときの眼球運動の所見，cは水平眼振，dは正弦波の視標追跡の結果を示したものである。これらはいずれも刺激パルストレイン（pulse train）およびその間隔を適当に変化することにより，PPRFに挿入した電極を刺激してこれらの眼球運動を誘発させることができる。またdは両側のPPRFに電極を刺入し，電流の強さを増加減弱することにより，あたかも正弦波の眼球運動が誘発されてようになっていることが示されている。このようなサルの実験結果からPPRFは水平共同眼球運動系のfinal common pathwayと考えられている（Cohen, Komatsuzaki, 1972）。

　急性期の障害では下記のような特徴を示す。
1）眼球運動は共同性の障害（外転神経核，内側縦束障害と異なるところ）
2）障害と反対側への共同偏視（conjugate deviation）
3）障害側への注視障害
4）saccade，眼振急速相など障害側への急速眼球運動系の障害
5）垂直眼球運動系には特に異常は認められない
6）輻輳は保持されている

　なお，回復期または慢性期の障害として最後まで残る症状は，障害側への急速眼球運動の障害で，その所見は視刺激，前庭刺激を問わずそれらの刺激によって誘発される眼振急速相に影響する。同時にsaccadeの最大速度の障害も伴う。

　PPRFの障害は解剖学的関係により内側縦束，顔面神経，外転神経の障害を伴うことが多く，そのため上記の純粋なPPRFの機能障害を熟知しておくことで他の機能との合併障害を診断でき，障害の把握に役立つ。

　以下，実際の症例を示す。

症例①:73歳,男性

約2週間前,左方注視で複視が出現。同時に左顔面神経麻痺も出現。MRI撮影で左脳幹部の血管障害と診断された。神経学的には錐体路症状は認められないとのことであった。

画像所見は左外転神経核周辺の障害(図Ⅵ-300,矢印)で,同時に顔面神経も障害されていることが顔写真からもわかる。実際の所見としては左顔面神経麻痺(図Ⅵ-301),右方注視時(Rt. LG)左眼の内転の障害(図Ⅵ-302)があり,後述の図Ⅵ-304-1に示される右眼の単眼性眼振と併せて左の内側縦束の障害と判定される。さらに顔写真(図Ⅵ-302)から左方注視も十分でなく障害されていることが推定される。

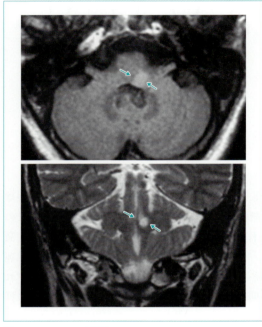

図Ⅵ-300　MRI所見

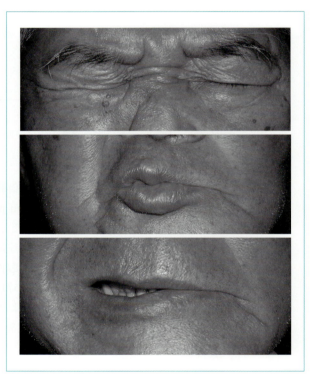

図Ⅵ-301　左顔面神経麻痺

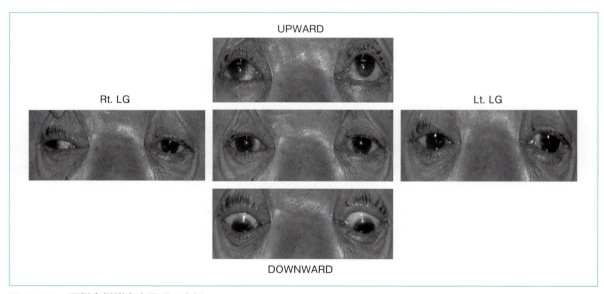

図Ⅵ-302　両側内側縦束症候群の症例
右方注視(Rt. LG)で左眼の内転の障害,左方注視(Lt. LG)で右眼の内転の障害が認められる。

本症例の ENG 所見を以下に示す．

2 点交互検査は図Ⅵ-303 に示されるように右眼（OD）の右方への偏位は正常であり，その時点で眼振が記録されていることから左内側縦束の障害が推定される．右眼の左方への偏位は saccade の速度が低下していることが速度波形の記録で示されており（上向き矢印），左眼の左方への急速眼球運動障害があり，この時点では外転神経核の障害か PPRF の障害かの鑑別は困難である．ただ，後日，症状が軽減したときの 2 点交互検査である図Ⅵ-307 で示されるように定性的ではあるが左眼の外転の速度が右眼の内転の速度より減弱している所見（上向き矢印）のあることが記録されており，左方への共同運動の障害ではなく左外転の障害を示唆する所見で外転神経核の障害と判定することができる．

初診時の左右側方注視眼振を図Ⅵ-304 に示す．図Ⅵ-304-1 は右側方注視で，右眼（OD）に単眼性眼振が認められている．また図Ⅵ-304-2 のごとく左方注視を行わせる（下向き矢印）と右眼は軽度左方に偏位するが（下向き矢印），左眼に関してはほとんど運動は認められない．

視標追跡検査（図Ⅵ-305）は，眼位が右方に偏位した場合に MLF 障害としての眼振が右眼に super impose していることがわかる．OKP テスト（図Ⅵ-306）では，右方への OKP（Rt. OKP）は右眼（OD）で高度に抑制されているが眼振は誘発されており，左方への OKP（Lt. OKP）は右眼および左眼も誘発されていない．

以上の所見をまとめると，本症例は左顔面神経麻痺，左内側縦束の障害，左外転神経核の障害，同時に左の外転神経そのものの障害も疑われる所見で，これらの所見は MRI の所見と一致するものである．

本症例の 3 か月後の所見を以下の ENG で示す．

本症例は良好な回復経過を示し，2 点交互検査（図Ⅵ-307）では眼球運動の振幅そのものには左右差は認められなくなってきている（OD，OS の DC 原波形記録参照）．しかし，左眼の左方への眼球運動は，右方への眼球運動と比較すると眼球最大速度が低下していることが定性的ではあるが速度波形の記録からわかる（上向き矢印）．すなわち左の外転神経の障害が存在していることを示す所見で，外転神経核の障害のみならずその末梢部分の外転神経そのものの異常所見も同時に包括障害されたことを軽快した所見から推定することができる．

注視眼振検査（図Ⅵ-308）では，以前にみられた単眼性眼振は消失していることが示されている．なお視標追跡検査（図Ⅵ-309）は，ごく軽度の saccadic pursuit が認められるが，おおむね緩徐の眼球運動は正常に復していることを示している．ただ OKP テストを行うと図Ⅵ-310 に示すように，眼振の誘発が悪く，特に左への OKP すなわち Lt. OKP がより障害されており，上記所見と総合して左外転神経核の障害を示唆する所見と考えられる．

症例②：48 歳，男性

約 2 か月前突然坐位が保てなくなり構音障害出現．意識は清明，複視，左の顔面神経麻痺があり，救急外来で CT 施行．橋背側部に出血あり，脳室への穿破がみられ入院となった．発症後 4 日の MRI 所見（図Ⅵ-311）で橋部脳幹背側部の障害が認められる．

本症例の検査は発症後 2 か月経過してからの所見である．

眼球偏位の異常を図Ⅵ-312 に示す．正面視で左眼が若干内転していることが示されており，左の外転神経障害のあることが疑われる．右方注視（Rt. LG）では両眼とも右方に十分偏位するが，左方に注視させた場合（Lt. LG）には右眼は内転するが，左眼の外転はほとんど認められず高度の左外転神経の障害のあることが示される．上下運動に関しては眼位は水平眼球運動系の影響を受けて左眼は内転位となるが，上下に関しては十分に偏位していることが示されている．この所見から左の外転神経の障害のあることが推定される．

ENG の所見を図Ⅵ-313 以下に示す．

図Ⅵ-313 は左右の眼の 2 点交互検査の記録である．右眼（OD）の右方への注視速度（下向き矢印）と左方への注視速度（上向き矢印）には差のあることがわかり，定性的ではあるが左方への急速眼球運動系に障害のあることが推定される．なお左眼の記録は右眼と鏡像関係を示して

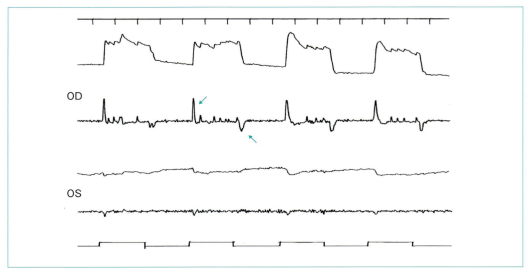

図Ⅵ-303　2点交互検査
OD は右眼，OS は左眼の単眼記録。

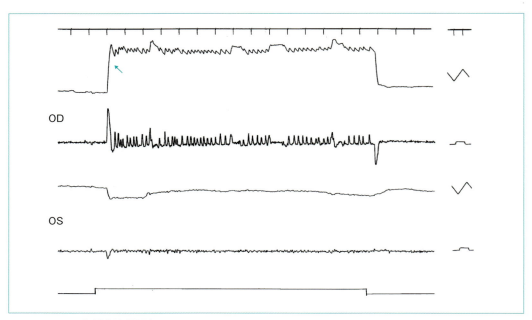

図Ⅵ-304-1　右側方注視眼振

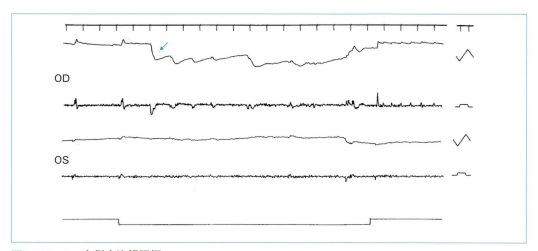

図Ⅵ-304-2　左側方注視眼振

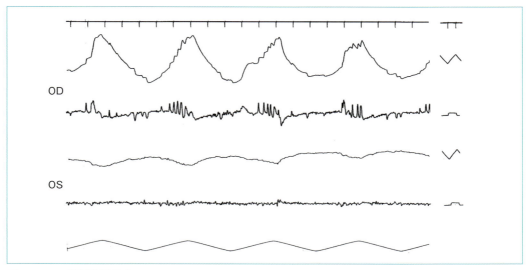

図Ⅵ-305　視標追跡検査

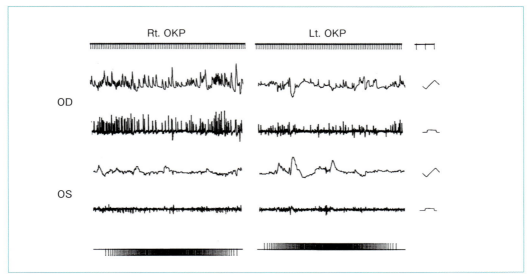

図Ⅵ-306　OKP テスト

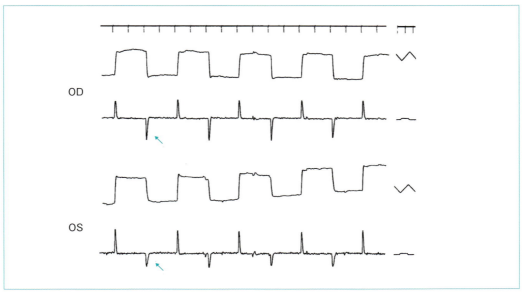

図Ⅵ-307　2 点交互検査

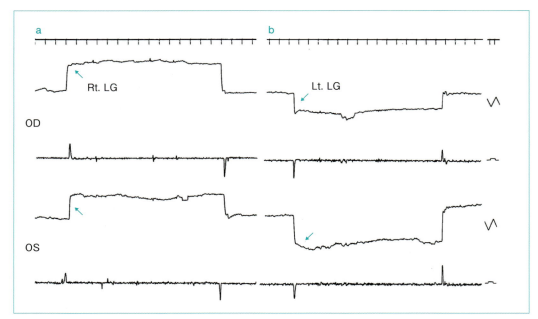

図Ⅵ-308　左右側方注視眼振

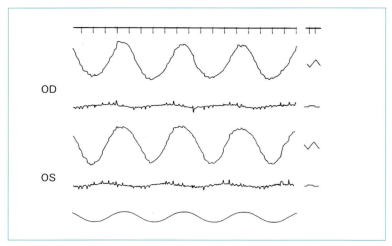

図Ⅵ-309　視標追跡検査

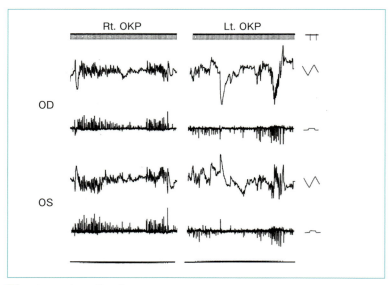

図Ⅵ-310　OKP テスト

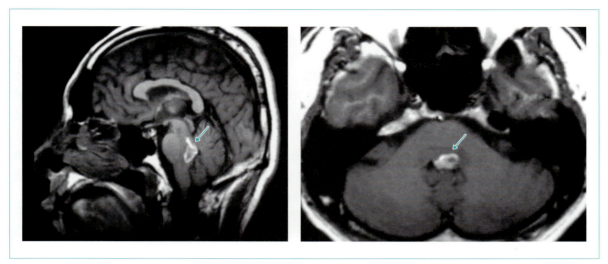

図Ⅵ-311　橋背側部障害 MRI

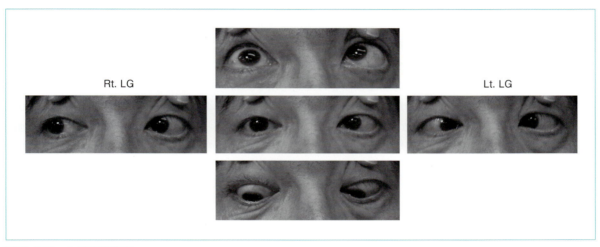

図Ⅵ-312　左外転眼障害

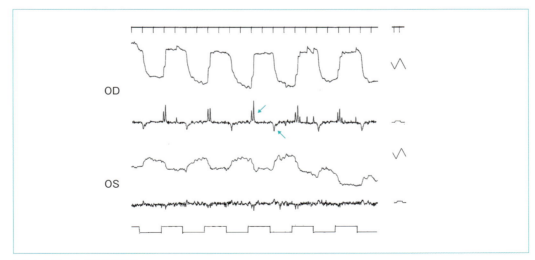

図Ⅵ-313　2点交互検査

おり，これは左眼がほとんど動いていないことを示している（IV-7章「ENG記録のアーチファクト」参照）。

左右注視眼振の所見を図VI-314に示す。aは右方注視，bは左方注視の所見である。右方注視（aの上向き矢印；Rt. LG）では右眼に単眼性の眼振が認められ，右方注視より正面に眼位が変化するときの速度（原波形の下向き矢印，速度波形の上向き矢印）は低下していることが速度波形に記録されている（上向き矢印）。左眼（OS）は右方注視時にはほとんど眼球偏位のないことが示されている。

一方bの左方注視（下向き矢印）では眼振は認められず，また眼球運動速度を左方注視時（下向き矢印）と左方注視から正面注視に眼位を戻したとき（上向き矢印）の眼球運動速度の速度波形で比較してみると，左方注視時に眼球運動速度が低下していることがわかる。

このことから左方への急速眼球運動の障害と右眼に単眼性眼振が認められることがわかり，所見をまとめると左眼の内転の障害（aの下向き矢印），右眼の単眼性眼振，右眼（bの下向き矢印）および左眼の左方への急速眼球運動系の障害が示されており，左PPRFと左MLFの障害がこの1枚のENG記録の図から読み取ることができる。

視標追跡検査を図VI-315に示す。右眼はほぼ十分な眼球偏位が認められ，同時に視標が右方に移動した場合にsaccadic pursuitを示している。これは単眼性眼振の所見を記録上示しており，左眼には見かけ上，眼球運動が示されているが，右眼に比して鏡像を示しており，これは眼球運動そのものではないことは前述した。

図VI-316に等速視運動眼振検査の所見を示す。右方への視運動眼振は右眼では誘発されている。左眼では見かけ上左方に減弱して誘発されているような所見を示しているが，前記の鏡像の関係とみることができ眼球運動は誘発されていないといえる。一方，左方への等速運動は右眼および左眼とも誘発されておらず，左方へのOKNの障害および急速眼球運動の障害を示す所見と考えられる。

この所見はOKPテスト（図VI-317）でさらに裏付けられ，右眼の右方へのOKPでは眼振は誘発されているが眼振緩徐相速度が30°/sec程度までしか追随していないことがわかり，一方，左方へのOKPはほとんど誘発されていない。

以上をまとめると左の顔面神経麻痺，内側縦束の障害ならびにPPRFの障害を想定することができる。ただ，本症例は図VI-312で示されたごとく左眼の高度な外転眼障害が認められ，左PPRFと外転神経の障害，あるいは外転神経核の障害の有無を決定するには長期の経過観察

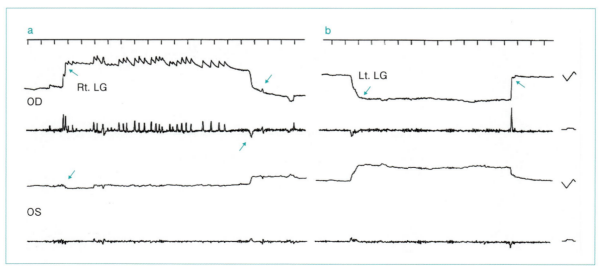

図VI-314　左右側方注視眼振
右方注視で右眼に単眼性眼振が認められ左方への急速眼球運動の障害も記録されている。

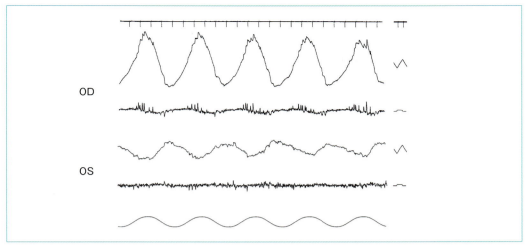

図Ⅵ-315　2点交互検査

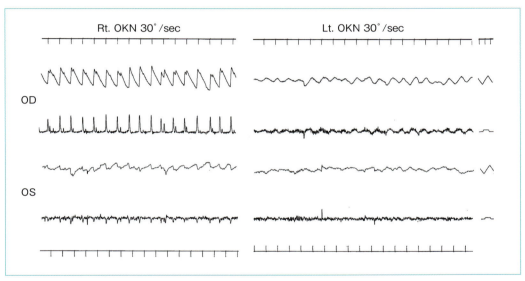

図Ⅵ-316　等速視運動眼振検査（30°/sec）

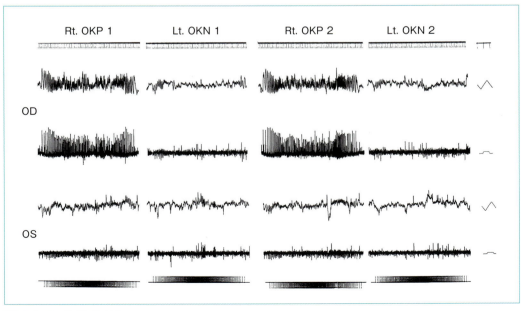

図Ⅵ-317　OKPテスト

が必要である。患者の都合で長期経過観察が十分でないため病変の最終決定には至っていない。

以下，各種障害の ENG 所見を示す。

内側縦束症候群の症例

図Ⅵ-318 は右 MLF 障害の症例で，a は右方注視，b 左方注視の両眼の記録である。a の右方注視では左眼の内転は十分であるが，右眼の外転は十分でなく（上向き矢印），軽度の右外転障害が疑われるが，これは外転眼の障害でないことは図Ⅵ-319 の右眼の右方への OKN の誘発が良好であることからわかる。一方，b の左方注視では右眼の内転はみられず，左眼に外転方向への単眼性眼振が認められ右 MLF の障害を示しており，これらの所見から右 MLF の障害が存在していることが示される。なお，左眼の左右側方注視は十分であり PPRF，外転神経核障害を中心とした眼球運動系の障害は認められない。

本症例の 30°/sec の等速 OKN と OKP テストを示した記録が図Ⅵ-319 である。

右向きの視運動眼振については両眼とも良好に誘発されているが，左方への視運動眼振は等速運動および OKP テストとも右眼で反応がほとんど認められない。これらの所見は前図の注視眼振検査と同様な所見を示しており，前図で右眼の外転の軽度の障害が想定されたが OKP テストでは良好に反応していることと併せると図Ⅵ-318 の a でみられた右方への障害は右眼の運動制限によるものと判断される。

両側内側縦束症候群の症例

両側の MLF 障害の ENG 記録を図Ⅵ-320 以下に示す。

図Ⅵ-320 は両側 MLF 障害の 2 点交互検査を示している。両眼とも内転方向への眼球運動速度の低下と両眼が外転位のときに単眼性眼振の存在が疑われる。

同一症例の 30°/sec 等速度 OKN と OKP テストを図Ⅵ-321 に示す。この記録からわかることは左眼の右方への OKN および OKP の誘発抑制，右眼の左方への誘発抑制，さらに右眼の右 OKN および OKP と左眼の左 OKN および OKP を比較した場合，右眼の右方への誘発はほぼ正常に存在しているが，左眼の左方への誘発がより抑制されていることである。このことは左の外転神経あるいは左 PPRF の軽度の障害を示唆しており，この記録から総合的に判断して両側 MRF の障害と左外転神経あるいは PPRF の障害（または両者）と判定することができる。

両側の MLF 症候群は，外転神経，PPRF 障害などと合併していない場合は経時的に経過観察すると軽快傾向を示す。OKP テストで経過観察を行った症例を図Ⅵ-322 に示す。

以上，実際の記録で示したごとく橋部脳幹障害の眼球運動は外転神経核，PPRF，MLF などの機能を十分に理解することにより，障害部位のみならずその程度も知ることができる。また，眼球運動の変化を ENG で的確に記録することにより場合によっては眼球運動の総合的な機能病態を 1 枚の ENG 記録に示すこともでき，機能面から画像診断とは異なった病態の把握が可能であることを示した。

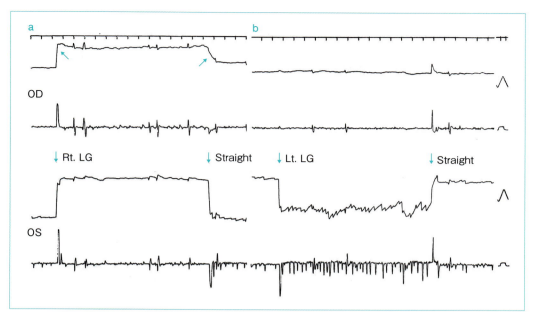

図Ⅵ-318　左右側方注視眼振

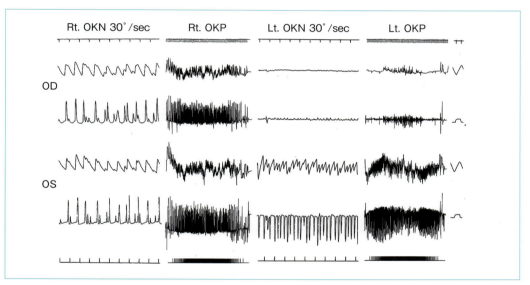

図Ⅵ-319　OKNおよびOKPテスト

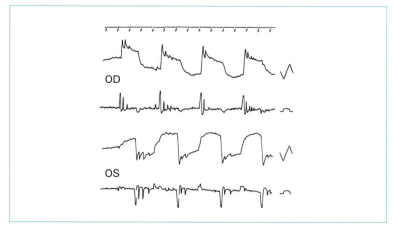

図Ⅵ-320　2点交互検査

第3章　中枢性疾患／脳幹障害と眼球運動の異常

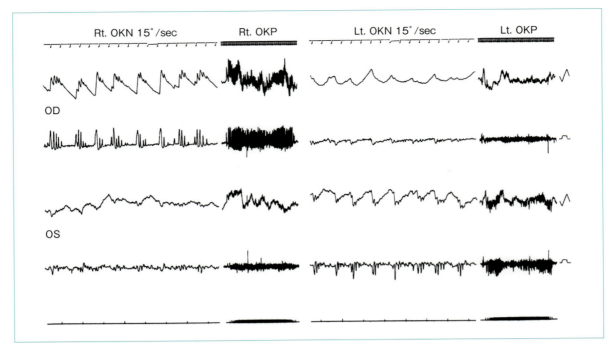

図Ⅵ-321　OKN および OKP テスト

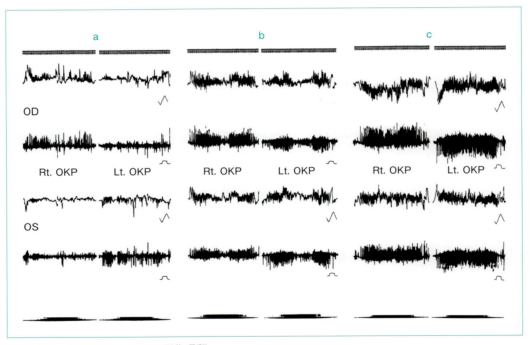

図Ⅵ-322　OKP テストによる回復過程

C 中脳障害

　中脳障害においては水平 saccade の最大速度の低下が認められないのが一般的で，水平 OKN は同側への DP を示す（Komatsuzaki, et al. 1972）。

　中脳障害で特に重要なのは垂直眼球運動系に関与するシステムである。すなわち両側 riMLF（rostral interstitial nucleus of MLF），カハール間質核（interstitial nucleus of Cajal），後交連（posterior commissure：PC）などで，これらの障害は主に下方への注視障害をきたすといわれている。一方，上方へはカハール間質核および後交連の異常が指摘されている。

　中脳網様体は水平眼球運動系に関係しているが，Komatsuzaki ら（1972）のサルを用いた実験によると，中脳網様体の障害では急性期には同側への眼球運動偏位が起こるが，それは橋部脳幹網様体と違い回復が比較的早い。すなわちサルを使用した実験で中脳網様体に小さい障害をつくると同側への水平自発眼振が認められ，また障害と反対側への水平視運動眼振の誘発が抑制される。前庭性インプットである温度眼振には本質的な障害は認められない。OKN の反応は対側に低下するが，前述の橋部脳幹網様体の障害のときにみられた急速眼球運動系の障害は認められない。

　これら中脳障害における視運動眼振の左右差は病変の左右差を考えるうえで重要な所見といわなければならない。

　なお中脳部位の核下性の障害としての動眼神経の障害に関して簡単に述べておく。

1．動眼神経麻痺

　図Ⅵ-323 は左動眼神経の障害の OKP テストの結果である。この記録で重要な所見は右 OKP（Rt. OKP）に対して左眼の反応がほとんどみられないことであり，これは左眼の右方，すなわち内転方向への眼球運動の障害を示している。しかし OKP そのものには異常はなく，脳幹内の障害は著明でないことがこの所見からわかる。なお左眼の左 OKP（Lt. OKP）が右眼の左 OKP と比較して一見振幅が小さく見えるのは内転の障害のため眼球運動に制限があるためで，それは原波形の振幅を見ると明らかであり，その結果 OKP にも影響を与えることになる。

　単独の動眼神経麻痺は，ICPC（internal carotid posterior communicating artery）の動脈瘤あるいは脳神経炎などで発症するが後者では軽快傾向を示すことが多く，図Ⅵ-324 はその経時的変化を示している。a は発症直後で左眼の内転がほとんど認められないのに対して，この所見は b（3 か月後），c（5 か月後）に次第に軽快していくことが示されている。

2．進行性核上性麻痺

　進行性核上性麻痺（progressive supranuclear palsy：PSP）[*1] は，1964 年に Steele, Richardson, Olszewski によって報告された疾患で，Steele 症候群あるいは Richardson 病ともよばれる。

　眼球運動異常の見地からは垂直眼球運動異常や小脳症状との関連が重要になる。臨床的特徴としては垂直性注視障害，小脳症状，認知症，姿勢保持反射障害などが代表的である。病理学的には淡蒼球，視床下核，赤核，黒質，小脳歯状核，脳幹被蓋の神経細胞が脱落し，異常リン酸化タウ蛋白が神経細胞内およびグリア細胞内に蓄積する疾患で，タウオパチー（tauopathy）の疾患群の一つと考えられている。

　臨床的特徴としては眼球運動障害，運動失調，意識障害が 3 主徴とされていたが，必ずしも全例にみられるものではない。

　Steele らが報告した当時は，疾患発症の早期には選択的下方注視障害が特徴的な眼球運動所見とされ，このような病態はほかの疾患では認められないので眼球運動の所見からも特異な疾患とされた。垂直性眼球運動の異常を考えるとき上方注視の異常が下方注視の異常より出現し

[*1] 核上性障害は本疾患のみならず内側縦束（MLF）の障害，あるいは PPRF の障害などもすべて核上性の障害である。そのため本来なら本疾患のみを核上性麻痺とよぶのは適当ではないが，オリジナルペーパーにしたがって現在，そのようによばれていることは注意すべきであろう。

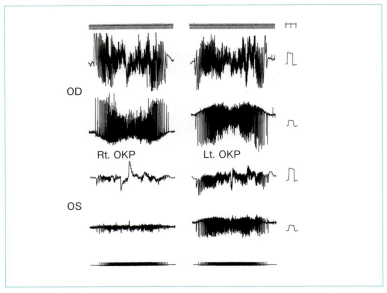

図Ⅵ-323　左動眼神経麻痺の OKP テスト

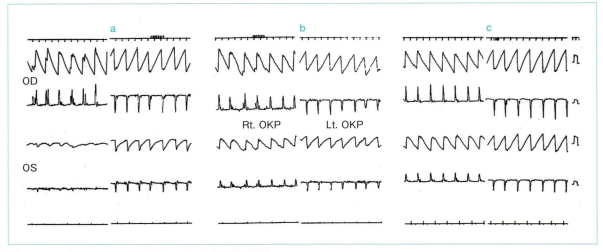

図Ⅵ-324　左動眼神経麻痺の OKN による回復過程

やすい傾向にあり，上方注視の異常は加齢現象でもみられることは知られている（Oguro, et al. 2004）。しかし，選択的下方注視の障害や，下方注視の異常が上方注視の異常より早期に出現する疾患の報告はなかったため，PSP は眼球運動異常の所見からも特異な疾患として注目を浴びた。しかし，その後の研究では下方注視障害が上方注視障害より常に先に発症するとは限らないとされることになった（Chen, et al. 2010）。

　PSP では輻輳機能の障害も早期から出現する。

　眼球運動以外の所見はパーキンソン症候と類似点があるが，パーキンソン症候と異なるところは垂直系の眼球運動の異常の有無である。軽度の上方注視障害は時に輻輳障害とともにパーキンソン症候でも認められることがあるが，PSP ではほかの神経症候が出現する以前から眼球運動の異常の認められることが特徴的である。さらにこれら垂直眼球運動のみならず小脳症状の有無は鑑別のうえで重要である。

　垂直眼球運動系については，Horn ら（1998）は中脳に存在する riMLF (rostral interstitial nucleus of the medial longitudinal fasciculus) が重要な役割を果たすとしている。一方，実験的には，riMLF の障害で垂直系の急速眼球運動の障害が認められるとの報告もあり（Suzuki, et al. 1995），PSP の症例では比較的早期にこのシステムの障害が発症するものと思われる。

PSPにおける眼球運動異常の観点で興味深いことは，垂直性眼球運動の異常が水平性眼球運動の異常より優位に立っている特異な疾患であるということであろう．さらに，前述のごとく垂直性眼球運動異常と小脳障害がみられる疾患の場合，本症を考える必要がある．垂直眼球運動の異常は重要な所見であるが小脳症状は明らかでないこともあるので注意を要する．ただ一般神経学的所見が認められなくても，VI-3章2-A「小脳障害総論」の眼球運動の項で述べたごとく，小脳障害にみられる眼球運動の異常が認められれば，その所見は重要となる．

　近年，画像診断の進歩により画像上の異常所見がより明確になった．その特徴として視床，乳頭体，第三脳室，中脳被蓋，中脳水道周辺の萎縮・拡大などの報告がある（Kato, et al. 2003, 西宮, 2005）．

　なお，本疾患は特定疾患に認定されており，その診断基準は下記の通りである．

【主要項目】
(1) 40歳以降で発症することが多く，また，緩徐進行性である．
(2) 主要症候
　① 垂直性核上性眼球運動障害（初期には垂直性眼球運動の緩徐化であるが，進行するにつれ上下方向への注視麻痺が顕著になってくる）
　② 発症早期（概ね1～2年以内）から姿勢の不安定さや易転倒性（すくみ足，立直り反射障害，突進現象）が目立つ．
　③ ほぼ対称性の無動あるいは筋強剛があり，四肢末梢よりも体幹部や頸部に目立つ．
(3) その他の症候
　① 進行性の構音障害や嚥下障害
　② 前頭葉性の進行性認知障害（思考の緩慢化，想記障害，意欲低下などを特徴とする）
(4) 画像所見（CTあるいはMRI）
　進行例では，中脳被蓋部の萎縮，脳幹部の萎縮，第三脳室の拡大を認めることが多い．
(5) 除外項目
　① L-ドーパが著効（パーキンソン病の除外）
　② 初期から高度の自律神経障害の存在（多系統萎縮症の除外）
　③ 顕著な多発ニューロパチー（末梢神経障害による運動障害や眼球運動障害の除外）
　④ 肢節運動失行，皮質性感覚障害，他人の手徴候，神経症状の著しい左右差の存在（大脳皮質基底核変性症の除外）
　⑤ 脳血管障害，脳炎，外傷など明らかな原因による疾患
(6) 判定
　次の3条件を満たすものを進行性核上性麻痺と診断する．
　① (1)を満たす．
　② (2)の2項目以上がある，あるいは(2)の1項目および(3)の1項目以上がある．
　③ 他の疾患を除外できる．

　以下，この診断基準の下に診断されたPSPのENG所見を示す．

症例①：45歳，女性
　約1年前からふらつき感が出現．頭を前後に振ると対象物がぶれて見えるようで気分が悪いとのことであった．神経学的には歩行時，倒れやすい，あるいはごく軽度の認知障害，さらに眼球運動の異常などがあり，紹介された．

　聴力は正常．眼球運動の所見として水平および垂直のsaccadeの記録を図VI-325に示す．すなわち視角30°の左右および上下の記録が各々aおよびbである．水平眼球運動では特に問題はなく，bの垂直眼球運動では上方に偏位した場合はまばたきが混入しているが，ほぼ正常なsaccadeの眼球運動を示している．しかし下方注視を行わせると眼球の最大速度の低下がDC原波形および速度波形からわかる．すなわち上方へのsaccadeは特に問題ないが，下方への

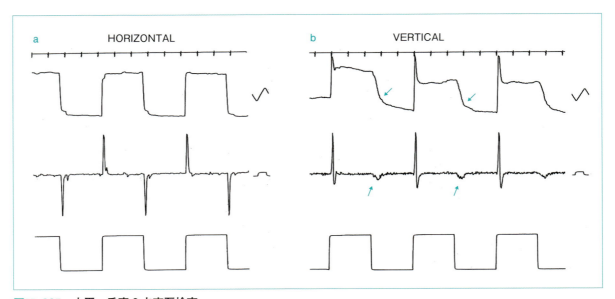

図Ⅵ-325　水平，垂直2点交互検査
下方への saccade の最大速度の低下が矢印で示されている．

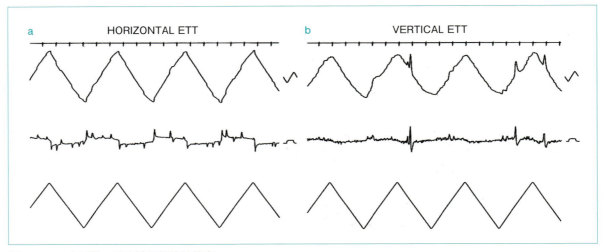

図Ⅵ-326　水平性，垂直性視標追跡検査

saccade の障害がある．このような症例の視標追跡検査（図Ⅵ-326）では，水平では特に円滑な眼球運動を示し，垂直も見かけ上は問題ないが，原波形の振幅が減少しており運動制限があることがわかる．本症例は Steele らが報告した選択的下方注視麻痺の症例として興味深い．

症例②：52 歳，男性

主訴：歩行障害，構音障害，切迫性尿失禁，性格変化

現病歴：約 5 年前より上記症状が次第に進行している．家族歴，既往歴など特記すべきものはない．

　初診時の所見を図Ⅵ-327～335 に示す．

　図Ⅵ-327 は左右側方 2 点交互の 10°（a），および 20°（b）の検査を行っている．20°の視角の左右交互検査では軽度固視の異常があり，また 30°では hypometria の傾向にある．これは軽度の小脳障害を示す所見と考えられる．なお上下方向については図Ⅵ-328 に示されるごとく，本症例では下方注視より上方注視のほうが hypometric saccade の傾向があり，上方注視の障害がむしろ下方注視の障害より強いことが推定される．同時に急速眼球運動系の障害を潜在的に示している可能性がある．

　左右側方注視眼振検査の記録を図Ⅵ-329 に示す．左方注視で眼振様所見が記録されている

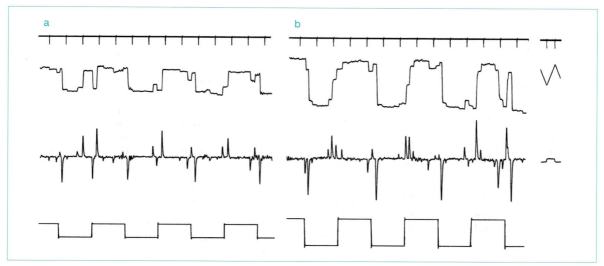

図Ⅵ-327　水平2点交互検査

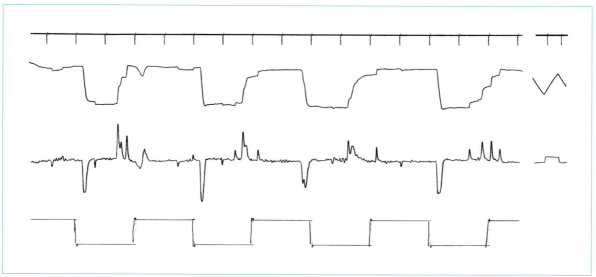

図Ⅵ-328　垂直2点交互検査

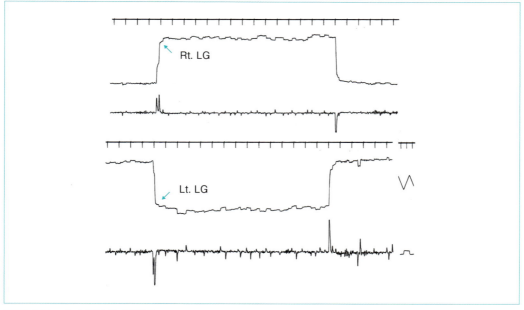

図Ⅵ-329　左右側方注視眼振

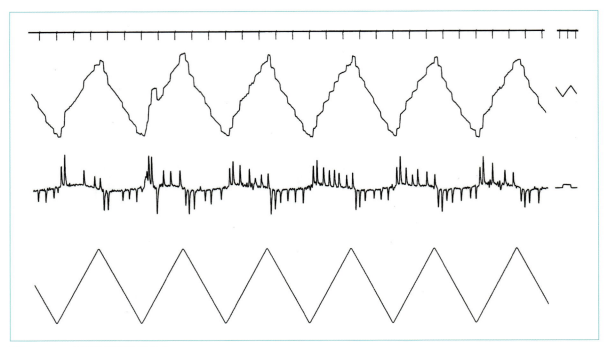

図Ⅵ-330　水平性視標追跡検査

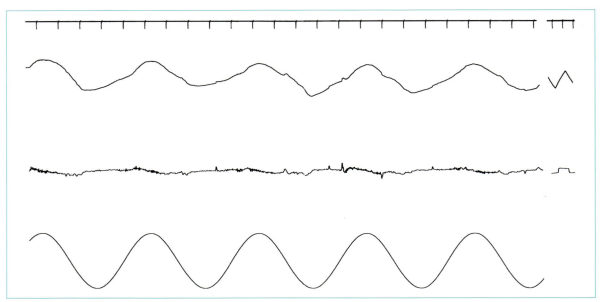

図Ⅵ-331　垂直性視標追跡検査

が，明らかな注視眼振とはいえない。

　水平性の視標追跡検査の記録（図Ⅵ-330）では典型的な saccadic pursuit がみられ，小脳障害を示唆させる所見である。なお上下の視標追跡検査の記録（図Ⅵ-331）からは上下の眼球運動に制限のあることが原波形からわかる。

　水平性の視運動眼振については図Ⅵ-332に示すごとく，30°/sec の低速では明らかな異常所見は認められないが，OKP テストを行うと眼振緩徐相速度の追跡能力が低下していることがわかる。

　上下の視運動眼振検査を図Ⅵ-333に示す。30°/sec の低速刺激であるが上方および下方とも眼振の誘発はきわめて障害され，特に上方への眼振誘発の抑制が高度であることがわかる。

　視性抑制検査を図Ⅵ-334に示す。右耳（a），左耳（b）の氷水注入で温度刺激によって誘発さ

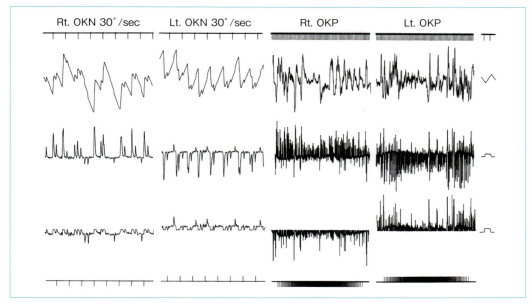

図Ⅵ-332　OKN および OKP テスト

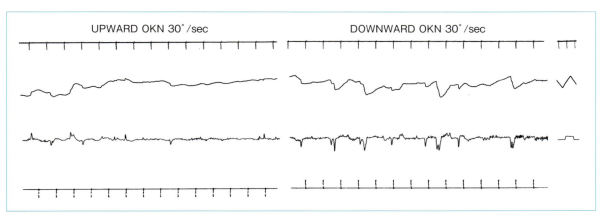

図Ⅵ-333　垂直性視運動眼振検査

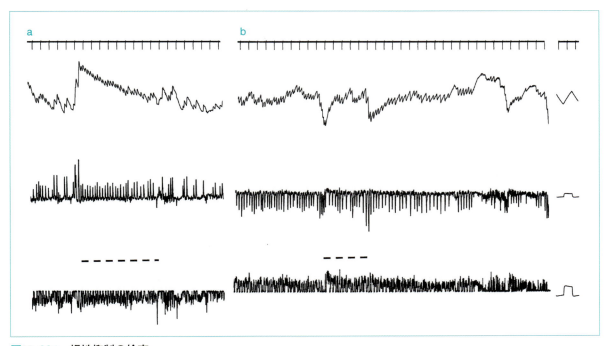

図Ⅵ-334　視性抑制の検査

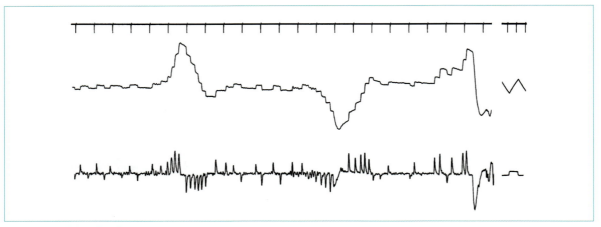

図Ⅵ-335　transitory alternating saccadic jump

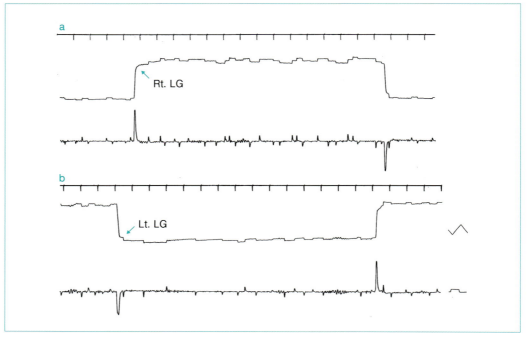

図Ⅵ-336　左右側方注視眼振

れた眼振は1点固視（横点線）でも眼振の誘発抑制はなく，視性抑制の異常所見といえる。また本症例は暗所開眼で図Ⅵ-335に示すごとく，いわゆるtransitory alternating saccadic jumpの所見を示している。

　以上，初診時の眼球運動の異常をまとめると，垂直眼球運動系では上方および下方とも眼球運動の障害が認められ，軽度の運動制限が示されている。一方，水平眼球運動系からは注視眼振は明らかではないが，視標追跡検査，視運動眼振の異常，さらに視性抑制の異常，またtransitory alternating saccadic jumpの出現など小脳を中心とした眼球運動の異常が示されている。したがって垂直眼球運動系の異常ならびに小脳障害を示唆する水平眼球運動系の異常を示す所見を総合して，眼球運動の異常のうえからもPSPと診断することが可能である。

　本症例の10か月後の記録を以下に示す。

　左右側方注視眼振は図Ⅵ-336のごとく明らかではない。また視標追跡検査（図Ⅵ-337），視運動眼振検査（図Ⅵ-338）とも10か月前の所見と類似しており，小脳障害を思わせる所見であるが著明な増悪は認められない。なお，垂直の視運動眼振検査は上下とも高度に障害されており，基本的に10か月前の所見と変化はない（図Ⅵ-339）。

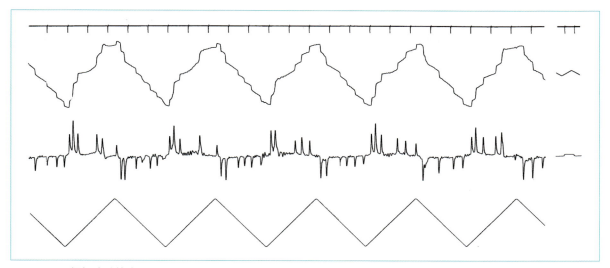

図Ⅵ-337　視標追跡検査

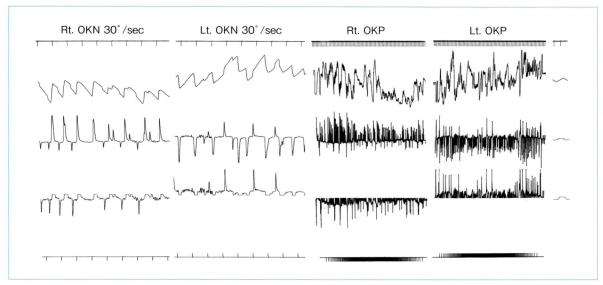

図Ⅵ-338　水平OKNおよびOKPテスト

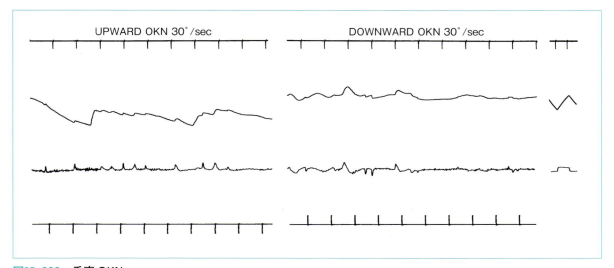

図Ⅵ-339　垂直OKN

本症例の初診時より1年6か月後の所見を以下に示す。

左右側方注視眼振は明らかではない（図Ⅵ-340）。垂直眼球運動（図Ⅵ-341）では，上方および下方への眼球運動の速度の低下が認められる。さらに上方へは努力して眼球運動を偏位させているためにノイズが記録されている。上向き矢印および下向き矢印で示すごとく，30°上方の注視点に到達するのに時間を要し，特に下方注視の場合にその時間が延長しているのがわかる（下向き矢印）。すなわち上下のsaccadeの障害がより著明になっていることを示している。しかし水平眼球運動系では，視標追跡検査（図Ⅵ-342）でもsaccadic pursuitを示しているが水平系の急速眼球運動の速度の低下は明らかではない。一方，上下の視標追跡検査では眼球運動の制限および上方に眼球が偏位する場合に，努力して偏位していることを示すノイズが特に速度波形に認められる（図Ⅵ-343）。

水平性の視運動眼振検査，特にOKPテストで初診時のOKPテストよりやや眼振の誘発が低下していることが示されており（図Ⅵ-344），病状が進行していることがこの眼球運動の記録からわかる。上下のOKPについては，図Ⅵ-345のごとく誘発はきわめて抑制されている。初診時の所見からすでに障害は高度であったため進行の有無については不明であるが，ほかの所見と総合すると障害の進行は推定される。

視性抑制の検査結果を図Ⅵ-346に示す。右耳および左耳に氷水注水を行い，暗所開眼時での眼振の誘発は特に左耳注水で眼振が誘発されていないような所見を示しているが，明所開眼で一点固視をさせると眼振の増強が著明となっている。このような症例の場合，aに示されるように暗所開眼で眼振の反応がほとんど認められないために，温度眼振は無反応と判定することは問題である。このような症例においては，常に明視下での眼振でも同様に抑制されているかどうかを検討する必要があることを示している所見といえる。

進行性核上性麻痺においては中枢神経系の多彩な症状を示すことは診断基準からも明らかであるが，眼球運動について，主要症候のなかで垂直眼球運動系の異常が重要な役割を果たしている。また認知機能の障害など高次機能の障害のみならず，Steeleらの報告でも指摘されているように小脳症状の合併がみられ，小脳障害についてはKanazawaら（2009）の病理所見でも示されている。しかも，病態の早期から眼球運動を精査することにより，眼球運動に現れる小脳症状が多くの症例でみられる可能性があることを指摘しておきたい。

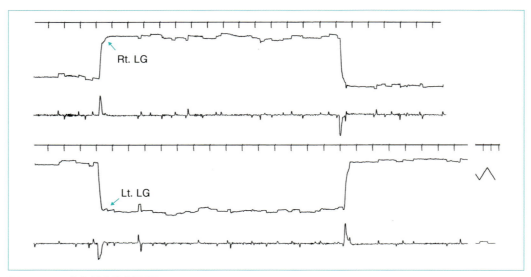

図Ⅵ-340　左右側方注視眼振

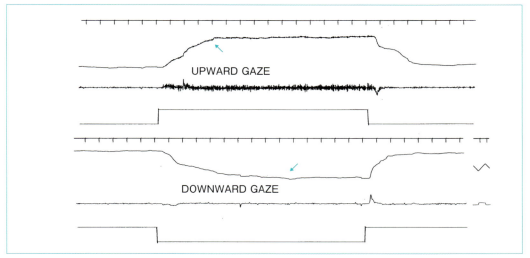

図Ⅵ-341　垂直方向注視異常
上下とも 30°の眼球偏位に要する時間がかかり（矢印），これは saccade の眼球速度の低下を示している．

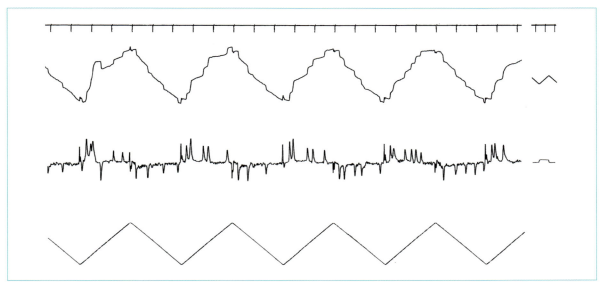

図Ⅵ-342　水平性視標追跡検査

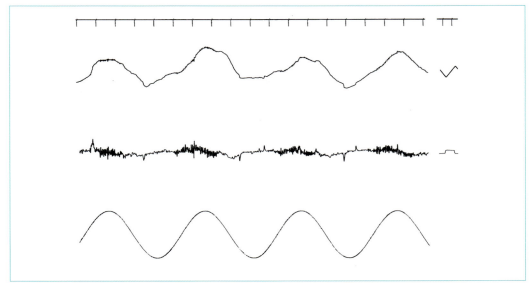

図Ⅵ-343　垂直性視標追跡検査

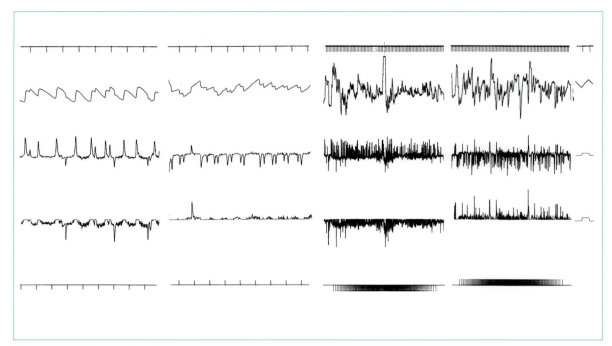

図Ⅵ-344　水平 OKN および OKP テスト

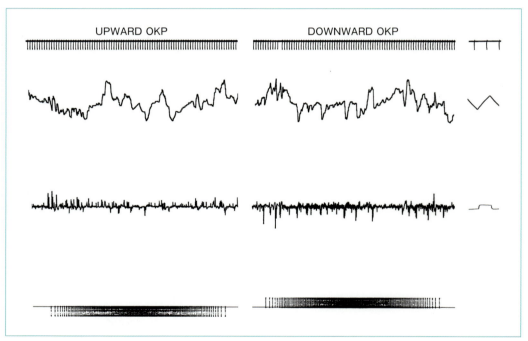

図Ⅵ-345　垂直 OKP テスト
上下の眼振誘発が高度に抑制されている。

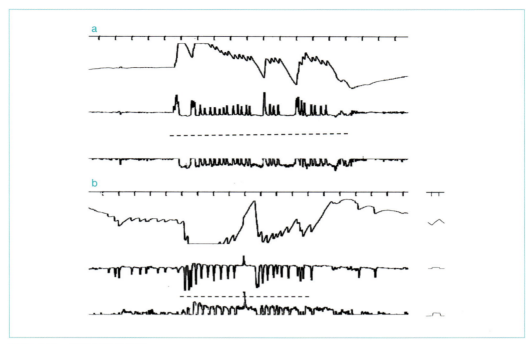

図Ⅵ-346 視性抑制の異常
左耳氷水注水（a）で，明所開眼では眼振はほとんど誘発されていないが，明所眼振（横点線）では眼振は誘発されている。

3. 中脳背側部障害

　中脳部の髄内障害では種々の眼球運動の異常が報告されているが，ここでは輻輳眼振について症例を提示しておく。

症例：松果体腫瘍（46歳，男性）

　松果体腫瘍の症例で，腫瘍の占拠部位を図Ⅵ-347に示す。中脳被蓋が背側より圧迫されている。

　輻輳眼振（convergence nystagmus）は松果体腫瘍によって発症することが多く，輻輳位（矢印）で左右の眼が内転方向への眼振を生ずるものである（図Ⅵ-348）。

　水平の視標追跡検査を行うと図Ⅵ-349のごとく内転方向に眼位が変化したときに輻輳眼振がsuperimposeするかたちをとるが，眼球運動そのものは失調様眼球運動ではない。また水平性の視運動眼振検査では本症例では軽度の右DPがあり，病変は右側でより高度の障害が認められるが，橋部脳幹障害などにみられる水平眼球運動系における急速眼球運動の低下などの基本的な障害は認められない（図Ⅵ-350）。一方，上下の眼球運動に関しては，本症例では下方への視運動眼振の誘発が抑制されていることがわかる（図Ⅵ-351）。

　輻輳眼振は稀な眼振ではあるが中脳障害の重要な所見であり，松果体腫瘍の症例で多く認められる。後交連（posterior commissure）への腫瘍による圧迫が考えられている。

　輻輳眼振を誘発させるには輻輳位での検査が行われるが，やや上方でも誘発されやすい傾向がある。さらに手動のOKN検査で上眼瞼向き垂直眼振を誘発させるようにすると輻輳眼振がより明確となる。

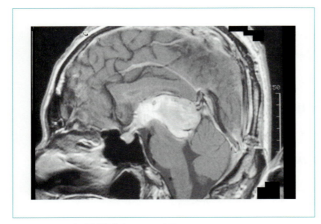

図Ⅵ-347　松果体腫瘍 MRI 所見

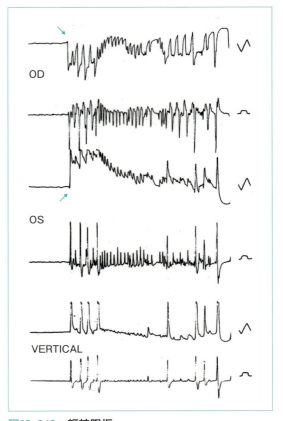

図Ⅵ-348　輻輳眼振
矢印のところで輻輳させると右眼（OD）に左向き眼振，左眼（OS）に右向き眼振と輻輳眼振が誘発される。

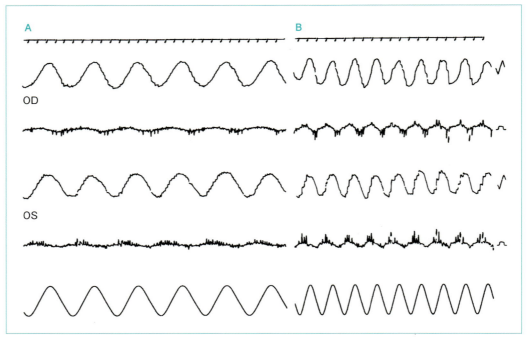

図Ⅵ-349　視標追跡検査
刺激速度を速くすると内転方向への saccadic pursuit が著明となる。

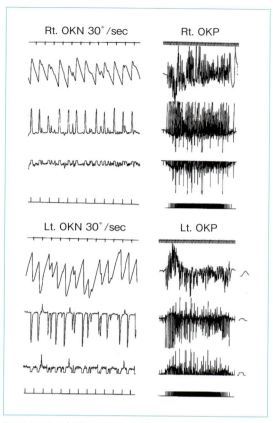

図Ⅵ-350 水平 OKN および OKP テスト

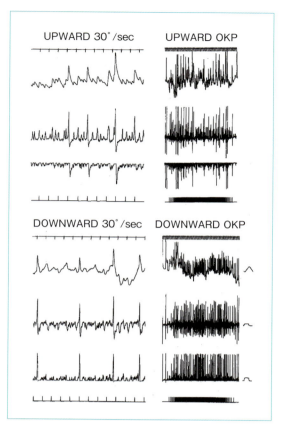

図Ⅵ-351 垂直 OKN および OKP テスト

　一般に輻輳眼振は眼振とともに眼球の陥没がみられることがあり，その現象は陥没眼振（retraction nystagmus）とよばれている。そのため輻輳-陥没眼振（convergence-retraction nystagmus）との名称もある。この種の眼振がみられるときは外転方向への眼球運動そのものあるいは最大速度の低下があり，見かけ上の外転障害を思わせる所見となるため pseudo-abducens palsy とよばれることもある（Fisher，1959）。

文献

1) Bender MB (ed)：The Oculomotor System. Harper & Row, 1964, New York
2) Bhidayasiri R, Riley DE, Somers JT, et al：Pathophysiology of slow vertical saccades in progressive supranuclear palsy. Neurology. 2001；57：2070-2077
3) Bronstein AM, Rudge P, Gresty MA, et al：Abnormalities of horizontal gaze. Clinical, oculographic and magnetic resonance imaging findings. II Gaze palsy and internuclear ophthalmoplegia. J Neurol Neurosurg Psychiat. 1990；53：200-207
4) Cannon SC, Robinson DA：Loss of the neural integrator of the oculomotor system from brain stem lesions in monkey. J Neurophysiol. 1987；57：1383-1409
5) Carpenter MB, McMasters RE, Hanna GR：Disturbances of conjugate horizontal eye movements in the monkey. I. Physiological effects and anatomical degeneration resulting from lesions of the abducens nucleus and nerve. Arch Neurol. 1963；8：231-247
6) Chen AL, Riley DE, King SA, et al：The disturbance of gaze in progressive supranuclear palsy (PSP)：implications for pathogenesis. Front Neurol. 2010；1：1-19
7) Cohen B, Komatsuzaki A：Eye movements induced by stimulation of the pontine reticular formation：evidence for integration in oculomotor pathways. Exp Neurol. 1972；36：101-117
8) Dickson DW, Ahmed Z, Algom AA, et al：Neuropathology of variants of progressive supranuclear palsy. Curr Opin Neurol. 2010；23：394-400
9) Fisher CM：The pathologic and clinical aspects of thalamic hemorrhage. Trans Am Neurol Assoc. 1959；84：56-59
10) Fisher CM：Some neuro-ophthalmological observations. J Neurol Neurosurg Psychiatry. 1967；30：383-392
11) Garbutt S, Riley D E, Kumar A N, et al：Abnormalities of optokinetic nystagmus in progressive supranuclear palsy. J Neurol Neurosurg Psychiatr. 2004；75：1386-1394
12) Goebel HH, Komatsuzaki A, Bender MB, et al：Lesions of the pontine tegmentum and conjugate gaze paralysis. Arch Neurol.

1971 ; 24 : 431-440
13) Helmchen C, Rambold H, Fuhry L, et al : Deficits in vertical and torsional eye movements after uni- and bilateral muscimol inactivation of the interstitial nucleus of Cajal of the alert monkey. Exp. Brain Res. 1998 ; 119 : 436-452
14) Hirose G, Furui K, Yoshioka A, et al : Unilateral conjugate gaze palsy due to a lesion of the abducens nucleus : clinical and neuroradiological correlations. J Clin Neuroophthalmol. 1993 ; 13 : 50-53
15) Hirose G, Ogasawara T, Shirakawa T, et al : Primary position upbeat nystagmus due to unilateral medial medullary infarction. Ann Neurol. 1998 ; 43 : 403-406
16) Horn AK, Büttner-Ennever JA : Premotor neurons for vertical eye movements in the rostral mesencephalon of monkey and human : histologic identification by parvalbumin immunostaining. J Comp Neurol. 1998 ; 392 : 413-427
17) Joshi AC, Riley DE, Mustari MJ, et al : Selective defects of visual tracking in progressive supranuclear palsy (PSP) : implications for mechanisms of motion vision. Vision Res. 2010 ; 50 : 761-771
18) Kanazawa M, Shimohata T, Toyoshima Y, et al : Cerebellar involvement in progressive supranuclear palsy : a clinicopathological study. Mov Disord. 2009 ; 24 : 1312-1318
19) Kato N, Arai K, Hattori T : Study of the rostral midbrain atrophy in progressive supranuclear palsy. J Neurol Sci. 2003 ; 15 : 57-60
20) Komatsuzaki A, Alpert J, Harris HE, et al : Effects of mesencephalic reticular formation lesions on optokinetic nystagmus. Exp Neurol. 1972 ; 34 : 552-534
21) 小松崎篤, 喜多村健：脳幹および小脳障害と異常眼球運動. 神経進歩. 1975 ; 19 : 979-999
22) Leigh RJ, Zee DS : The Neurology of Eye Movements. 1999, Oxford University Press, New York
23) Liao K, Wagner J, Joshi A, et al : Why do patients with PSP fall? Evidence for abnormal otolith responses. Neurology. 2008 ; 70 : 802-809
24) Litvan I, Agid Y, Calne D, et al : Clinical research criteria for the diagnosis of progressive supranuclear palsy (Steele-Richardson-Olszewski syndrome) : report of the NINDS-SPSP international workshop. Neurology. 1996 ; 47 : 1-9
25) Malessa S, Gaymard B, Rivaud S, et al : Role of pontine nuclei damage in smooth pursuit impairment of progressive supranuclear palsy : a clinical-pathologic study. Neurology.1994 ; 44 : 716-721
26) 水野正浩, 室伏利久：神経疾患のENGアトラス. 1994, 医歯薬出版
27) Mizusawa H, Mochizuki A, Ohkoshi N, et al : Progressive supranuclear palsy presenting with pure akinesia. Adv Neurol. 1993 ; 60 : 618-621
28) 長島親男, 坂田英治, 岩間和生, 他：内側縦束症候群の臨床的研究. 脳と神経. 1969 ; 21 : 139-154
29) 西宮 仁；進行性核上性麻痺の画像診断：特徴と診断のポイント. 医療. 2005 ; 59 : 477-481
30) Oguro H, Okada K, Suyama N, et al : Decline of vertical gaze and convergence with aging. Gerontology. 2004 ; 50 : 177-181
31) Pinkhardt EH, Jurgens R, Becker W, et al : Differential diagnostic value of eye movement recording in PSP-parkinsonism, Richardson's syndrome, and idiopathic Parkinson's disease. J Neurol. 2008 ; 255 : 1916-1925
32) Pullicino P, Lincoff N, Truax BT : Abnormal vergence with upper brainstem infarcts : pseudoabducens palsy. Neurology. 2000 ; 55 : 352-358
33) Rivaud-Pechoux S, Vidailhet M, Gallouedec G, et al : Longitudinal ocular motor study in corticobasal degeneration and progressive supranuclear palsy. Neurology. 2000 ; 54 : 1029-1032
34) 清水夏江：脳幹障害と眼球運動. 神経進歩. 1986 ; 30 : 338-349
35) Steele JC, Richardson JC, Olszewski J : Progressive supranuclear palsy. A heterogeneous degeneration involving the brain stem, basal ganglia and cerebellum with vertical gaze and pseudobulbar palsy, nuchal dystonia and dementia. Arch Neurol. 1964 ; 10 : 333-359
36) Suzuki Y, Büttner-Ennever JA, Straumann D, et al : Deficits in torsional and vertical rapid eye movements and shift of Listing's plane after uni- and bilateral lesions of the rostral interstitial nucleus of the medial longitudinal fasciculus. Exp Brain Res.1995 ; 106 : 215-232
37) Williams DR, Lees AJ, Wherrett JR, et al : J Clifford Richardson and 50 years of progressive supranuclear palsy. Neurology. 2008 ; 70 : 566-573
38) Williams DR, Lees AJ : Progressive supranuclear palsy : clinicopathological concepts and diagnostic challenges. Lancet Neurol. 2009 ; 8 : 270-279

2 小脳障害と眼球運動の異常

A 小脳障害総論

　小脳障害の個々の症例につき，その特徴的な眼球運動の異常を示す前に，小脳障害で認められる眼球運動異常の一般的な特徴について述べる。

　小脳機能の重要な特徴に，運動全般を円滑かつ正確に行うことがあげられる。したがって小脳障害の症例では運動が円滑かつ正確に行われないことになり，運動が正確に行われるかどうかは，四肢や躯幹に運動の負荷をかけて，そのときに得られた反応の的確さをみることで成り立っているといっても過言ではない。指鼻試験，反復変換運動障害（diadochokinesia），膝かかと試験など，いずれも上肢や下肢に運動の負荷をかけ，そのとき得られる運動の正確さを診る検査である。このことは眼球運動でも同様で，視刺激あるいは前庭刺激を各々のシステムに負荷をかけることにより，その刺激に正確に反応しているかどうかをみることになる。

　四肢や躯幹などの小脳障害に対する一般小脳神経学は J. Dejerine（1849-1917），J. Babinski（1857-1932），A. Thomas（1867-1963），G. Holmes（1876-1965）らの天才的な神経学者によって開発された症候学で，1930年代にほぼ完成されたといっても過言ではない。特に小脳障害における眼球運動異常についての G.Holmes の業績は，当時としては特筆に値する。

　一方，20世紀後半に小脳の生理学的機能の解析が飛躍的に進歩したにもかかわらず，基礎と臨床との間の橋渡しが十分でないことも事実で，躯幹，四肢に関する小脳神経症候学の進歩は1930年代の後半からいわば足踏み状態ともいえる。ただこの分野での画像検査や分子遺伝学的検査法の進歩は著しく，神経症候学あるいは疾患の分類に大きく貢献していることは周知の通りである。

　1930年代，小脳の四肢，躯幹に関する一般神経症候学がほぼ完成された時期に，眼球運動に関してはまだ左右注視眼振，簡単な温度刺激眼振検査などのみであった。ただ，その後，平衡機能検査は飛躍的な進歩を遂げ，現在に至っている。その進歩には電気眼振計（ENGあるいはEOG）が大きく貢献していることはよく知られた事実である。

　四肢，躯幹などの小脳症候は上述のように負荷をかけることにより判断され，静止時の状態で小脳症状の存在の判定は困難である。一方，眼球運動においては静止時すなわち自発性の眼球運動の異常を検索することができ，その自発性眼球運動の異常が診断的意義をもっていることは特筆すべきことである。後述する自発性下眼瞼向き垂直眼振，周期性交代性眼振などはその代表的な症候ということができよう。

　眼球運動に現れる小脳症候を考えるとき自発性の症候と負荷刺激によって出現する誘発性の症候に分けることができる。表Ⅵ-7 は以前に筆者ら（1975）が示した小脳障害における眼球運動異常の分類に若干の改変を加えたものである。ここでは自発性眼球運動異常と誘発性眼球運動異常に分けられ，さらに誘発性眼球運動異常は視刺激あるいは前庭刺激に対する眼球運動の異常として捉えることができる。

　小脳障害に関係ある眼球運動の異常を考えるとき，小脳のなかでも系統発生的に最も古い前庭小脳（vestibulocerebellum）ともよばれる部分が大きく関与している。この部分には片葉（flocculus），傍片葉（paraflocculus），小脳小節（nodulus），腹側垂（ventral uvula），小脳虫部（vermis）の一部などが含まれており眼球運動や体平衡に関係のある部分でもある（図Ⅵ-352）。したがって，これらの部位が下記に述べる眼球運動にどのように関与しているか以下に記載する。

　前述のごとく小脳症候の検査には運動の負荷をかけることが重要であるが，一般の小脳神経症候学における自発性の神経症候の検査は hypotonia などの有無の検討以外必ずしも多いものではない。一方，眼球運動系は後述のように自発性の眼球運動の異常でも特徴的な所見が認められる。

表Ⅵ-7 小脳障害と眼球運動の異常

・自発性眼球運動異常	・誘発性眼球運動異常	・その他の眼球運動異常
自発性下眼瞼向き垂直眼振 周期性交代性眼振 square wave jerks ocular flutter transitory alternating saccadic jump	1. 視刺激による眼球運動異常 　dysmetria 　側方注視眼振 　fixation instability 　反跳眼振 　視標追跡検査 　視運動眼振検査と視運動性後眼振 2. 前庭刺激による眼球運動異常 　方向交代性眼振 　垂直性頭位変換眼振 　温度刺激眼振と視性抑制 　頭振眼振検査と垂直眼振 　前庭反応の延長	

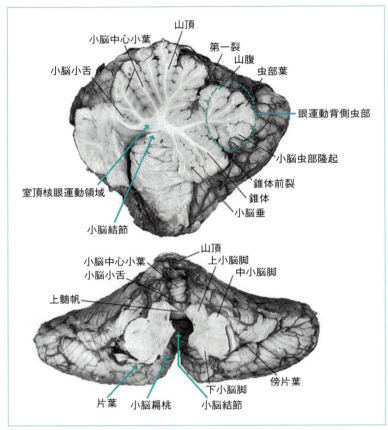

図Ⅵ-352　小脳解剖図
(Leigh RJ, Zee DS：The Neurology of Eye Movements, 3rd ed. Oxford University Press, New York, 1999 より)

以下，その各々について述べる。

1. 自発性眼球運動

　小脳障害の自発性眼球運動異常の代表的な所見としては自発眼振があげられる。水平眼振と垂直眼振が代表的なもので，自発性純回旋性眼振が，純粋の小脳障害で出現するかどうかは疑問の残るところである。

(1) 水平性自発眼振

　水平性眼振は末梢前庭系の障害と同様，小脳の偏側性急性障害で出現する。
　その代表的なものは小脳出血あるいは梗塞など，急激に発症する病態で回転性めまいを伴うことが多い。時にいわゆる前庭神経炎類似の症状を示し，その鑑別が困難なことがあるが，眼

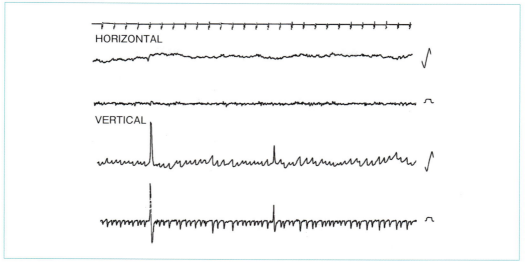

図Ⅵ-353　自発性下眼瞼向き垂直眼振の記録
水平誘導（HORIZONTAL），垂直誘導（VERTICAL）の同時記録。垂直誘導に下眼瞼向き垂直眼振が記録されており，同時にまばたきが2個混入している。

表Ⅵ-8　自発性下眼瞼向き垂直眼振

Arnold-Chiari 奇形	31 例
脊髄小脳変性症	22
脳幹血管障害	9
慢性抗痙攣剤中毒	3
小脳正中部動静脈奇形	2
その他	8
	計 75 例

振検査特に温度刺激眼振，神経症状の出現あるいは画像所見などによってその診断は必ずしも困難ではない。
　一方，同じ小脳障害であっても慢性疾患の代表である脊髄小脳変性症では病態に左右差が明らかではないために正面視での水平性自発眼振の出現は少なく，下記に示す自発性下眼瞼向き垂直眼振や周期性交代性眼振は自発性眼球運動の異常として重要である。

(2) 自発性下眼瞼向き垂直眼振（spontaneous downbeat nystagmus）
　この眼振は正面視で下眼瞼方向に急速相をもつ自発眼振で，その代表的な記録を図Ⅵ-353に示す。垂直誘導に下眼瞼向き垂直眼振が認められる。なお2個のまばたきが同時に記録されている。
　この自発性下眼瞼向き垂直眼振の発症機構については必ずしも明確ではないが，実験的には小脳片葉（flocculus）は下方への眼球運動抑制機構があるとされており，これらの障害により眼球は上方へ偏位し，それを中央に戻そうとする機構が働くため，下眼瞼向き垂直眼振が成立すると考えられている（Hufner, et al. 2007, Kalla, et al. 2006, Marti, et al. 2008, Walker, et al. 2008）。実験的にもサルなどを使用した動物実験で小脳片葉（flocculus），傍片葉（paraflocculus）の障害により，下眼瞼向き垂直眼振が出現したとの報告がある（Zee, et al. 1981）。
　表Ⅵ-8は自験例75例の自発性下眼瞼向き垂直眼球の一覧である。この表からもわかる通り，Arnold-Chiari 奇形と脊髄小脳変性症が圧倒的に多く，下眼瞼向き眼振を認めた場合，鑑別診断上参考になる。
　Arnold-Chiari 奇形については以前はその診断に苦慮することが多かったが，現在では矢状断の CT スキャン，MRI で容易に診断されるようになってきている。

脊髄小脳変性症の症例で下眼瞼向き垂直眼振の認められる疾患は，後述の各論の項でも述べられるが SCA6 の症例が臨床的には多い。

　この下眼瞼向き垂直眼振の特徴の一つとして側方注視で眼振が増強することがあげられる（図Ⅵ-354，355）。これらの記録からわかるごとく左右側方注視を行わせると垂直誘導には下眼瞼向き垂直眼振が増強している（点線矢印）。このように下眼瞼向き垂直眼振が疑われた場合は，明所開眼下で側方注視を行わせると眼振がより明確になることが多い。これら正面注視

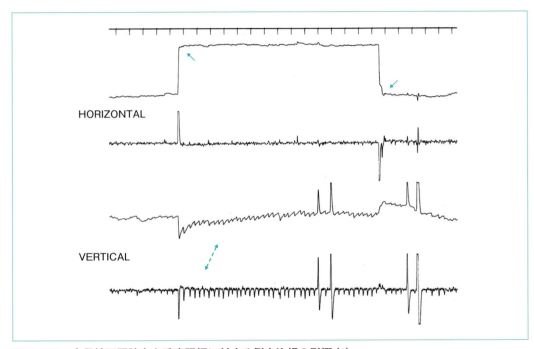

図Ⅵ-354　自発性下眼瞼向き垂直眼振に対する側方注視の影響（1）
右側方注視（上向き矢印）を行わせると下眼瞼向き垂直眼振が増強する（点線矢印）。水平眼球運動の原波形は DC 記録，垂直眼球運動の原波形は時定数 3 秒。以下同様。

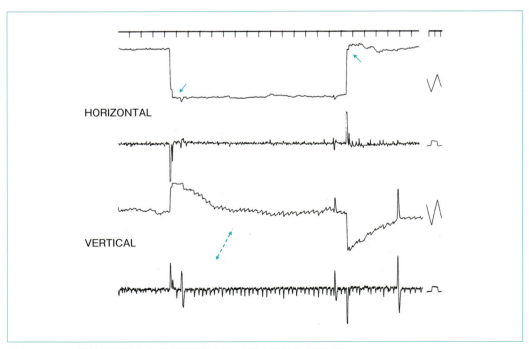

図Ⅵ-355　自発性下眼瞼向き垂直眼振に対する側方注視の影響（2）
左側方注視（下向き矢印）を行わせると下眼瞼向き垂直眼振が増強する（点線矢印）。

で明らかでない眼振も側方に眼位を移動することにより側方および下眼瞼向き垂直眼振が増強することがあり，"side pocket nystagmus" と称されることがある（Yu-Wai-Man, et al. 2009）。

側方注視で潜在する下眼瞼向き垂直眼振が増強されることは，非注視下の記録ではより鋭敏に認められる。

図Ⅵ-356は早期の脊髄小脳変性症（SCA6）の症例である。明視下で，aの上向き矢印のところで右30°側方注視，bの下向き矢印のところで左30°側方注視を行わせている記録である。明視下では垂直誘導（VERTICAL）には眼振は認められない。同一症例で図Ⅵ-357のように

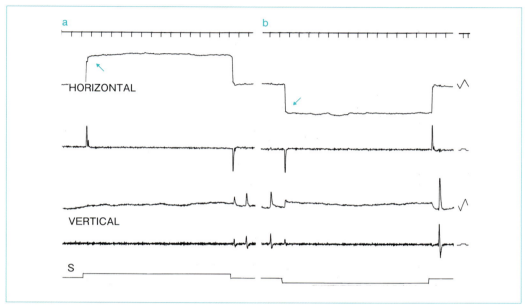

図Ⅵ-356 明視下での左右側方注視
水平，垂直誘導の同時記録。Sは指標の移動を示す。aは右30°側方注視（上向き矢印矢印）を，bは左方注視（下向き矢印）を行わせているが明視下では垂直誘導（VERTICAL）に下眼瞼向き垂直眼振は認められない。

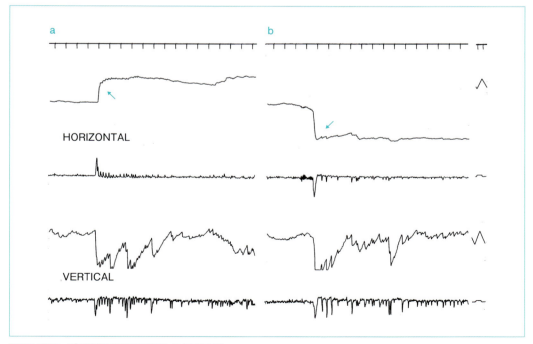

図Ⅵ-357 暗所開眼下での眼位の側方偏位
図Ⅵ-356と同一症例で暗所開眼下で眼位を右方（上向き矢印），あるいは左方（下向き矢印）に偏位させると垂直誘導（VERTICAL）に下眼瞼向き垂直眼振が出現する。

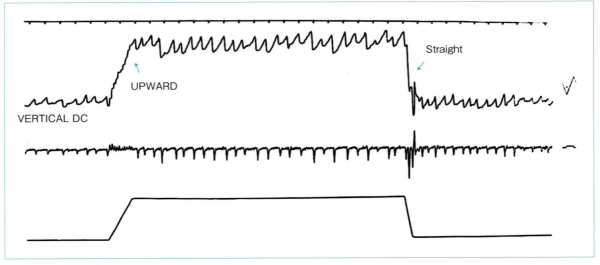

図Ⅵ-358　下眼瞼向き垂直眼振と上方注視
存在する下眼瞼向き垂直眼振は，上方注視（UPWARD）を行わせると眼振は増強する。Straightで上方注視より正中位に眼位を戻している。

赤外線CCDカメラ下で側方へ眼位を移動させることにより下眼瞼向き垂直眼振が出現していることが垂直誘導からわかる。この場合，暗所開眼で注視点は存在しないため，ある一定の側方を注視することに重要な意味はなく，眼位を側方に移動させたときにその負荷によって下眼瞼向き垂直眼振が出現するものと考えられる。これは赤外線CCDカメラでの新しい検査法の一つということができよう。なお，同様の現象はFrenzel眼鏡下，あるいは閉眼下でも出現する。

ここで示された非注視下での眼位を側方に偏位したときの下眼瞼向き垂直眼振は，SCA6などの症例で症状が進行して自発性下眼瞼向き垂直眼振が出現する症例においては，早期の症状である。小脳の一般神経症候が出現する以前，あるいは，MRIでの異常所見が出現する以前に注視下では認められないが，非注視下で認められることが多く，早期診断上重要な所見といえる。

自発性下眼瞼向き垂直眼振には側方注視で眼振が増強することを示したが，上方注視でも眼振が増強する特徴がある。図Ⅵ-358はそれを示している。

第1誘導は垂直誘導記録で，眼振の原波形はDC記録（VERTICAL DC）で示されている。第2誘導はその速度波形，第3誘導は視標の移動を示している。垂直誘導のDC記録で存在する下眼瞼向き垂直眼振が，上向き矢印のところで上方注視（UPWARD）を行わせると従来存在している垂直性眼振が増強することが記録からわかる。すなわち眼振緩徐相方向に眼位を移動すると眼振が増強する。

一方，図Ⅵ-359は下眼瞼向き垂直眼振のみられるSCA6の症例で，aは上方注視，bは下方注視の記録を示している。aに示される眼位を急速に30°上方注視を行わせる（上向き矢印）と前述のように下眼瞼向き垂直眼振は増強するが，一方，bのごとく眼位を急速相方向すなわち下方を注視した場合（下向き矢印）は，眼振の増強は明らかではない。

水平眼球運動系では，自発眼振が存在している場合，眼振急速相方向に眼位を移動させると眼振が増強し，緩徐相方向に眼位を移動することで眼振が抑制され，Alexanderの法則として知られている。しかし垂直性眼振では，この法則に従わないことになる。ただ，この病態生理学的な解釈は十分になされている段階ではない。

図Ⅵ-360はSCA6の症例で，水平誘導記録では左向き眼振が，垂直誘導で下眼瞼向き垂直眼振が記録されており，左下眼瞼向き垂直眼振が存在している。閉眼（CLOSED；上向き矢印）を行わせると垂直誘導にみられるごとくBellの現象で眼位は上転しているが，下向き矢印の

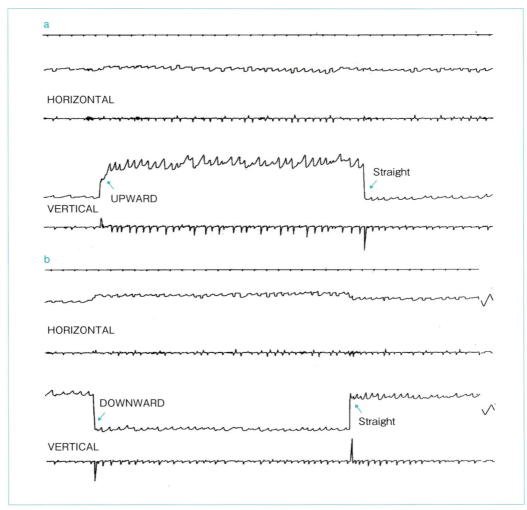

図Ⅵ-359　下眼瞼向き垂直眼振に対する上方注視，下方注視の影響
上方注視（UPWARD）（a の上向き矢印）で下眼瞼向き垂直眼振は増強される。一方，下方注視（DOWNWARD）（b の下向き矢印）では下眼瞼向き垂直眼振は軽度。

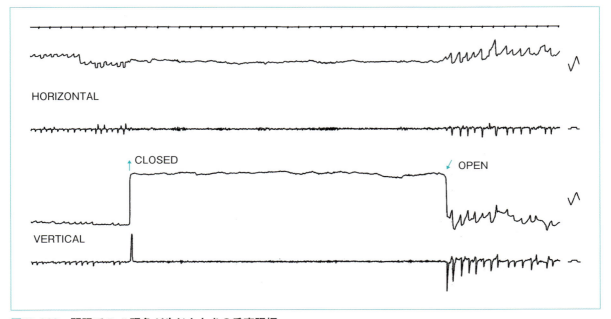

図Ⅵ-360　閉眼で Bell 現象が生じたときの垂直眼振
CLOSED（上向き矢印）で閉眼にして，Bell 現象で眼位が上転しているが，開眼（OPEN，下向き矢印）で眼位が正中に戻ったときにも下眼瞼向き垂直眼振は一過性に増強する。

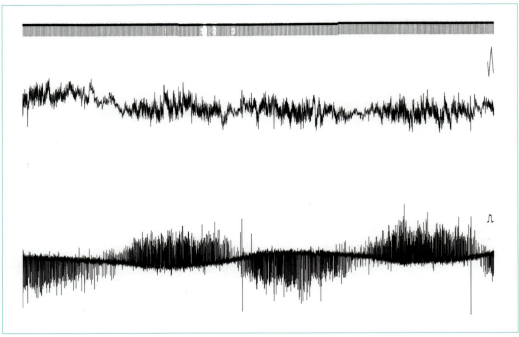

図Ⅵ-361　周期性交代性眼振
本症例の眼振は 100 秒前後の周期で交代している。原波形の記録からは眼振の方向はわからないが速度波形の記録から方向は明らかとなる。

ところで開眼（OPEN）にすると眼位は正中に戻り，水平誘導，垂直誘導共眼振が増強していることがわかる。

　下眼瞼向き垂直眼振の存在は前述のように小脳片葉，傍片葉等小脳正中部を中心とした障害の症候学的に重要な所見であるため，これらの検査法を駆使することによって潜在する眼振を誘発させることが可能となり，眼球運動を中心とした神経耳科学的検査法の有用性を示している。このことは眼位の位置情報より眼位の変化が眼振の出現に影響を与えることを意味しているように考えられる。

(3) 周期性交代性眼振 (periodic alternating nystagmus)

　この眼振は正面視で 60〜90 秒の周期をもって眼振の方向が右方および左方に周期的に変化する現象である（図Ⅵ-361）。ただ，この 60〜90 秒の周期を規定する機構は明らかではない。

　この眼振については多くの症例報告があるが，いずれも小脳正中部の障害が加味されている。一方，実験的には小脳小節（nodulus），小脳虫部垂（uvula）の除去によって，サルで周期性交代性眼振が認められたという報告がある（Waespe, et al. 1985）。

　この周期性交代性眼振については，SCA6 を中心とした脊髄小脳変性症のほかにも比較的多い疾患として先天性眼振がある。両者の鑑別についてはⅤ-1 章 D「周期性交代性眼振」を，また，先天性眼振の交代性眼振についてはⅥ-4 章「先天性眼振」を参照されたい。

(4) square wave jerks (SWJ)

　この現象は正面視で記録すると眼球は右方または左方にあたかも矩形波のごとくに移動するもので，小脳障害のみならず中脳障害，時に正常人でも出現するとされている。したがって本症候のみから局在診断に導くことはできないが，小脳障害の場合は前庭小脳の関与が大きいとされている（図Ⅵ-362, 363）。

　SWJ では眼球が左右に移動した時点で多くの場合，眼球が次の運動を開始するまで数十 msec その場にとどまり，この時間を intersaccadic interval とよぶ。後述の ocular flutter, opsoclonus では intersaccadic interval が認められず区別される。

　SWJ の振幅は多くの場合おおよそ一定であるが，時に振幅の大小が異なることがある（図

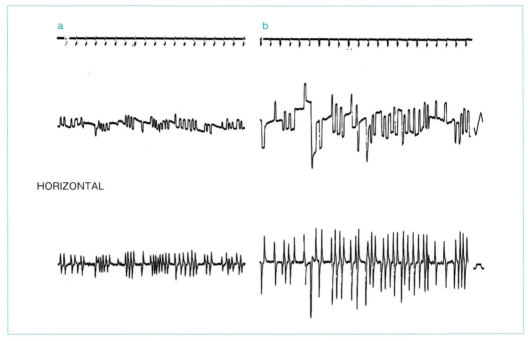

図Ⅵ-362　square wave jerks（SWJ）(1)
a は健常者でみられた SWJ。b は小脳変性症でみられた SWJ。ただ，健常者では SWJ の振幅が常に小さいとは限らない。なお，b ではまばたきの混入が原波形の記録からわかる。

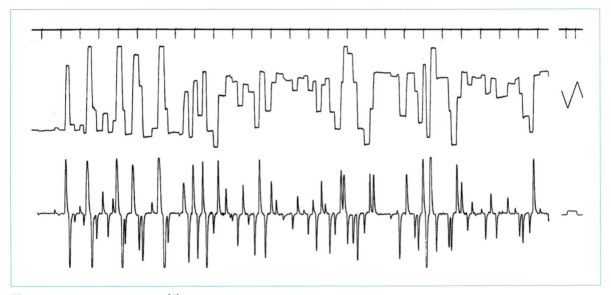

図Ⅵ-363　square wave jerks（2）
振幅の大小が混合した SWJ で，小脳変性疾患にみられたものである。

Ⅵ-363）。

(5) ocular flutter, opsoclonus

　square wave jerks では intersaccadic interval が認められるのに対し，ocular flutter は intersaccadic interval はなく，またその頻度は 7～10 Hz に及ぶ速い左右の眼球運動である（図Ⅵ-364）。水平眼球運動異常が主で，左右の眼はほぼ共同運動を行う（図Ⅵ-365）。この現象は以前には flutter-like oscillation とよばれていたこともあったが，現在では ocular flutter が一般的な呼称となっている。

本現象の病態生理学的本態については小脳室頂核の障害，脳幹内 omnipause neuron の異常など諸説がある。

ocular flutter はウイルス感染が示唆される小脳炎や脳幹脳炎など比較的急性に経緯する病態で認められることが多い。初期には自発性に出現し，病態の軽快とともに自発性には消失している時期でも左右上下の2点交互試験など視刺激あるいは輻輳など眼球運動に負荷をかけると誘発されることがあり，軽度の病態の把握に役立つ。

ocular flutter に類似した異常眼球運動に opsoclonus がある。本病態の眼球運動の特徴は，不随意な，しかも予測できない多方向に急速に移動する眼球運動で，intersaccadic interval は認められない。

図Ⅵ-366 は opsoclonus の水平眼球運動のみの記録であるが，垂直眼振誘導でも同様の眼球運動を示す。

ocular flutter との差違は，前者が各々の眼球運動の間に若干の間隔があるのに対して opsoclonus では間隔のない異常眼球運動で，水平のみならず垂直運動も併発し，しかも不規則な運動を行うのが特徴的である。opsoclonus は小脳炎，脳幹脳炎などウイルス感染が疑われる症例で出現することが多い。

稀に opsoclonus と四肢の myoclonus および小脳失調が合併する病態があり opsoclonus-myoclonus 症候群とよばれる。原因として小児では急性小脳炎や神経芽細胞腫（neuroblastoma）が知られている。

成人では，小脳失調が亜急性に進行し小脳失調症が初期の状態で前面に出る傍腫瘍性小脳変性症（paraneoplastic cerebellar degeneration）あるいは傍腫瘍性症候群（paraneoplastic syndrome）の症例でも opsoclonus-myoclonus 症候群がみられることがある。傍腫瘍性小脳変性症の眼球運動異常については後述の各論の項でも述べられるが，肺癌，乳癌などの既往を有する場合が多く，本疾患から肺癌，乳癌などが発見される場合も少なくない。自己免疫疾患と考えられており抗 Ri 抗体陽性乳癌，その他肺癌では Hu 抗体，乳癌などでは Yo 抗体の検索が診断に役立つ。

これら ocular flutter, opsoclonus, opsoclonus-myoclonus 症候群などの異常な急速眼球運動の異常は，脳幹脳炎の場合であっても PPRF（paramedian pontine reticular formation）を含む脳幹の急速眼球運動系のシステムに異常がないということが前提条件である（Cohen, Komatsuzaki, et al. 1968, 1972）。

(6) transitory alternating saccadic jump

閉眼や暗所開眼など非注視下では，眼位が右方または左方に偏位すると同時に saccade を伴いながら偏位しているため，速度波形の記録だけを見ると眼振が一過性に交代しているように見える。これは眼振ではなく眼位の変化に伴う saccade の変化と考えられ，このような現象を筆者は transitory alternating saccadic jump とよび，小脳障害の一つの特徴としている（図Ⅵ-367）。この種の眼球運動は稀なものであり，主として閉眼や暗所開眼など非注視下で出現する。

以上は自発性の眼球運動障害で，非刺激での異常状態の出現であるが，前述したごとく小脳障害の基本は誘発性眼球運動，すなわち刺激を加えたときに出現する眼球運動の異常である。刺激としては視性刺激と前庭刺激に大きく分けることができる。

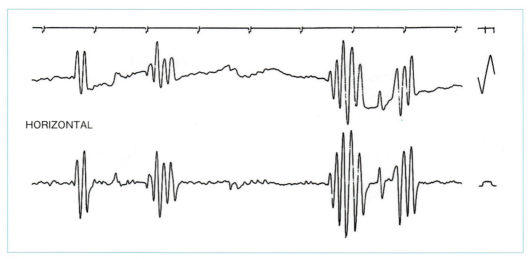

図Ⅵ-364　ocular flutter（1）
主として左右への早い眼球運動。

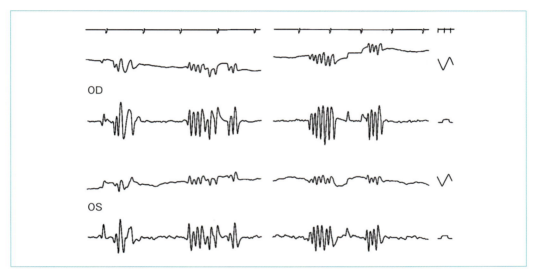

図Ⅵ-365　ocular flutter（2）
右眼（OD），左眼（OS）はほぼ共同運動をしている。

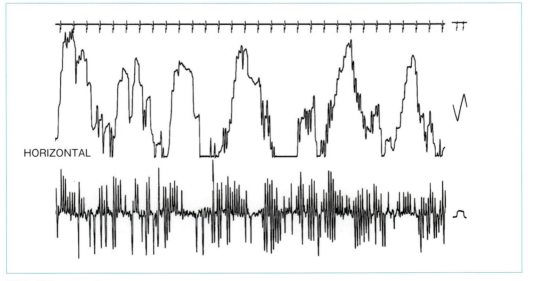

図Ⅵ-366　opsoclonus
本記録は水平誘導（HORIZONTAL）のみの記録であるが，opsoclonusでは水平のみならず垂直誘導にも同様に早い眼球運動が出現する。

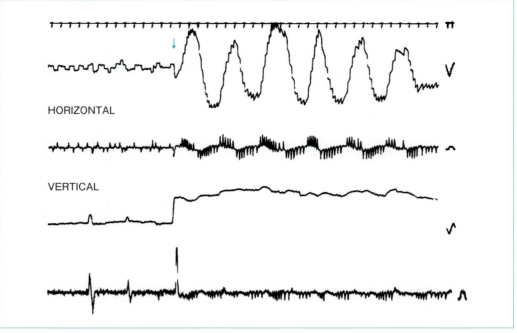

図Ⅵ-367　transitory alternating saccadic jump
水平，垂直誘導とも原波形は DC 記録である。閉眼（下向き矢印）にすると左右への saccade を伴う眼球運動が出現するのが水平誘導の原波形と速度波形からわかる。

2．誘発性眼球運動
(1) 視刺激で誘発される眼球運動の異常
1．推尺障害（dysmetria）

　小脳障害の症例においては四肢に推尺障害が認められるように，眼球運動にも推尺障害が存在する。推尺障害には hypermetria と hypometria がある。

　図Ⅵ-368 はオシロスコープでの眼球運動を示している。a は健常者の記録で，視標（T）が右方に移動すると約 200 msec の潜時をおいて（下向き矢印 E）眼球運動が開始され，上向き矢印の時点で視標に到達する。b は hypometria の記録であり，c は hypermetria の記録である。このような短時間での早い眼球運動を正確に把握するためにオシロスコープの記録を示している。

　hypermetria は，側方注視を行わせたときなどにその注視点にとどまらず，オーバーシュートをしたあとまた元に戻る現象である（図Ⅵ-368c，369）。一方，hypometria はある側方の注視点を指示した場合，一気にその視点に眼位が偏位せず，saccade を伴いその位置に到達するものである（図Ⅵ-368b，370）。これらの現象には intersaccadic interval を伴うことが特徴的である。なお症例によっては hypermetria と hypometria が同時に存在する場合もある。これらは小脳のもつ時間軸に対する予測機構の障害が推定されている。

　虫部背側とその下方に存在する室頂核尾部，さらに小脳半球は saccade のプログラムへの関与があり，推尺障害はこの部の障害によるものと考えられる。

2．fixation instability

　側方注視を行わせたときに眼球がその 1 点を注視し，持続することができない現象をいう。この注視保持機能は前庭小脳のなかでも片葉，傍片葉が大きく関与しているといわれ，脳幹内では神経積分器（neural integrator）の一部を成す舌下神経前位核（nucleus prepositus hypoglossi）の関与があるとされている。

　その代表的な症例を示す（図Ⅵ-371）。これらの現象が認められた場合には眼球運動の dysmetria あるいは後述する視標追跡検査の saccadic pursuit などを伴うことが多い。ただ，fixa-

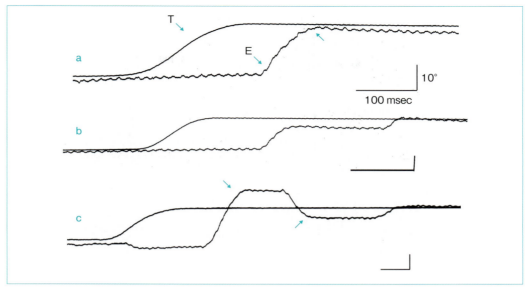

図Ⅵ-368 推尺障害
推尺障害をオシロスコープで記録したものである。Tは指標の移動を示しており，Eは眼球運動のDC記録である。時標の横軸は100 msec，縦軸は10°の眼球偏位を示している。aは正常，bはhypometria，cはhypermetriaの記録である。

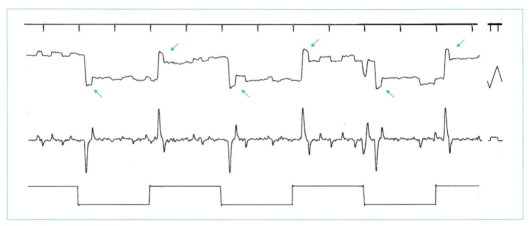

図Ⅵ-369 眼球運動のhypermetria
矢印でhypermetriaが示されている。原波形はDC記録。

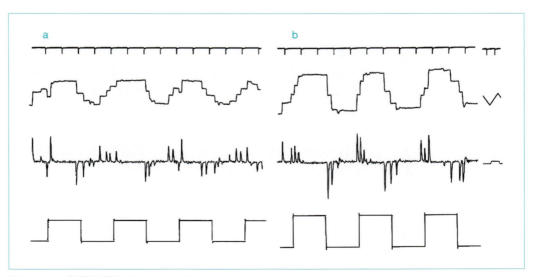

図Ⅵ-370 振幅の異なるhypometria
視角20°（a），30°（b）の2点を交互に注視させたときの眼球運動の記録でhypometriaの状態が記録されている。

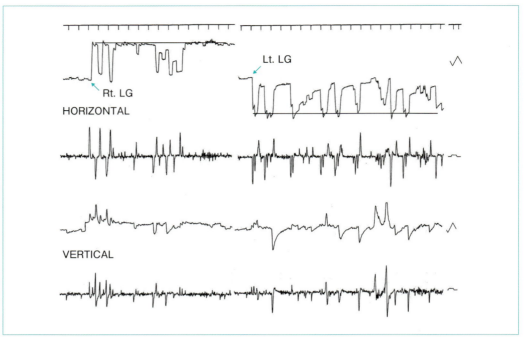

図Ⅵ-371 fixation instability
右方注視（Rt. LG），左方注視（Lt. LG）を行わせている。注視点は実線で示され，注視保持機能の低下がみられる。

tion instability は注意力散漫な場合，健常者でもみられることがあるので，その判定には注意を要する。

3．側方注視眼振

　G. Holmes の報告以来，小脳障害の一つの特徴として左右側方注視眼振があげられていた。Holmes は第一次世界大戦時，銃弾が小脳を貫通した兵士の眼振を観察し，左右側方注視眼振が認められたことから小脳障害により左右側方注視眼振が出現することを示した。その後，多くの神経学の教科書に左右側方注視眼振は小脳障害の特徴的な所見と記載されるようになっていた。ここで注意しなければならないことは，小脳障害で認められる側方注視眼振は一過性のもので，減衰現象を伴う眼振が多い。それはあたかも指鼻試験などにおける terminal tremor に類似しており，減衰傾向をもつ（図Ⅵ-372）。一方，脳幹障害によって出現する左右側方注視眼振は側方注視を持続させている間，眼振は減衰しないのが特徴で（図Ⅵ-373），小脳性の注視眼振と脳幹性の注視眼振の鑑別のポイントとなる。図Ⅵ-374，375 はそれを示している。

　図Ⅵ-374 では，a は急速に視標を 30°右方向に移動させた直後には右方向への注視眼振が認められるが，図Ⅵ-373 と同様減衰傾向をもっている。b では，緩徐に視標を右方向に移動させた場合には右側方注視でも眼振は出現しない。すなわち同じ 30°側方を注視させても視標の移動速度によって眼振の出現の有無が決まる。したがって重要なことは 30°側方を注視させることではなく，いかに速い速度で運動を負荷するかが問題となる。

　このことは一般神経症候で指-鼻試験などを行う場合，ある程度の速度をもって検査を行う必要があることと類似している。

　側方注視眼振の発症機構として片葉，傍片葉の機能が重視されている。一方，脳幹障害で出現する注視眼振は視標速度にかかわりなく側方に眼位を移動することが重要で，側方注視を持続する限り図Ⅵ-375 のごとく眼振も持続する。

　このように考えてくると Holmes の観察した左右側方注視眼振のなかには純粋の小脳障害の症例と，小脳に銃創はあっても，その浮腫などにより脳幹背側部に影響を及ぼし，脳幹，特に橋部脳幹の障害によって出現するいわば典型的な注視眼振が混入していた可能性がある。

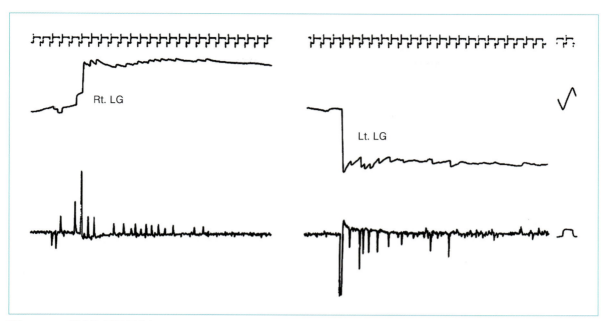

図Ⅵ-372　側方注視眼振（1）
側方注視（Rt. LG, Lt. LG）で注視直後には眼振がみられるが，次第に減衰していく。

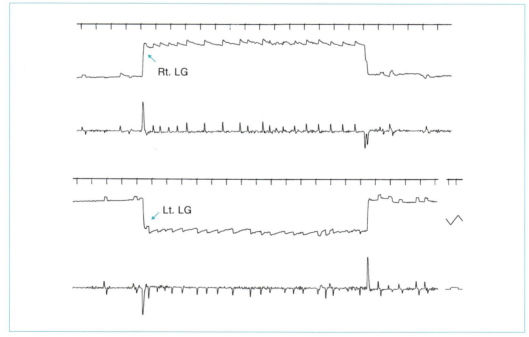

図Ⅵ-373　側方注視眼振（2）
脳幹障害による注視眼振は，注視点を保持している限り眼振は持続する。

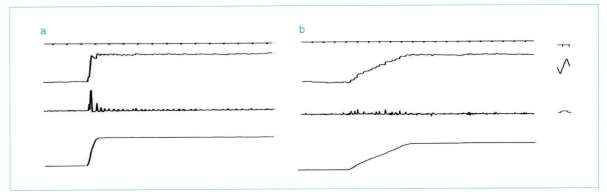

図Ⅵ-374　側方への注視点の移動速度と注視眼振（1）
小脳性注視眼振は，視標を急激に移動させた場合（a）と緩徐に移動させた場合（b）では眼振の出現が異なる。

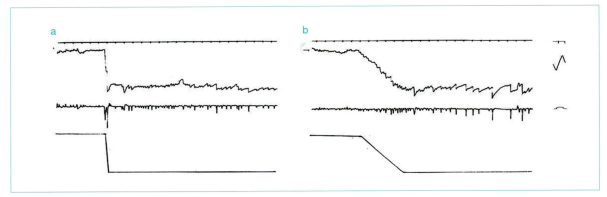

図Ⅵ-375　側方への注視点の移動速度と注視眼振（2）
脳幹性注視眼振は，視標を急激に移動させた場合（a）と緩徐に移動させた場合（b）で眼振の出現に差は認められない。

4. 反跳眼振（rebound nystagmus）

　反跳眼振とは正面視で眼振がない症例で側方注視を行わせ，しばらく時間が経過したのちに正面視に眼位を戻すと反対方向に一過性の眼振が認められる現象である。Hoodら（1973）によりrebound nystagmusと命名され，小脳障害の一つの特徴とされている。

　図Ⅵ-376にその記録を示す。aは右方注視，bは左方注視である。a，bとも矢印のところで右方および左方への側方注視を行わせると一過性に眼振が出現し，その眼振は次第に減衰傾向をもつが，それを正面に戻すことにより反対方向に眼振が認められる（点線）。これが反跳眼振とよばれるものである。さらにこの所見で重要なことは，注視眼振にせよ反跳眼振にせよ右方への眼振方向優位性があることである。この症例は脊髄小脳変性症の症例であるが，病変にlateralityのあることを示している。しかし現在の一般の小脳神経症候学やMRI，小脳の血流動態の異常などから，これら微細なlateralityを明確に示すことができないのが現状で，眼球運動の所見の鋭敏さを示すことにもなっている。

5. 追跡眼球運動の異常

　いわゆる視標追跡検査（eye tracking test）とよばれるもので，左右上下の追跡眼球運動の検査が行われる。この異常所見は大脳，脳幹，小脳など，眼球運動に関係のある多くの中枢神経系の病変を鋭敏に反映する症候である。そのためこの障害のみで病巣局在診断的意義をもたせることは困難であるが，小脳においては片葉，傍片葉の障害が関与しているとされている。（Zee, et al. 1981, Rambold, et al. 2002）。

　小脳障害との関連については脊髄小脳変性症などの疾患のうち，眼球運動系の異常を示す症例では最も鋭敏な検査法ということができる。すなわち，この視標追跡検査での異常は，側方

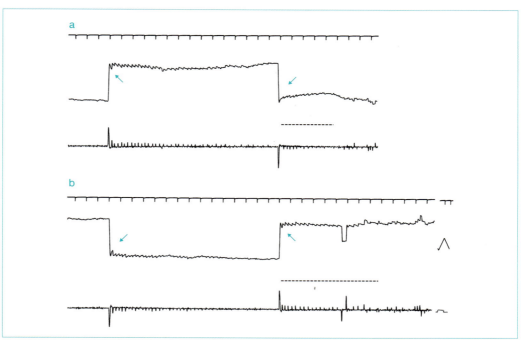

図Ⅵ-376 反跳眼振
a は右 30°側方注視（上向き矢印）より正面視（下向き矢印）に眼位を戻したときに正面視ではみられなかった左向き眼振が出現（横点線）。b は左 30°側方注視（下向き矢印）の後正面に眼位を戻した（上向き矢印）ときに右向き眼振が出現する。

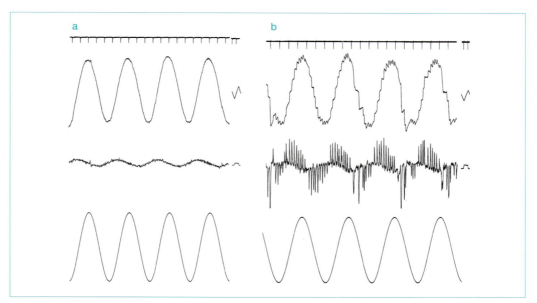

図Ⅵ-377 視標追跡検査
健常者（a）と小脳失調者（b）の視標追跡検査。小脳失調者では円滑な視標追跡機能の低下がある。

注視眼振などが出現する以前に異常所見を示し，最も早期に出現する眼球運動の異常ということができる。

　視標追跡機能の利得（gain：追跡眼球運動速度/移動視標追速度）が低くなると視標に追従し視標を中心窩で捉えるため catch-up saccade が発生して saccadic pursuit（cogwheel pursuit, low gain pursuit とよばれることもある）となる。実験的に小脳片葉，傍片葉，小脳垂，虫部背側などの障害は追跡眼球運動の障害を生じることが知られている。

　図Ⅵ-377 は健常者（a）および遺伝性小脳失調症 SCA6（b）の視標追跡検査の記録である。後者においては円滑な眼球運動は障害され saccadic pursuit が著明な記録となっている。

ここで注意しなければならないのは，脊髄小脳変性症などでもSCA2の症例のように急速眼球運動系に障害がある場合である．本来ならsaccadic pursuitを行うにもかかわらず，急速眼球運動系の障害により，見かけ上，円滑な眼球運動を示すような記録が得られるため，急速眼球運動系に異常のある変性疾患においてはその評価に注意をしなければならない〔Ⅵ-3章2-B-5（2）「脊髄小脳失調症2」参照〕．なお急速眼球運動系に障害をきたす疾患においては，pursuitの異常のみならず視運動眼振検査，温度眼振検査など眼振急速相の障害が画一的に認められる点が重要な所見となる．また，視標追跡検査は本人の協力体制がきわめて重要であるため，見かけ上，異常所見が認められても，それを直ちに異常所見とみなすことなく，ほかの機能検査を併用して所見の判定を行う必要がある．

6. 視運動眼振の異常

　視運動眼振が正常に誘発されるためには視運動刺激に対して眼球の追跡運動が十分であることが重要で，この機能により正常な緩徐相が成立する．それに伴い眼球を正中に急速に戻す機能が眼振急速相となり，これらの反復運動が視運動眼振を成立させる．したがって正常な視運動眼振を誘発させるためには正常な追跡眼球運動の機能と，正常な急速眼球運動の機能の両者が生理学的に十分に機能することが前提となる．追跡眼球運動の機能は大脳をはじめ多くのシステムが関与しているが，小脳に関しては前庭小脳の関与が大きいことは前述した．なお，急速相については脳幹内のPPRFが重要な役割を果たすが，小脳障害ではSCA2などの急速眼球運動系の障害を及ぼす症例以外では急速相を含む急速眼球運動系の最大速度に異常が生じることはないため，小脳障害でみられる視運動眼振の異常は眼振緩徐相あるいは追跡眼球運動機能の障害ということができる．

　小脳障害では視運動眼振の異常を示すことがしばしば観察される．すなわち健常者では90°〜100°/secまで追跡が可能であるが，症例によっては20°〜40°/secの刺激で眼球の追跡機能が頭打ちになることが少なくない．ただ，病態の早期や軽度の場合は30°/sec程度の刺激では眼振の誘発に特に異常がない場合があり，比較的低速度の視運動刺激のみを行って視運動眼振に異常がないというのは危険で，その点では高速度まで刺激を行うOKPテストは障害の検出に有効な手段である．

　図Ⅵ-378のうちOKP1は健常者のOKPテストの結果であるが，OKP2は小脳失調症症例

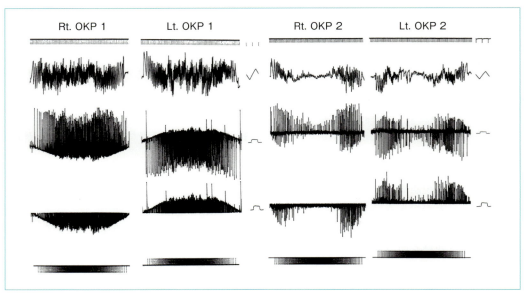

図Ⅵ-378　OKPテスト
健常者（OKP1）と小脳失調者（OKP2）のOKPテストの結果．眼振緩徐相の追跡機能が低下しており，追跡機能は20°/sec以下である．

のOKPを示している。視標の追跡機能は20°/secと高度に低下している。

図Ⅵ-379は小脳失調症の症例で，30°/secの等速刺激とOKPテストの結果を示している。この所見で注意すべきは30°/sec等速刺激で眼振緩徐相誘発時にみられるcatch up saccadeが速度波形の記録で明確に示されていることである（矢印）。OKPテストでもそれは明らかである。

健常者で30°/sec等速刺激を加えRt. OKNを誘発させ，そののちに刺激を逆転してLt. OKNを誘発させた記録が図Ⅵ-380である。健常者では刺激を逆転後OKNの反応も逆転していることがわかる。

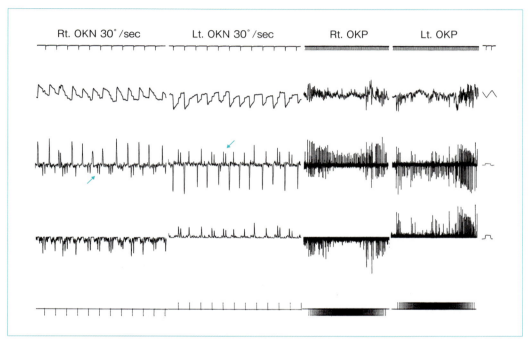

図Ⅵ-379 小脳失調者の30°/sec等速視運動刺激とOKPテスト
30°/secの等速刺激を行っても反応は20°/sec以下で，OKPテストでその異常が明確となる。なおcatch up saccade（矢印）が明らかである。

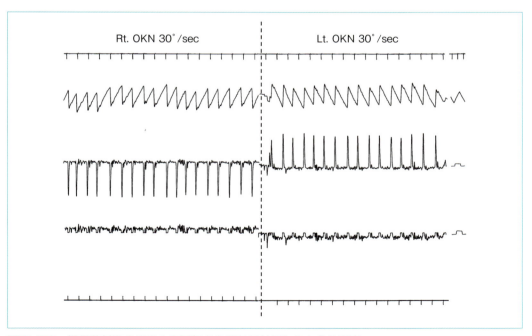

図Ⅵ-380 視運動刺激のドラムの回転を急激に反対にしたときの反応
健常者ではドラムの回転を反対側にすると（縦点線）OKNの反応も直ちに反対方向に誘発される。

一定の視運動刺激を行いドラムの回転を急に逆回転した場合，眼球運動もそれに従い対側への眼振が誘発されるのが一般的であるが，小脳障害における視運動眼振では比較的稀に正常な反応を得るまでに時間を要する症例がある。図Ⅵ-381 はその記録を示している。a は Rt. OKN 30°/sec の等速刺激で眼振を誘発させているが，縦棒 A のところで急激に Lt. OKN 30°/sec の等速刺激（Lt. OKN 30°/sec）を負荷しても眼球がその速度に正確に追跡できるようになるまでには時間を要し，下向き矢印のところで初めて視運動刺激速度と眼振緩徐相速度が一致した。その間 25〜30 秒を要している。同様に，Lt. OKN を逆転させて Rt. OKN を誘発させ，刺激速度と眼振緩徐相速度が一致するのに時間を要していることが図Ⅵ-382 に示されている。

　このような特殊な現象は小脳障害でのみ観察される稀な現象であるが，脳幹の速度蓄積機構（velocity storage mechanism）に蓄積された一方向への眼振誘発機構が対側の眼振誘発に抑制的に働くことによるものと推定される。これらの現象は Yee ら（1979）が報告している OKN

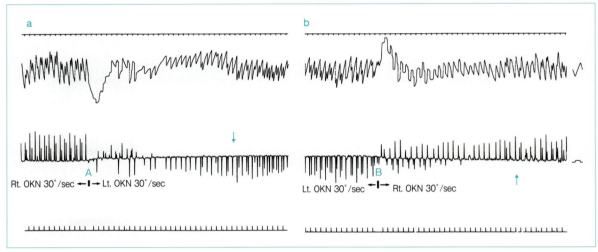

図Ⅵ-381　OKN 反応の異常（1）
a は Rt. OKN を誘発させたあと逆回転した場合，b は Lt. OKN を誘発させたあと逆回転した場合の反応をみている。逆回転したあと，反応が正常に戻るまで（矢印）に時間を要する。

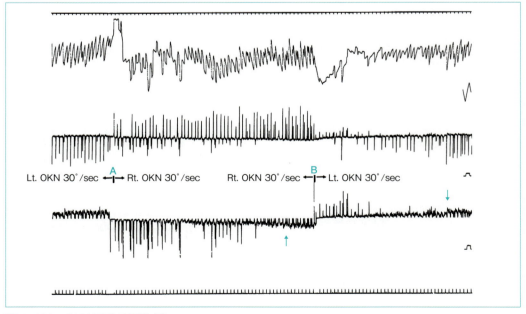

図Ⅵ-382　OKN 反応の異常（2）
Lt. OKN を Rt. OKN に逆転させると（A），正常な反応に至るまで時間を要する（速度波形での上下の矢印）。眼振緩徐相速度の記録から明らかである。

の"slow build-up"症例に類似しているものと思われる。

7. 視運動後眼振の異常

　ヒトではサルと異なり視運動後眼振（optokinetic afternystagmus：OKAN）の誘発は一般に減弱している。一般的な現象としては，末梢前庭性障害であっても潜在的な眼振方向優位性がある場合，その方向へOKANがより明らかに出現し，持続時間も延長する。小脳障害とOKANとの関係については小脳小節，腹側小脳垂の障害でOKANの延長があるとの報告がある。

　なお，通常のOKANは明所開眼（OKAN OPEN）では視性抑制のために誘発されないが，小脳障害により視性抑制が障害されている症例では明所開眼（OKAN OPEN）と暗所開眼（OKAN DARK）を比較した場合，明所開眼のほうが暗所開眼よりもOKANの誘発が良好のことがあり，前庭刺激における視性抑制と同様，視運動刺激における後眼振に対しても視性抑制の異常が認められる。このような特殊なOKANの所見を図Ⅵ-383，384に示す。このような症例では温度刺激眼振検査における視性抑制の障害も同時に発生するために病態生理学的機

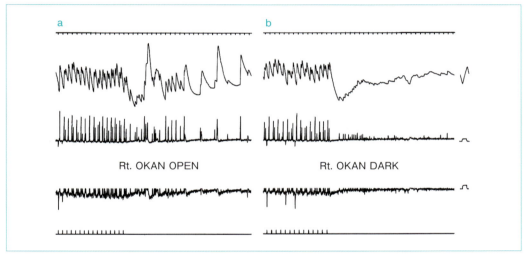

図Ⅵ-383　明所開眼（a）と暗所開眼（b）での視運動後眼振検査（OKAN）の比較（1）
Rt. OKANの比較を行っている。通常なら暗所開眼（DARK）（b）のほうがOKANの誘発は良好であるが，本症例では明所開眼（a）での誘発が良好である。

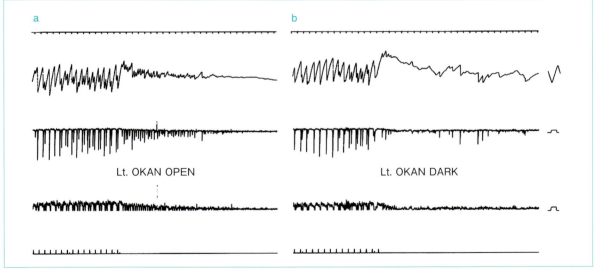

図Ⅵ-384　明所開眼（a）と暗所開眼（b）での視運動後眼振検査（OKAN）の比較（2）
Lt. OKANでも同様の所見が認められる。

構については類似性があるものと思われる。

(2) 前庭刺激で誘発される眼球運動の異常

1. 頭位および頭位変換眼振

頭位眼振検査で，方向交代背地性（上向性）眼振が出現した場合，以前より中枢性疾患の眼振の特徴とされていた（図Ⅵ-385）。しかし方向交代背地性（上向性）眼振は末梢前庭系の障害，特に良性発作性頭位めまい症などでも認められることが多いのが現状である。さらに最近の自験例の検討では，方向交代背地性（上向性）眼振は中枢性疾患よりもむしろ末梢前庭系の疾患で出現することが多いことを経験している（Ⅵ-2章4「良性発作性頭位めまい症」参照）。

これら方向交代背地性眼振の末梢および中枢の鑑別のポイントとして以下の事項があげられる（Ⅵ-2章4「良性発作性頭位めまい症」参照）。

- a) 中枢性疾患の場合には小脳障害が関与していることが多い。したがって一般神経学的に小脳障害の有無を検索することと，小脳性眼球運動の異常をあわせて検討する必要がある。
- b) 中枢性の症例では，小脳障害の関与から視標追跡検査で異常が認められることが多い。
- c) 眼振に伴うめまい感は末梢性の症例のほうが強い。
- d) 坐位より懸垂頭位にした場合，頭位変換眼振の検査で純垂直性の下眼瞼向き垂直眼振が出現する。一方，懸垂などにより坐位に急激に頭位を変換させた場合，一過性の上瞼向き垂直眼振が認められる症例では小脳正中部の障害を疑わせる重要な所見となる（図Ⅵ-386）。

2. 視性抑制の異常

温度眼振検査はFrenzel眼鏡下，あるいは赤外線CCDカメラ下，あるいはENGで暗所開眼で行うのが一般的である。明所開眼での検査では視性抑制のために本来誘発されるべき眼振が抑制されて，十分な眼振反応とならないからである。この現象は視性抑制（visual suppression）とよばれ，小脳の小脳片葉（flocculus）あるいは傍片葉（paraflocculus）に障害がある場合にはこの視性抑制の異常が生じることが知られている。すなわち暗所開眼で温度眼振検査を

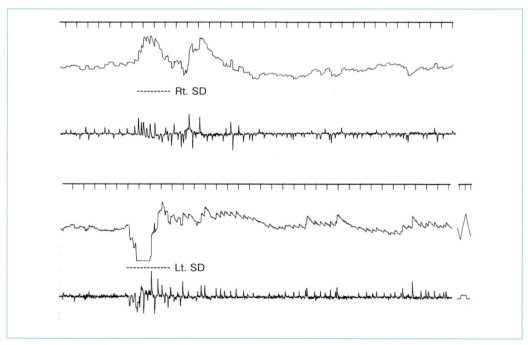

図Ⅵ-385　方向交代背地性眼振
小脳変性症にみられた方向交代背地性眼振。仰臥位右下頭位（Rt. SD）で左向き眼振，左下頭位（Lt. SD）で右向き眼振が記録されている。

行っているときに，明所にして1点注視を行わせると本来なら眼振反応が抑制されるが（図Ⅵ-387），小脳障害ではこの視性抑制に異常が起き眼振反応が抑制されないか，時には増強される場合もある（図Ⅵ-388, 389）（Ⅴ-5章4「visual suppression test」参照）。

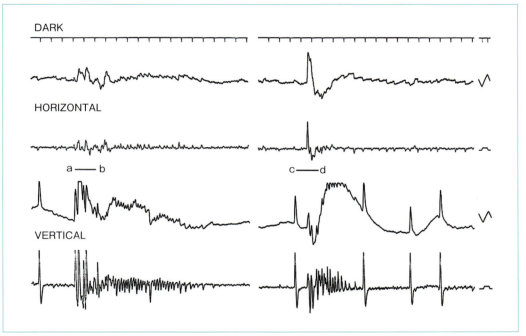

図Ⅵ-386　頭位変換眼振検査による垂直性眼振
坐位から懸垂頭位（a-b）で下眼瞼向き垂直眼振が誘発され，懸垂頭位から坐位（c-d）の頭位変換では上眼瞼向き垂直眼振が誘発される。

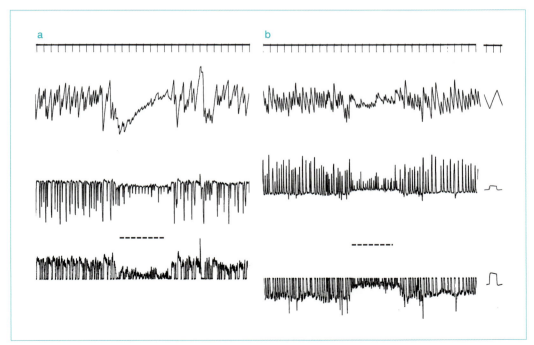

図Ⅵ-387　温度刺激眼振検査による視性抑制（visual suppression）
aは右耳氷水刺激，bは左耳氷水刺激である。健常者では暗所開眼で眼振を誘発させておき明所開眼正面注視（横点線）にすると眼振は抑制される。第1誘導は眼振原波形，第2誘導は速度波形，第3誘導は眼振緩徐相の速度波形。

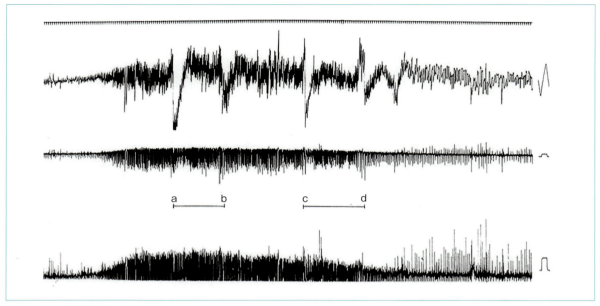

図Ⅵ-388　視性抑制の障害（1）
右耳温度刺激眼振検査を施行して左向き眼振を誘発させた症例。a-b，c-d で明所開眼正面注視を行わせているが眼振の抑制はない。

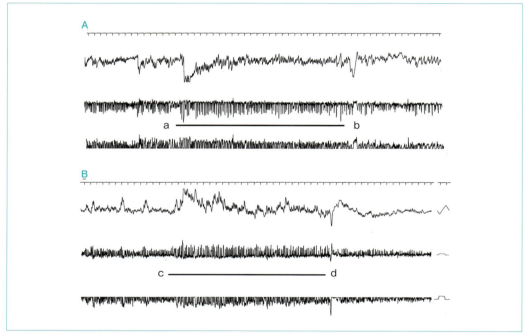

図Ⅵ-389　視性抑制の障害（2）
右耳（A），左耳（B）の冷水刺激により誘発された眼振は明所開眼正面注視（a-b，c-d）で誘発が抑制されず，むしろ増強傾向にある。

3. 前庭眼振反応の延長

前庭眼振反応の延長とは，温度刺激眼振あるいは回転眼振検査などを行った場合に前庭刺激によって誘発された眼振の持続時間が異常に長時間持続する現象をいう。この現象も小脳の抑制機構の障害と考えられている。

4. 頭振眼振

頭振眼振は，非注視下で左右に頭位を振ることによって誘発される眼振をみるものである

（V-5章2「頭振眼振検査」参照）。従来は水平刺激であるために水平眼振の眼振方向優位性をみることが主であるが，時にこのような前庭刺激によって下眼瞼向き垂直眼振が認められる症例がある。特に脊髄小脳変性症の症例では早期にこのような状態になることがあり，潜在する下眼瞼向き垂直眼振が前庭刺激により誘発されたものと考えられている（図Ⅵ-390）。また，潜在する下眼瞼向き垂直眼振の存在する症例では，前後方向に頭位を変化させると下眼瞼向き垂直眼振が誘発されることがあり，潜在的な下眼瞼向き垂直眼振が疑わしい場合には試みるべき検査法ということができる（図Ⅵ-391）。

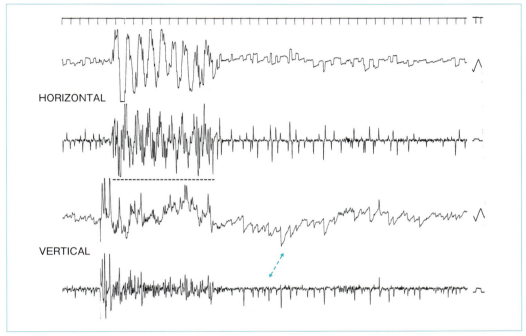

図Ⅵ-390　頭振眼振検査（1）
坐位前屈位で外側半規管を水平状態にして頭部を左右に回転させ外側半規管を刺激すると（横点線），誘発された垂直性眼振が垂直誘導（VERTICAL）に認められる。

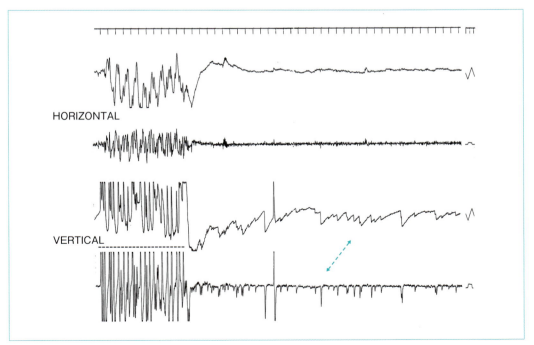

図Ⅵ-391　頭振眼振検査（2）
頭部を前後に移動させると（横点線），垂直誘導に下眼瞼向き垂直眼振が誘発される。

文献

1) Baloh RW, Konrad HR, Honrubia V：Vestibulo-ocular function in patients with cerebellar atrophy. Neurology. 1975；25：160-168
2) Bertholon P, Bronstein AM, Davies RA, et al：Positional down beating nystagmus in 50 patients：cerebellar disorders and possible anterior semicircular canalithiasis. J Neurol Neurosurg Psychiatry. 2002；72：366-372
3) Bronstein AM, Miller DH, Rudge P, et al：Down beating nystagmus：Magnetic resonance imaging and neuro-otological findings. J Neurol Sci. 1987；81：173-184
4) Büttner U, Grundei T：Gaze-evoked nystagmus and smooth pursuit deficits：their relationship studied in 52 patients. J Neurol. 1995；242：384-389
5) Cohen B, Komatsuzaki A, Bender MB：Electrooculographic Syndrome in Monkeys after Pontine Reticular Formation Lesions. Arch Neurol. 1968；18：78-92
6) Cohen B, Komatsuzaki A：Eye movements induced by stimulation of the pontine reticular formation：evidence for integration in oculomotor pathways. Exp Neurol. 1972；36：101-117
7) Cohen B, Helwig D, Raphan T：Baclofen and velocity storage：a model of the effects of the drug on the vestibulo-ocular reflex in the rhesus monkey. J Physiol. 1987；393：703-725
8) Estanol B, Romero R, Corvera J：Effects of cerebellectomy on eye movements in man. Arch Neurol. 1979；36：281-284
9) Haring RD, Simmons FB：Cerebellar Defects Detectable by Electronystagmography Calibration. Arch Otolaryngol. 1973；98：14-17
10) 廣瀬源二郎：眼球運動からみた小脳機能. Brain Nerve. 2016；68：271-281
11) Holmes G：The Symptoms of acute cerebellar injuries due to gunshot wounds. Brain. 1917；40：461-535
12) Hood JD, Kayan A, Leech J：Rebound nystagmus. Brain. 1973；96：507-526
13) Hotson JR：Cerebellar control of fixation eye movements. Neurology. 1982；32：31-36
14) Hufner K, Stephan T, Kalla R, et al：Structural and functional MRIs disclose cerebellar pathologies in idiopathic downbeat nystagmus. Neurol. 2007；69：1128-1135
15) 伊藤彰紀, 大都京子, 坂田英治：視運動性後眼振（Optokinetic after nystagmus, OKAN）の診断学的貢献度. Equilibrium Res. 1984；43：243-255
16) Kalla R, Deutschlander A, Hufner K, et al：Detection of floccular hypometabolism in downbeat nystagmus by fMRI. Neurol. 2006；66：281-283
17) Kherandmand A, Zee DA：Cerebellum and Ocular Motor Control. Front Neurol. 2011；2：53
18) Kim HJ, Kim JS, Choi JH, et al：Rebound upbeat nystagmus after lateral gaze in episodic ataxia type 2. Cerebellum. 2014；13：411-413
19) 小松崎篤, 水谷敦子：小脳障害における異常眼球運動. 神経進歩. 1975；19：649-661
20) 小松崎篤：自発性下眼瞼向き垂直眼振の臨床的考察. 神経内科. 1979；10：125-136
21) 小松崎篤, 篠田義一, 丸尾敏夫（編著）：眼球運動の神経学. 医学書院, 1985
22) Leigh RJ, Zee DS：The Neurology of Eye Movements, 3rd ed. Oxford University Press, New York, 1999
23) Marti S, Palla A, Straumann D：Gravity dependence of ocular drift in patients with cerebellar downbeat nystagmus. Ann Neurol. 2002；52：712-721
24) Marti S, Straumann D, Büttner U, et al：A model-based theory on the origin of downbeat nystagmus. Exp Brain Res. 2008；188：613
25) 水野正浩, 室伏利久：神経疾患のENGアトラス. 医歯薬出版, 1994
26) 水谷淳子, 小松崎篤, 野末道彦：急性アレビアチン中毒例の神経耳科学的考察. 耳鼻臨床. 1976；69：1071-1075
27) 西澤正豊：脊髄小脳変性症の概念と分類. Clinical Neuroscience. 2005；27：18-19
28) Nozeu M, Mizuno M, Kaga K：Neurotological findings in diphenylhydantoine intoxication. Ann Otol Rhinol Laryngol. 1973；82：389-394
29) Rambold H, Churchland A, Selig Y, et al：Partial ablations of the flocculus and ventral paraflocculus in monkeys cause linked deficits in smooth pursuit eye movements and adaptive modification of the VOR. J Neurophysiol. 2002；87：912-924
30) 坂田英治, 長島親男：視性運動性後眼振（optokinetic after nystagmus, OKAN）の診断的意義に関する検討. 耳喉. 1970；42：589-596
31) Soong BW, Paulson HL：Spinocerebellar ataxias：an update. Curr Opin Neurol. 2007；20：438-446
32) 脊髄小脳変性症（SCD）のUp-To-Date. 最新医学. 2012；67（特集）
33) Takegoshi H, Murofushi T：Vestibular evoked myogenic potentials in patients with spinocerebellar degeneration. Acta Otolaryngol. 2000；120：821-824
34) Victor M, Adams RD, Mancall EL：A restricted form of cerebellar cortical degeneration occurring in alcoholic patients. Arch Neurol. 1959；1：597-688
35) Waespe W, Cohen B, Raphan T：Dynamic modification of the vestibulo-ocular reflex by the nodulus and uvula. Science. 1985；228：199-202
36) Wagner JN, Glaser M, Brandt T, et al：Downbeat nystagmus：aetiology and comorbidity in 117 patients. J Neurol Neurosurg Psychiatry. 2008；79：672-677
37) Walker MF, Tian J, Shan X, et al：Lesions of the cerebellar nodulus and uvula in monkeys：effect on otolith-ocular reflexes. Prog Brain Res. 2008；171：167-172
38) Walker MF, Tian J, Shan X, et al：Lesions of the cerebellar nodulus and uvula impair downward pursuit. J Neurophysiol. 2008；4：1813-1823

39) Yee RD, Baloh RW, Honrubia V, et al：Slow build-up of optokinetic nystagmus associated with downbeat nystagmus. Invest Ophthalmol Vis Sci. 1979；18：622-629
40) Yu-Wai-Man P, Gorman G, Bateman DE, et al：Vertigo and vestibular abnormalities in spinocerebellar ataxia type 6. J Neurol. 2009；256：78-82
41) Zee DS, Yee RD, Cogan DG, et al：Ocular motor abnormalities in hereditary cerebellar ataxia. Brain. 1976；99：207-234
42) Zee DS, Yamazaki A, Butler PH, et al：Effects of ablation of flocculus and paraflocculus of eye movements in primate. J Neurophysiol. 1981；46：878-899

B 脊髄小脳変性症

小脳障害の各論で各疾患の特徴を論ずる場合，病変部位とそれに伴う症候が基本となる。疾患各論としては先天性奇形，外傷，血管障害，腫瘍性病変などがあげられるが，これらの病態は MRI を中心とした画像所見により病巣局在が明確に示されるようになり，その結果，出現する神経症候もある程度推定することができるようになってきた。したがって画像診断は病変部位確認の重要な手段となっていることは周知の事実である。

ただ，早期の変性疾患においては，画像診断にも自ずから限界があることも認識しなければならない。VI-3章2-A「小脳障害総論」でも述べたごとく，眼球運動に諸種の所見があるにもかかわらず一般小脳神経症候，画像などに異常が認められず，臨床の場で若干の混乱が生ずることも経験するところである。

このような背景から先天性奇形，血管性病変，腫瘍性病変などでは画像診断が強力な武器ではあるが，本項では眼球運動が重要な役割を果たす小脳の変性疾患，特に脊髄小脳変性症を中心に述べることにする。

脊髄小脳変性症（spinocerebellar degeneration：SCD）[*1]は小脳，脳幹，脊髄の神経細胞の変性により運動失調を主症状とする神経疾患の総称ということができる。

SCDについてはGreenfield（1954）の病理を中心とした分類が有名であるが，近年は分子遺伝学の進歩，さらにMRIなどの画像の進歩などにより，分類がより詳細となってきた。その分類を表VI-9に示す。

1. 孤発性皮質性小脳変性症（cortical cerebellar atrophy：CCA）

中年以降に発症する疾患で，臨床症状の中心は緩徐進行性の純粋小脳型の失調である。除外すべき疾患としては次の疾患があげられる。

1) アルコールによる小脳失調症
2) 悪性腫瘍による遠隔効果（remote effect）による傍腫瘍性小脳失調症（paraneoplastic cerebellar degeneration）
3) 抗てんかん薬などの薬物に関係のある小脳失調症
4) 多系統萎縮症（multiple system atrophy：MSA）

また，分子遺伝学的にSCA（spinocerebellar ataxia）とは区別されることなどの除外診断が必要となる。ただ，現時点では本疾患は単一疾患ではなく，将来，疾患内容がより明確になる可能性がある。

画像所見は小脳虫部，半球の萎縮が特徴的であるが，この所見は病期が進行した状態でより明らかであり，早期には必ずしも明確な画像所見は示さない。臨床的には，以前に晩発性小脳

表VI-9 脊髄小脳変性症（spinocerebellar degeneration：SCD）の分類

- 孤発性皮質性小脳変性症
- 多系統萎縮症（MSA）
  MSA-C，MSA-P
- 症候性小脳萎縮症
  アルコール依存症
  ウェルニッケ症候群（ビタミンB_{12}）
  薬剤障害：アレビアチン
  傍腫瘍性小脳変性症（paraneoplastic cerebellar degeneration）
  急性小脳失調症
- 遺伝性小脳失調症（SCA）

[*1] 近年，欧米ではSCDではなくSCA（spinocerebellar ataxia）と呼称する傾向がある。ただSCAは多くの場合，遺伝性小脳失調症の名称に使用され，そのあとに番号が付くので若干紛らわしく，ここではSCDとして述べることにし，表VI-9にも示したようにSCAは別項で取り上げる。

皮質萎縮症（late cortical cerebellar atrophy：LCCA）と呼称された疾患も包括され，それらの病理学的検討では小脳皮質のプルキンエ細胞の萎縮，虫部の萎縮などが特徴とされる（Ota, 2008）。

一方，小脳の一般神経症状が明らかでない段階でも，後述するSCA6とともに眼球運動の異常所見が認められることが多く，眼球運動異常の精査は臨床診断のうえで役立つ。ただしSCA2のごとく急速眼球運動系の障害は認められない。

以下，症例を示す。

症例①：59歳，女性

約1年半前に歩行時のふらつきが出現，他人から歩行がおかしいとの指摘を受けた。半年前より階段を降りるのが特に困難となったが，歩行に杖は必要ではない。最近，軽度に呂律が回らないと自覚している。指鼻試験，踵膝試験とも境界線，筋剛直，感覚障害はない。MRI 小脳矢状断で半球の萎縮は明らかではなく，小脳虫部上部の皮質の軽度萎縮が疑われるが脳幹の萎縮は認められない。

初診時の ENG 記録を以下に示す。

図Ⅵ-392 は視角 20°の2点を交互に注視させた所見である。眼球の推尺異常（dysmetria）は認められない。左右側方注視眼振は図Ⅵ-393 のごとく認められない。視標追跡検査（図Ⅵ-394）では，円滑な追跡眼球運動は失われ saccadic pursuit を示している。図Ⅵ-395 は坐位より懸垂頭位に頭位変換眼振検査を行った記録である。頭位変換後に下眼瞼向き垂直眼振が誘発されていることが記録されている。

視運動眼振（図Ⅵ-396）は，左右両側ともに誘発されているが，OKP テストで示されるごとく，視運動刺激に対する追跡機能は 70°/sec 程度で正常人の 100°/sec よりは低下している。視性抑制の検査を図Ⅵ-397 に示す。a は右耳氷水刺激，b は左耳氷水刺激で横点線の部分で明所開眼注視を行っているが，明所開眼正面注視下での眼振の抑制はなく，むしろ眼振は増大しており，視性抑制の異常が認められることがこの所見からわかる。

本症例は前述したごとく一般神経学的小脳症状は境界線であるが，眼球運動では視標追跡検査の異常，頭位変換眼振で下眼瞼向き垂直眼振，視性抑制の異常など，さらに軽度ではあるが視運動眼振眼振の異常など小脳を中心とした明らかな障害を示していることが ENG の記録に示されている。

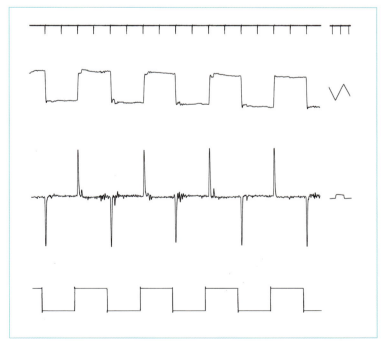

図Ⅵ-392　2点交互注視検査

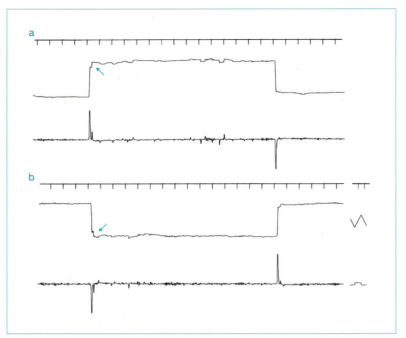

図Ⅵ-393　左右側方注視眼振
右側方注視（aの上向き矢印），左側方注視（bの下向き矢印）で眼振は認められない。

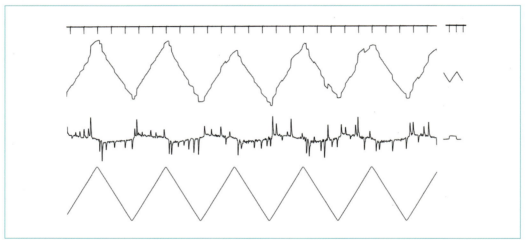

図Ⅵ-394　視標追跡検査

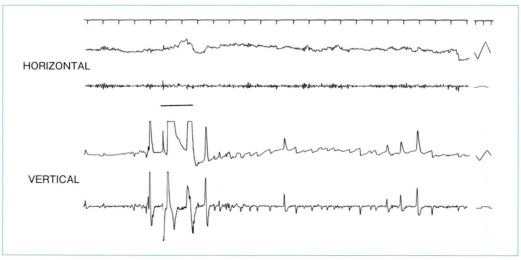

図Ⅵ-395　頭位変換眼振検査
坐位から懸垂頭位に頭位変換を施行して下眼瞼向き垂直眼振が出現。

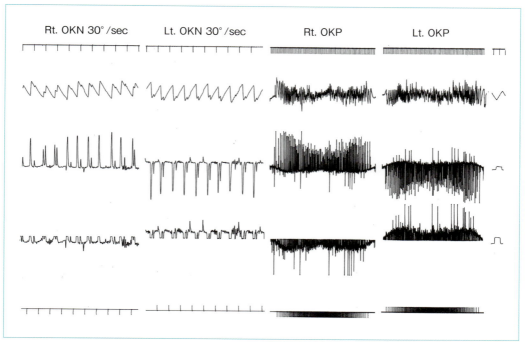

図Ⅵ-396　視運動眼振検査
低速の視運動眼振（30°/sec）では両側とも良好に眼振が誘発されているが OKP テストでは最大緩徐相速度が 70°/sec と低下している。

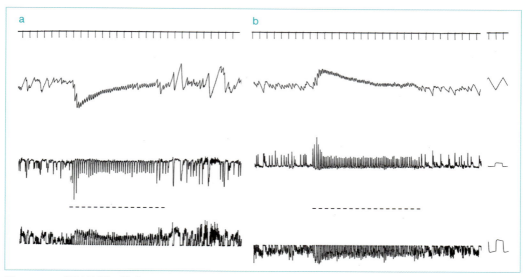

図Ⅵ-397　視性抑制の検査
右冷水刺激（a），左冷水刺激（b）で，赤外線 CCD カメラ下で誘発された眼振は明所開眼正面注視（横点線）で抑制されず，むしろ増強している。

　なお，垂直性の saccade，視標追跡検査，視運動眼振検査に著変は認められなかった。

症例②：77 歳，男性

　5〜6 年前より不安定感が出現し内科で加療。症状がやや進行したため 2 年前より神経内科で脊髄小脳変性症としての加療を受けている。
　神経学的所見は，指鼻試験，踵膝試験でごく軽度の異常があるが，回内-回外検査では特に問題はないとのことである。頭部 MRI に異常はなく，小脳の血流の低下は認められなかった。
　ENG の記録を以下に示す。
　2 点交互検査を図Ⅵ-398 に示す。視角 20°（a），視角 30°（b）の検査を行っている。20° では

第 3 章　中枢性疾患／小脳障害と眼球運動の異常

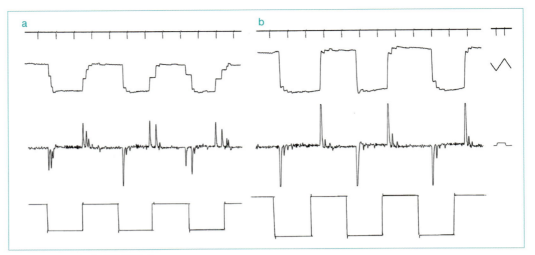

図Ⅵ-398　2点交互注視検査

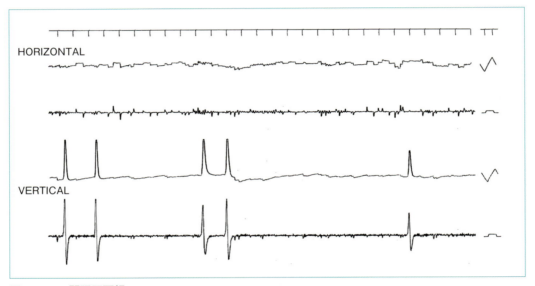

図Ⅵ-399　開眼正面視

hypometria の傾向があるが，40°の視角ではそれが明らかではない。

　正面視（図Ⅵ-399）では眼振は認められないが，右30°側方注視（図Ⅵ-400），および左30°側方注視（図Ⅵ-401）で下眼瞼向き垂直眼振が認められる。すなわち右側方注視では右側方注視後に垂直誘導で下眼瞼向き垂直眼振が認められ，また軽度な反跳眼振（rebound nystagmus）が水平誘導の横点線で示されている。一方，左側方注視では左向き注視眼振と下眼瞼向き垂直眼振が混在していることがわかる。いずれも正面視で明確な眼振が認められないが，左右側方注視を行わせることによって下眼瞼向き垂直眼振がより明らかとなる現象で，これは下眼瞼向き垂直眼振が正面視でも潜在的に存在している所見となる（Ⅵ-3章2-A「小脳障害総論」参照）。

　一方，視標追跡検査（図Ⅵ-402）では円滑な眼球運動が失われ，また30°/sec の等速度視運動眼振検査（図Ⅵ-403）では，右方および左方の OKN は誘発されるが眼振緩徐相の等速度の追跡運動が catch up saccade により障害されていることが原波形および速度波形で示されている。OKP テスト（図Ⅵ-404）は2度行われているが，眼振の誘発反応は20°/sec 程度までと視標の追跡能力が低下している所見となっている。なお視性抑制の検査でも異常所見が認められた。

　図Ⅵ-405 は本症例に左右の頭振眼振検査を行ったものである。正面視では図Ⅵ-400 で示し

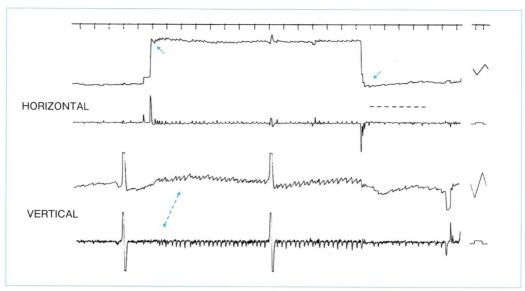

図Ⅵ-400　右側方注視眼振検査
側方注視により垂直誘導（VERTICAL）に下眼瞼向き垂直眼振が出現している。

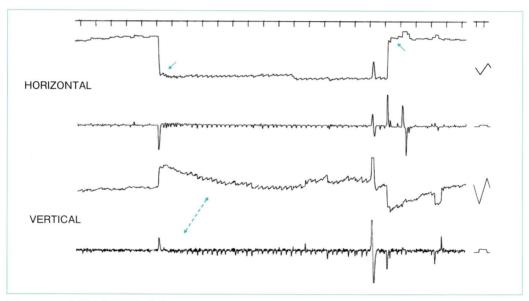

図Ⅵ-401　左側方注視眼振検査
左方注視も右方注視と同様。

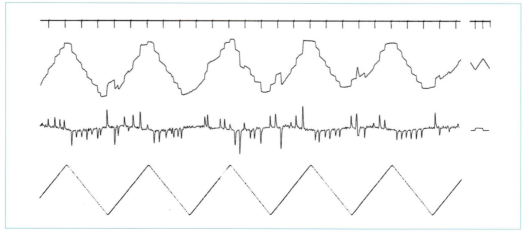

図Ⅵ-402　視標追跡検査

第3章　中枢性疾患／小脳障害と眼球運動の異常

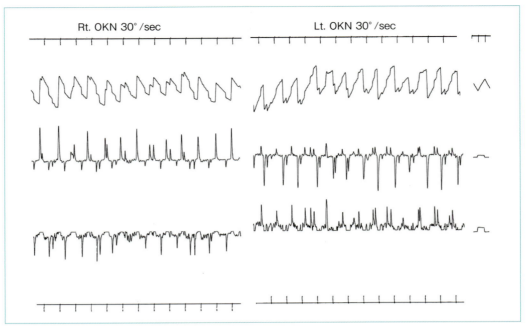

図Ⅵ-403　視運動眼振検査

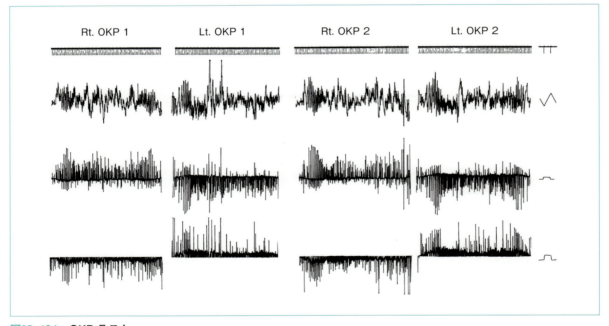

図Ⅵ-404　OKPテスト
恒常的な所見を得るため2度施行している。

　たごとく下眼瞼向き垂直眼振は明らかでないが，頭振眼振検査を行うと垂直誘導に下眼瞼向き垂直眼振が認められ，潜在する下眼瞼向き垂直眼振が誘発されたことがこの検査からもわかる。なお，本症例は頭位変換眼振検査でも下眼瞼向き垂直眼振が認められた。
　以上，記録で示されたように潜在する下眼瞼向き垂直眼振を側方注視眼振検査，頭位変換眼振検査などで誘発させることができるのは病巣診断のうえでも重要なことである。
　神経内科の同一医師による3年後の所見では，小脳の一般神経症候には著変が認められないとのことであった。
　図Ⅵ-406〜411は本症例の3年後の所見である。2点交互検査（図Ⅵ-406）では特に眼球運動のdysmetriaはないが，左右30°側方注視眼振（図Ⅵ-407，408）では注視眼振がやや増強し

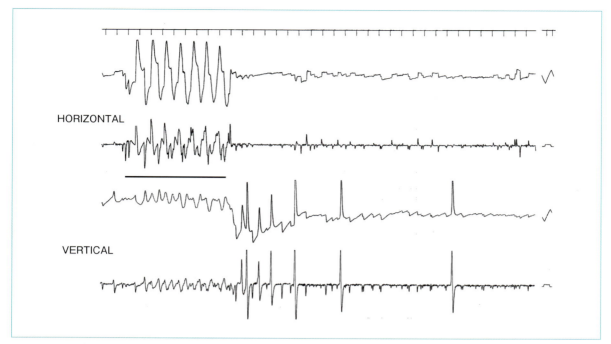

図Ⅵ-405　頭振眼振検査
頭振眼振検査後垂直誘導に下眼瞼向き垂直眼振が誘発されている。

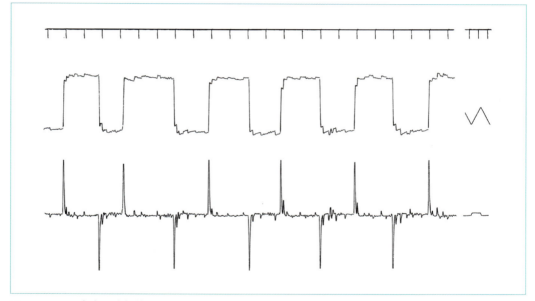

図Ⅵ-406　2点交互注視検査

ていることがわかる。また視標追跡検査（図Ⅵ-409）では，以前の所見（図Ⅵ-402）と比較してcatch up saccadeがより明確となり，追跡眼球運動の異常がより明らかになっていることが示されている。このことは視運動眼振にも表れており（図Ⅵ-410, 411），眼振緩徐相速度の低下が示されていると同時に眼振緩徐相の部分で上述のcatch up saccadeがより明らかになっている。

　本症例は神経内科的には孤発性の皮質性小脳変性症と診断されており，小脳の神経症候学的には3年間の経過でそれほど著明な進行をきたしていないが，眼球運動では注視眼振，視標追跡検査，視運動眼振検査で障害がより進行していることを示している。

　孤発性皮質性小脳変性症ではSCA6（後述）でみられる自発性下眼瞼向き垂直眼振や周期性

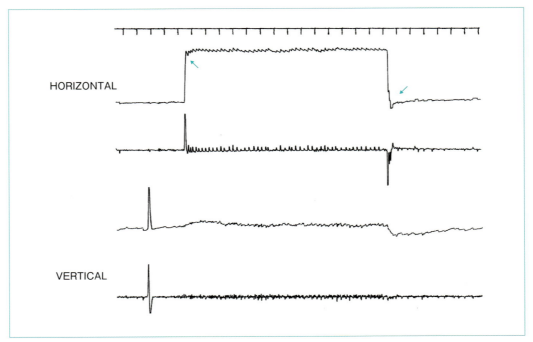

図Ⅵ-407　右側方注視眼振検査
正面視では眼振は認められないが，右方注視（上向き矢印）で右方への注視眼振と軽度の下眼瞼向き垂直眼振の混在がある。

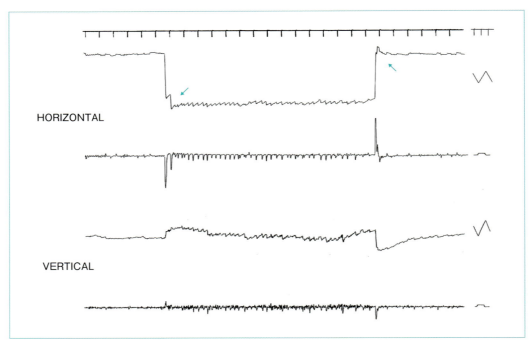

図Ⅵ-408　左側方注視眼振検査
左方注視（下向き矢印）で左方への注視眼振と下眼瞼向き垂直眼振が混在している。

交代性眼振は経験していないが，その他の眼球運動の異常所見はSCA6に類似していることが多く，前述のように本疾患は単一疾患ではなく，眼球運動の詳細な検索が病態解明に貢献するものと思われる。

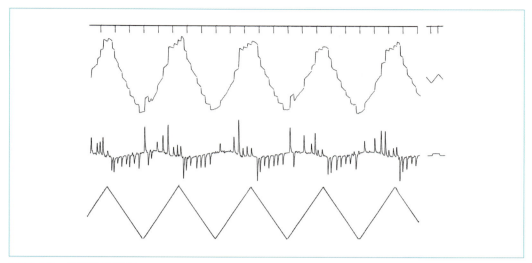

図Ⅵ-409　視標追跡検査
図Ⅵ-402 と比較すると catch up saccade の増大が認められる。

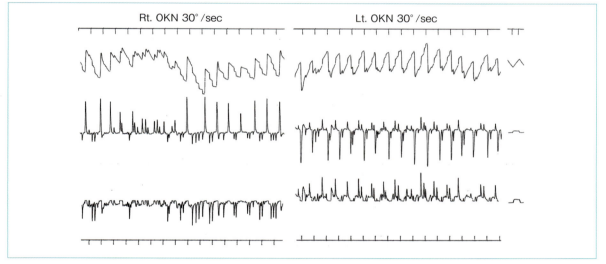

図Ⅵ-410　30°/sec 等速 OKN

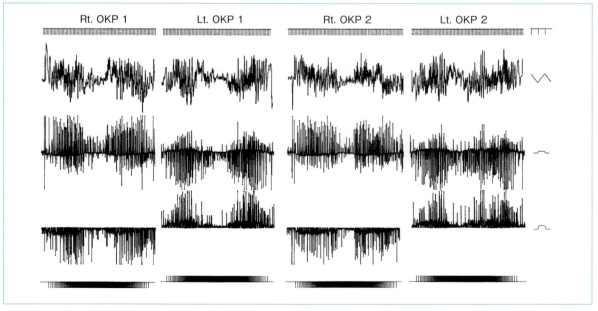

図Ⅵ-411　OKP テスト
図Ⅵ-404 と比較すると catch up saccade の増大が認められる。

2. 多系統萎縮症（multiple system atrophy：MSA）

本疾患は小脳，橋，中脳などに障害を伴う神経変性症の一つで，表Ⅵ-9に示された脊髄小脳変性症のなかでは最も多い疾患とされている。

1969年にGrahamとOppenheimerにより多系統萎縮症と命名された。その後，グリア細胞質内封入体（glial cytoplasmic inclusion：GCI）がMSAに特異的とされ，Gilmanらによる2回のconsensus meeting（1998，2007）を経て疾患単位として承認されている。

主症状は自律神経症状，運動障害としてのパーキンソン症状，および小脳症状などである。運動障害の内容により小脳性運動失調が先行する病型を小脳型（MSA-C），パーキンソン症状が先行する病型をパーキンソン型（MSA-P）とよんでいる。MSAには従来のオリーブ橋小脳萎縮症（OPCA），線条体黒質変性症，Shy-Drager症候群が包括される。

Gilmanらは第2回のconsensus meeting（2007年）のなかでも次のように述べている。

「（MSAでは）小脳性運動失調を呈する患者が徐々に重度のパーキンソン症状を発現し，パーキンソン症状が優勢な臨床症状となる可能性がある。したがってMSA-PまたはMSA-Cの呼称は患者の評価時点での主症状を指すものであり，主症状は経時的に変化する場合がある」。

したがって以下の症例でも示されるように，神経内科的にMSA-Cと診断されている患者のなかにもMSA-Pでみられる垂直系の眼球運動異常が認められる症例があり，眼球運動の検査を駆使することにより，疾患のさらなる解析が期待されることになる。

以下，それらの症例を示す。

症例③：58歳，男性

約2年前より他人から歩き方がおかしいとの指摘を受けている。当時は走ることはできたが半年前より走ることが困難となっていた。数か月前よりキーボードを打つのに時間がかかるようになった。

小脳を中心とした神経所見は指鼻試験，踵膝試験で両側とも軽度の運動乖離がある。本症例のENG記録を以下に示す。

左右側方注視眼振（図Ⅵ-412）は明らかではないが，左側方注視時に微小な眼振が記録されている。視標追跡検査（図Ⅵ-413）では軽度のsaccadic pursuitの所見が認められる。また視運動眼振検査（図Ⅵ-414）では30°/sec等速のOKNではほぼ正常範囲であるが，OKPテストで眼振緩徐相速度は60°/sec程度までの追跡で追跡能力の低下があり，それ以上の速度になると眼振緩徐相速度はcatch up saccadeとなっていることが速度波形の記録からわかる。

本症例の2年後の所見を図Ⅵ-415以下に示す。

同一神経内科医の所見では，小脳を中心とした神経所見には特に変化はないとのことである。

左右側方注視眼振検査（図Ⅵ-415）では2年前に右方注視で眼振は認められなかったが，2年後には左右側方注視眼振が認められるようになり病態の進行を示している。ただし，視標追跡検査では著明な悪化は認められない（図Ⅵ-416）。OKNおよびOKPテストでも緩徐相の最大追跡能力は35～40°/secと軽度低下はしているが著明な進行は認められていないことがわかる（図Ⅵ-417）。このように経時的に記録することにより緩徐に病態が進行していることが示される。

なお，本症例の上下の眼球運動には基本的に異常が認められず，眼球運動の所見からはMSA-Cのなかでも小脳障害がより前面に出ている症例と考えられ，そのような症例では病態の進行が緩徐なことを示唆している。

症例④：61歳，女性

MSA-Cとして紹介を受けた症例である。約3年前より字が滑らかに書けなくなり，その後，徐々に歩行が困難となった。

神経学的には指鼻試験，踵膝試験とも推尺異常が認められる。

頭部MRIで橋に十字サインと橋部の萎縮，小脳の萎縮が軽度認められる。脳血流SPECTでは小脳，橋の中等度の血流低下が存在している。

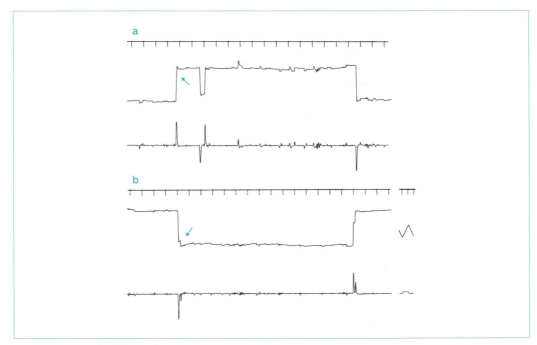

図Ⅵ-412　左右側方注視眼振

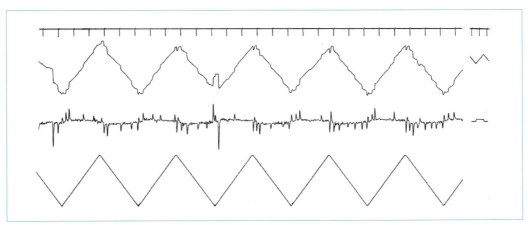

図Ⅵ-413　視標追跡検査

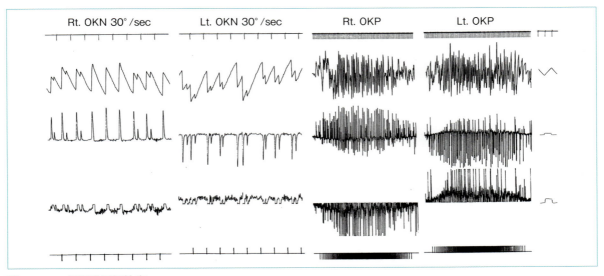

図Ⅵ-414　視運動眼振検査

第3章　中枢性疾患／小脳障害と眼球運動の異常

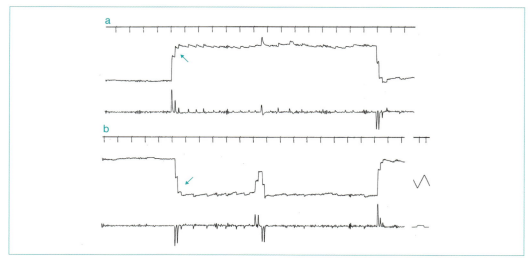

図Ⅵ-415　左右側方注視眼振
図Ⅵ-412と比較すると側方注視眼振がより明確になっている。

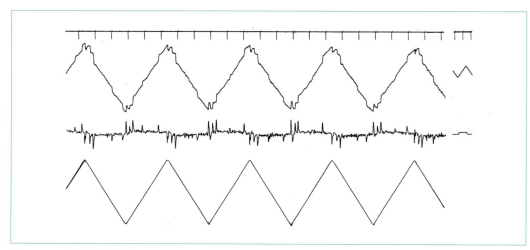

図Ⅵ-416　視標追跡検査

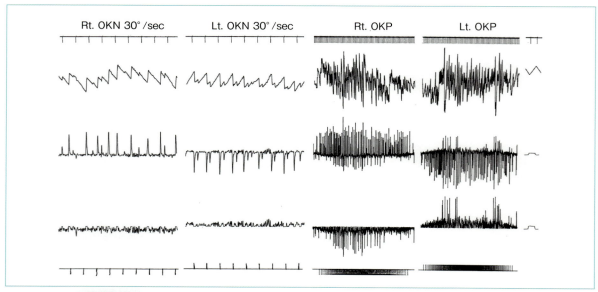

図Ⅵ-417　視運動眼振検査
OKPテストでは最大緩徐相速度の低下が図Ⅵ-414と比較して進行しているが，著明な変化ではない。

2点交互検査（図Ⅵ-418）では，やや hypometria の傾向を示すが，saccade の速度の低下はない．左右側方注視眼振は明らかではない（図Ⅵ-419）．視標追跡検査（図Ⅵ-420）は saccadic pursuit を示している．OKN および OKP テスト（図Ⅵ-421）では，眼振の誘発が症例③に比して抑制されていることがわかる．この所見は画像検査での脳幹の萎縮像，SPECT での脳幹での血流低下などに関係ある所見とみることができる．

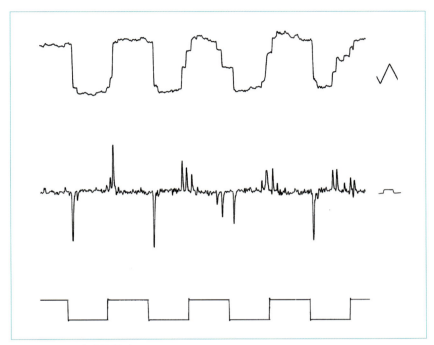

図Ⅵ-418　2点交互検査
推尺障害（特に hypometria）傾向がある．

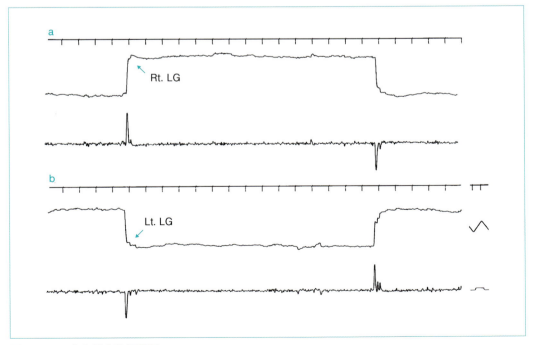

図Ⅵ-419　左右側方注視眼振
右方注視（Rt. LG），左方注視（Lt. LG）とも眼振は明らかではない．

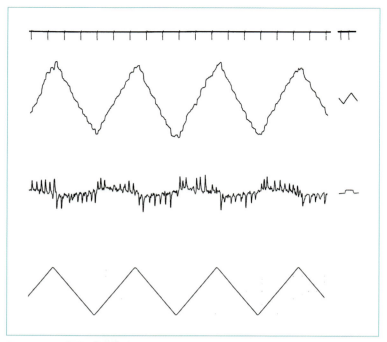

図Ⅵ-420 視標追跡検査
saccadic pursuit が明らかである。

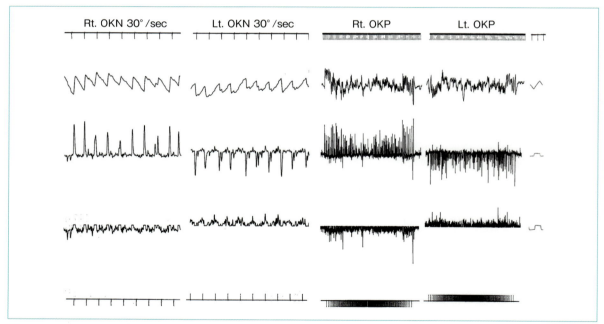

図Ⅵ-421 OKN および OKP テスト
追跡眼球運動の低下が認められる。

なお温度眼振反応の視性抑制の検査では抑制率が20％と明らかな異常所見を示した。垂直眼球運動系の検査では，上下の20°の2点交互検査（図Ⅵ-422）で推尺障害を思わせる所見があり，同時に上下の視標追跡検査（図Ⅵ-423）でも円滑な運動が障害されている。また，垂直性視運動眼振の所見（図Ⅵ-424）では，30°/secの等速度刺激を加えても30°/secの眼振緩徐相速度の反応は認められず，上方へは11°/sec，下方へは7°/secと反応の低下がみられている。

　本症例が症例③と比較して特徴的なことは，水平眼球運動系のみならず垂直眼球運動系にも異常所見が認められることである。垂直眼球運動系の異常は中脳の異常を機能的に示唆し，

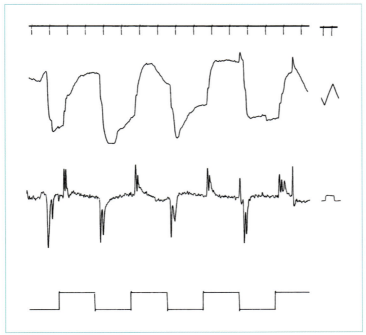

図Ⅵ-422　上下の2点交互検査
推尺障害と思われる所見が認められる。

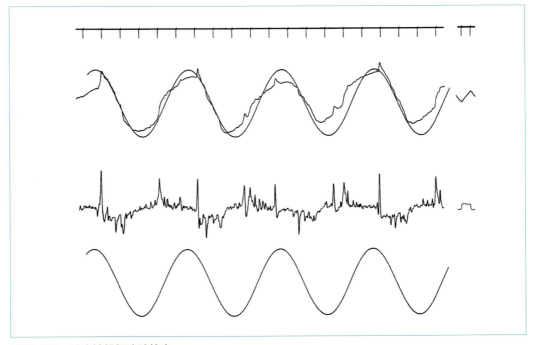

図Ⅵ-423　垂直性視標追跡検査
第1誘導は眼球運動に刺激波形を合わせたもので，原波形のズレ，利得の低下などが認められる。

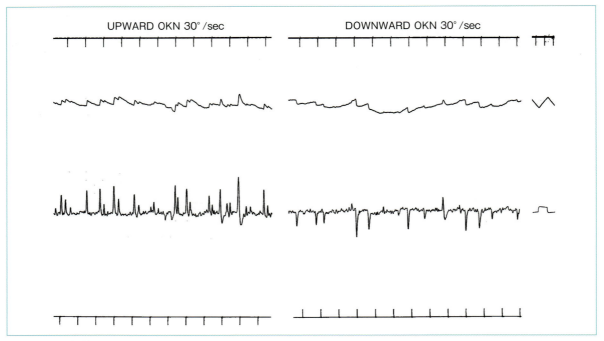

図Ⅵ-424　垂直性OKN
上下の反応の低下が認められる。

Gilmanらが指摘しているように経過を観察することによりMSA-Pの要素が優位になる可能性を示唆する所見と思われる。

本症例は神経内科的にはMSA-Cとして紹介された患者であるが，眼球運動の所見は垂直性眼球運動異常所見が著明でありMSA-Pの病態が優位になる可能性を示している。

症例⑤：69歳，男性

約3年前より階段を降りるのが不自由になった。約2年前より歩行時にふらつき感を自覚，それがやや進行している。半年前より軽度ではあるが呂律が回らなくなった。排尿困難はない。

神経学的には指鼻試験，踵膝試験とも円滑ではない。回内，回外運動も円滑ではない。

左右側方注視眼振（図Ⅵ-425）では右方および左方への注視眼振が認められ，また視標追跡検査（図Ⅵ-426）でも著明なsaccadic pursuitとなっている。視運動眼振検査（図Ⅵ-427）では，眼振の誘発が高度に抑制されている。

垂直眼球運動系の異常もある。上下の眼球運動の運動制限はないが，視標追跡検査は円滑な運動の障害があり（図Ⅵ-428），垂直性眼球運動系にも異常所見のあることを示している。視運動眼振の誘発抑制もみられた。

なお，本症例では橋のいわゆるcross signもみられている。

本症例は以前の診断におけるオリーブ橋小脳萎縮症（OPCA）に類似しており，眼球運動の所見からも同様のことがいえる。

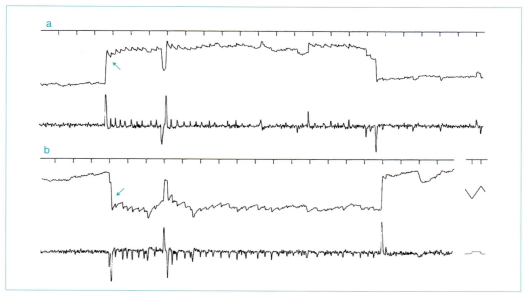

図Ⅵ-425　左右側方注視眼振検査
左右側方注視眼振が認められる。

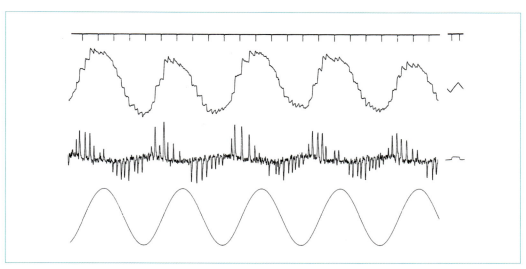

図Ⅵ-426　視標追跡検査

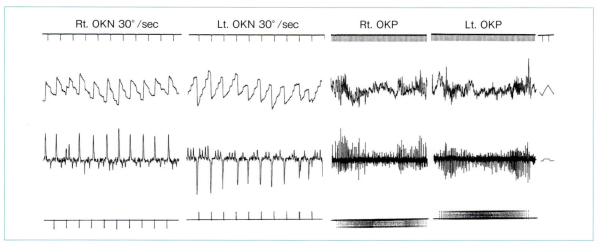

図Ⅵ-427　OKN および OKP テスト

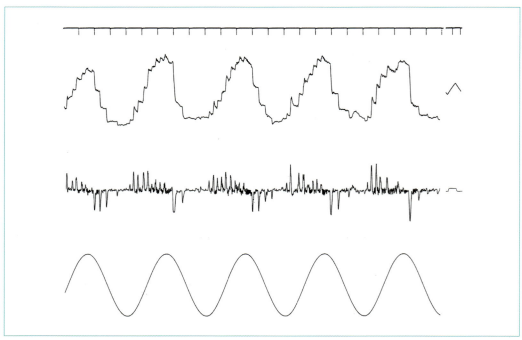

図Ⅵ-428　垂直視運動眼振検査
上方注視への追跡機能で catch up saccade が認められ，追跡機能の障害が認められる。

症例⑥：58歳，男性

　約2年前より2回以上の夜間尿が目立つようになり，日中の頻尿もみられるようになった。1年前より歩行時の動作緩慢，前傾姿勢，筋剛直が認められ，パーキンソン症候群精査のため神経内科入院，MSA-P と診断された。

　神経症候は指鼻試験，踵膝試験は動作緩慢だが失調様ではない。脳血流 SPECT では小脳の血流低下が疑われた。

　ENG の記録を以下に示す。

　2点交互検査（図Ⅵ-429）では，やや hypometria の傾向があるが著明ではない。左右側方注視眼振は認められず（図Ⅵ-430），視標追跡検査は saccadic pursuit を示している（図Ⅵ-431）。OKN および OKP 検査は，ほぼ正常範囲である（図Ⅵ-432）。

　なお，視性抑制の異常のほか，垂直性の視標追跡検査，視運動眼振検査にも異常が認められた。

　本症例の5年後の所見を以下に示す。

　2点交互検査（図Ⅵ-433）では，以前の記録（図Ⅵ-429）と比較して注視保持能力の低下がみられる。

　また左右側方注視眼振は5年前には明らかではなかったが（図Ⅵ-430），5年後には明らかに認められる（図Ⅵ-434）。視標追跡検査の異常所見の進行の有無を定量的に判定するのは困難であるが，追跡運動の異常は明らかである（図Ⅵ-435）。さらに重要なことは，視運動眼振検査の異常（図Ⅵ-436）が5年前（図Ⅵ-432）と比較すると明らかに進行していることである。

　なお，OKP テストの経時的変化を図Ⅵ-437 に示す。a は初診時，b は2年後，c は5年後の記録である。便宜的に右向き眼振緩徐相の最大速度を矢印で示しているが，次第に低下していることがわかる。

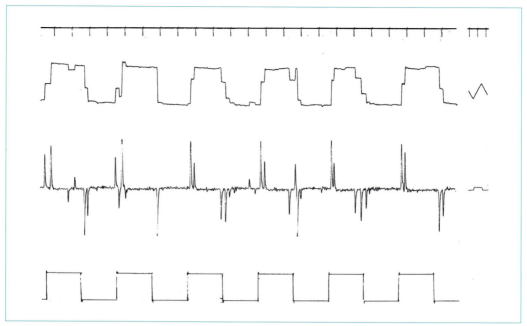

図Ⅵ-429　2点交互検査
2点交互検査ではやや hypometria の傾向がある。

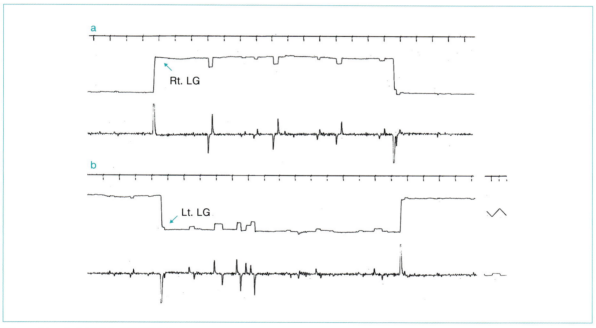

図Ⅵ-430　左右側方注視眼振検査
注視眼振は認められない。

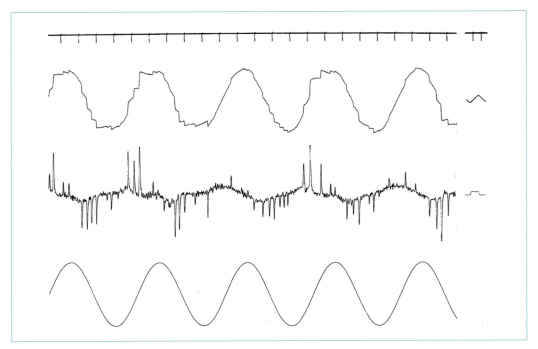

図Ⅵ-431　視標追跡検査
左方へやや優位な catch up saccade が認められる。

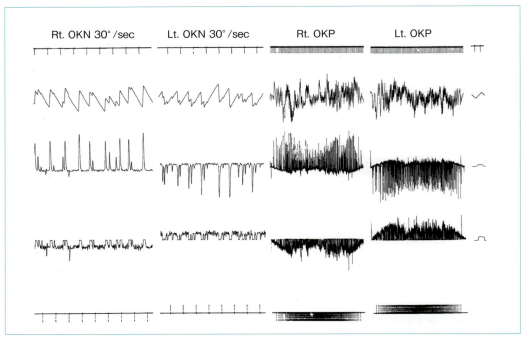

図Ⅵ-432　OKN および OKP テスト
ほぼ正常範囲である。

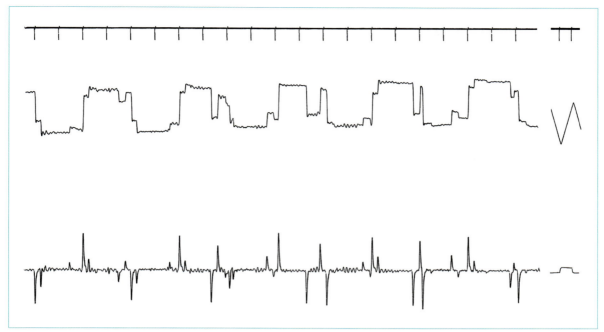

図Ⅵ-433　2点交互検査
fixation instability の傾向が認められる。

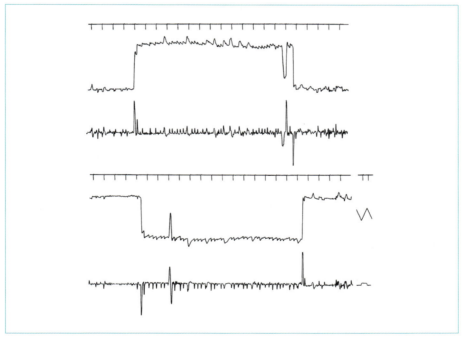

図Ⅵ-434　左右側方注視眼振検査
5年前に認められなかった注視眼振が出現している。

　以上，MSA の症例に対して神経内科的に MSA-C と MSA-P と診断されている症例につき眼球運動の異常から検討した結果の一部を示した。その結果，以下のような傾向のあることがわかった。
1) 一般に MSA-P と診断される症例は，比較的早期から水平眼球運動系のみならず垂直眼球運動系にも異常所見を示す傾向がある。
2) 左右側方注視眼振，視運動眼振の異常は病態の進行を示すパラメータとして重要で，MSA-C と MSA-P を比較した場合，特に MSA-P で明らかである。すなわち，MSA-P は MSA-C

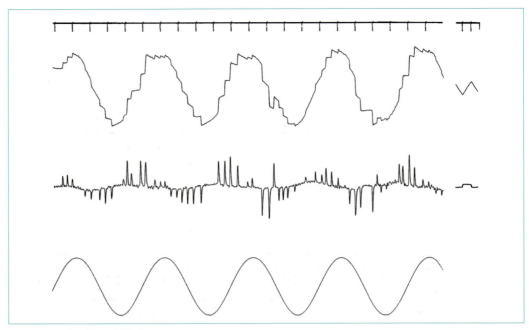

図Ⅵ-435　視運動眼振検査

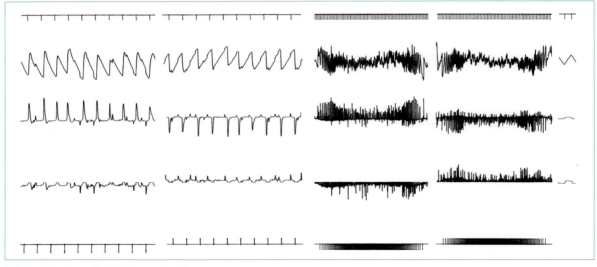

図Ⅵ-436　OKN および OKP テスト
5 年前の図Ⅵ-432 と比較すると障害の程度が増強している。

より症状の進行が早い傾向にある。

3) MSA-C と診断された症例のなかで上下の saccade の検査，垂直性視標追跡検査や垂直性視運動眼振検査で異常を示す症例は，これらの検査で垂直眼球運動系に異常を示さない症例より病態の進行が早い傾向があり，将来 MSA-P への診断変更になる可能性をもっている。

以上の所見を総合すると，Gilman らが第 2 回 consensus meeting の後に報告している「MSA-P または MSA-C の呼称は患者の評価時点での主症状を指すものであり，主症状は経時的に変化する場合がある」は示唆に富んだ発言であり，上記に示した眼球運動の解析が本疾患の解明にさらに貢献することが期待される。

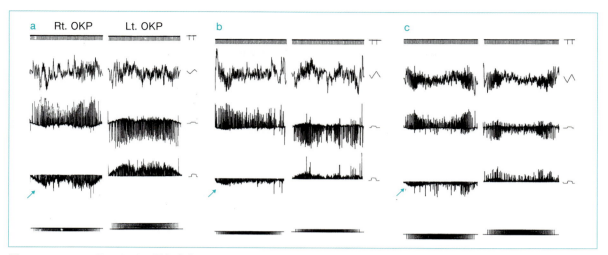

図VI-437 OKPテストでの経年変化
初診時（a），2年経過後（b），5年経過後（c）を比較すると視運動眼振の誘発能力が低下していることがわかる。

3. ウェルニッケ症候群（Wernicke syndrome）

ウェルニッケ症候群はサイアミンの障害で起きる平衡障害で，アルコールを多飲する人に多い。そのほか，食事の不全，ダイエットなどによって発症することがある。従来は眼球運動障害，運動失調，意識障害の3主徴とされていたが必ずしも全例がそれに合致するものではない。

Caineら（1997）は①摂食障害，②眼球運動異常，③小脳性運動失調，④精神状態の変化あるいは記憶力障害，のうち2つ以上の障害があることが重要としている。

近年，画像診断の進歩により画像上の異常所見がより明確になった。その特徴は，早期には異常所見は認められないが病態が慢性化すると視床，乳頭体，中脳被蓋，中脳水道などの萎縮がみられることである。

眼球運動の異常としては自発性上眼瞼向き垂直眼振を伴うことが多く，この眼振は下眼瞼向き垂直眼振と異なり，側方注視で特に増強することはない。時に左右側方注視眼振や温度眼振反応の低下などがみられることがあり，これは前庭神経核の障害と考えられている。そのほか，外転の障害などを生ずることがある。

症状が軽快する過程で，本来，上眼瞼向き垂直眼振が出現している症例でも輻輳，側方注視で下眼瞼向き垂直眼振に変化することがある。

以下，症例を示す。

症例⑦：38歳，男性

日常的にアルコールを多飲して食事の摂取は不規則な生活をしていた。約1週間前より対象物が上下に揺れること，歩行困難を自覚するようになった。

図VI-438は自発性上眼瞼向き垂直眼振を示している。すなわち水平誘導では眼振は明らかではないが，垂直誘導で著明な上眼瞼向き垂直眼振が認められる。

注視下，非注視下の眼振の記録を図VI-439に示す。非注視下，特に暗所開眼で眼振がやや増強の傾向にある。

水平および垂直の2点交互検査（図VI-440）で水平眼球運動の異常はなく，垂直眼球運動は下方へのsaccadeが見かけ上抑制されているような所見であるが，著明な上眼瞼向き垂直眼振による結果である。

左右側方注視眼振検査（図VI-441）では，右側方注視および左側方注視で上眼瞼向き垂直眼振に若干の影響を及ぼしているが，側方注視で上眼瞼向き垂直眼振が増強することは認められず，この点では側方注視で眼振が増強する下眼瞼向き垂直眼振と異なるところである。

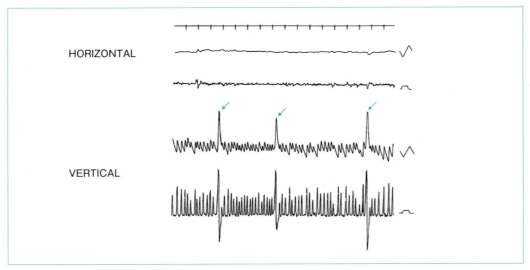

図Ⅵ-438　自発性上眼瞼向き垂直眼振
垂直誘導（VERTICAL）に上眼瞼向き垂直眼振が記録されており，まばたき（下向き矢印）も同時に示されている。

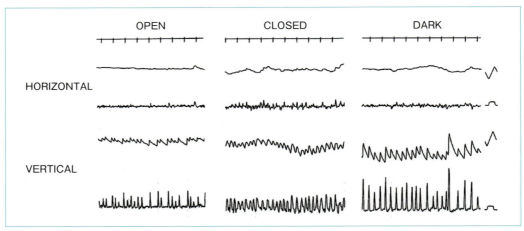

図Ⅵ-439　自発性上眼瞼向き垂直眼振の注視，非注視下の記録
明所開眼正面注視（OPEN），閉眼（CLOSED），暗所開眼（DARK）を比較した記録。

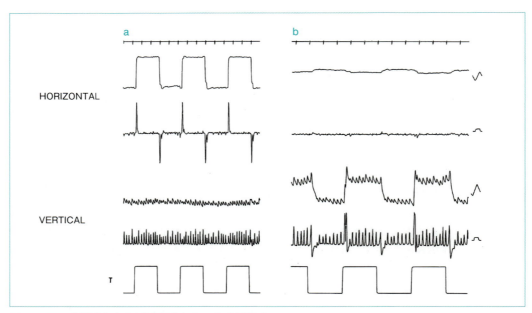

図Ⅵ-440　水平（a）および垂直（b）の2点交互検査
いずれも推尺障害は認められない。

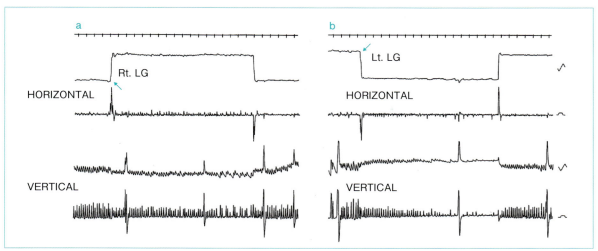

図Ⅵ-441　左右側方注視眼振検査

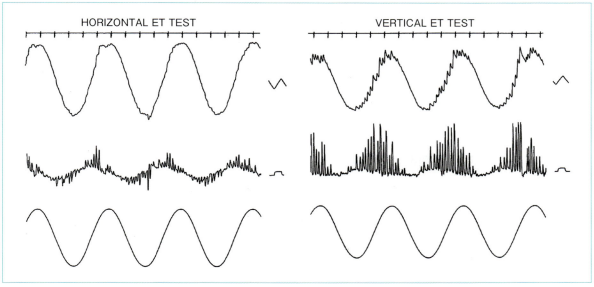

図Ⅵ-442　水平および垂直の視標追跡検査

　図Ⅵ-442は水平および垂直の視標追跡検査の結果を示している。水平の視標追跡検査（HORIZONTAL ET TEST）では特別な変化は認められない。垂直の視標追跡検査（VERTICAL ET TEST）では視標が上方に移動した場合に著明な眼振が認められるが，眼球運動そのものは失調様ではなく，存在する自発眼振がsuperimposeしている所見である。
　水平および垂直の視運動眼振検査の所見を図Ⅵ-443，444に示す。30°/sec等速度刺激とOKPテストの記録である。両図とも第1誘導は眼振原波形，第2誘導は速度波形，第3誘導は眼振緩徐相の速度波形，第4誘導は移動する視標のサインである。水平性視運動眼振検査では明確な異常所見は認められないが，垂直性視運動眼振検査では下方への視運動眼振が誘発されていないことがわかる。
　本症例の1か月後の正面視の所見（図Ⅵ-445）で上眼瞼向き垂直眼振が存在しているが，図Ⅵ-446の記録で示されるごとく右30°側方注視（Rt. LG）で上眼瞼向き垂直眼振が下眼瞼向き垂直眼振に変化している。左側方注視，輻輳ではこれらの変化は明らかではなかった。
　頭位変換眼振検査の所見を図Ⅵ-447に示す。坐位から懸垂頭位に頭位変換を行わせると下眼瞼向き垂直眼振が一過性に認められる（a）。そのため一定の潜時をおいて上眼瞼向き垂直眼振が出現することになる。一方，bの記録は懸垂頭位より坐位に頭位変換眼振検査を施行した

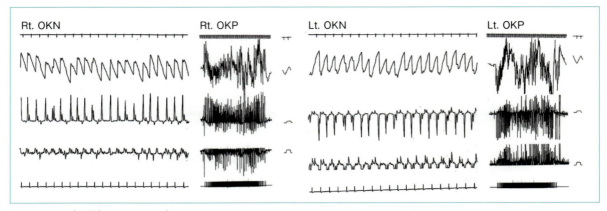

図Ⅵ-443　水平性 OKN および OKP テスト

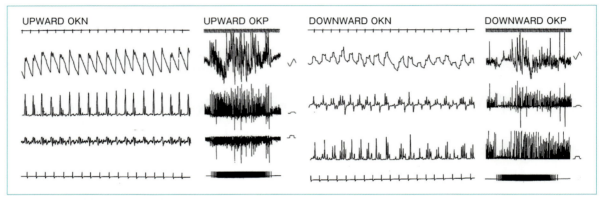

図Ⅵ-444　垂直性 OKN および OKP テスト
下方への眼振は誘発されていない。

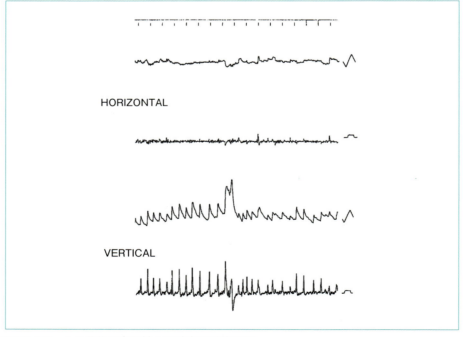

図Ⅵ-445　1 か月後の自発性上眼瞼向き垂直眼振

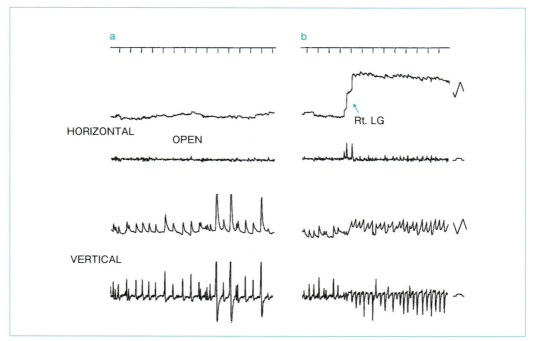

図Ⅵ-446　側方注視の影響
自発性上眼瞼向き垂直眼振は，右側方注視（b，Rt. LG）で自発性上眼瞼向き垂直眼振から下眼瞼向き垂直眼振に変化している。

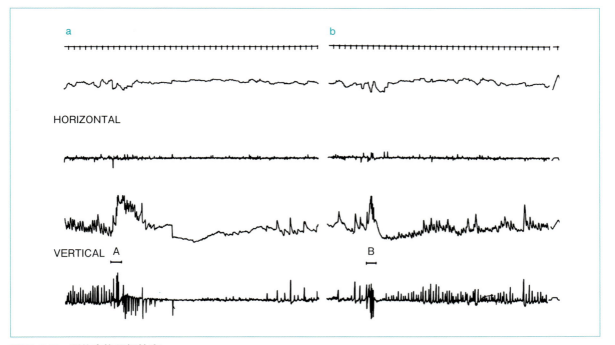

図Ⅵ-447　頭位変換眼振検査
坐位より懸垂頭位への頭位変換眼振検査で下眼瞼向き垂直眼振が誘発される。

 もので，本来上眼瞼向き垂直眼振が出現しやすいため，上眼瞼向き垂直眼振が出現する潜時はaに比して短いことになる。

　温度眼振検査では特に異常所見を示すことはなく，末梢前庭系の障害は明らかではない一方，小脳の抑制機能の低下のために頭位変換眼振検査で下眼瞼向き垂直眼振が認められたものと考えられる。なお，このような頭位変換による下眼瞼向き垂直眼振は末梢前庭系の障害が高度でないことが前提であり，ウェルニッケ症候群では時に前庭神経核の異常が指摘されている

ため，そのような症例では当然温度眼振反応が高度に低下すると同時に頭位変換眼振でも明らかな下眼瞼向き垂直眼振を認めることはない。

4. 傍腫瘍性小脳変性症（paraneoplastic syndrome）

傍腫瘍性小脳変性症とは，担癌患者に生じるさまざまな神経障害のなかで，自己免疫的機序により生じると考えられており，傍腫瘍性症候群（paraneoplastic syndrome）と総称される。そのなかでも小脳障害が顕著な病態が傍腫瘍性小脳変性症（paraneoplastic cerebellar degeneration）といわれる。

症状としては，亜急性に小脳失調が進行し，特に下肢に強く歩行障害が明らかとなる。

病理学的には小脳のプルキンエ細胞の広範な脱落がみられ，これが歩行障害の原因と考えられている。中年以降の女性に多く，婦人科癌，乳癌を有することが多い。男性では肺の小細胞癌が代表的な原疾患である。

一般的には小脳症状が出現したときに悪性腫瘍の症状が明確になっていることはむしろ少なく，神経症状が出現後にPETなどの検査で腫瘍の存在が明らかになることが多い。

免疫学的に抗Yo抗体，Hu抗体などが陽性となり，乳癌ではRi抗体が陽性となり診断的な意義をもつ。病気の初期には平衡障害，悪心が強い。

脳のMRIは初期には正常であるが，時間の経過とともに広範な小脳萎縮，特に小脳正中部の障害が強く，本症例にみられる下眼瞼向き垂直眼振は早期症状として重要である。

以下，下眼瞼向き垂直眼振を示す症例を提示する。

症例⑧：64歳，女性

某年2月8日起床時，眼の焦点が合わないことに気づく。同時にふらつきを自覚し，近医の眼科，神経内科を受診。神経内科ではMRI施行したが特に異常はないといわれた。2月22日，ふらつき感が増強した。

2月22日の所見として聴力は両側とも軽度の感音難聴が認められた。

平衡機能検査では正面注視で垂直誘導に下眼瞼向き垂直眼振の存在が疑われた（図Ⅵ-448）。左右側方注視眼振は，右方注視では右向き注視眼振と下眼瞼向き垂直眼振が若干増加している傾向にある（図Ⅵ-449）。ただし左側方注視眼振では水平，垂直誘導とも眼振は明らかではない（図Ⅵ-450）。視標追跡検査はsaccadic pursuitを示している（図Ⅵ-451）。なおOKPテストは2度行われているが，眼振緩徐相速度の障害が認められると同時に，緩徐相時に円滑な追跡運動ではなくcatch up saccadeがみられることが速度波形の記録から明らかである（図Ⅵ-452）。歩行障害，ごく軽度の神経症状および眼球運動の異常から小脳正中部を中心とした後頭蓋下疾患を考え，小脳梗塞も考慮に入れ，再度MRIを施行したが，MRIには特別な異常は認められなかった。

1週間後の検査を以下に示す。正面視で下眼瞼向き垂直眼振が明らかになり（図Ⅵ-453），また左右側方注視眼振（図Ⅵ-454，455）では，右方注視で右方の眼振および下眼瞼向き垂直眼振がやや増強し，左方注視では左方への眼振が認められる。

視性抑制検査テストの結果は46％消失であった。

視標追跡検査（図Ⅵ-456）は，1週間前（図Ⅵ-451）と比較して明らかに失調様眼球運動を示しており，神経内科に紹介した。

神経学的には指鼻試験が右で軽度の低下。回内，回外試験は正常。踵膝試験で右に測定異常が認められたが，感覚系には著変は認められなかった。

なおPETで右乳癌が認められ，抗Yo抗体陽性などの所見から傍腫瘍性小脳変性症の診断となった。

本症例は亜急性に進行する小脳症状で，眼球運動からは下眼瞼向き垂直眼振，視標追跡検査，視運動眼振検査など前庭小脳の異常所見が明らかであり，一方，複数回のMRI検査で腫瘍性病変，血管障害などが否定されており，これらの所見は現病歴と合わせて本疾患を診断するうえで重要な所見といわなければならない。

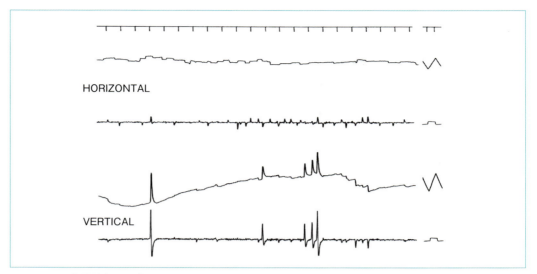

図Ⅵ-448　自発眼振の記録
下眼瞼向き垂直眼振の存在が疑わしい。

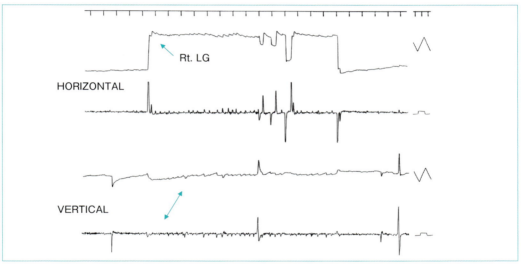

図Ⅵ-449　左右側方注視眼振検査(1)
右30°側方注視で水平および垂直誘導に軽度の眼振が認められる。

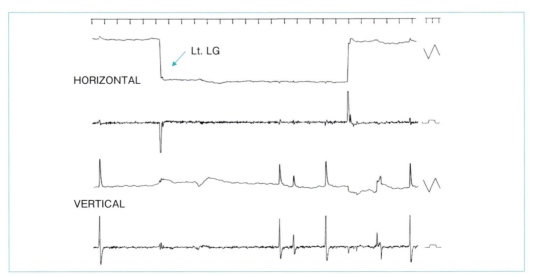

図Ⅵ-450　左右側方注視眼振検査(2)
左側方注視では注視眼振が明らかではない。

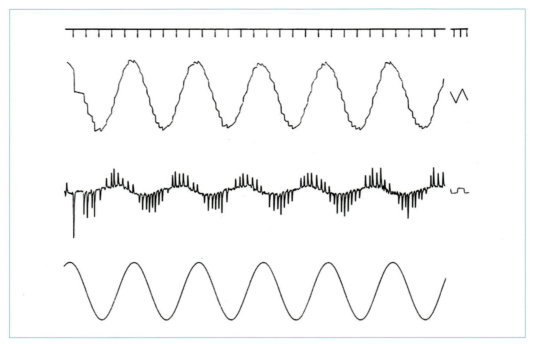

図Ⅵ-451 視標追跡検査
catch up saccade が著明。

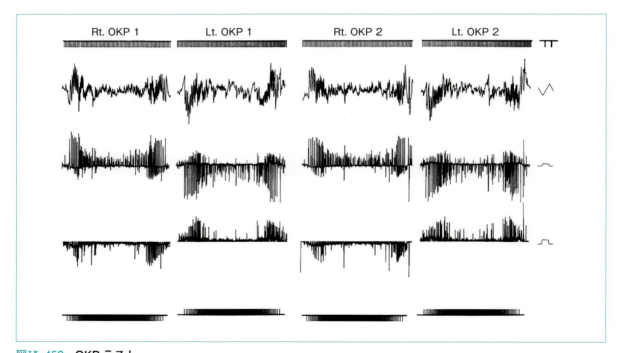

図Ⅵ-452 OKP テスト
同一検査を 2 度施行しているが眼振誘発の抑制がある。

　　以上まとめると本疾患の診断のポイントは以下のようになる。
1. 亜急性に進行するめまい，ふらつき，さらに悪心などの症状がある。
2. 小脳を中心とした一般神経症状は早期には軽度のことがある。
3. 眼球運動に特徴があり下眼瞼向き垂直眼振，追跡眼球運動，視運動眼振の異常などが認められる。時に Opsoclonus 様眼球運動を示す。
4. 疾患早期には MRI で異常所見を示さないことが多い。

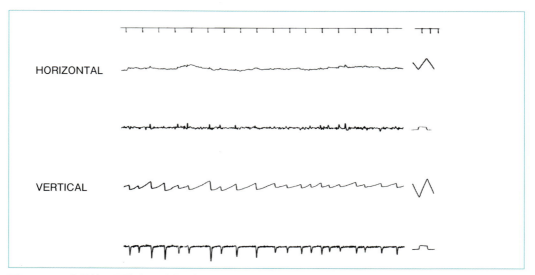

図Ⅵ-453　自発性下眼瞼向き垂直眼振の出現

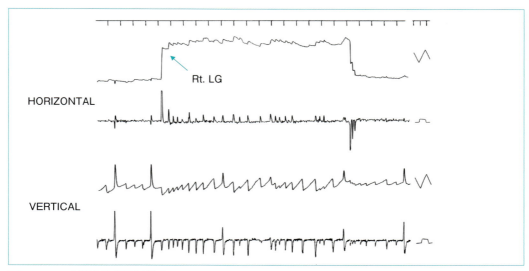

図Ⅵ-454　右側方注視眼振検査
右向き側方注視眼振と下眼瞼向き垂直眼振が著明になっている。

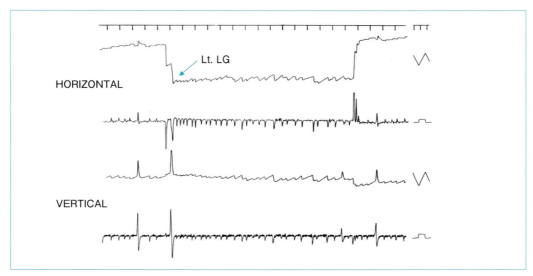

図Ⅵ-455　左側方注視眼振検査
注視眼振の出現が著明。

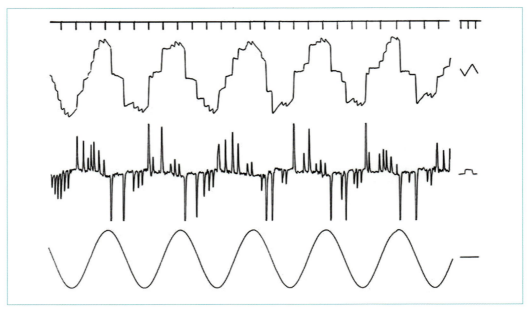

図Ⅵ-456　視標追跡検査
追跡眼球運動は失調様眼球運動様に変化している。

5．遺伝性脊髄小脳変性症

　脊髄小脳変性症のなかで遺伝性のある症例においては，分子遺伝学的立場より検討され，多くのことが判明してきている。遺伝性の脊髄小脳変性症に対しては，疾患遺伝子の同定された順に spinocerebellar ataxia（SCA）1 から順番に番号が付けられ，2016 年末までに SCA1 から 43 までの報告があり，今後も増加するものと思われる。

　遺伝には常染色体優性（遺伝性）脊髄小脳変性症と常染色体劣性（遺伝性）脊髄小脳変性症があり，SCA の種類は民族により異なり，日本人は相対的に優性遺伝が多く，欧米では劣性遺伝が多いとされている。

　神経症候に関しては genotype が同一でも神経症候としての phenotype は同一ではなく，同一の genotype の特異的な神経症候が存在することにはならない。

　眼球運動異常の所見も同様で，多くの SCA に特異的な異常所見がみられるとは限らない。ただ，SCA2 では急速眼球運動系の異常に特徴があり，SCA3 では左右の眼が共同運動を行わない症例があり，SCA6 では非共同眼球運動の症例はみられない，自発性下眼瞼向き垂直眼振の認められる症例，周期性交代性眼振などの特徴があるため，その症候に熟知することは臨床的に重要である（後述）。

　SCA についてはすでに多くの疾患が報告されており，そのなかには眼球運動に所見の認められない症例も含まれている。そのためここでは比較的遭遇する機会のある症例で，しかも眼球運動に異常所見が出現する疾患について示す。

(1) 脊髄小脳失調症 1（spinocerebellar ataxia 1：SCA1）

　病理学的には小脳のプルキンエ細胞の萎縮，また橋，中小脳脚の萎縮などが代表的な所見である。一般症状としては歩行障害，四肢の運動失調，構音障害などがあげられる。眼球運動の異常としては，早期に視標追跡検査の異常，視運動眼振の異常，進行すると左右側方注視眼振などが出現する。さらに進行すると saccade や眼振急速相など急速眼球運動系の異常，すなわち最大眼球速度の低下が出現し，注視眼振はむしろ低下し視運動眼振の誘発抑制がより高度となる。

(2) 脊髄小脳失調症 2（spinocerebellar ataxia 2：SCA2）

　本疾患は急速眼球運動系の障害を伴う脊髄小脳変性症として報告されており，Wadia ら（1971）は特に眼球運動異常に対して温度刺激眼振，回転眼振，視運動眼振などの検査を行い眼球偏位は認められるが眼振は誘発されないことを報告した。当時はテント上の障害を想定し

ていた．その後 MRI などの画像検査，病理学的検査，さらに分子遺伝学的検査などにより現在の SCA2 が確立された経緯がある．

　病理学的には小脳の虫部と半球ともに萎縮する．また脳幹の萎縮も特徴的で，SCA2 にみられる急速眼球運動系の最大速度の低下が一般小脳症候より早期に出現する現象は，脳幹網様体の急速眼球運動に関与する burst neuron の障害が小脳変性に先行して出現するためと考えられている (Geiner, 2008)．

　一般症状としては，40 歳前後で失調性歩行を主症状として発症することが多い．発症の時期は CAG リピート数と負の相関があるとされている．saccade や眼振急速相など急速眼球運動系の最大速度の低下が特徴的で，これらは早期症状として重要である．前述のように小脳症状に先行することが知られており，このことは見かけ上小脳症状の明らかでない症例でも近い将来における発症の可能性の有無を知る手がかりとなる．

　左右側方注視眼振は認められないことが多い．これは急速眼球運動系の障害のため，眼振急速相が誘発されないことによると考えられる．

　同様に視運動眼振の誘発抑制が著明で，温度眼振反応も眼振急速相の障害のため見かけ上誘発されないような所見となる．これは末梢前庭障害による温度眼振の誘発抑制ではなく，眼振急速相が誘発されないためで，眼振が誘発されないからといって末梢前庭系の障害と判断するのは正しくない．この場合，温度刺激による本来の前庭動眼反射である眼振緩徐相側への眼球偏位を観察することが重要である．明所開眼や閉眼，暗所開眼下で頭部を左右に回転させ眼球偏位を観察，記録することも必要となる．

　なお，視標追跡検査では下記の症例のように見かけ上円滑な所見を示すが，利得の低下が認められる．

　眼球運動に異常のある脊髄小脳変性症では視標追跡検査での saccadic pursuit は最も鋭敏な所見であり，したがって SCA2 でも出現が期待されるが，多くの症例では見かけ上 saccadic pursuit とはならない．それは急速眼球運動系の障害のためであるが，きわめて早期で急速眼球運動系の障害が高度ではない症例においては，低下した catch up saccade の状態で視標追跡検査に異常がみられることになる．このような現象は同じ急速眼球運動系の障害を示す SCA1 においても報告がある (Klostermann, 1997)．

　なお，眼球運動の開始時間の遅れが，下記症例⑨で示されるごとく観察されることが多い．
　以下，症例を提示する．

症例⑨：43 歳，女性

　4 人兄弟の末子で，27 歳頃よりふらつき出現．母親および長女が SCA2 の診断を受けており，本人も SAC2 との診断を 28 歳の頃に受けている．5 年前よりふらつきが増強したので車椅子の生活となっている．

　図Ⅵ-457 は 10°，20°の 2 点交互検査を行ったものである．眼球の偏位は認められるが，saccade の速度が高度に低下していることが速度波形の記録からわかる．また，本症例は眼球運動の開始の時間が遅く，視標が右方に移動してから約 590 msec の後に眼球運動の開始が行われる (図Ⅵ-458, 下向き矢印)．さらに 20°側方に到達する時間が 1,200 msec と長く，これは最大眼球運動速度が低下していることを示している．同様に左方への眼球偏位については，運動の開始は 290 msec を要し，20°側方に偏位する時間は 1,100 msec を要する．これらの所見は水平眼球運動系の急速眼球運動の障害を示している (V-4 章 C「急速眼球運動系の検査」参照)．

　本症例は水平のみならず垂直の眼球運動も障害されており，記録でも示されている．図Ⅵ-459 は上下の 2 点交互の検査を行っているが，垂直眼球運動は明らかではなく，まばたきのみが記録されている．

　本症例では急速眼球運動系の障害のために当然，左右側方注視眼振が認められない．右方 (上向き矢印) および下方 (下向き矢印) に眼球が偏位するが，急速眼球運動が障害されていることがわかる (図Ⅵ-460)．

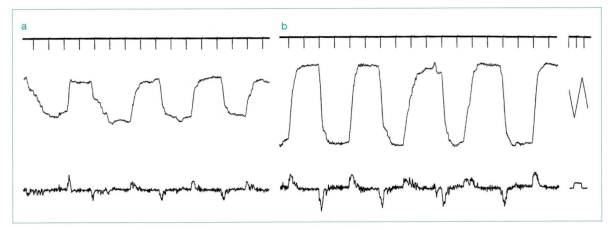

図Ⅵ-457　2点交互検査
10°，20°の検査を行っている。急速眼球運動の障害が著明なことが速度波形の記録からわかる。

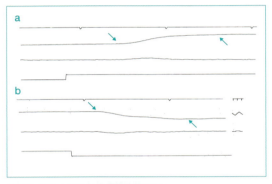

図Ⅵ-458　20°の急速眼球運動
右（a）および左（b）とも第1誘導は時標（間隔1秒），第2誘導はDC原波形，第3誘導は速度波形，第4誘導は視標の移動を示している。下向き矢印は運動の開始点，上向き矢印は運動の終止点を示している。

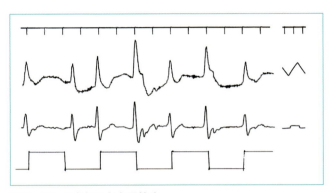

図Ⅵ-459　垂直2点交互検査
上下の眼球運動時にまばたきが混入して明確な記録とはなっていない。

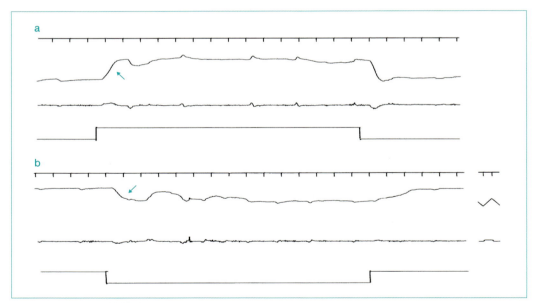

図Ⅵ-460　左右側方注視眼振
側方注視時の急速眼球運動の障害があり，注視眼振も明らかではない。

ただ，このような症例でも視標の移動速度が緩徐な視標追跡検査では，見かけ上，水平および垂直とも眼球運動は出現しているが，刺激に対して利得（gain）の低下が認められる（図Ⅵ-461，462）。

水平性視運動眼振検査を施行したのが図Ⅵ-463である。刺激速度30°/secの低速の刺激でも眼振は誘発されず，同様に垂直性OKNの誘発も認められない（図Ⅵ-464）。温度眼振検査では氷水注入でも眼振急速相は認められず，刺激側への眼球偏位のみであった。なお，明所開眼で頭部を左右に回転した記録を図Ⅵ-465に示す。通常では視刺激と前庭刺激が同時に負荷されるため，眼球偏位とともに眼振が誘発されるが，このようにsaccade系の障害をもつ眼振急速相は誘発されず，眼球偏位のみが出現している。

本症例のように，病態がある程度進行したSCA2の症例においては，水平眼球運動のみならず垂直眼球運動の急速眼球運動が高度に障害されているのが一つの特徴である。

なお，本症例のMRI所見は小脳のみならず脳幹部の萎縮も著明であった。

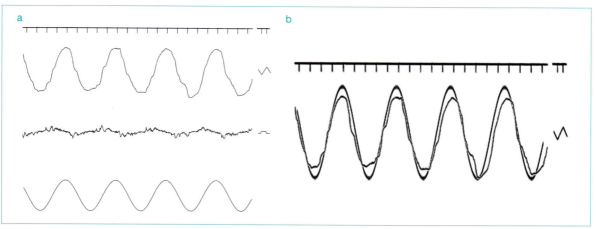

図Ⅵ-461　水平性視標追跡検査
aは水平の視標追跡検査の通常の記録。bは反応の利得の検査。
振幅の減少，反応のズレが認められる。

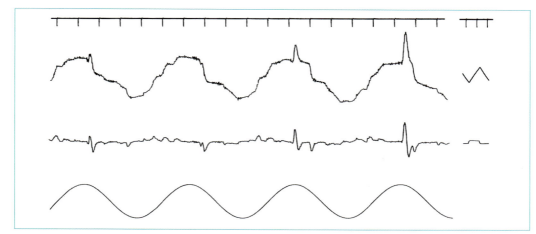

図Ⅵ-462　垂直性視標追跡検査
垂直の視標追跡検査，水平と同様，利得の減少がみられる。

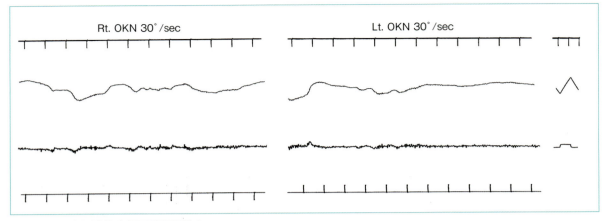

図Ⅵ-463　水平性等速視運動眼振検査
左右とも30°/secの等速刺激であるが眼振反応は消失している。

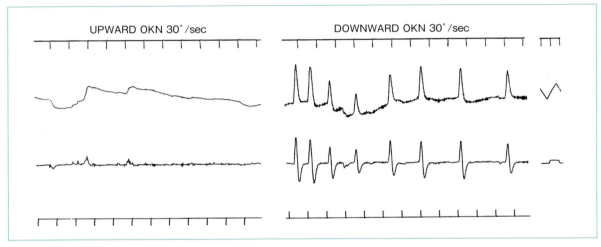

図Ⅵ-464　垂直性等速視運動眼振検査
上方への視運動眼振は高度障害，下方へはまばたきのみで眼振の誘発はない。

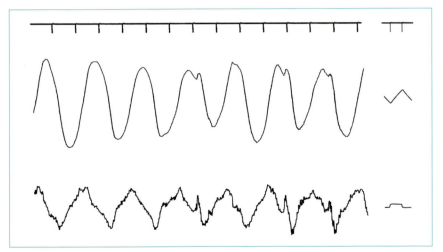

図Ⅵ-465　開眼正面視で頭部の左右回転運動
眼球偏位は認められるが，眼振急速相の誘発は認められない。第1誘導は原波形，第2誘導は速度波形。

症例⑩：53歳，男性

　38歳頃より歩行障害出現。41歳で小脳失調症と診断されている。本人の兄弟，父方の兄弟にも同様の疾患があり，家族歴濃厚のため48歳時に分子遺伝学的検査からSCA2と診断された。

　小脳を中心とした神経症候は小脳性構語障害，指鼻試験，交互変換試験，踵膝試験で中等度の協調運動障害がみられる。

　眼球運動を中心とした所見は以下の通りである。

　図Ⅵ-466は20°(a)および30°(b)の視角の2点を交互に注視させた2点交互検査の記録を示している。眼球は偏位するが，急速眼球運動は消失していることは速度波形の記録からわかる。図Ⅵ-467は右方への眼球偏位を示したもので，20°の眼球偏位に約1秒を要し，その最大速度は30°/secと高度に低下していることがわかる。

　視標追跡検査を図Ⅵ-468に示す。aは実際の記録で，視標の運動が等速であるため原波形の記録はDC記録としてある。刺激と実際の眼球運動をみるためbで重ね合わせている。その結果，振幅に対する利得の低下と反応の遅延が認められる。15°/secの等速視運動刺激とOKPテストを行ったものが図Ⅵ-469である。等速の15°/secの視運動刺激では眼球の偏位がかろうじて認められるが，急速眼球運動は誘発されていない。一方，OKPテストのように刺激速度が高速になると眼振がほとんど誘発されていないことが示されている。

　氷水による温度刺激眼振検査では，眼球偏位のみで眼振は誘発されなかった。

　なお，本症例の長男にも同様の症状があり，次男には歩行障害などは認められなかったが，両者の眼球運動の検査をする機会があり，その結果を以下に示す。

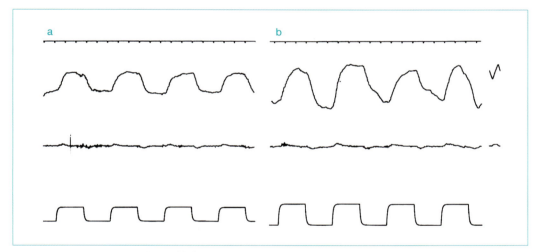

図Ⅵ-466　20°，30°の2点交互検査
眼球偏位は認められるが急速眼球運動は消失している。第1誘導は原波形，第2誘導はその速度波形，第3誘導は視標の変化を示している。

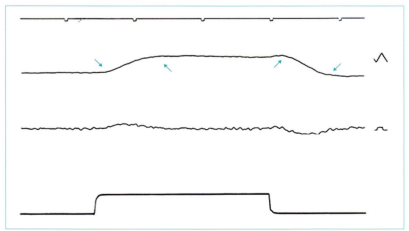

図Ⅵ-467　右30°側方注視
注視眼振の検査を行っているが健常者に比して側方注視偏位の最大速度は30°/secと低下。持続時間は約1秒と延長している。右方注視より正面視にもどる時も最大速度の低下，持続時間の延長が認められる。

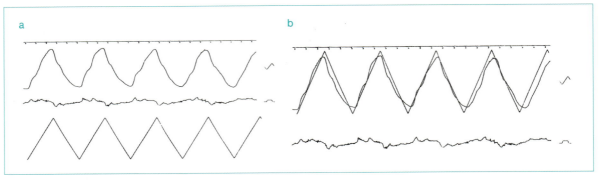

図Ⅵ-468　視標追跡検査
aは通常の記録, bは刺激と実際の眼球運動の重ね合わせた記録で, 利得の低下と反応のズレが認められる。

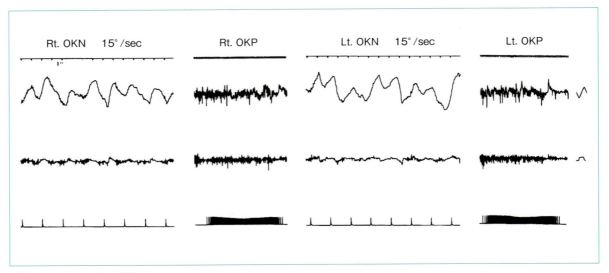

図Ⅵ-469　OKN および OKP テスト
15°/sec の等速刺激では眼振緩徐相偏位がかろうじて認められるが, 急速相は誘発されていない。

症例⑪：27歳, 男性（症例⑩の長男）

約3年前より軽度の歩行障害を自覚。神経学的には小脳性構語障害, 指鼻試験, 交互変換試験, 踵膝試験で中等度の協調運動障害がみられるが, 症例⑩（父親）より軽度である。

眼球運動の検査では以下の所見が得られた。

図Ⅵ-470 は視角20°（a）, 30°（b）の2点交互検査である。非共同眼球運動の有無をみるため左右の眼について独立した記録を行ったが（OD, OS）, 非共同眼球運動は認められていない。左右の眼の眼球偏位はほぼ十分であるが, 偏位速度が高度に低下していることがわかる。ただし症例⑩（父親）と比較すると現時点では障害はやや軽度である。

図Ⅵ-471 は random saccade の検査の一部である。総論の急速眼球運動の項で述べた方法で検討した結果, 右方へ40°の偏位（a～b）で最大速度は150°/sec（健常者は400～500°/sec）, 持続時間は595 msec（健常者150 msec 以下）。左方への偏位（c～d）は60°で最大速度212°/sec（健常者600°/sec 前後）, 持続時間765 msec（健常者200 msec 以下）と, 右方, 左方への saccade は最大速度の低下と持続時間の延長が認められ, 急速眼球運動系の障害が存在している。

視標追跡検査を図Ⅵ-472a に示す。緩徐な視刺激では刺激に対する眼球運動は父親に比して障害が軽度であることを知ることができる。刺激と眼球運動のズレは図Ⅵ-472b で示されているが少ない。

視運動眼振検査（図Ⅵ-473）では, 15°/sec の低速の等速運動刺激では眼振緩徐相速度はほぼ正常に視標追跡検査に追従しているが, 眼振急速相の最大速度は定性的ではあるが低下して

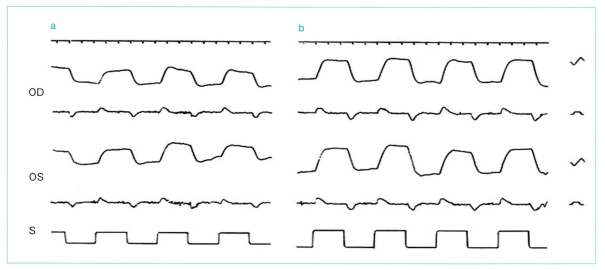

図Ⅵ-470　2点交互検査
視角20°（a），および30°（b）の2点交互検査を行っている。眼球の偏位角が増大しても急速眼球運動の速度は増大しない。右眼（OD），左眼（OS）は共同運動である。

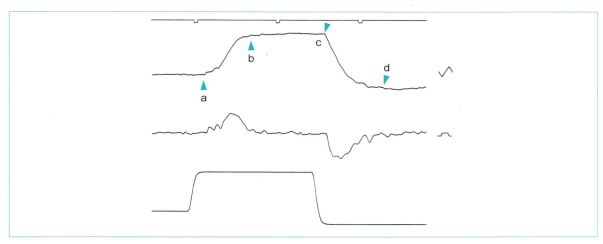

図Ⅵ-471　急速眼球運動最大速度の低下，持続時間の延長
右方（a〜b）および左方（c〜d）への急速眼球運動の最大速度の低下と持続時間の延長が認められる。

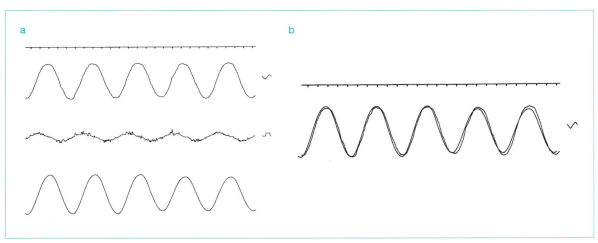

図Ⅵ-472　視標追跡検査
aは通常の視標追跡検査のENG記録，bは刺激とそれにより誘発された眼球運動。

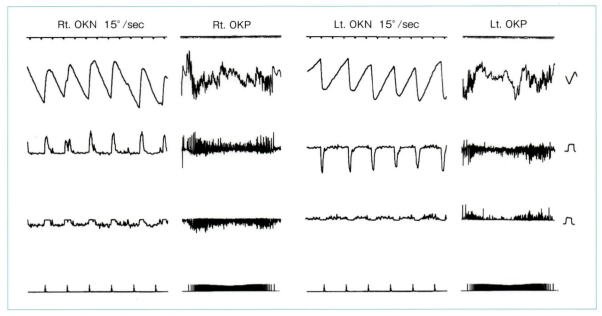

図Ⅵ-473　OKN および OKP テスト

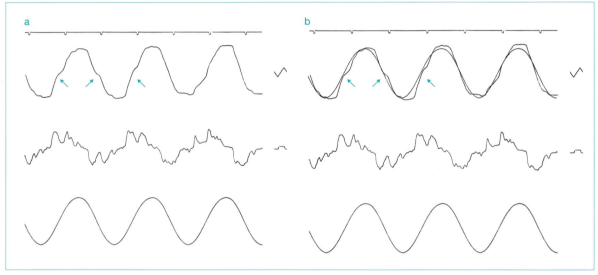

図Ⅵ-474　垂直性視標追跡検査
垂直性追跡眼球運動は円滑性を欠いている。

　おり，図Ⅵ-470 に示した所見と共通している。OKP テストでは誘発抑制があるが，発端者である父親よりは軽度である。
　垂直の saccade はほぼ正常である。垂直の視標追跡検査では上方および下方への追跡眼球運動がやや円滑性が失われていることがわかる（図Ⅵ-474）。a は従来の視標追跡検査の記録，b は刺激と反応の関係をみたものであるが，catch up saccade（上向き矢印）類似の現象が認められ追跡機能の円滑性に障害のあることが示されている。

症例⑫：25歳，男性（症例⑩の次男）

　神経学的には小脳症状は認められず，通常の生活をしている症例である。

　図Ⅵ-475は20°（a），30°（b）の2点交互検査を行ったものである。長男に比べて急速眼球運動系の障害はより軽度で，saccadeも出現しているが速度波形の記録からわかるように，定性的ではあるが通常の持続時間がより長い傾向にあり，これは急速眼球運動の最大速度が低下している可能性を示している。

　本症例のrandom saccadeを検査したものが図Ⅵ-476である。記録はフィルタ20 HzのENGの記録を示しているが，急速眼球運動の定量的計測には図Ⅵ-471と同様の方法をとっている。aの左方へのsaccadeは20°で，その持続時間は300 msec，最大速度は130°/sec。bの右方へのsaccadeは38°，持続時間は259 msec，最大速度は220°/sec。cの右方へのsaccadeは18°，持続時間は225 msec，最大速度は160°/sec。また左方への眼球運動dは48°の偏位で，持続時間は400 msec，最大速度250°/secと，いずれも右方および左方への最大眼球運動の速度が正常人に比して低下しており，saccadeの持続時間が健常者に比して高度に延長していることがわかる。

　視標追跡検査の所見は（図Ⅵ-477）で，軽度saccadic pursuitをしていることが速度波形の記録からわかるが，急速眼球運動系の障害のため明らかな所見とはなっていない。視運動眼振検査については図Ⅵ-478に示す。15°/sec，30°/secの等速視運動刺激とOKPテストを示しているが，OKPでは眼振緩徐相速度の低下があり，また急速眼球運動系の低下もあるが，長男，父親に比較すると障害の程度は低い。

　このように，平衡障害などを含め神経学的に全く症状を訴えていない早期の症例でも眼球運動，特に急速眼球運動系の異常が認められることがSCA2の一つの特徴である。眼振を含めた眼球運動の検査は早期診断に役立つと同時に，将来適切な治療が可能になった場合には，これらの急速眼球運動系の検査所見がSCA2の診断・治療に果たす役割は大きなものがある。

　図Ⅵ-479は発端者（父親）（a）と長男・次男（b, c）のOKPテストの結果を示している。

　一般神経学的所見の障害の程度と関係があるが，cでは一般神経学的所見が明らかではないにもかかわらずOKPテストでの最大緩徐相速度は60°/secと正常より低下している。図Ⅵ-476で示されたように急速眼球運動の最大速度の低下があり，本症例の経時的変化を検討する機会はなかったが，年余にわたり進行する場合，cよりaへの進行が推定される。

　以上示したように，急速眼球運動の検討は，この種の疾患においては一般神経症候より鋭敏に検索でき病態の把握に貢献することができる。

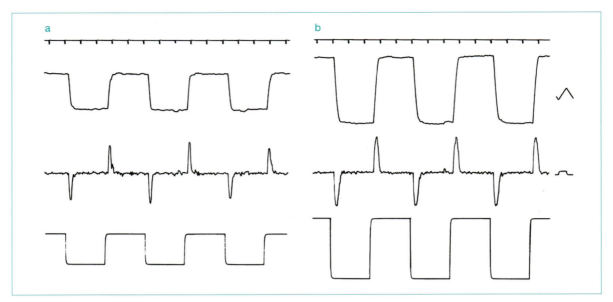

図Ⅵ-475　2点交互検査
20°，30°の2点交互検査で眼球運動そのものには制限はないが急速眼球運動は低下の傾向にある。

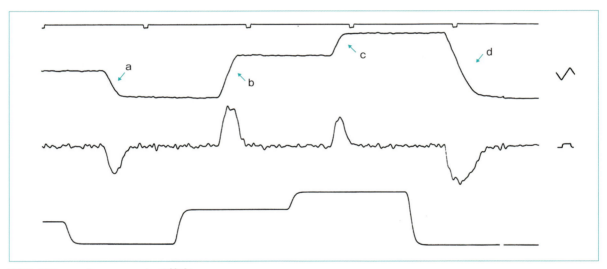

図Ⅵ-476　random saccade の検査
左右への saccade では最大速度の低下と持続時間の延長が認められる。

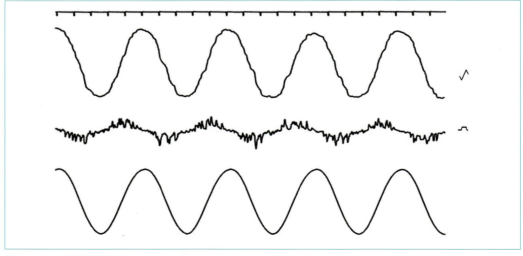

図Ⅵ-477　視標追跡検査
saccade の最大速度の低下があるため saccadic pursuit は明確ではないが，速度波形から類推することができる。

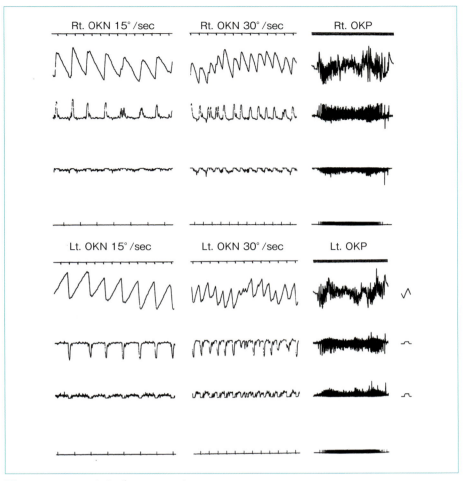

図Ⅵ-478 OKN および OKP テスト
15°/sec，30°/sec および OKP テストを示している。特に OKP では図Ⅵ-469，473 に比して障害が軽度であることがわかる。

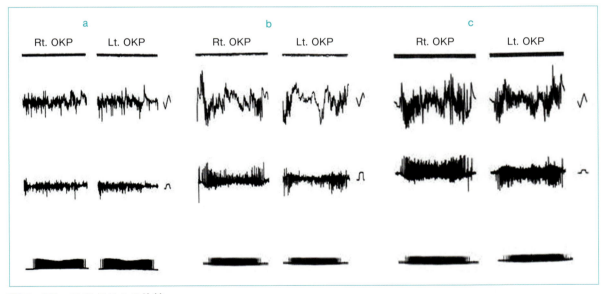

図Ⅵ-479 OKP テストの比較
発端者（a），長男（b），次男（c）の OKP の比較である。

第3章 中枢性疾患／小脳障害と眼球運動の異常

(3) 脊髄小脳失調症 3 (spinocerebellar ataxia 3：SCA3，Machado-Joseph 病：MJD)

SCA3 は別名 Machado-Joseph 病（MJD）とも称されている疾患である。本疾患は小脳性運動失調のほかに複視，ジストニー，硬直，末梢神経障害，睡眠症などを認めることがある。これらの症状はほかの脊髄小脳変性症では比較的稀であり，特に複視（外眼筋麻痺）は本症例の特徴の一つを示すものである。外眼筋麻痺をきたす症例はほかの SCA のなかでは稀であるため，小脳性運動失調と眼筋麻痺を伴う場合，SCA3 の可能性を疑う必要がある。

以下症例を提示する。

症例⑬：58 歳，男性

約 10 年前より歩行に際し軽度のふらつき感を自覚。5 年前より軽度に呂律が回らなくなった。

図Ⅵ-480 は 2 点交互検査である。なお，本症例は自覚的に複視はなく，両側の眼球運動は共同眼球運動を示していたために単眼独立の記録は行っていない。この記録からわかるごとく 10°の側方視でも眼振が認められる。

左右側方注視眼振の記録を図Ⅵ-481 に示す。a は右方注視，b は左方注視の記録である。いずれにしても側方注視眼振が認められ，眼振の緩徐相速度は等速ではなく神経積分器（neural integrator）の障害を示している。すなわち小脳障害のみならず脳幹障害を伴っていることを示唆している。

このことは OKP テストでより明らかである（図Ⅵ-482）。30°等速視運動刺激でも眼振の誘発はきわめて抑制されているが，OKP テストはほとんど眼振の誘発が欠如しており，小脳障害のみならず脳幹障害をも伴っていることが示唆される。この場合 OKN の誘発抑制は，SCA2 のごとく急速眼球運動系の障害によるものではないことは図Ⅵ-480，481 で示されるごとく，眼振急速相が出現していることに注意する必要がある。なお本症例の温度眼振検査は両側とも 30°での眼振誘発は認められず，氷水刺激で 10°/sec 程度の両側の眼振が認められたが両側温度眼振反応の高度低下の所見である。

症例⑭：57 歳，女性

約 6 年前より歩行時にふらつきを自覚。同時に側方注視で複視を自覚している。3 年前より構音障害も出現している。母親および姉に同様の症状があり治療中とのことである。神経学的に感覚系，反射系は正常範囲。共同運動系は指鼻試験で左に軽度の動揺が認められ，踵膝試験でも軽度の異常が認められる。企図振戦は明らかでない。回内，回外運動はほとんど正常。10 秒以上の片足立ちは不能である。肉眼観察で眼球運動は左右共同運動でないため，視角 20°の 2 点交互検査の ENG 記録は右眼，左眼の独立した記録を行った（図Ⅵ-483）。左右 2 点交互検査での記録にみられるように，左眼が右眼に比して眼球の運動制限が認められる。この運動制限が自覚的な複視の原因と考えられる。

左右側方注視眼振を図Ⅵ-484 に示す。この場合，右方注視および左方注視の原波形は 3 秒の時定数で記録されている。明確な注視眼振は認められず，ただ左右の眼の非共同眼球運動のみが記録されている。

視標追跡検査を図Ⅵ-485 に示す。右眼は saccadic pursuit を行っているが，左眼では運動制限があり，右眼ほど saccadic pursuit が著明な記録とはなっていない。

視運動眼振検査を図Ⅵ-486 に示す。30°等速刺激および OKP テストを行っているが，いずれも左眼の眼球運動の制限と眼振の誘発が抑制されていることがわかる。

温度眼振検査を図Ⅵ-487 に示す。左右耳とも氷水の注水を行っており，眼振は誘発されている。横点線のところで開眼注視を行わせたが，視性抑制の障害が認められることがこの記録からわかる。

このように SCA3 症例の眼球運動の特徴は，一般の小脳障害の症例にみられる saccadic pursuit，視運動眼振，左右側方注視眼振などのほか，左右の非共同眼球運動が出現する症例があることである。この異常は複視の自覚として現れる。したがって，小脳失調症が疑われる

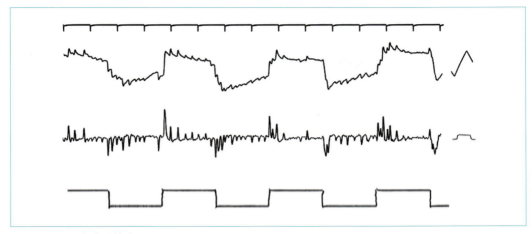

図Ⅵ-480　2点交互検査
視角10°の2点交互検査を行っている。眼位が側方にあるとき眼振の存在が認められる。

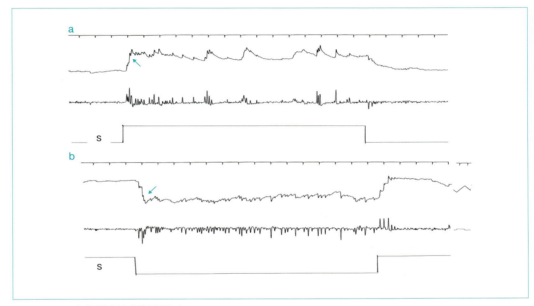

図Ⅵ-481　左右側方注視眼振検査

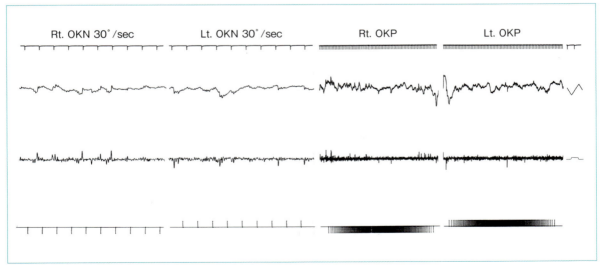

図Ⅵ-482　OKNおよびOKPテスト
高度の眼振誘発障害が認められる。

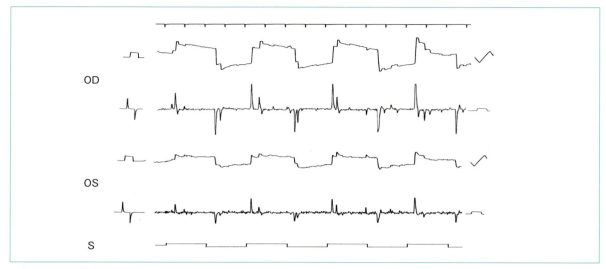

図Ⅵ-483　2検査点交互
右眼（OD），左眼（OS）独立記録。右眼に比して左眼の眼球運動の制限がある。Sは視標の変化を示している。原波形の時定は3秒。以下，原波形の時定数は同様である。

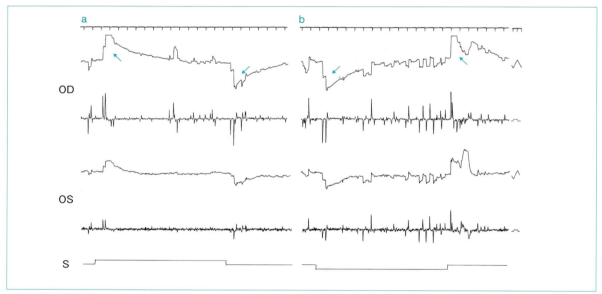

図Ⅵ-484　左右側方注視眼振検査
注視眼振は明らかではない。

　症例で自覚的に複視を訴える場合には，視診で眼球運動が共同運動であるかどうかを確かめ，必要に応じて両眼の単眼記録を行わなければならない。
　温度眼振については早期から温度眼振反応が低下する症例があり，早期診断的意義があるとする報告もあるが（Gordon, et al. 2003, Yoshizawa, et al. 2004 など），図Ⅵ-487 で示されたように必ずしも低下しない症例もある。
　ここで温度刺激眼振検査の結果についての注意点を述べておく。
　小脳変性症の症例では，Frenzel眼鏡下あるいは赤外線CCDカメラ下での温度刺激眼振検査で，氷水注水でも非注視下では眼振が認められず，あたかも無反応のように思われる症例でも，明所開眼正面注視で眼振が出現することがあるので注意を要する。
　図Ⅵ-488 の AD cold は右耳に氷水を注入したときの所見であり，AS cold は左耳に氷水を注入したときの記録である。暗所開眼下の記録であり，記録中に横点線の部分で明所開眼正面注視を行わせている。

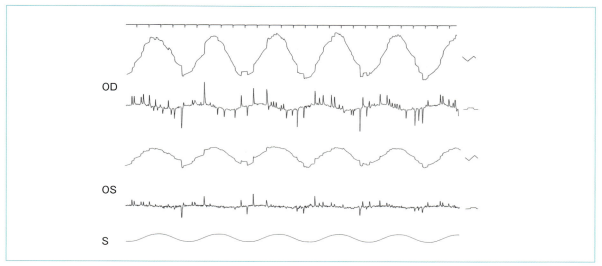

図Ⅵ-485 視標追跡検査

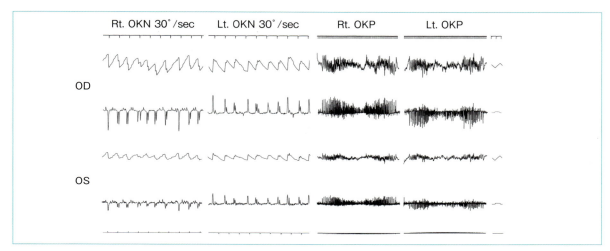

図Ⅵ-486 OKN および OKP テスト

　この記録で注意すべき点は，左右耳とも氷水が注入されているにもかかわらず暗所開眼の状態では眼振が出現していないことである。その結果から，暗所開眼下氷水注入で眼振が出現しないため外側半規管の反応が無反応あるいは高度に低下しているとの判定を下すことは早計である。横点線のところで明所開眼正面注視を行わせると眼振が誘発され，基本的に半規管機能の無反応あるいは高度低下とはいえない。このような現象がこの種の変性疾患で出現することは水野ら（1994）も記録で示しており，小脳変性症の温度刺激眼振検査の結果をみるときにはこの点を考慮しなければならない。

　なお，温度眼振の反応低下，無反応になる所見は SCA3 の一つの特徴との報告もあり（Gordon, 2003, 他），病理学的に前庭神経核の障害も指摘されているので反応低下の可能性は当然考慮する必要があるが，上記の症例のような現象もあるので十分に注意する必要がある。なお，この種の所見は先天性眼振の症例でも出現することも経験している。

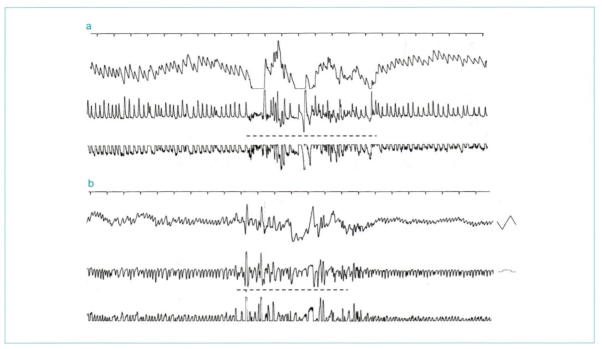

図Ⅵ-487　視性抑制（visual suppression）の検査（1）

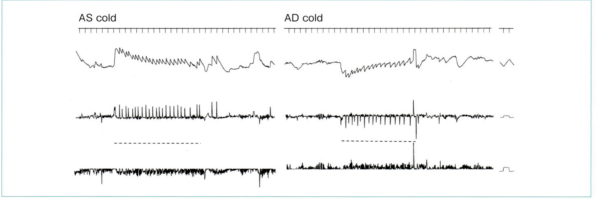

図Ⅵ-488　視性抑制（visual suppression）の検査（2）
氷水を左耳（AS cold），右耳（AD cold）に注入した記録である。暗所開眼では眼振が誘発されていないが明所開眼正面注視（横点線）にすると眼振は誘発され温度刺激に無反応でないことを示している。

(4) 脊髄小脳失調症 6（spinocerebellar ataxia 6：SCA6）

　本疾患は常染色体優性遺伝の脊髄小脳変性症の 80％程度と頻度が高いとされている。中年期に発症することが多く，発症の時期については CAG リピートの数の長い患者は若年で発症する傾向があるとの報告がある。病理学的には純粋な小脳型である点がほかの SCA 群と異なり，小脳症候以外の神経症候は少ない。病理学的には小脳のプルキンエ細胞の著明なほぼ選択的な障害が特徴で，脳幹の萎縮などは少ない。またある程度進行した症例の MRI 所見では，萎縮は小脳半球より虫部に強いとされている。

　SCA1～3 は前庭神経核の障害を伴うことがあるが，SCA6 では前庭神経核は保たれているため温度眼振反応の低下の症例は少ない。

　一般症状としては歩行障害，四肢の運動失調，構音障害などがあり，これらは緩徐に進行する。なお小脳症状に先行してめまいを発症することがある。体動によるめまいであり，良性発作性頭位めまい症類似の病歴を示すことがある。この場合のめまいの持続時間は秒から分単位であり，小脳失調症が出現する前に消失することが多い。このめまいの原因は明らかではない

が，神経障害ではなく，むしろ内耳のイオンチャンネルの異常ではないかとの意見がある。

眼球運動の異常は特徴的で，SCA2にみられるような急速眼球運動系の異常は認められないが，Ⅵ-3章2-A「小脳障害総論」で述べたほとんどすべての眼球運動の異常を示す。

そのなかでも眼球運動における特徴的な所見は自発性下眼瞼向き垂直眼振，周期性交代性眼振などで，この種の眼振と小脳症状が合併した場合はSCA6を疑うことが必要となる。小脳変性症で認められる視標追跡検査の異常，左右側方注視眼振，方向交代背地性（上向性）眼振などがみられる。ただ，すべての症例で上記の所見を示すのではなく，家族歴を伴う小脳変性症で自発性下眼瞼向き垂直眼振，周期性交代性眼振などが観察された場合はSCA6の可能性が強いため，眼球運動の検査からSCA6を疑うことができ，分子遺伝学的検査に貢献できるという意味をもっている。

以下，実際の症例を提示する。

症例⑮：46歳，女性

3年前より軽度の歩行障害を自覚。父には平衡障害は認められなかったが父方の兄，姉などに平衡障害がありSCA6と診断されており，本人も初診1年前にSCA6の診断を受けている。

自発眼振は下眼瞼向き垂直眼振が認められる（図Ⅵ-489）。この下眼瞼向き垂直眼振は家族性の小脳失調症と合併した場合，前述のようにSCA6の可能性を考える必要があるほど特徴的な所見の一つである。

自発性下眼瞼向き垂直眼振は閉眼あるいは暗所開眼など非注視下で若干増強することが多い（図Ⅵ-490）。なお2点交互検査については，比較的著明な下眼瞼向き垂直眼振が存在している症例でも水平および垂直とも推尺障害（dysmetria）が認められないのが一般的である（図Ⅵ-491）。ただ病態が進行すると推尺障害も出現してくる可能性がある。

左右側方注視眼振検査を図Ⅵ-492，493に示す。右30°側方注視（Rt. LG）（図Ⅵ-492）で水平性の注視眼振は明らかではないが，下眼瞼向き垂直眼振がやや増強している。さらに側方注視より正面視に眼位を戻したとき，反跳眼振が出現している（横点線）（図Ⅵ-492）。一方，左側方注視でも下眼瞼向き垂直眼振向は出現しているが眼振は軽度である（図Ⅵ-493）。

上下の注視眼振検査を図Ⅵ-494に示す。垂直誘導（VERTICAL）の記録の上方注視（上向き矢印）でやや眼振が増強している傾向があり（a），下方注視（下向き矢印）で眼振の増強はなく（b），この現象は水平眼振におけるAlexanderの法則に従わない（Ⅵ-3章2-A「小脳障害総論」参照）。

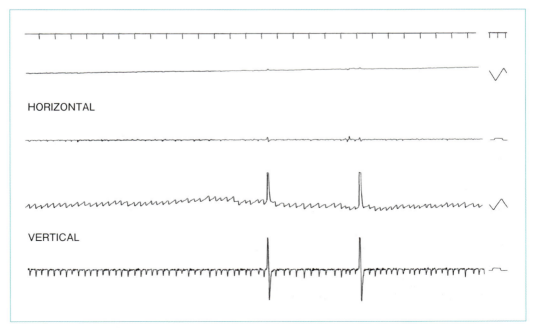

図Ⅵ-489　SCA6の自発性下眼瞼向き垂直眼振

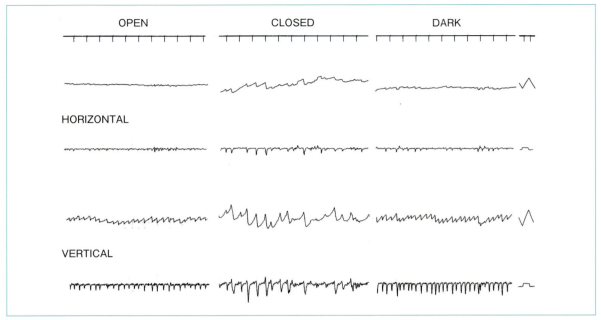

図Ⅵ-490　下眼瞼向き垂直眼振の注視，非注視下の記録

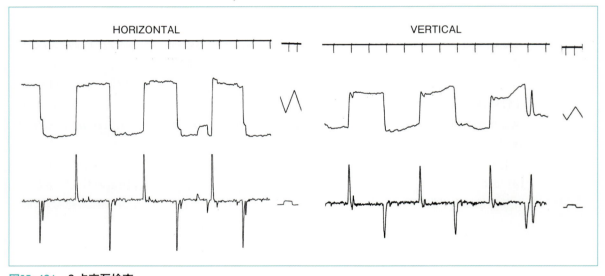

図Ⅵ-491　2点交互検査
水平，垂直の記録。推尺障害は認められない。

　視標追跡検査の所見を図Ⅵ-495に示す。刺激が等速であるため原波形はDC記録で典型的なsaccadic pursuitとなっている。視標の等速刺激に対する追跡でsaccadic pursuitとなっているため，それは等速視運動眼振検査の眼振緩徐相にもcatch up saccadeとして現れ，図Ⅵ-496の眼振緩徐相の速度波形の記録でより明確に示されている。

　このことはOKPテストを行ったときでも同様である（図Ⅵ-497）。所見の恒常性を得るためOKPテストは2度施行しているが，眼振緩徐相の著明なcatch up saccadeとそれに伴う眼振緩徐相速度の低下が認められている。

　温度眼振検査による視性抑制については，抑制率が右18％，左20％と異常が認められた。

　なお，垂直系の視標追跡検査は上下へのsaccadic pursuitを示し（図Ⅵ-498），また垂直OKNでも眼振は誘発されるが緩徐相部分は円滑でないことを示している（図Ⅵ-499）。OKPも2度検査が行われているが同様の所見である（図Ⅵ-500）。

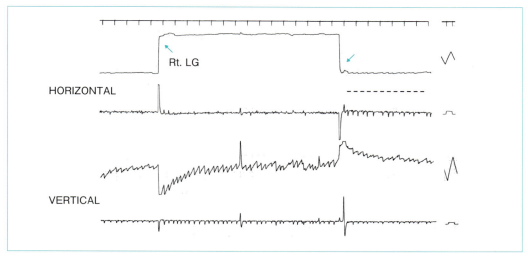

図Ⅵ-492　右側注視眼振検査
右方注視（Rt. LG）で下眼瞼向き垂直眼振が増強。反跳眼振（横点線）も認められる。水平誘導原波形は DC 記録，垂直誘導原波形は時定数 3 秒。図Ⅵ-493 も同様。

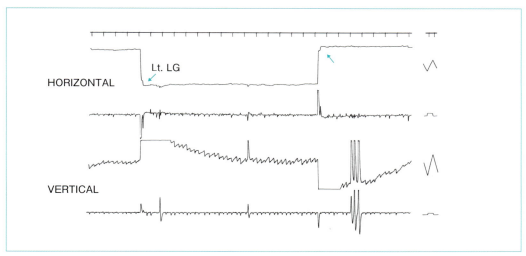

図Ⅵ-493　左側方注視眼振

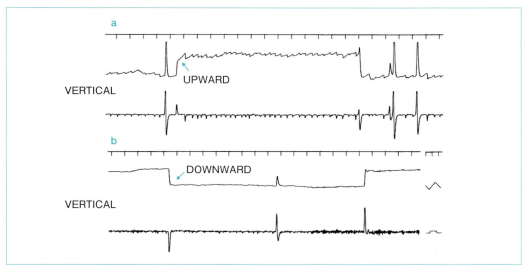

図Ⅵ-494　垂直の注視眼振
自発性下眼瞼向き垂直眼振が存在しているが，上方注視（UPWARD）のほうが眼振は著明。

第 3 章　中枢性疾患／小脳障害と眼球運動の異常

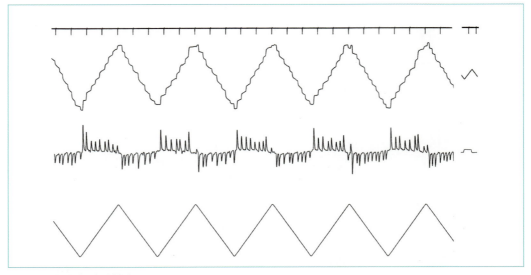

図Ⅵ-495 視標追跡検査
著明な saccadic pursuit である。

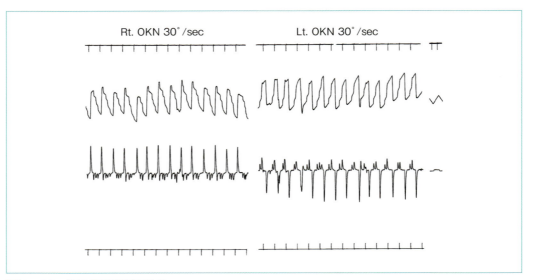

図Ⅵ-496 等速視運動眼振検査
緩徐相での catch up saccade が強い。

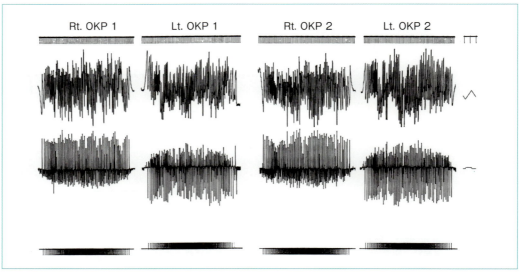

図Ⅵ-497 OKP テスト

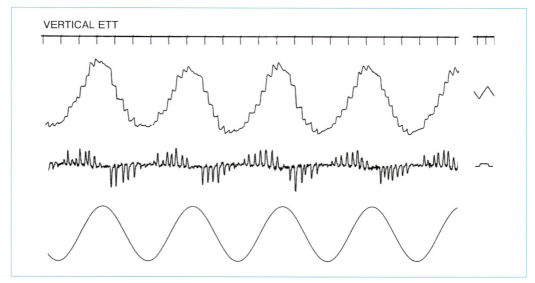

図Ⅵ-498　垂直性視標追跡検査
垂直系でも saccadic pursuit。

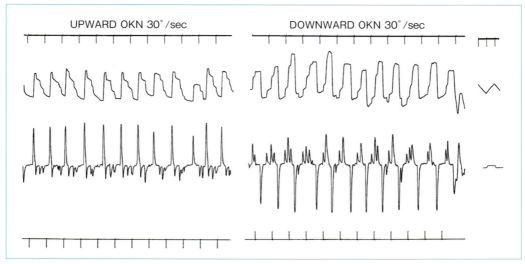

図Ⅵ-499　垂直性視運動眼振検査
垂直系でも緩徐相での catch up saccade が強い。

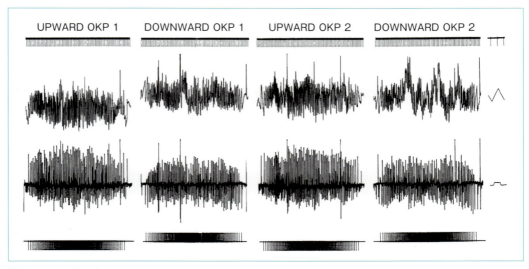

図Ⅵ-500　垂直性 OKP テスト
垂直系でも水平系と同様な OKP テストの結果である。

本症例は 12 年以上経過観察している症例である。

一般に SCA6 の進行が緩徐であり，経時的に経過観察を行ったが一般神経学的には症状の進行は認められず，また眼球運動の異常所見の進行も認められなかった。12 年後の記録を以下に示す。

自発眼振は特に変化はない（図Ⅵ-501）。また，水平の 2 点交互検査（図Ⅵ-502）でも，12 年前（図Ⅵ-491）と比較しても特別な変化は認められていない。

左右側方注視眼振（図Ⅵ-503, 504），また，視標追跡検査（図Ⅵ-505）も図Ⅵ-495 と比較して眼球運動の失調性は増強しておらず，基本的に著変がないといえる。

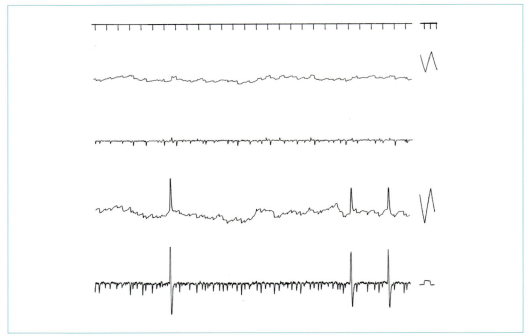

図Ⅵ-501　自発性下眼瞼向き垂直眼振

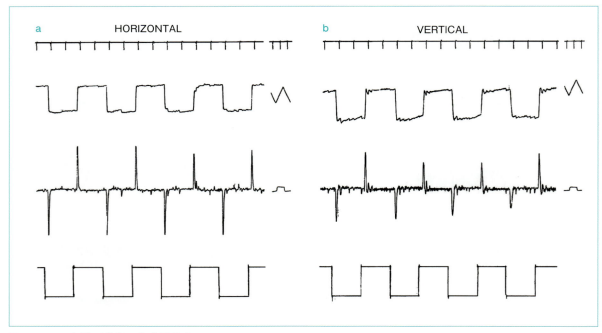

図Ⅵ-502　水平，垂直 2 点交互検査
水平，垂直とも特に異常は認められない。

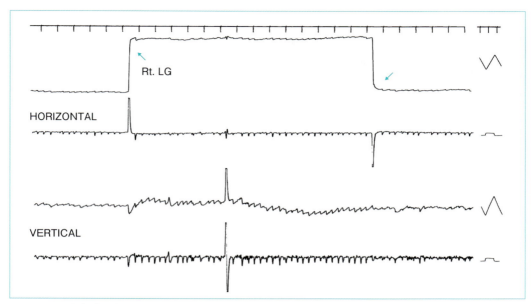

図Ⅵ-503　右側方注視眼振検査
右側方注視（Rt. LG）で下眼瞼向き垂直眼振が増強。反跳眼振も認められる。

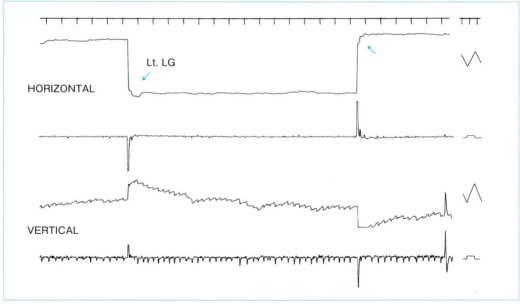

図Ⅵ-504　左側方注視眼振
右側方注視と同様，下眼瞼向き垂直眼振が増強。

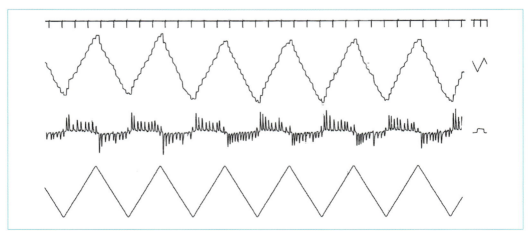

図Ⅵ-505　視標追跡検査

第3章　中枢性疾患／小脳障害と眼球運動の異常

垂直性注視眼振検査（図Ⅵ-506）では以前と同様 Alexander の法則に従っておらず，垂直性視標追跡検査（図Ⅵ-507），垂直性視運動眼振検査（図Ⅵ-508，509）などいずれも 12 年前と本質的な変化を示していないことがわかる。

　ここで示されたごとく自発性下眼瞼向き垂直眼振を伴う SCA6 では神経症候の進捗が緩徐であると同時に，眼球運動異常も年余にわたり変化が明らかでないことがある。このような症例では MRI などの画像所見でも病変の変化は緩徐である。

　ただ，すべての症例で進行が緩徐ではなく，家族間でも病態の進行の状態は多様であることは一般の神経症候と同様である。

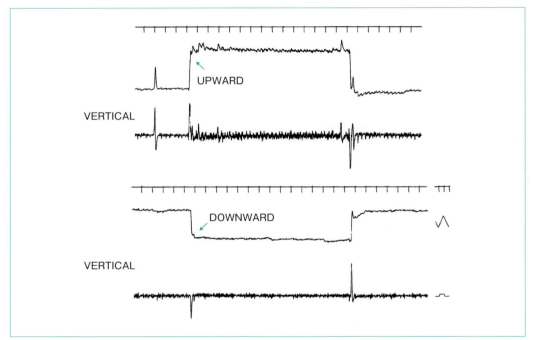

図Ⅵ-506　垂直の注視眼振

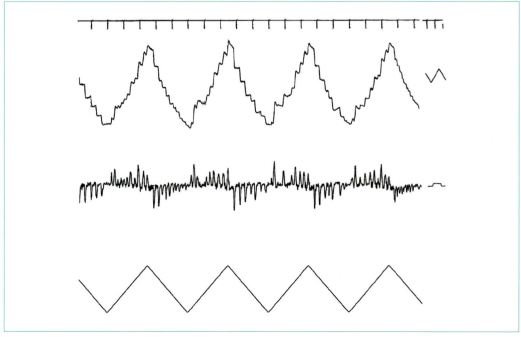

図Ⅵ-507　垂直性視標追跡検査

なお，この種の下眼瞼向き垂直眼振の症例の家族を検討すると，その時点では一般神経症状がなく通常の生活をしているにもかかわらず頭位変換眼振検査で垂直眼振が出現している症例がある．水平眼球運動系における追跡眼球運動の異常とともに眼球運動の所見が早期診断に貢献することを付記しておきたい．

　SCA6 の症例でほかの特異的眼球運動異常に周期性交代性眼振（periodic alternating nystagmus）の症例がある．

　以下その症例を症例⑯で提示する．

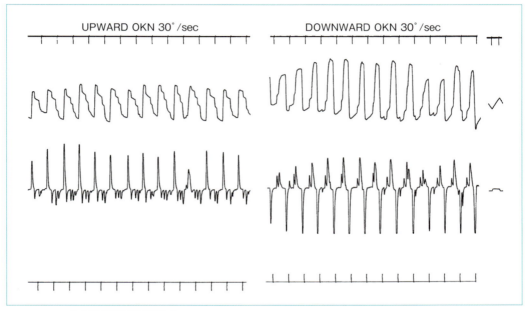

図Ⅵ-508　**垂直性視運動眼振検査**
水平系と同様 catch up saccade が著明．

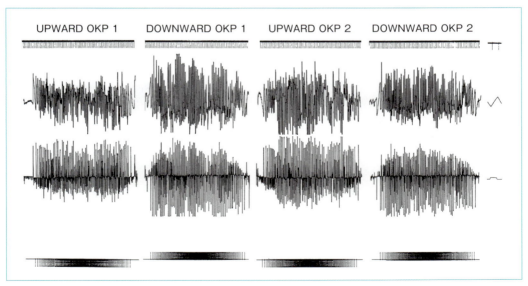

図Ⅵ-509　**垂直性 OKP テスト**

症例⑯：53 歳，女性

以前よりソフトボールを行っていたが約 6 年前よりボールのキャッチが下手になった。同時に階段の昇り降りで特に降りるほうが不安定になった。約 1 年前より軽度に呂律が回りにくくなった。母親（72 歳）は SCA6 と診断されており 5 年前より寝たきりの状態とのことである。母親の姉，母親の母も同様の症状であった。

本症例も分子遺伝学的に SCA6 と診断されている。

症例⑮では SCA6 で下眼瞼向き垂直眼振の症例を提示したが，SCA6 のもう一つの代表的な眼球運動の異常所見として周期性交代性眼振（periodic alternating nystagmus：PAN）がある。図Ⅵ-510 はそれを示している。本症例では 90〜100 秒程度の周期で眼振の方向が変化していることがこの記録からわかる。なお自発眼振が左方に存在する場合（図Ⅵ-511a），右方に存在する場合（図Ⅵ-511b）でも水平性の 2 点交互の検査で推尺障害は明らかではない。

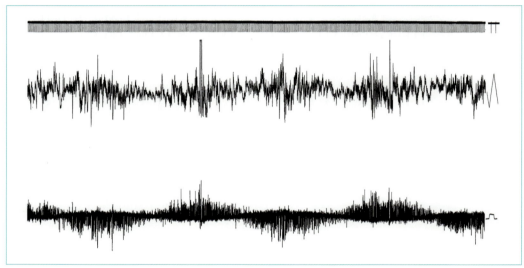

図Ⅵ-510　周期性交代性眼振

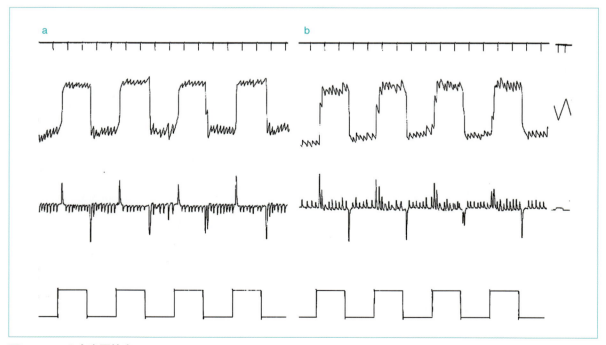

図Ⅵ-511　2 点交互検査
自発眼振が左向き（a），右向き（b）のときの 2 点交互検査。基本的に推尺障害は認められない。

自発眼振の方向と注視眼振については，眼振が右方に出現している時期（図Ⅵ-512，下向き矢印）と左方に出現している時期（図Ⅵ-513，下向き矢印）の左右側方注視眼振の検査を行っているが，記録からわかるように眼振急速相方向に眼位が変化した場合に眼振が増強している。なお眼振急速相とは反対方向に眼位を変化させた場合には，その方向に軽度の眼振が認められ，左右側方注視眼振が潜在的に存在していることが示されている。

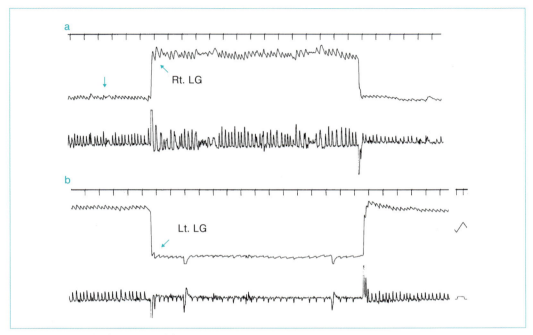

図Ⅵ-512　左右側方注視眼振（1）
自発眼振が右向きのときの左右側方注視眼振。

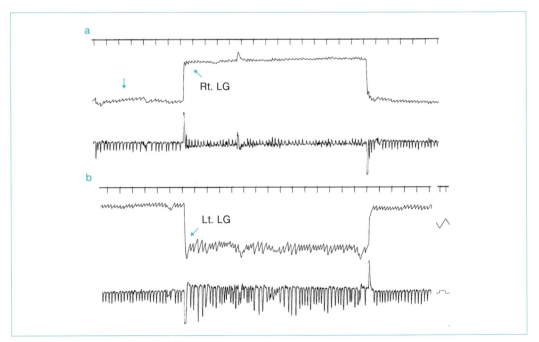

図Ⅵ-513　左右側方注視眼振（2）
自発眼振が左向きのときの左右側方注視眼振。

側方注視が自発眼振への影響の有無を検討した記録が図Ⅵ-514，515である。

図Ⅵ-514は自発眼振が右方に出現している時期での視標の変位と眼振の関係を示しており，図Ⅵ-515は自発眼振が左方に出現している時期での視標の変位と眼振の関係を示している。原波形はDC記録で正中位は横点線で示されており，第3誘導は視標の変化を記録している。

眼振急速相方向へ眼位を移動した場合は眼振が増強し，緩徐相側に移動させた場合は眼振の抑制が認められるが，正中位にすると眼振は本来の方向に出現しており眼振の周期を変えることは一般的に困難である。

この点が先天性眼振で出現する周期性交代性眼振のなかでも静止位交代性眼振の所見とは異

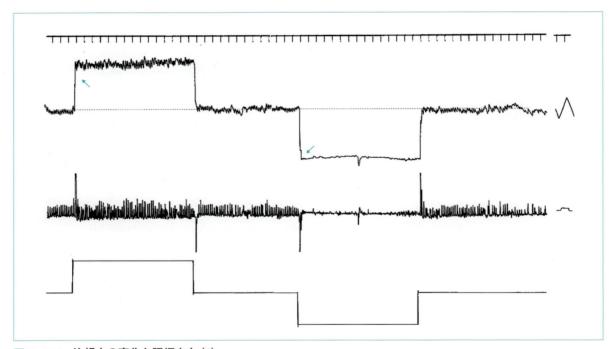

図Ⅵ-514　注視点の変化と眼振方向（1）
自発眼振が右向きの場合，注視点を変換しても眼振周期は変わらない。

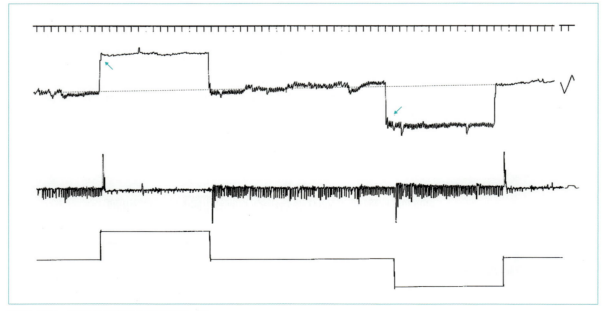

図Ⅵ-515　注視点の変化と眼振方向（2）
自発眼振が左向きの場合，注視点を変換しても眼振周期は変わらない。

なり，注意が必要である。

　視標追跡刺激が眼振の周期性に変化を与えるかどうかを調べたものが図Ⅵ-516 の記録である。a の上向き矢印の時点では右方向への saccadic pursuit をしており，右向き自発眼振が存在していることを示している。なお一定期間の経過後，b の上向き矢印での時点では視標追跡刺激を右および左への saccadic pursuit とほぼ同程度に行っていることが示されている。このことは自発眼振がほぼ静止の時期にあることを示している。一方，b の下向き矢印は眼振が右向きから左向きに変化しつつある時期を示しており，これ以降，c の記録では左向き眼振が持続し，一定の周期のあと，d の上向き矢印で示されるように右および左に saccadic pursuit を行っている。この時期は眼振の方向の変換期と思われ，さらに d の下向き矢印のところで眼振が右方に出現していることがわかる。このことは視標追跡刺激が存在する交代性眼振の周期性に影響を及ぼしていないことを示している。

　一方，視運動刺激に対し十分，線状を注視するよう指示して行ったものが図Ⅵ-517 である。ここでは自発眼振に対して同一方向と反対方向に視運動眼振を誘発させる検査を行い眼振反応をみたものである。a および b は存在する自発眼振の方向に視運動眼振を誘発させ，c, d は自発眼振と反対方向に視運動眼振を誘発させた記録である。これらの記録から自発眼振の方向に誘発される視運動刺激を行った場合には眼振が良好に出現しており，一方，眼振と反対方向に視運動眼振が誘発されるように刺激した記録では眼振緩徐相の反応の円滑さが高度に障害されていることがわかる。

　図Ⅵ-518 は図Ⅵ-517 と同様のことを OKP テストで行ったことを示している。a は自発眼振の方向（右向き）に視運動眼振が誘発されるように刺激したときの記録で，b は自発眼振と反対方向に視運動眼振が誘発されるように刺激した記録である。a の右 OKP（Rt. OKP）は右向き眼振（上向き矢印）が出現しているときの右 OKP で，OKP テストが終了した後は自発眼

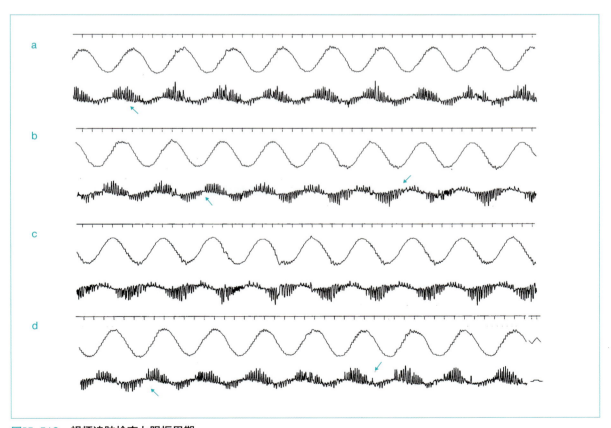

図Ⅵ-516　視標追跡検査と眼振周期
視標追跡刺激を行っても眼振周期は変わらない。

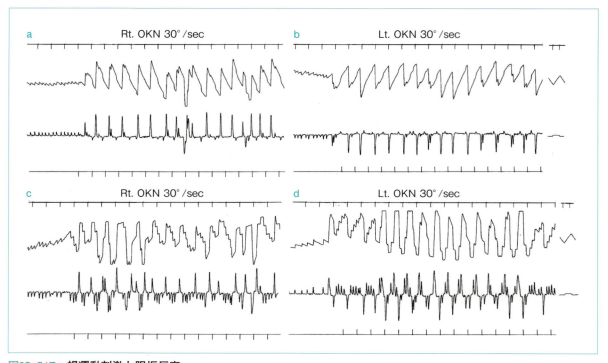

図Ⅵ-517　視運動刺激と眼振反応
自発眼振と反対方向への OKN の誘発は，緩徐相の catch up saccade が著しい．

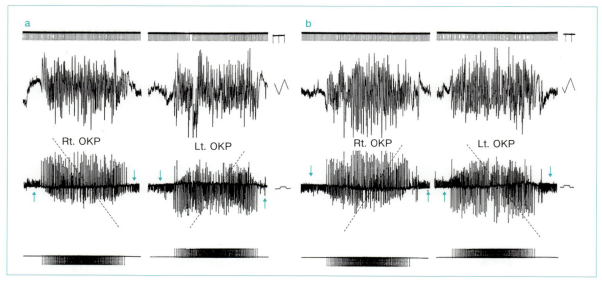

図Ⅵ-518　眼振方向と OKP テスト
眼振の方向は点線との交叉点付近で変化したものと考えられる．

振は左向きに変化している（下向き矢印）。左 OKP（Lt. OKP）は左向き自発眼振が出現しているときの左 OKP で，刺激前は左向き眼振が出現（下向き矢印）しているが，終了時は眼振方向は明確ではないが右向き眼振となっている。すなわち OKP 刺激の前後で眼振の方向は変化している。OKP テストでは 1 回の検査に 90 秒必要であるために，その間に眼振の周期の変化が入ることにより眼振の方向が OKP テストの前後で変化すると考えられる。b は自発眼振と反対方向に視運動眼振を誘発させるような刺激であるが，刺激前後の所見は a と同様である。このことは眼振の周期は視運動刺激により影響を受けないことを示しており，視標追跡検査でも周期を変化させることができないが，視運動刺激でも周期は変化を受けないことを示している。

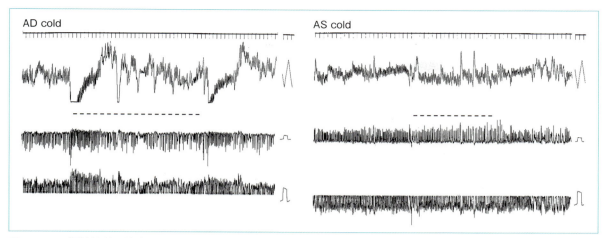

図Ⅵ-519　視性抑制の検査
暗所開眼で誘発された眼振は明所開眼正面注視（横点線）でも抑制されていない。

　温度刺激に対する視性抑制については，眼振は良好に誘発されるが，視性抑制はほとんど存在していないことがわかる（図Ⅵ-519）。AD cold は右耳氷水注入の記録で，横点線の部分で明所開眼正面注視を行わせているが視性抑制は認められず，むしろ眼振が増強傾向にあることが示されている。AS cold でも同様の所見で，視性抑制の高度障害が存在することを示している。

　本症例の9年後に検査の機会があり，その所見を以下に示す。

　自発眼振眼振の基本的な周期の変化は認められない（図Ⅵ-520）。

　a〜d は連続記録を4分割したものである。a の上向き矢印は右向き眼振を示しており，△点周辺は眼振方向が変化するところであり，下向き矢印周辺では左向き眼振が出現している。b の下向き矢印で示されている左向き眼振は△点で眼振方向が変化して，上向き矢印では眼振は右に変化している。c，d の記録も同様の経過をたどっている。

　また，注視眼振（図Ⅵ-521，522），視運動刺激に対する反応（図Ⅵ-523，524）も基本的に変化していない。

　本症例は9年間の変化を観察しているが神経学的所見に特に増悪はなく，眼球運動の異常も特に増悪は認められなかった。

　以上，SCA6 の代表的な症例として下眼瞼向き垂直眼振と周期性交代性眼振の症例を示した。

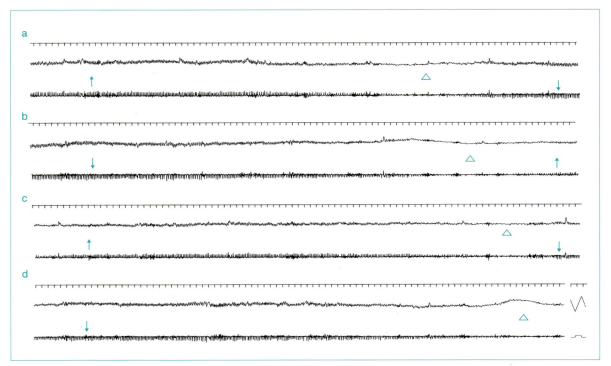

図Ⅵ-520　周期性交代性眼振
a〜d と連続記録。眼振方向が周期的に変化していることが速度波形の記録でわかる。

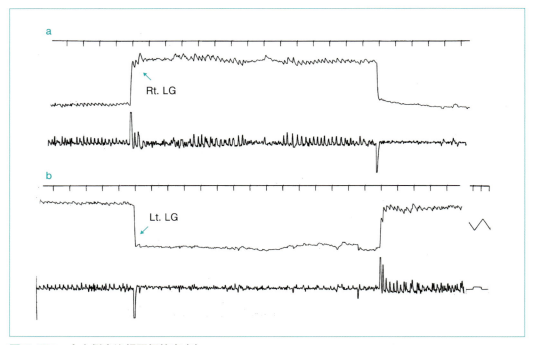

図Ⅵ-521　左右側方注視眼振検査(1)
自発眼振が右方に認められるときの左右側方注視眼振。

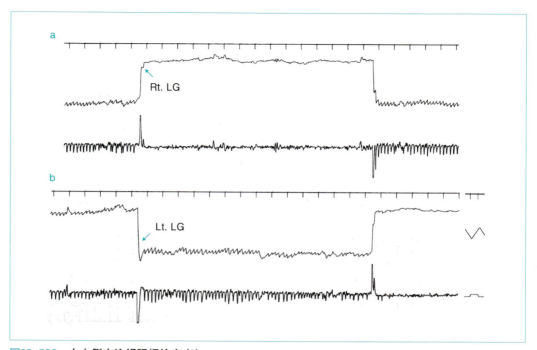

図Ⅵ-522　左右側方注視眼振検査（2）
自発眼振が左方に認められるときの左右側方注視眼振。

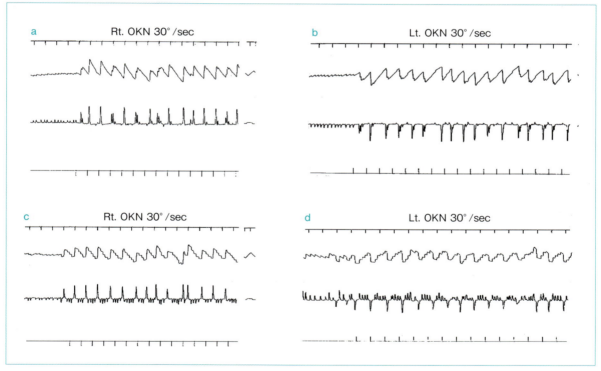

図Ⅵ-523　自発眼振と視運動眼振
自発眼振と同一方向に誘発されるOKN（a，b）と反対方向に誘発されるOKN（c，d）。図Ⅵ-517と基本的に変化はない。

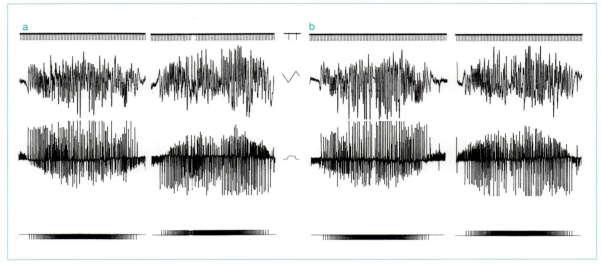

図Ⅵ-524　自発眼振と OKP テスト

　小脳障害を伴い，このような眼振所見がみられ，さらに家族歴が存在する場合は SCA6 の可能性がきわめて高いことが示され，診断に貢献する。しかし SCA6 がこのような所見を示すのは必ずしも多いものではなく，孤発性小脳皮質変性症（CCA）に類似した症候を示す症例が多い。以下にその症例を示す。

症例⑰：54 歳，男性

　約 6 年前より歩行に際して不安定感を自覚し脳神経外科受診。MRI など施行されたが特に問題ないとのことで経過観察を受けていた。3 年前より階段を降りるのに不自由さを感じ神経内科受診。SCA6 と診断されている。

　図Ⅵ-525 は左右側方注視眼振を示している。a は右側方注視眼振（Rt. LG），b は左側方注視眼振（Lt. LG）の ENG 所見である。左右側方注視とも注視眼振が認められるが，右向き注視眼振のほうが左向き注視眼振に比して，より眼振方向優位性をもっている。同様に反跳眼振は図 b の横点線で示されるごとく，右向きに眼振方向優位性をもっている。すなわち注視眼振および反跳眼振とも右向きの眼振方向優位性をもっている。これは病変に左右差のあることを示しており，眼球運動の所見からは左側の小脳症状がより強いことを示す所見であるが，一般の小脳神経症候ではこれらの左右差を検出することは困難であり，ここに眼球運動の機能検査としての鋭敏さが示されている。

　なお頭位変換眼振を示したのが図Ⅵ-526 である。a は坐位より懸垂頭位，b は懸垂頭位より坐位に行ったものである。横棒線のところで頭位変換を行うと a では坐位より懸垂頭位で垂直誘導（VERTICAL）に下眼瞼向き垂直眼振の出現が認められるが，b の懸垂頭位より坐位に頭位変換を行った場合には上眼瞼向き一過性の眼振は明らかではなく，むしろ若干の潜時をおいて下眼瞼向き垂直眼振が示されている。このように頭位変換眼振で下眼瞼向き垂直眼振が認められることがわかる。

　視標追跡検査では saccadic pursuit を示し（図Ⅵ-527），視運動眼振検査では 30°/sec の等速度でも眼振方向優位性は右方向にある。また OKP テストでは眼振緩徐相の誘発が抑制されていることがわかると同時に，軽度ではあるが右方への眼振方向優位性を示しており，病変に左右差のあることがわかる（図Ⅵ-528）。

　視性抑制の検査を記録したものが図Ⅵ-529 である。右，左の氷水刺激（AD cold，AS cold）で眼振を誘発させておき明所開眼正面注視（横点線）を施行すると，眼振はむしろ増強して視性抑制の障害が高度にあることがわかる。

　本症例は左右側方注視眼振，反跳眼振，頭位変換試験による下眼瞼向き垂直眼振，視標追跡

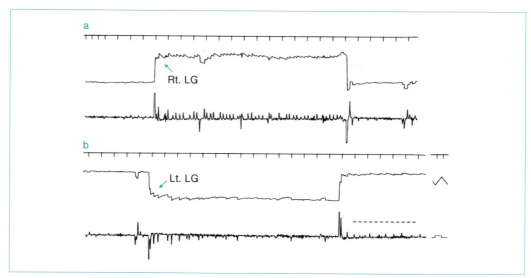

図Ⅵ-525　左右側方注視眼振

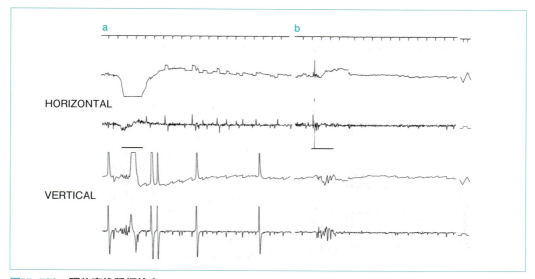

図Ⅵ-526　頭位変換眼振検査
坐位より懸垂頭位(a)，懸垂頭位より坐位(b)に頭位変換を行ったとき(横実線)の垂直眼振。

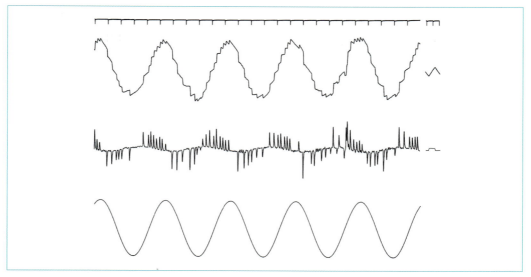

図Ⅵ-527　視標追跡検査

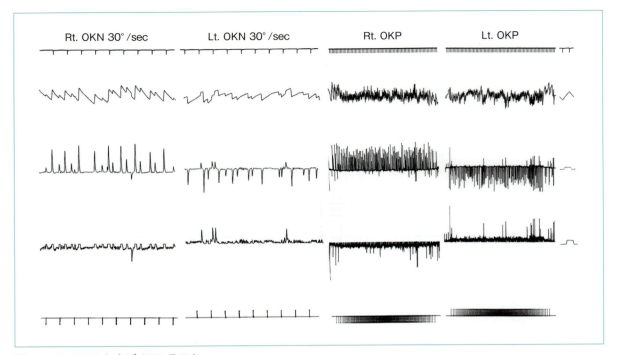

図Ⅵ-528　OKN および OKP テスト
等速 OKN（30°/sec）および OKP テストで右方への眼振方向優位性がみられる。

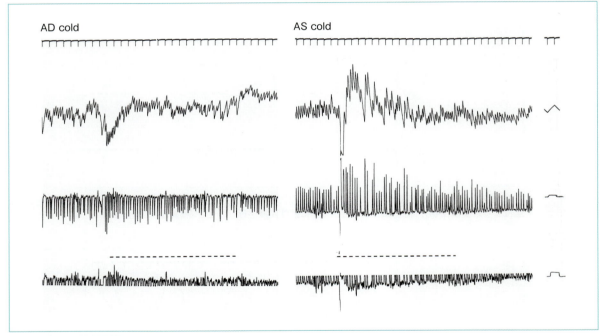

図Ⅵ-529　視性抑制の検査
横点線で明所開眼一点注視を行わせているが，誘発眼振の抑制はない。

検査，視運動眼振検査，温度刺激眼振検査での視性抑制の異常など小脳障害を示す多彩な眼球運動の異常が認められ，しかも左右差のある症例ということができる。

　小脳の変性疾患では神経症候学的に左右差がなく，変性症であるため左右差がなく進行するものと考えられるが，眼球運動異常の見地からはしばしば左右差の存在を知ることができる。

　SCA6は遺伝性小脳変性症のなかでも比較的多い疾患であるが，genotypeがSCA6として同じような病態であってもphenotypeとしては自発性下眼瞼向き垂直眼振と周期性交代性眼振という全く異なる症状を示し，また同一家系でも一般神経学的症状が同一ではなく多様であることがむしろ特徴とされている。このような病態の差異がいかにして生じるかの解明については未だ十分ではない。

　また，SCA6においては小脳障害で出現する眼球運動のほとんどすべてを網羅しているといっても過言ではない。ただすでに述べたごとく，SCA2でみられるsaccadeの最大速度の低下はSCA6では認められないことも一つの特徴と言うことができよう。

(5) 脊髄小脳失調症8 (spinocerebellar ataxia 8：SCA8)

　SCA8は躯幹，四肢の共同運動の障害や構音障害など，典型的な小脳症状のほかに錐体路症状，振戦，ミオクローヌス，場合によっては知能の低下などを伴うことがある。眼球運動に関しては左右側方注視眼振，視標追跡検査の異常など水平眼球運動系の異常のみならず，垂直の眼球運動の異常，特に上方への眼球運動への異常が認められ，これは病理学的にプルキンエ細胞，下オリーブ核などの異常のほかに，黒質，中脳水道周辺のグリオーシスなど垂直眼球運動に関係する中脳領域の異常のためと思われる。

　以下，症例を示す。

症例⑱：44歳，女性

　20歳頃より呂律が回りにくいことを自覚。27歳頃より階段の昇り降りが早くできなくなると同時に字を書くとき震えるようになった。小脳性運動失調は右優位とのことである。純音聴力検査は正常範囲。ABRも著変はない。

　左右側方注視眼振（図Ⅵ-530）では右方注視（Rt. LG）および左方注視（Lt. LG）で減衰傾向をもつ左右側方注視眼振が認められると同時に，反跳眼振の記録（横点線）も認められている。頭位変換眼振を記録したものが図Ⅵ-531である。坐位から懸垂頭位に頭位変換を行うと（横実線），下眼瞼向き垂直眼振が垂直誘導に記録されていることがわかる。

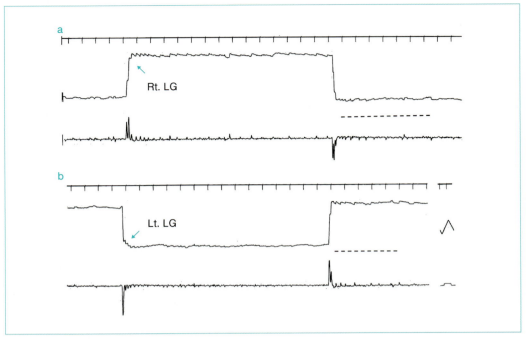

図Ⅵ-530　左右側方注視眼振
軽度の注視眼振と反跳眼振が認められる。

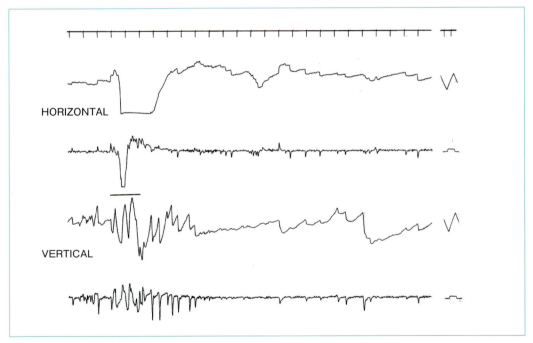

図Ⅵ-531　頭位変換眼振検査
坐位より懸垂頭位への変換検査（横実線）で下眼瞼向き垂直眼振が誘発される。

温度刺激眼振検査における視性抑制の異常のあることが図Ⅵ-532で示されている．すなわち，左耳刺激で，aおよびbで明所開眼正面注視を施行したが眼振の抑制はみられず，右耳刺激でも同様で視性抑制の異常が明らかであった．

視標追跡検査の所見は（図Ⅵ-533）は典型的なsaccadicパターンを示している．視運動眼振検査であるOKPテスト（図Ⅵ-534）は眼振緩徐相速度の追跡能力が低下しており，OKPテストは2回行われているが，いずれも同様の所見を示している．OKPテストの結果から左方への眼振方向優位性が認められ，神経耳科学的には右側により強い障害が疑われた．一般神経学的にも小脳症状は右側に優位であることは前述の通りである．

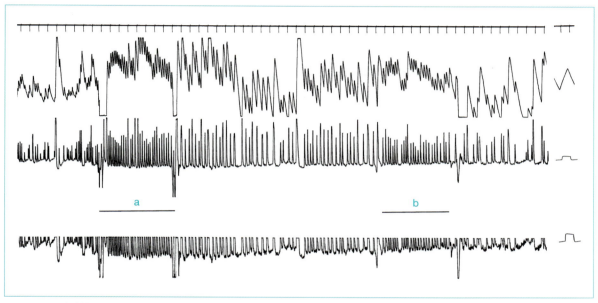

図Ⅵ-532　視性抑制の検査
左耳氷水注入で暗所開眼で右向き眼振を誘発させ，明所開眼正面注視を2度施行（a, b）している．視性抑制の異常が認められる．

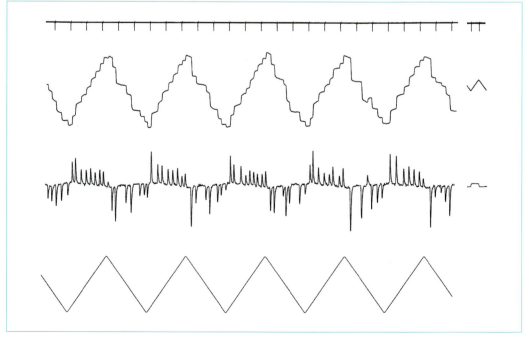

図Ⅵ-533　視標追跡検査

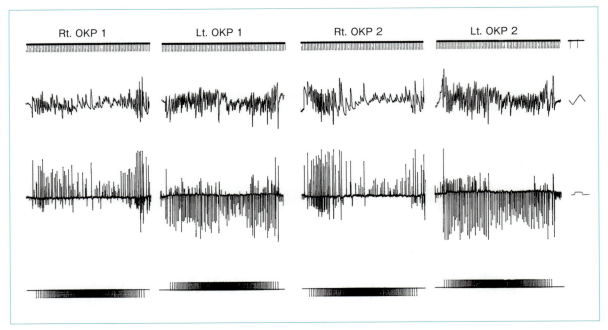

図Ⅵ-534　OKPテスト
2度施行している。眼振誘発反応の低下があり，左方への眼振方向優位性が示され，病変に左右差（右＞左）のあることが示される。

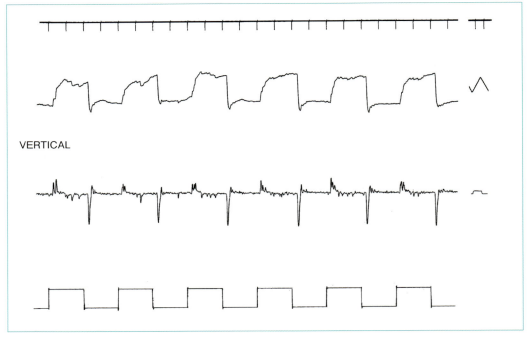

図Ⅵ-535　垂直2点交互検査
上方への眼球偏位はあるがsaccadeの最大速度の低下があることが速度波形の記録からわかる。

　本症例は垂直眼球運動系にも特異な所見を示した。図Ⅵ-535は上下の2点交互検査の記録である。下方への急速眼球運動は十分であるが，上方への眼球運動は運動の制限そのものはないが最大速度の低下が定性的ではあるが速度波形の記録で示されている。同様に視標追跡検査（図Ⅵ-536）でも円滑な眼球運動の障害が認められる。本検査では視刺激が等速であるため原波形の記録はDC記録となっている（a）。標追跡検査の刺激とDC記録の眼球運動原波形を重ね合わせたものがbである。この記録から上下の眼球運動が十分でないことが示され，前記垂直2点交互検査で上方注視へのsaccadeが十分でないことがこの原因と思われる。一方，下

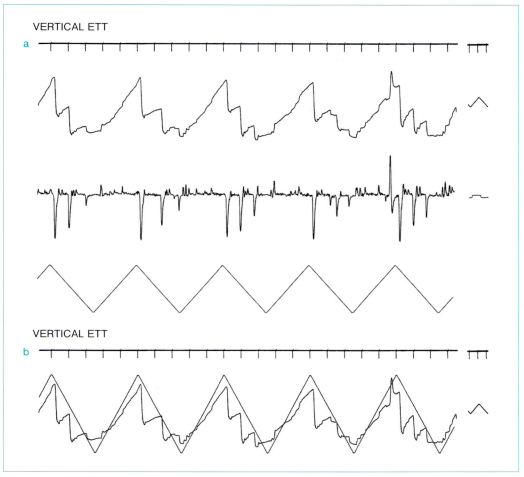

図Ⅵ-536　垂直性視標追跡検査
a は通常の記録で，上方注視への saccade の障害があるため catch up saccade は明らかでないが，下方へは著明に認められる。b は刺激と眼球運動を重ね合わせた記録。

方への追跡眼球運動では視標刺激に対して追跡眼球運動が遅れるため著明な catch up saccade となっており，眼球運動偏位にも制限が認められる。

　このように上方への急速眼球運動系の障害がある場合には，当然のことながら上下の視運動眼振検査でも異常が認められる。図Ⅵ-537 は 30°/sec 等速の視運動眼振検査を示している。上方への視運動眼振はほとんど誘発されていないことがこの記録からわかる。同様に OKP テストを行うと（図Ⅵ-538），下方への OKP の反応も眼振緩徐相速度が十分ではないが，上方へはほとんど誘発されていない。2 度の OKP テストでも同様の所見が得られていることから記録の恒常性があるといえる。これらの所見は上記垂直 2 点交互検査で上方注視への saccade の障害のあることと関係がある。

　以上，本症例をまとめると，小脳障害によると思われる所見には減衰傾向をもつ軽度の左右側方注視眼振，反跳眼振，垂直性頭位変換眼振，視性抑制の異常，視標追跡検査の saccadic pursuit，OKP の異常など垂直性頭位変換眼振以外は水平眼球運動系を中心とした多様な所見がある。一方，垂直眼球運動系では 2 点交互検査，視標追跡検査，視運動眼振検査など中脳障害を示唆される所見がみられており，小脳変性症のみならず同時に垂直眼球運動系にも異常が認められる。これらは中脳水道周辺の病変との関係が深いと考えられ，SCA8 の病理学的所見と対応する神経耳科学的所見ということができよう。

　以上，脊髄小脳変性症の諸種の病態につき眼球運動の所見を示した。これらの所見から各々の変性疾患にのみ存在する特異的眼球運動異常が存在するとは限らず，同一の genotype で

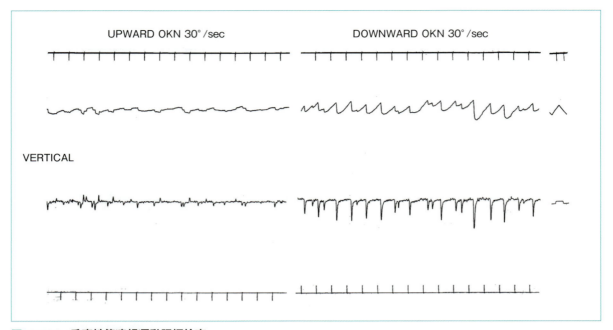

図Ⅵ-537　垂直性等速視運動眼振検査
30°/sec の等速刺激でも上方への OKN は誘発されない。

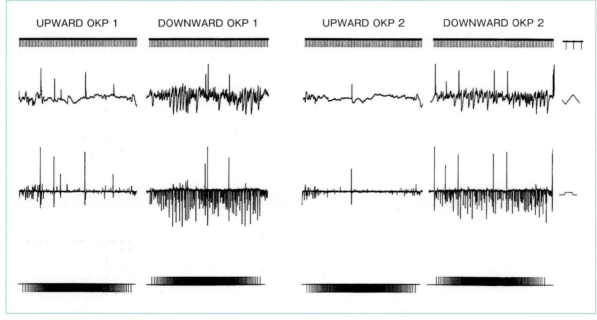

図Ⅵ-538　垂直性 OKP テスト
OKP テストは 2 度行われている。上方への眼振の高度誘発抑制があり，下方へも眼振緩徐相速度の反応低下が認められる。

あっても phenotype に多様性のあることが示されている。
　また，SCA2 の症例でみられたように，一般の小脳症候が出現する以前に saccade の異常が認められるなどの所見は早期診断上重要であり，将来治療薬が開発されることがあれば治療上大きな貢献をすることは前述した。
　一方，SCA6 の下眼瞼向き垂直眼振症例，あるいは周期性交代性眼振の症例で 10 年近い経過観察で基本的な進行を示さない症例もあり（図Ⅵ-501～509 および図Ⅵ-520～524 参照），すべての SCA6 の症例がこのような経過をたどることはなく，病態の進行を左右する因子の検討は将来に任されている。

C その他の小脳疾患

　小脳障害の各論では眼球運動の異常が診断的意義をもつ疾患を中心に述べてきた。特に小脳の変性疾患については典型的な症例についての眼球運動の異常について述べると同時に，一般神経症候，あるいは画像などに異常の認められない早期にも眼球運動の異常が認められることを強調した。これら変性疾患のほかに小脳症状を示す先天性奇形としてのArnold-Chiari奇形，あるいは小脳の出血，梗塞などの血管障害，さらに腫瘍性病変も存在するが，これらの疾患は画像診断がきわめて強力な武器となるため，本項ではその詳細につき敢えて取り上げなかった。ただ，これらの疾患の眼球運動異常は，病変がどの部位に存在するかによって小脳障害総論で示した諸種の眼球運動の異常が出現することを付言したい。

文献

孤発性皮質性小脳変性症と多系統萎縮症（MSA）
1) Baloh RW, Yee RD, Honburia V：Late cortical cerebellar atrophy. Clinical and oculographic features. Brain. 1986；109：159-180
2) Berciano J：Olivopontocerebellar atrophy：a review of 117 cases. J Neurol Sci. 1982；53：253-272
3) Bhidayasiri R, Ling H：Multiple system atrophy. Neurologist. 2008；14：224-237
4) Gilman S, Wenning GK, Low PA, et al：Second consensus statement on the diagnosis of multiple system atrophy. Neurology. 2008；71：670-676
5) Graham JG, Oppenheimer DR：Orthostatic hypotension and nicotine sensitivity in a case of multiple system atrophy. J Neurol Neurosurg. Psychiatry. 1969；32：28-34
6) Greenfield JG：The Spino-cerebellar Degenerations. Springfield, IL：Charles C Thomas 1954
7) 磯崎英治，飛澤晋介，内藤理恵，他；多系統萎縮症における眼球運動障害—50例における経時的検討—．臨床神経学．2012；52：218-226
8) Ota S, Tsuchiya K, Anno M, et al：Distribution of cerebello-olivary degeneration in idiopathic late cortical cerebellar atrophy：clinicopathological study of four autopsy cases. Neuropathology. 2008；28：43-50

ウェルニッケ症候群，傍腫瘍性小脳変性症
1) Baloh RW：Paraneoplastic cerebellar disorders. Otolaryngol Head Neck Surg. 1995；112：125-127
2) Bataller L, Dalmau J：Neuro-ophthalmology and paraneoplastic syndromes. Curr Opinion in Neurol. 2004；17：3-8
3) Butterworth RF：Pathophysiology of cerebellar dysfunction in the Wernicke-Korsakoff syndrome. Can J Neurol Sci. 1993；20：123-126
4) Caine D, Halliday GM, Kril JJ, et al：Operational criteria for the classification of chronic alcoholics：identification of Wernicke's encephalopathy. J Neurol Neurosurg Psychiatry. 1997；62：51-60
5) Cox TA, Corbett JJ, Thompson HS, et al：Upbeat nystagmus changing to downbeat nystagmus with convergence. Neurology. 1981；31：891-892
6) Cravioto H, Koren J, Silberman J：Wernicke's encephalopathy. A clinical and pathological study of 28 autopsied cases. Arch Neurol. 1961；4：510-519
7) Furman JMR, Becker JT：Vestibular responses in Wernicke's encephalopathy. Ann Neurol. 1989；26：669-674
8) 神畠俊子，武田憲昭，森脇計博，他：上眼瞼向き眼振を認めたウェルニッケ脳症例．耳鼻臨床．1998；91：775-779
9) 田中惠子：傍腫瘍性神経症候群の発症機序．神経進歩．2010；62：309-318
10) Zuccoli G, Pipitone N：Neuroimaging findings in acute Wernicke's encephalopathy：review of the literature. AJR. 2009；192：501-508

SCA一般
1) Buttner N, Geschwind D, Jen JC, et al：Oculomotor phenotypes in autosomal dominant ataxias. Arch Neurol. 1998；55：1353-1357
2) Dueñas AM, Goold R, Giunti P：Molecular pathogenesis of spinocerebellar ataxias. Brain. 2006；129：1357-1370
3) Durig JS, Jen JC, Demer JL：Ocular motility in genetically defined autosomal dominant cerebellar ataxia. Am J Ophthalmol. 2002；133：718-721
4) Parker JL, Santiago M：Oculomotor aspects of the hereditary cerebellar ataxias. Handb Clin Neurol. 2012；103：63-83
5) Schöls L, Bauer P, Schmidt T, et al：Autosomal dominant cerebellar ataxias：clinical features, genetics, and pathogenesis. Lancet Neurol. 2004；3：291-304
6) Soong BW, Paulson HL：Spinocerebellar ataxias：an update. Curr Opin Neurol. 2007；20：438-446

SCA1～3
1) Bürk K, Fetter M, Abele M, et al：Autosomal dominant cerebellar ataxia type I：oculomotor abnormalities in families with SCA1, SCA2, and SCA3. J Neurol. 1999；246：789-797

2) Dawson DM, Feudo P, Zubick HH, et al：Electro-oculographic findings in Machado-Joseph disease. Neurology. 1982；32：1272-1276
3) Dürr A, Stevanin G, Cancel G, et al：Spinocerebellar ataxia 3 and Machado-Joseph disease：clinical, molecular, and neuropathological features. Ann Neurol. 1996；39：490-499
4) Geiner S, Horn AKE, Wadia HH, et al：The neuroanatomical basis of slow saccades in spinocerebellar ataxia type 2（Wadia-subtype）. Prog Brain Res. 2008；171：575-581
5) Gierga K, Bürk K, Bauer M, et al：Involvement of the cranial nerves and their nuclei in spinocerebellar ataxia type 2（SCA2）. Acta Neuropathol. 2005；109：617-631
6) Goldberg-Stern H, D'jaldetti R, Melamed E, et al：Machado-Joseph（Azorean）disease in a Yemenite Jewish family in Israel. Neurology. 1994；44：1298-1301
7) Gordon CR, Joffe V, Vainstein G, et al：Vestibulo-ocular arreflexia in families with spinocerebellar ataxia type 3（Machado-Joseph disease）. J Neurol Neurosurg Psychiatry. 2003；74：1403-1406
8) 服部孝道, 河村　満, 小松崎篤, 平山恵造：家族性脊髄小脳変性症にみられる粘着性緩徐眼球運動に関する知見補遺. 臨神経. 1982；22：424-429
9) Klostermann W, Zühlke C, Heide W, et al：Slow saccades and other eye movement disorders in spinocerebellar atrophy type 1. J Neurol. 1997；244：105-111
10) Lerer I, Merims D, Abeliovich D, et al：Machado-Joseph disease：correlation between clinical features, the CAG repeat length and homozygosity for the mutation. Eur J Hum Genet. 1996；4：3-7
11) Mallinson AI, Longridge NS, McLeod PM：Machado-Joseph disease：the vestibular presentation. J Otolaryngol. 1986；15：184-188
12) 水野正浩, 室伏利久：神経疾患のENGアトラス. 1994, 医歯薬出版
13) Murofushi T, Mizuno M, Hatashida T, et al：Neuro-otological and neuropathological findings in two cases with Machado-Joseph disease. Acta Otolaryngol（Stockh）. 1995；520（suppl）：136-139
14) Ohyagi O, YamadaT, Okayama A, et al：Vergence disorders in patients with spinocerebellar ataxia 3/Machado-Joseph disease：a synoptophore study. J Neurol Sci. 2000；173：120-123
15) Ribeirio RS, Pereira MM, Pedroso JL, et al：Cervical and ocular vestibular evoked potentials in Machado-Joseph disease：Functional involvement of otolith pathways. J Neurol Sci. 2015；358：294-298
16) Rüb U, Brunt ER, de Vos RA, et al：Degeneration of the central vestibular system in spinocerebellar ataxia type 3（SCA3）patients and its possible clinical significance. Neuropathol Appl Neurobiol. 2004；30：402-414
17) Rüb U, Griega K, Brunt ER, et al：Spinocerebellar ataxias types 2 and 3：degeneration of the pre-cerebellar nuclei isolates the three phylogenetically defined regions of the cerebellum. J Neural Transm. 2005；112：1523-1545
18) Scherzed W, Brunt ER, Heinsen H, et al：Pathoanatomy of cerebellar degeneration in spinocerebellar ataxia type 2（SCA2）and type 3（SCA3）. Cerebellum. 2012；11：749-760
19) Sequeiros J, Coutinho P：Epidemiology and clinical aspects of Machado-Joseph disease. Adv Neurol. 1993；61：139-153
20) Shimizu N, Takiyama Y, Mizuno Y, et al：Characteristics of oculomotor disorders of a family with Joseph's disease. J Neurol. 1990；237：393-398
21) Ying SH, Choi SI, Perlman SL, et al：Pontine and cerebellar atrophy correlate with clinical disability in SCA2. Neurology. 2006；66：424-426
22) Yoshizawa TM, Nakamagoe K, Ueno T, et al：Early vestibular dysfunction in Machado-Joseph disease detected by caloric test. J Neurol Sci. 2004；221：109-111
23) Yuasa T, Ohama E, Harayama H, et al：Joseph's disease：clinical and pathological studies in a Japanese family. Ann Neurol. 1986；19：152-157
24) Wadia NH, Swami RK：A new form of heredo-familial spinocerebellar degeneration with slow eye movements（nine families）. Brain. 1971；94：359-374.

SCA6

1) Gomez CM, Thompson RM, Gammack JT, et al：Spinocerebellar ataxia type 6：gaze-evoked and vertical nystagmus, Purkinje cell degeneration, and variable age of onset. Ann Neurol. 1997；42：933-950
2) Hashimoto T, Sasaki O, Yoshida K, et al：Periodic alternating nystagmus and rebound nystagmus in spinocerebellar ataxia type. Move Disord. 2003；18：1201-1204
3) Jen JC, Yue Q, Karrim J, et al：Spinocerebellar ataxia type 6 with positional vertigo and acetazolamide responsive episodic ataxia. J Neurol Neurosurg Psychiatry. 1998；65：565-568
4) Takahashi H, Ikeuchi T, Homma Y, et al：Autosomal dominant cerebellar ataxia（SCA6）：clinical, genetic and neuropathological study in a family. Acta Neuropathol. 1998；95：333-337
5) Takeichi N, Fukushima K, Sasaki H, et al：Dissociation of smooth pursuit and vestibulo-ocular reflex cancellation in SCA-6. Neurology. 2000；54：860-866
6) 武市紀人：小脳と平衡機能— SCA6（Spinocerebellar ataxia type 6）を中心に. Equilibrium Res. 2009；68：214-217
7) Tsuchiya K, Ishikawa K, Watabiki S, et al：A clinical, genetic, neuropathological study in a Japanese family with SCA 6 and a review of Japanese autopsy cases of autosomal dominant cortical cerebellar atrophy. J Neurol Sci. 1998；160：54-59
8) Wagner JN, Glaser M, Brandt T, et al：Downbeat nystagmus：aetiology and comorbidity in 117 patients. J Neurol Neurosurg Psychiatry. 2008；79：672-677
9) Yee RD, Baloh RW, Honrubia V, et al：Slow build-up of optokinetic nystagmus associated with downbeat nystagmus. Invest Ophthalmol Vis Sci. 1979；18：622-629

10) Yu-Wai-man P, Gorman G, Bateman DE, et al：Vertigo and vestibular abnormalities in spinocerebellar ataxia type 6. J Neurol. 2009；256：78-82

SCA8
1) Ikeda Y, Shizuka M, Watanabe M, et al：Molecular and clinical analyses of spinocerebellar ataxia type 8 in Japan. Neurology. 2000；54：950-955
2) Ito H, Kawakami H, Wate R, et al：Clinicopathologic investigation of a family with expanded SCA8 CTA/CTG repeats. Neurology. 2006；67：1479-1481
3) 法化図陽一：spinocerebellar ataxia type 8(SCA8)の1家系：その臨床症状と問題点．臨神経．2000；40：1116-1121

3 大脳障害と眼球運動の異常

　以前より大脳の障害では，共同偏視（conjugate deviation）が発生する場合は障害側に眼球偏位が生じることは知られていた。この共同偏視が発症する場合，大脳の部位を問わず障害側への偏視となる。このことから，大脳においては水平眼球運動系が障害された場合，水平のベクトルの方向には差のないことが推定されていた。

　一方，サルを使用した大脳の刺激実験では，誘発される眼球運動は上下の様相はあっても，水平ベクトルに関してはすべての部位で刺激と反対方向への共同眼球偏位となることがWagmannらによって示されている。このことは急性障害により共同偏視が障害側を向くという古典的な症候の解釈にも矛盾しない。多くの大脳障害では意識障害が認められない場合は，両眼の患側への共同偏視の期間は橋部脳幹障害の場合の対側への共同偏視と比較して短時間のことが多い。この理由として，大脳の場合は関与するシステムが粗であることと関係がある。

　一方，大脳障害の場合は基本的に急速眼球運動系に異常をきたさない。また大脳障害で自発眼振が認められることは稀であり，認められた場合は水平性眼振で急速相は患側向きのことが多い。

　Dix-Hallpikeの報告以来，側頭葉障害における患側への眼振方向優位性（directional preponderance：DP）が障害側向きであるとされているが，側頭葉に特異的な所見ではなく，ほかの部位でも同様である。このことは温度眼振検査以外の視運動眼振検査でも同様で，眼振方向優位性が存在する場合は障害側への優位性が認められるのが一般的である。ただ，前庭系との関与は側頭葉がほかの部位に比して大きいため，側頭葉に若干の優位性があるにせよ方向性に関して変わりはない。そのため大脳障害により障害の程度の差はあるにせよ，比較的単一的な所見である。

　一般的には現段階では眼振を含めた眼球運動の所見から脳幹あるいは小脳障害のごとく大脳の病巣局在診断を決定づけることは困難である。

　以下に示す眼球運動の所見は大脳障害でも急性期あるいは広範な病変の時に特に明らかな所見となる。

　眼球偏位については急性期で広範な障害が存在するときは同側への共同偏位となることは以前より知られている。ただ，障害が軽度の場合は注視下では共同偏位は認められなくても閉眼あるいは暗所開眼など非注視下で障害側に偏位することをENGで記録することは可能でその場合はDC記録が必要となる。

　自発眼振については注視下で認められることはほとんどない。ただ時に小振幅の眼振が閉眼あるいは赤外線CCDカメラ下で存在する可能性はあるが筆者は経験していない。

　追跡眼球運動については同側での利得の低下が認められ，そのため視運動眼振検査では障害側への眼振方向優位性が認められる。

　温度刺激眼振検査では半規管機能低下は認められないが同側への眼振方向優位性（DP）が認められることは前述した。

　急速眼球運動系については橋部脳幹障害でみられた急速眼球運動の最大速度の低下は原則として認められないが対側へのhypometriaの傾向が認められることがある。

文献

1) Hallpike CS：Some resent work on the application of electronystagmography to certain diagnostic and other problems of otoneurology. *In* Bender MB（Ed）：The oculomotor system. pp489-499, 1964, Harper & Row Publishers. New York
2) Morrow MJ：Craniotopic defects of smooth pursuit and saccadic eye movements. Neurology. 1996；46：514-521
3) Pierrot-Deseilligny C, Milea D, Müri RM：Eye movement control by the cerebral cortex. Curr Opin Neurol. 2004；17：17-25
4) Tijsen CC, Van Gisbergen JA：Conjugate eye deviation after hemispheric stroke-A contralateral saccadic palsy? Neuro-Ophthalmol 1993；13：107-118
5) Wagmann IH：Eye Movements Induced by Stimulation of Cerebrum in Monkeys and Their Relationship to Bodily Movements. *In* Bender MB（Ed）：The oculomotor system. pp18-39, 1964, Harper & Row Publishers. New York

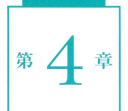

第4章 先天性眼振

　先天性眼振（congenital nystagmus）は，小児期より異常な眼の動きがあること，斜視を伴うことなどを親から指摘されていることが多い．また，眼振は認められるがめまい，平衡障害の自覚がないことも特徴の一つで，視力障害を中心とした眼疾患が小児期より認められる．

　先天性眼振の発症機構については現在まで Dell'Osso（1967），Optican ら（1984），Tusa ら（1992），Harris（1995）などの説があるが，これらはシステム工学の立場より異常な眼球運動の解釈を行ったもので，臨床家にとって興味のある病巣局在診断的意義について十分に解明されている段階ではない．

　固視のシステムの異常についての研究や，家族性先天性眼振を中心に遺伝子変異を含む分子遺伝学的アプローチもされており，先天性眼振に関連するとされている遺伝子変異も2015年現在40以上発見されているが，発症機構の解明にはさらなる研究成果が待たれる．

　眼振が小児期より明確に指摘されている場合は問題ないが，軽度の眼振症例は成人になるまで見過ごされることがある．たまたま眼科的な検査や，めまい・平衡障害を主訴として来院して眼球運動の異常を指摘されることもある．しかもめまいの他覚的症状の一つとしてこの眼振が把握され，眼振を伴う中枢神経系の疾患と認識され必要以上の検査を受けることにもなる．

　したがって先天性眼振の的確な理解は，めまい・平衡障害の臨床家にとっては重要といわなければならない．

　先天性眼振は水平性眼振が圧倒的に多く，垂直性眼振性や純回旋性眼振は稀である．

　先天性眼振の大部分は正面注視で眼振が認められ，左右側方注視を行わせると眼振は増強する．なお，症例によっては後述の正面注視では眼振が認められず側方注視で初めて側方注視眼振が出現するため，中枢神経系の障害が疑われ不必要な画像検査が行われることもある．

　視標追跡検査を行うと移動する視標に対して円滑な眼球運動がみられず catch up saccade がみられ，これは先天性眼振の異常所見のうえでも重要である．視標追跡検査の異常のため一見，中枢前庭系の障害のように思われ，前述の側方注視のみで出現する眼振同様 MRI などの画像診断が行われることがある．さらに後述するごとく視運動眼振検査でいわゆる錯倒現象（inversion）または無反応（no response）が認められ，これらは先天性眼振の特異的な所見と考えられる．

　しかし，先天性眼振の多くの症例では簡単な問診および眼球運動の検査で先天性眼振と診断することは困難ではない．したがって，先天性眼振を的確に診断できることは前述のごとく，めまい・平衡障害の診断，治療に携わる耳鼻咽喉科，眼科，神経内科，あるいは脳神経外科医にとって重要なことである．

　先天性眼振は以下のような特徴をもっている．

1) 眼振が著明であるにもかかわらずめまい，あるいは平衡障害が認められない．
2) 眼振波形が前庭性眼振と異なり眼振の緩徐相および急速相の波形が異なる．特に振子様眼振（pendular nystagmus）はその代表的なものである．
3) 正面注視で存在する眼振は側方注視により増強する．
4) 注視下でみられた眼振は閉眼で抑制される．
5) 視標追跡検査で異常がみられる．
6) 視運動刺激で錯倒現象あるいは無反応を示す．

7) 周期性交代性眼振 (periodic alternating nystagmus) あるいは潜伏性眼振 (nystagmus latens, latent nystagmus) などがみられることがある。
8) 家族性に発症することがある。

以下その各々について概説する。

A 眼振と平衡障害

先天性眼振は，眼振が著明であるにもかかわらず身体の平衡障害が認められないのが特徴であることは前述した。同様に眼に現れる平衡障害としての眼球運動の dysmetria などがみられないのも一つの特徴である。図Ⅵ-539 は左向きの眼振の認められる症例で 10°（a），20°（b）の 2 点を交互に注視させたときの ENG の記録である。この記録からわかるごとく，自発性にみられる左向きの眼振は眼球が右方に偏位しても左向き眼振が持続しているが，眼球運動の dysmetria である hypermetria あるいは hypometria は認められない。

B 眼振の波形

通常の末梢前庭性眼振は眼振緩徐相と急速相の速度の差が明確で，眼振緩徐相速度は等速度運動を行う（図Ⅵ-540）。ただ，脳幹障害の症例では眼振緩徐相速度が等速度運動を行うとは限らない。

一方，先天性眼振の波形は振子様眼振と，眼振緩徐相速度と急速相速度の差のある衝動性眼振（jerky type nystagmus）に分けることができるが，その合併もある。また，眼振緩徐相の速度は非等速運動を示すことが多い（図Ⅵ-541〜544）。

C 注視による眼振の増強

先天性眼振は一般に正面注視で眼振が認められることが多いが，正面注視では眼振の認められない症例もある。重要なことは正面注視での眼振の有無にかかわらず側方注視眼振を行わせると眼振が増強する性質をもつことである。図Ⅵ-545 は正面注視で著明な眼振が存在していない症例の左右側方注視の記録で，眼振が増強すると同時に眼振波形が前庭性眼振と異なることもわかる。図Ⅵ-546 は正面注視では軽度の眼振様波形が記録されているが，左右 30°側方

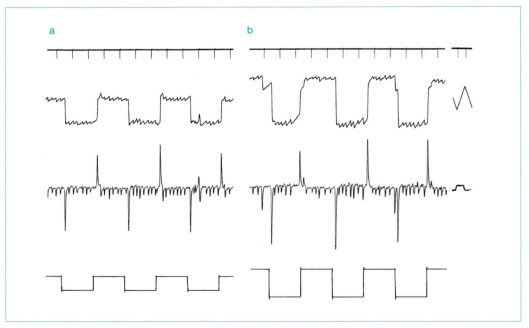

図Ⅵ-539　左向き衝動性眼振
視角 10°（a），20°（b）の 2 点交互検査で眼振は存在するが眼球の dysmetria はない。

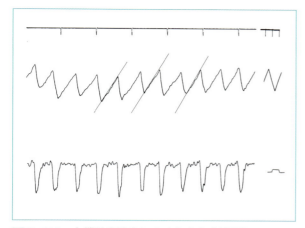

図Ⅵ-540　末梢前庭障害による左向き自発眼振
眼振緩徐相は等速度運動である。

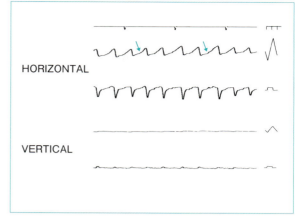

図Ⅵ-541　左向き jerky type の先天性眼振
眼振緩徐相は下向き矢印で示されるごとく等速度運動ではない。

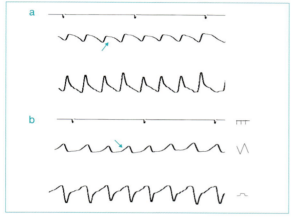

図Ⅵ-542　右方注視時の眼振（a）と左方注視時の眼振（b）の比較
眼振緩徐相波形の差（上向き矢印と下向き矢印）に注意。

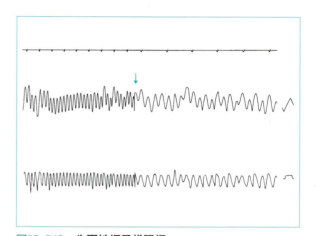

図Ⅵ-543　先天性振子様眼振
矢印のところで ENG の紙送り速度を速くしている。

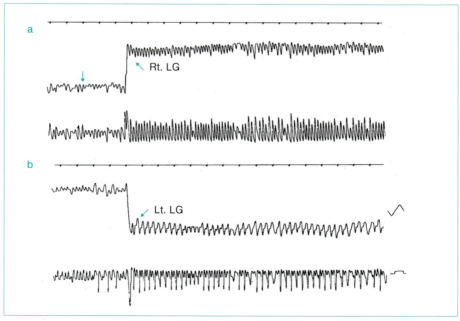

図Ⅵ-544　側方注視で眼振が増強
正面視（a の下向き矢印）で振子様眼振類似の眼振が認められるが，右方注視（Rt. LG），左方注視（Lt. LG）で眼振は増強する。

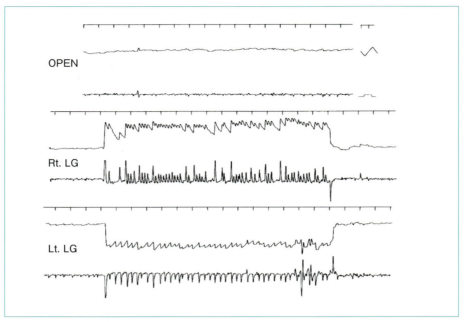

図Ⅵ-545　正面注視と側方注視の比較
正面注視（OPEN）では眼振は認められないが，右側方注視（Rt. LG），左側方注視（Lt. LG）で眼振は増強する。

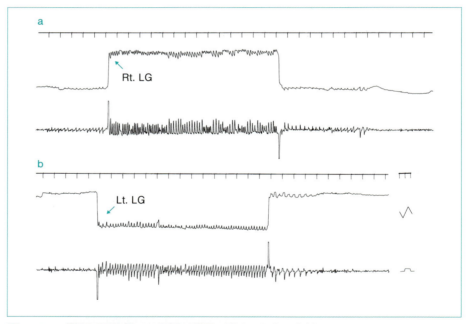

図Ⅵ-546　開眼正面注視では眼振が著明に認められない症例
正面注視で軽度にみられる眼振は側方注視で増強する。

注視で眼振が明らかとなり，特に左30°側方注視（Lt. LG）での眼振波形が前庭性眼振の波形と異なる記録となっている。同時に注視後正面注視に戻したときに同一方向に一過性に眼振が出現しているが，小脳障害で認められる反跳眼振（rebound nystagmus）とは方向が異なる。

　衝動性眼振タイプの先天性眼振は眼振が出現しにくい注視点をもっており，眼振静止位（neutral point あるいは null point）では眼振が抑制されている。その詳細については後述する（図Ⅵ-564）。正面注視で左方に急速相をもつ眼振は，緩徐相方向である右方を注視させると眼振が減弱する注視点があり，その点が静止位とよばれる。対象物をその点で注視すると対象物をより明確に把握することができるため，先天性眼振症例では頭位が変化していることがしばしば観察される。小児期より存在しているため幼稚園，小学校時に撮影された集合写真などを見

ると通常はカメラの方を向いているとき，頭位の変化はないが，先天性眼振では頭位の変化がみられる．そのため，先天性眼振が疑われた場合は，それらの集合写真を持参すると，それによっても判定できることが少なくない．ただ，静止位が正中にある場合は正面注視では眼振が認められず，側方注視で眼振が著明に誘発されることがある．

D 先天性眼振に対する閉眼の影響

　一般の前庭性眼振は，閉眼や暗所開眼など非注視下では視性抑制が除去されるため眼振が明らかとなることはV-3章「非注視下の記録」で述べた．一方，先天性眼振は非注視下，特に閉眼で眼振が著明に抑制されることが特徴である．

　図Ⅵ-547は閉眼による抑制効果を記録したものである．右にjerky typeの眼振が認められる症例である．水平，垂直誘導とも原波形はDC記録である．a，bとも閉眼（上向き矢印）にするとBellの現象で眼球が上転することが垂直誘導（VERTICAL）の記録からわかるとともに，水平誘導（HORIZONTAL）にみられた右向き眼振は消失していることがわかる．再度開眼（下向き矢印）にすると眼振が出現していることを示している．

　図Ⅵ-548も先天性眼振の症例で，正面注視（OPEN），右側方注視（Rt. LG），左側方注視（Lt. LG）で各々眼振が認められているが，閉眼（CLOSED），暗所開眼（DARK）では眼振がほぼ消失している．この場合，同じ非注視下の状態であっても閉眼では眼振が抑制されるが，暗所開眼では常に抑制されるとは限らないことは注意を要する．

　以上，開眼正面視，側方注視でみられた眼振が閉眼により著明に抑制されることは先天性眼振の診断に有用で，ENG記録により明らかとなる．

E 先天性眼振と視標追跡検査

　先天性眼振では，眼振が著明でなくとも視標追跡検査を行わせると円滑な追跡運動が障害されることが一つの特徴である．図Ⅵ-549は注視，非注視で眼振が認められず，注視眼振検査では軽度の左右側方注視眼振が認められるのみである（図Ⅵ-550）．その視標追跡検査は図Ⅵ-551に示されるごとく両側への追跡機能の障害があり，視運動眼振検査を行うと後述する錯倒現象が認められる一方，平衡障害，異常な神経症候のないことから先天性眼振と診断され

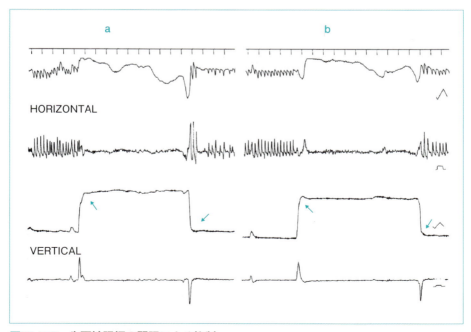

図Ⅵ-547　先天性眼振の閉眼による抑制
水平誘導，垂直誘導とも原波形はDC記録。

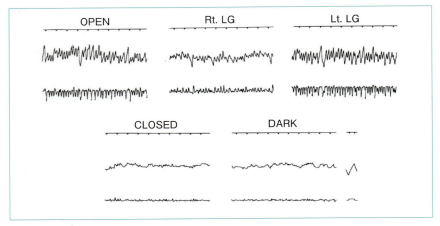

図Ⅵ-548　注視，非注視の影響
正面視（OPEN），右30°側方注視（Rt. LG），左30°側方注視で出現している眼振は閉眼（CLOSED），暗所開眼（DARK）の条件では消失している。

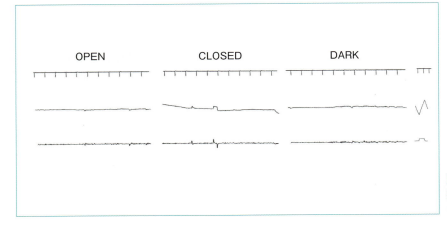

図Ⅵ-549　正面注視（OPEN），非注視下（CLOSED，DARK）では眼振が認められない記録

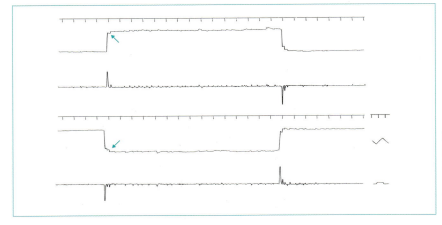

図Ⅵ-550　左右側方注視眼振記録
正面注視および非注視下では眼振は認められないが右方注視（上向き矢印），左方注視（下向き矢印）で軽度の眼振が出現。

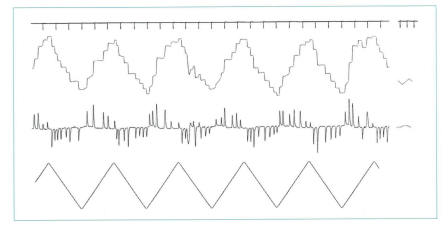

図Ⅵ-551　等速度視標追跡検査
追跡眼球運動の障害が認められる。眼振原波形の記録はDC記録。自発眼振，注視眼振が著明ではないが視標追跡検査で明らかな異常を認める。

た。ほとんどすべての先天性眼振は視標追跡検査で円滑な追跡機能が障害されるため，この視刺激による眼振の検査も先天性眼振の診断のうえで重要である。

F 先天性眼振と視運動刺激—いわゆる錯倒現象について

先天性眼振に視運動刺激を行うと錯倒現象が認められることは前に述べた。図Ⅵ-552 は自発眼振が認められず左右側方注視眼振が軽度に認められる症例である。視標追跡検査は図Ⅵ-553 のごとく追跡機能に異常がある。

本症例に 30°/sec の OKN 刺激と OKP テストを行った記録が図Ⅵ-554 である。30°/sec の弱刺激では錯倒現象は明らかではないが，OKP テストなど高速刺激では錯倒現象がみられることが示されている。

ここで錯倒現象の成立について述べておきたい。この錯倒現象は OKN の急速相が錯倒現象，すなわち本来出現すべき急速相方向と逆方向に出現している現象とは異なることに注意しなければならない。図Ⅵ-555 は先天性眼振に 30°（a），60°（b），90°（c）/sec の刺激を与えたとき

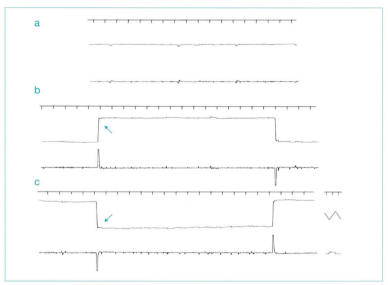

図Ⅵ-552　自発眼振の認められない先天性眼振
a は正面注視，b は右側方注視（上向き矢印），c は左側方注視（下向き矢印）。
左右側方注視で軽度の眼振は記録されている。

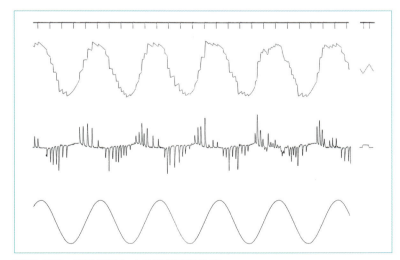

図Ⅵ-553　正弦運動による視標追跡検査
自発眼振は認められず，注視眼振も著明ではないが，視標追跡検査での異常は先天性眼振の一つの特徴。

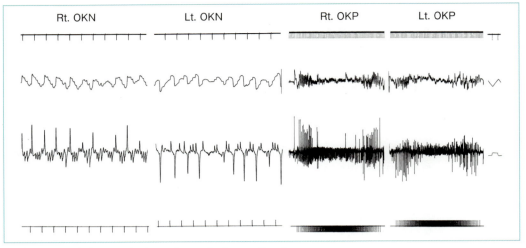

図Ⅵ-554 等速度 OKN（30°/sec），および OKP テスト
自発眼振の認められない先天性眼振。錯倒現象は OKP テストでより明らかとなる。

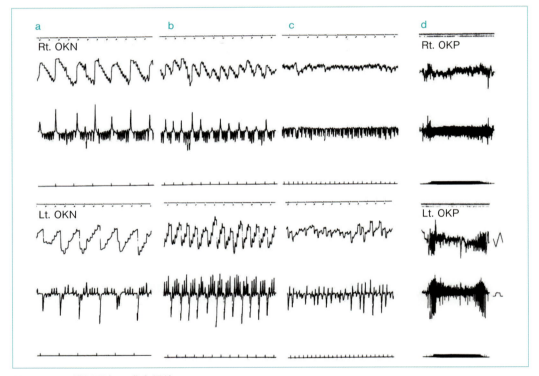

図Ⅵ-555 錯倒現象の成立経緯
a，b，c は各々30°/sec，60°/sec，90°/sec の等速刺激，d は OKP テスト。

の OKN 反応と OKP テスト（d）を行ったときの反応を示したものである。低速刺激（a）では急速相の反応が正常に出現していることが示されている。ただし，注意すべきは 30°/sec でも緩徐相に catch up saccade がみられることで，高速刺激になるとより明らかとなる。視運動刺激を高速（c）にすると眼振急速相は消失して眼振緩徐相の catch up saccade のみが出現するようになり，その方向が本来出現すべき方向と逆になるため，一見逆方向に眼振が出現しているようにみられるが，これは saccadic pursuit を示しているもので本来の眼振急速相とは異なることに注意すべきである。

この現象は特に図Ⅵ-555 の右 OKN（Rt. OKN）の推移を見ると明らかである。すなわち 30°/sec（a）の低速刺激では右向き OKN が誘発されているが，同時に眼振緩徐相部分は円滑ではなく saccadic pursuit であることが速度波形の記録から明らかである。この saccadic pursuit の

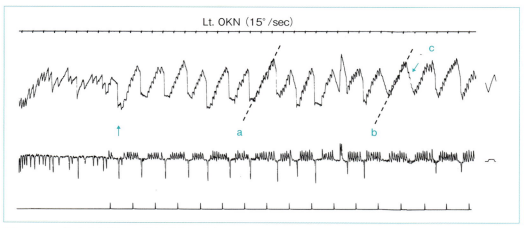

図Ⅵ-556　等速度刺激での錯倒現象の成立
正面視で左向き眼振があり 15°/sec の等速左 OKN (Lt. OKN) 刺激を負荷している。錯倒現象が成立する経緯が示されている。眼振急速相のみ認められる a でも saccadic pursuit のみの b でも緩徐相速度は同じである。

記録は b, c と OKN の刺激速度が速くなっても持続する一方，本来の急速相の誘発が消失していくため見かけ上，左向きの眼振の記録のようにみられるが眼振ではなく saccade である。

このように，錯倒現象といわれているものは眼振方向が逆転したのではなく，眼振緩徐相における saccadic pursuit をみているものと考えなければならない。

以上は OKN の刺激速度が変化した場合の記録を中心に示したが，この経緯を同一の OKN 刺激で示したものが図Ⅵ-556 である。本症例は左向きの jerky type の先天性眼振に 15°/sec の等速度刺激を与え眼振反応の時間的経過を示している。上向き矢印で OKN 刺激を行うと眼振緩徐相は等速度運動を示しているが，緩徐相波形が saccadic に記録されている (a)。この刺激を持続すると眼振緩徐相速度は同一であるが (b)，眼振急速相の速度が低下するため (c)，速度波形を見ても急速相が出現していないような記録となる。眼振緩徐相方向への saccadic pursuit のみが明らかとなり，あたかも期待される急速相の反対方向へ眼振が誘発されているように見えるが，これは眼振急速相ではなく saccadic pursuit をみていることになる。この現象が通常いわれている錯倒現象の本態ということができる。

なお，末梢前庭性障害でⅢ度の眼振が出現している症例で OKP テストなど高速の視運動刺激を行うと，Ⅲ度の自発眼振と反対方向への視運動眼振は消失して自発眼振のみが認められ一見錯倒現象のような記録となるが，この自発眼振と saccadic pursuit で出現する眼球運動とは明らかに異なることは注意を要する (Ⅵ-2章2「前庭神経炎」参照)。

先天性眼振における錯倒現象は特異的所見であり診断上重要な意義をもつ。

G 先天性周期性交代性眼振

1. 周期性交代性眼振の周期

周期性交代性眼振 (periodic alternating nystagmus：PAN) とは正面注視で一定の周期をもち眼振の方向の変化する眼振で，水平性眼振が大部分で垂直成分での周期性交代性眼振は稀である。眼振の周期は 90 秒前後が多いが，この周期を規定する生理学的な背景は明らかではない (図Ⅵ-557)。

周期性交代性眼振は先天性のほかに後天性に発症することがあり，小脳障害を伴うことが多い。また，時に末梢前庭障害でも特に暗所開眼などの非注視下で周期性眼振がみられることもあるが，周期は短く一過性の症例が大部分であることは前述した。

先天性周期性交代性眼振には2種あり，その一つは静止位が移動しない眼振で，もう一方は静止位の交代する眼振である。前者は等速度視運動刺激 OKN (図Ⅵ-558) や視標追跡検査 (図Ⅵ-559) を行っても眼振の周期は変わらない。OKP テストでも無反応 (no response) を示すこ

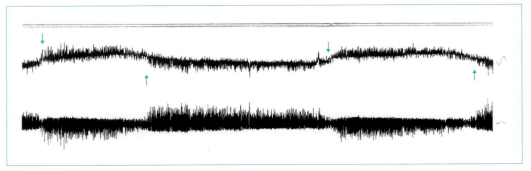

図Ⅵ-557　自発性周期性交代性眼振
矢印のところで眼振の方向が変化する。

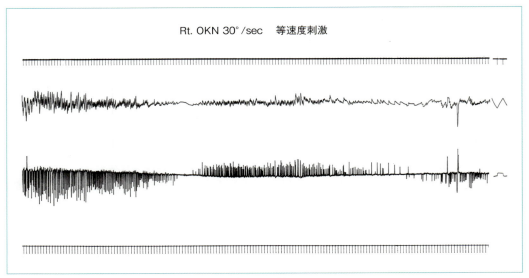

図Ⅵ-558　周期性交代性眼振に対する視運動刺激の影響
視運動刺激を負荷しても眼振の性状や周期には影響を与えない。

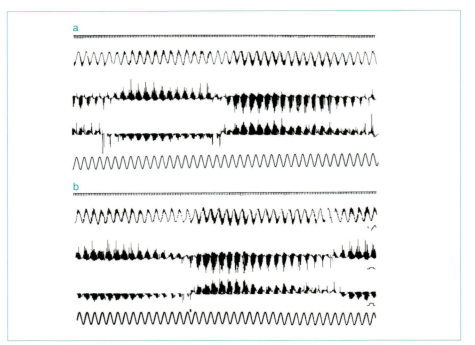

図Ⅵ-559　周期性交代性眼振に対する視標追跡検査
図のa，bとも記録の第1誘導は眼振原波形，第2誘導は速度波形，第3誘導は速度波形を整流して眼振緩徐相速度を示している。第4誘導は視標刺激。交代性眼振の周期は視刺激に影響を受けていないことに注意。

とが多い（図Ⅵ-560）。

2. 周期性交代性眼振に対する注視眼位の影響

一方，静止位交代性の周期性交代性眼振は注視を変えることにより眼振の周期を変えることができる。

図Ⅵ-561は，正面注視では約100秒の周期で水平眼振の方向が交代する眼振である。

図Ⅵ-562で本症例に対して注視点を変化させることにより，眼振の周期が変化することを示している。時標の間隔は同一であるため時間経過は図Ⅵ-561と同じと考えてよい。aの時

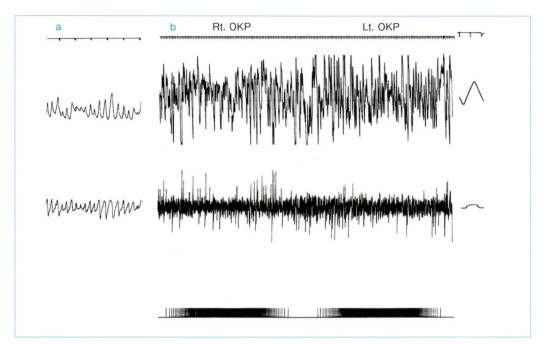

図Ⅵ-560　視運動刺激に無反応の先天性眼振
aは自発眼振，bはOKPテストの結果。自発眼振眼振は視運動刺激に影響を受けていない。

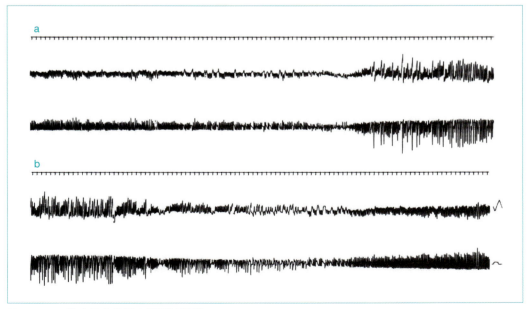

図Ⅵ-561　静止位交代性の周期性眼振
a, bは連続記録。

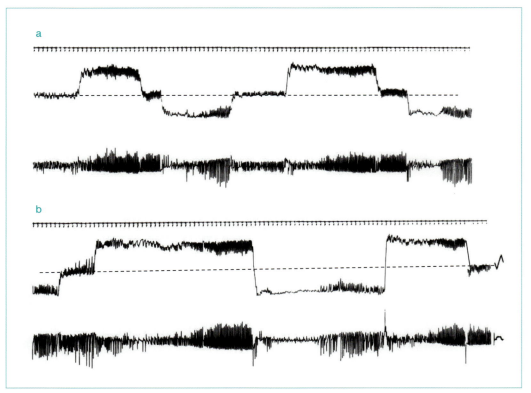

図Ⅵ-562　前図と同一症例
眼位を変化させることにより眼振の周期を変えることができる。原波形は DC 記録，点線は正中位。a，b は連続記録。

間的経過の後が b の記録である。原波形は DC 記録で横点線は正中眼位を示している。正面注視で約 100 秒の交代性眼振は，眼位を変化させることによりその周期を変化させることができる。これは静止位交代性の周期性眼振の特徴である。

図Ⅵ-563 は異なる症例であるが，本来は約 90 秒の周期をもつ交代性眼振である。注視させる眼位を変化させて交代性眼振の周期を随意的に変えることができるのみならず，出現する眼振を軽減することも可能である。a，b とも眼振原波形は DC 記録であり Straight および横点線は正中眼位を示している。

以上，注視する眼位を適当に変化させることにより，眼振の周期を変化させることができるのみならず，眼位を適宜移動することにより眼振の出現を抑制させることができることを示した。

さらにほかの症例で注視点の移動により眼振の周期のみならず眼振誘発を抑制することを示す（図Ⅵ-564）。a および b は眼振周期を随意的に変化させた記録を示しているが c は同一症例で，特に上向き矢印以後の記録は眼振出現を抑制させる眼振静止位になるように注視点を変化させた記録で，眼振はほぼ消失している。

以上示したことは，この種の先天性眼振が疑われる症例で注視眼振の検査を行うときに注意すべき点である。

3. 視運動刺激の影響

静止位交代性の周期性交代性眼振では視運動刺激に対して錯倒現象または無反応（no response）を示す（図Ⅵ-565）。右向き自発眼振が出現しているとき右 OKP（Rt. OKP）を行うと錯倒現象を示す（a）。同様に眼振が左向きに出現しているときに左 OKP（Lt. OKP）を行うと錯倒現象がみられる（b）。すなわち，出現している自発眼振方向と同一方向に急速相が誘発されるような刺激では錯倒現象がみられる。一方，眼振が左向きに存在しているときその眼振と反対方向に急速相を誘発させる刺激である右 OKP では無反応となる（c）。同様に自発眼振が右向きの場合左 OKP でも無反応となる（d）。

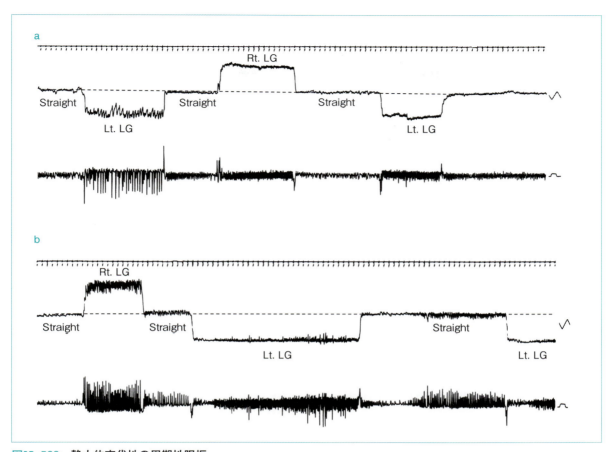

図Ⅵ-563　静止位交代性の周期性眼振
眼位を変化させることにより眼振の周期を変化させると同時に眼振の発現を抑制することもできる。点線は正中位。

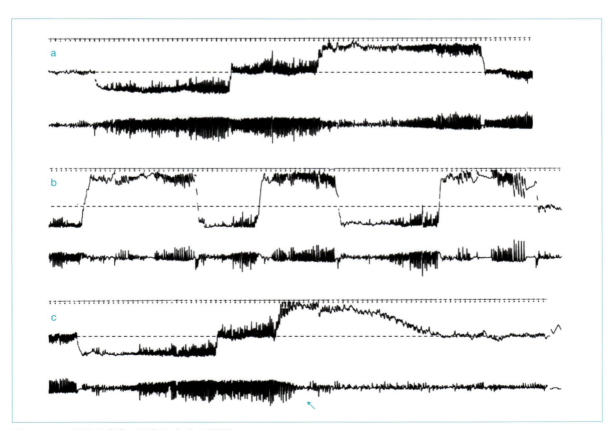

図Ⅵ-564　眼位の変化が眼振に与える影響
眼位を静止位（neutral point）に移動すると眼振誘発を抑制できる（上向き矢印）。

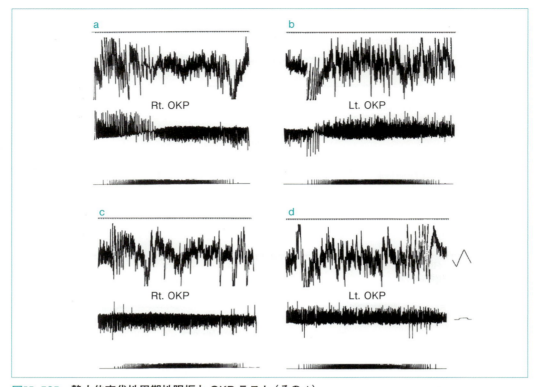

図Ⅵ-565　静止位交代性周期性眼振と OKP テスト（その 1）
自発眼振と同一方向に眼振を誘発するように OKN 刺激を行うと錯倒現象がみられる．自発眼振と反対方向の刺激では無反応となる．

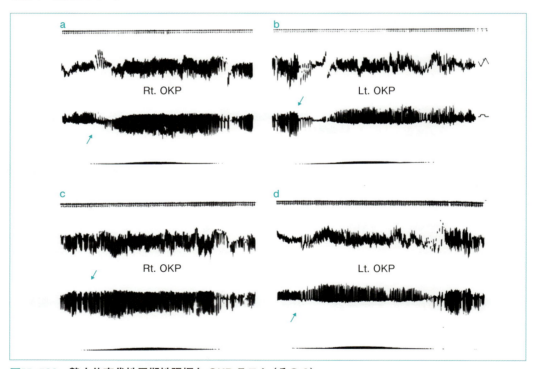

図Ⅵ-566　静止位交代性周期性眼振と OKP テスト（その 2）
自発眼振と同一方向に眼振を誘発させると錯倒現象が起こるが反対方向の場合は無反応になる．

　これらが恒常的所見であることを他の症例で示す（図Ⅵ-566）．自発眼振が右向きに出現しているとき，矢印のところがスタートの自発眼振と同じ方向の右 OKP では錯倒現象を生じ（a），自発眼振が左向きに出現しているときに左 OKP でも同様に錯倒現象となる（b）．一方，自発眼振が左に認められるときに右 OKP（c），あるいは自発眼振が右に認められるときの左

OKPでは無反応となる（d）。すなわち自発眼振と同一方向へ誘発される視運動眼振反応は錯倒現象が出現して，自発眼振と反対方向に誘発される視運動眼振反応では無反応となる現象が認められることである。

以上述べてきたごとく，先天性周期性交代性眼振のうち静止位の変化しない症例ではOKNの刺激は無反応のことが多い。一方，静止位交代性の眼振では自発眼振と同一方向に急速相を誘発するような刺激では錯倒現象を示し，自発眼振と反対方向に眼振を誘発する刺激を与えると無反応となることがわかる。これらの視運動眼振検査に対する周期性交代性眼振の反応態度は診断上有用である。

H 潜伏性眼振

潜伏性眼振（latent nystagmus, nystagmus latens）とは，両眼視では眼振は明らかではないが，一側の眼を遮蔽して対側の眼で単眼視させると外転方向への眼振が出現する現象である。斜視や，視力に左右差のあることが多く，視力低下の眼で単眼視したときのほうが眼振はより明らかである。諸種の原因による視力障害を合併することが多いが，視力障害の認められない症例もある。

潜伏性眼振は以下のような特徴をもつ。
1) 両眼視では通常の先天性眼振のごとく左右側方注視眼振が出現するとは限らない。
2) 一側眼の遮蔽の場合，単眼視でみられる眼振の多くは，単眼視の外転方向へ急速相をもつ眼振となる。
3) 眼振は視力低下の高度な眼で単眼視したときのほうがより著明となる。
4) 両眼視で左右側方注視眼振が存在しなくても，両眼視での視標追跡検査は円滑さを欠く。
5) 単眼視での左右側方注視眼振，視標追跡検査，視運動眼振検査などは単眼視で出現する眼振の影響を受ける。
6) 遮蔽した眼に交代性上斜位（hyperphoria alternates）がみられる。

以下その各々についてENGの記録を示す。

1. 正面注視眼振

正面注視での眼振の記録を図Ⅵ-567に示す。本症例は両眼視では眼振が認められないが，右眼遮眼（上向き矢印）で左眼の単眼視では左眼に左向き眼振が出願し，眼位は左に偏位していることがDC記録からわかる（a）。両眼視に戻すと（下向き矢印）眼振は消失し眼位も正中に戻る。また，左眼遮眼（上向き矢印）では右眼に右向き眼振が出現し，眼位は急速相方向に偏位する（b）。

ここで注意すべきは単眼視の場合，左眼の左向き眼振のほうがより著明なことである。このように眼振に左右差の認められる場合は，一般に視力がより低下している眼での単眼視のほうが眼振は大きい。原波形の記録はDC記録で横点線は正中眼位を示している。この記録から，この潜伏性眼振はその眼振の振盪野が急速相方向に偏位していること，視力の低下している眼での単眼視のほうが眼振は大であることなどがわかる。

2. 左右側方注視眼振

潜伏性眼振症例では通常の先天性眼振と異なり，両眼視の場合，左右側方注視眼振が出現するとは限らない。図Ⅵ-568は図Ⅵ-567と同一症例の左右30°側方注視眼振の記録で，両眼視では側方注視眼振は明らかではない。一方，右眼遮蔽で左眼の単眼視（OS monocular gaze）で左向き眼振が出現している記録が図Ⅵ-569である。右30°側方注視眼振では（上向き矢印）眼振は抑制されている。ただ正中に眼位を戻したときには左向き眼振はやや増大する。一方，眼振急速相方向に注視させると（下向き矢印）眼振は増大傾向をもつが，正中に戻すと抑制傾向をもち，右方注視とは逆の現象となる。

同様に左眼遮蔽で右眼単眼視（OD monocular gaze）の注視眼振の記録を図Ⅵ-570に示す。この場合，眼振急速相方向である右方注視（上向き矢印）でも眼振は増強していないが，これ

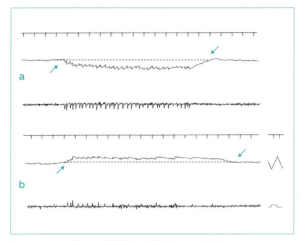

図Ⅵ-567　潜伏性眼振の単眼視による眼振
眼振原波形はDC記録。aは右眼遮蔽で左眼単眼視，bは左眼遮蔽で右眼単眼視。

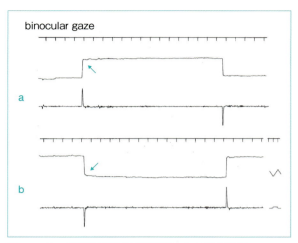

図Ⅵ-568　潜伏性眼振の両眼視による側方注視
両眼視では眼振が明らかではない。

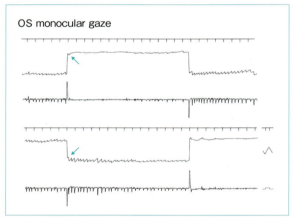

図Ⅵ-569　右眼遮眼で左単眼視の注視眼振
左眼単眼視では眼振が左方に出現するため，注視眼振もその影響を受ける。

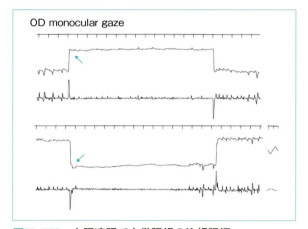

図Ⅵ-570　左眼遮眼で右単眼視の注視眼振
左眼単眼視に比して自発眼振が著明でないため，それが注視眼振にも影響を与えている。

らの生理学的解釈は明らかではない。

3. 視標追跡検査

　潜伏性眼振では，左右側方注視眼振の認められない症例でも視標追跡検査を施行すると追跡運動の障害がみられることは前述した。図Ⅵ-571〜573は図Ⅵ-567と同一症例に視標追跡検査を施行した結果を示している。図Ⅵ-571は両眼視の記録（binocular gaze）で，左方へ視標が移動したときに円滑な追跡運動が障害されていることがわかる。この左右差は図Ⅵ-567，569に示されたごとく左方への眼振が優位なことと関係がある。

　右眼遮蔽で左眼の単眼視（OS monocular gaze）での視標追跡検査を図Ⅵ-572に示す。左眼単眼視では正面注視で左向きの眼振が存在するため，その眼振が視標追跡検査に反映されて左方へのsaccadic pursuitが明確となる。一方，同一症例でも左眼遮蔽で右眼の単眼視（OD monocular gaze）では，正面注視で右向きに眼振が出現するため右方へのsaccadic pursuitとなる（図Ⅵ-573）。

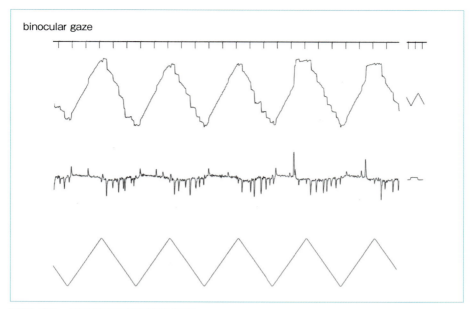

図Ⅵ-571　両眼視での視標追跡検査
単眼視の眼振が左方に優位性があるため，その影響が両眼視の視標追跡検査にも現れる。

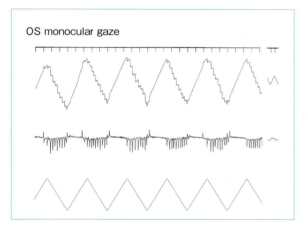

図Ⅵ-572　右眼遮眼，左眼単眼視での視標追跡検査

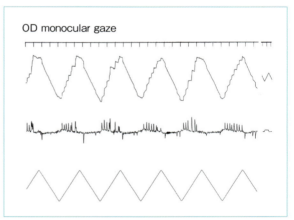

図Ⅵ-573　左眼遮眼，右眼単眼視での視標追跡検査
前図と比較してsaccadic pursuitの方向が逆転している。

4．視運動眼振検査

　視標追跡検査の結果は単眼視により誘発される眼振によって影響を受けることは前述したが，同様のことは視運動眼振検査でもいえる。

　図Ⅵ-574は両眼視（binocular gaze）での30°/secの等速OKNとOKPテストの結果で，OKPテストでは右OKPに錯倒現象がみられる。なお，OKPテストでの錯倒現象は明確であるが，30°/secでの等速運動でも右OKNの緩徐相速度にcatch up saccadeがみられること（上向き矢印）からも錯倒現象の成立が推定できる。期日をおいて再度施行した検査でも同様の所見で，所見の恒常性を示している（図Ⅵ-575）。

　左単眼視（OS monocular gaze）での30°/secの等速OKNとOKPテストの結果（図Ⅵ-576）は，正面視で左方への眼振が認められるため右の誘発はほとんど認められない。検査は期日を変えて2度行われているが所見は同じである（図Ⅵ-577）。

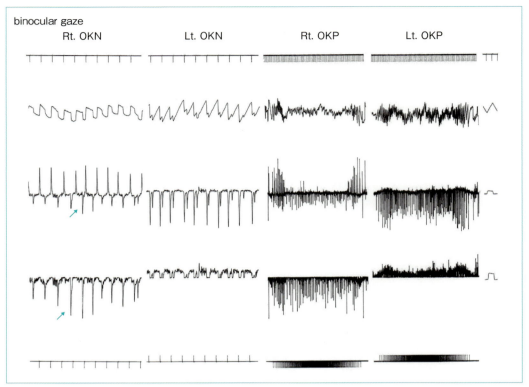

図Ⅵ-574　両眼視の OKN（30°/sec 等速刺激）と OKP テスト（その 1）

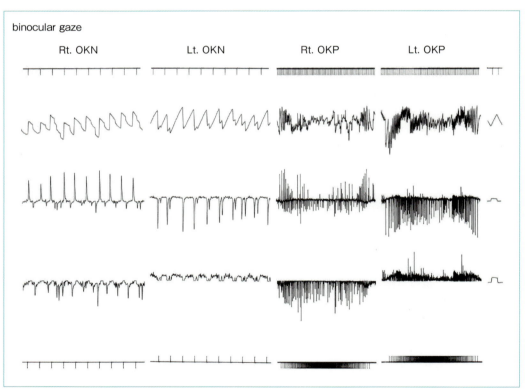

図Ⅵ-575　両眼視の OKN（30°/sec 等速刺激）と OKP テスト（その 2）
図Ⅵ-574 の症例を期日をおいて再検しても所見に変化はない。

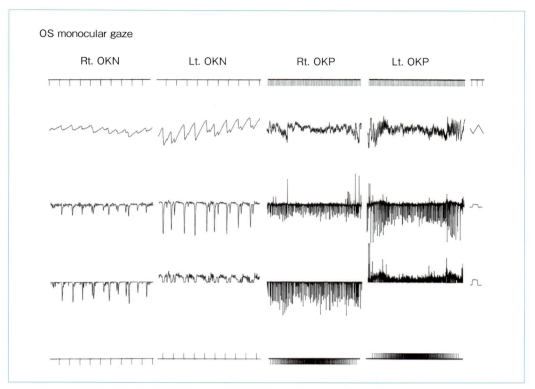

図Ⅵ-576　左眼単眼視でのOKN（30°/sec等速刺激）とOKPテスト（その1）

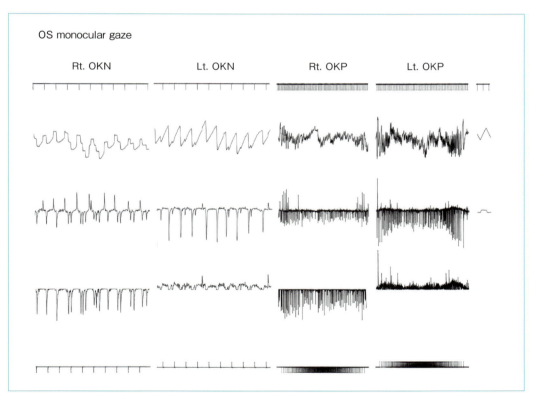

図Ⅵ-577　左眼単眼視でのOKN（30°/sec等速刺激）とOKPテスト（その2）

　一方，右単眼視（OD monocular gaze）では右向き眼振が弱いため右OKPでも十分な誘発は認められず，再度の検査でも同様の所見を示している（図Ⅵ-578，579）。
　以上，潜伏性眼振症例の両眼視，単眼視での正面視の眼振，左右側方注視眼振，視標追跡検査，視運動眼振検査の所見は注視する眼によって所見が大きく異なることを示した。重要なこ

第4章　先天性眼振　　423

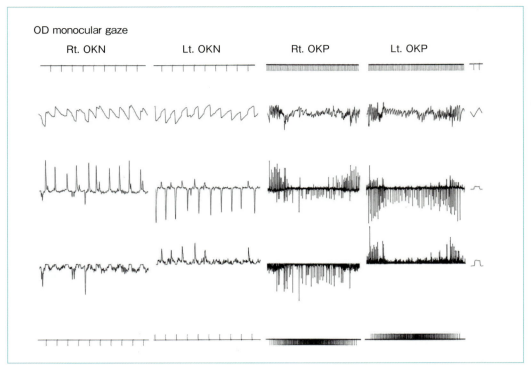

図Ⅵ-578　右眼単眼視でのOKN（30°/sec等速刺激）とOKPテスト（その1）

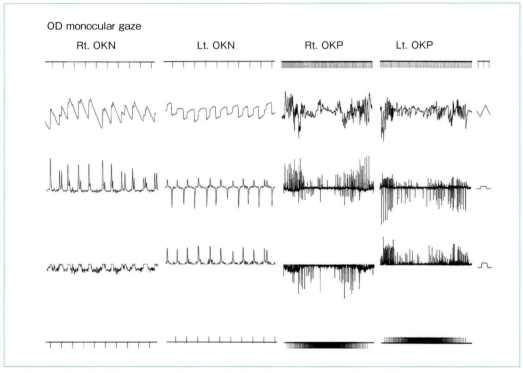

図Ⅵ-579　右眼単眼視でのOKN（30°/sec等速刺激）とOKPテスト（その2）

とは左右側方注視眼振が明らかではなくても視標追跡検査で異常の出現すること，注視する眼により眼振の方向が変化して，その眼振方向の優位性が注視眼振，視標追跡検査，視運動眼振検査の結果に大きく影響を与えることであり，注意する必要がある。

　一般の先天性眼振は，視標追跡検査で左右両側に円滑な追跡眼球運動の障害をきたすことが特徴的である。ただ，稀に一側性の追跡運動障害をもつ先天性眼振症例があり以下に示す。

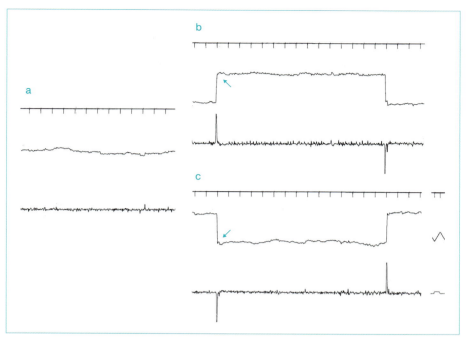

図Ⅵ-580　正面注視および左右側方注視眼振検査
正面注視（a）および左側方注視（c）では眼振が認められないが，右側方注視（b）で軽度の注視眼振が記録されている。

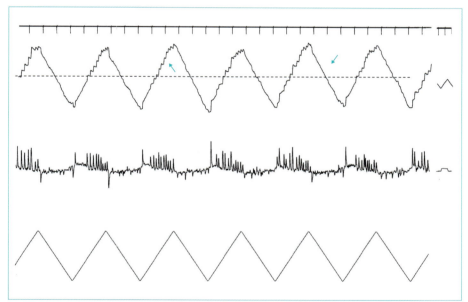

図Ⅵ-581　視標追跡検査
右方への明らかな saccadic pursuit となっている。

症例①：先天性眼振（52歳，男性）

　一過性のめまいが10日前に発症したため某脳神経外科を受診。諸検査の結果著変なしということで紹介された。聴力に異常なく，注視眼振検査では右30°側方注視で右向きの軽度の注視眼振が認められるが，赤外線CCDカメラ下での頭位眼振検査では眼振は認められない。
　注視眼振検査のENG記録を図Ⅵ-580に示す。aは正面注視，bは右30°側方注視（上向き矢印），cは左30°側方注視（下向き矢印）を示しており，原波形はDC記録である。この記録から右方注視で軽度の注視眼振が存在することがわかる。視標追跡検査（図Ⅵ-581）では視標が右方に変位するときにsaccadic pursuit（上向き矢印）となるが，視標が左方に移動したとき

はほぼ円滑な眼球運動を示す（下向き矢印）。横点線は正中眼位を示しており，saccadic pursuit は正中より右方に視標が移動したときに著明となることがこの記録からわかる。

　さらに OKN の検査を行うと（図Ⅵ-582），右 OKN の左方への眼振緩徐相は直線的で等速の運動を行っているが（上向き矢印），左 OKN の緩徐相が等速ではなく階段状になっている（下向き矢印）。OKP テストは 2 度行っており，その結果は同様で恒常性がある（図Ⅵ-583）。OKP 1，OKP 2 とも，右 OKP はほぼ正常の反応を示しているが左 OKP では錯倒現象類似の所見となっている。

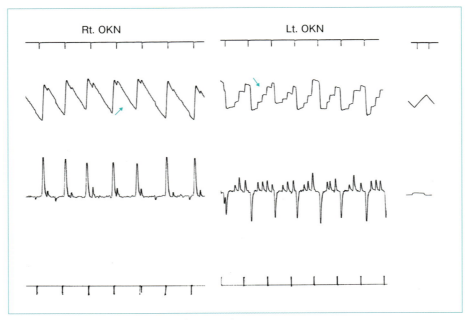

図Ⅵ-582　等速度視運動眼振検査（30°/sec）
眼振緩徐相波形の差に注意。

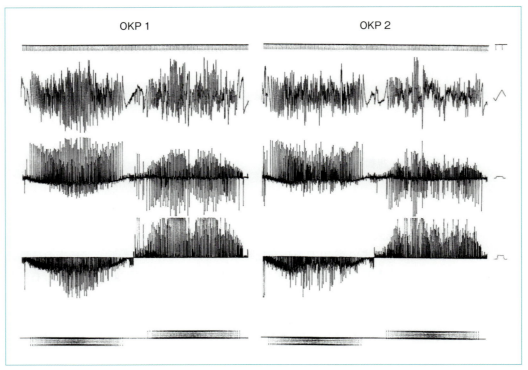

図Ⅵ-583　OKP テスト

本症例はめまい発症後2か月間めまいの自覚はなかったが，2か月後の記録を以下に示す。注視眼振（図Ⅵ-584），視標追跡検査（図Ⅵ-585），視運動眼振検査（図Ⅵ-586），OKPテスト（図Ⅵ-587）はOKP1，OKP2と2回施行しているが，2か月前の図Ⅵ-583と基本的に変化は認められない。

本症例はアマチュア野球の選手であり，右のバッターボックスに入ると投球された球を十分注視することができず，打率が上昇しなかった。そこで，バッターボックスを本来の右から左に変えると打率が上昇したとのことである。このことは眼球運動の記録からもわかる。右バッターボックスに立つとボールは眼の左から右方に移動するためsaccadic pursuitをするが，左バッターボックスに立つと，ボールは右から左の方に移動するためsaccadic pursuitとはならず，したがって投げられたボールを十分に注視することができ打率が上昇したものと推定される。

この症例は眼振が軽度のため先天性眼振が存在していることを52歳になるまで自覚しておらず，一過性のめまいのためENGを施行して初めて明らかになった症例として興味深い。

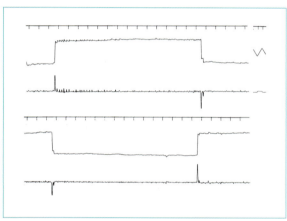

図Ⅵ-584　2か月後の左右側方注視眼振検査
基本的な所見の変化はない。

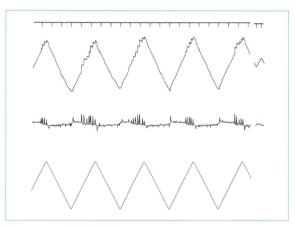

図Ⅵ-585　視標追跡検査

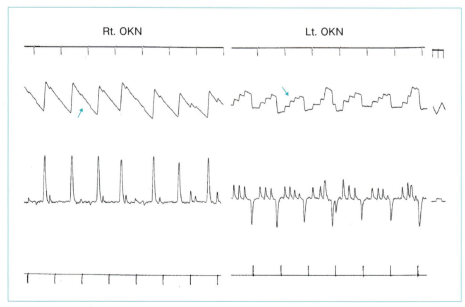

図Ⅵ-586　視運動眼振検査
2か月前の所見とほぼ同一である。

第4章　先天性眼振

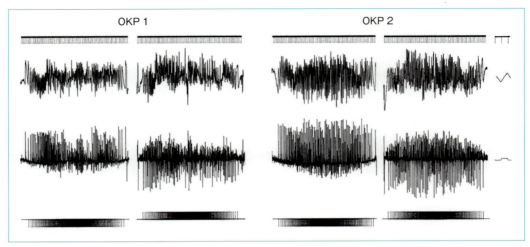

図Ⅵ-587　OKPテスト
2か月前の所見と特に変化はない。

家族性先天性眼振

症例❷：家族性先天性眼振（39歳，女性）

主訴：①めまい感，②対象物が見にくい。

2011年3月11日の地震後より主訴出現。神経内科的諸検査，頭部MRIなど施行。眼振以外には異常はなく地震による心因性反応が症状の主たるものと想定されるが，眼振の検査のため紹介され来院。視力は両眼とも0.3，視野には異常は認められない。なお，眼振は子供の頃から指摘されている。聴力は図Ⅵ-588のごとく両側共感音難聴があるが発症時期は明らかではない。重心動揺検査は正常範囲。正面注視での眼振所見は左方への衝動性眼振の要素をもった眼振波形を示しており（図Ⅵ-589），小児期より眼振を指摘されていることと関連がある。なお，緩徐相の眼振波形は前庭性眼振とは異なっていることがわかる。左右側方注視眼振は図Ⅵ-590のごとくである。閉眼で眼振は消失し，赤外線CCDカメラ下での頭位眼振検査で眼振は認められない。温度刺激眼振検査では左右差なく正常範囲であった。視標追跡検査（図Ⅵ-591）は左方へのやや優位性をもった円滑性を欠く眼球運動で，OKN（図Ⅵ-592），OKPテ

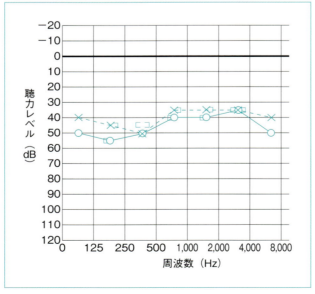

図Ⅵ-588　純音聴力検査

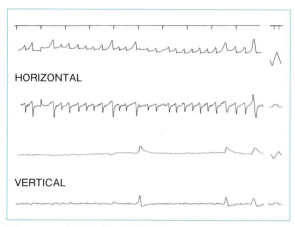

図Ⅵ-589　正面注視の自発眼振
水平誘導（HORIZONTAL），垂直誘導（VERTICAL）の同時記録。

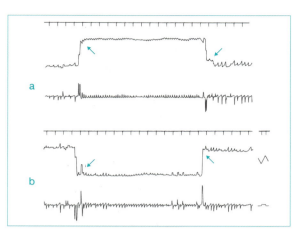

図Ⅵ-590　左右側方注視眼振検査

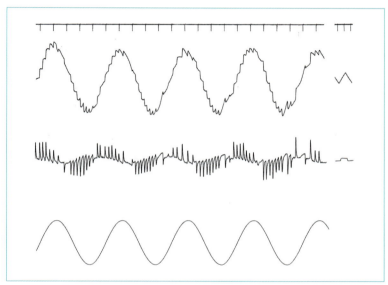

図Ⅵ-591　視標追跡検査

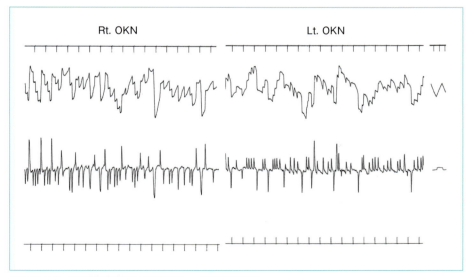

図Ⅵ-592　視運動眼振検査（30°/sec 等速度刺激）

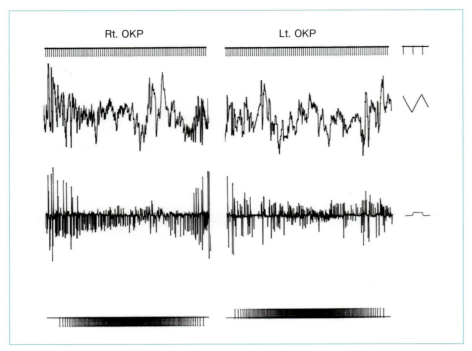

図Ⅵ-593　OKPテスト
錯倒現象がみられる。

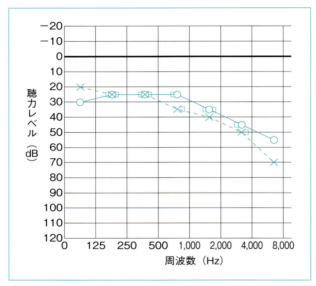

図Ⅵ-594　純音聴力検査

スト（図Ⅵ-593）とも錯倒現象を示している。

　以上の所見から本疾患の眼球運動異常は先天性眼振と診断された。ただ，主訴であるめまい感は地震が誘因と考えられ，1か月のトランキライザーなどの内服で軽減した。なお，眼球運動の異常所見はめまい軽快後も本質的な差は認められない。

症例③：家族性先天性眼振（66歳，女性。症例②の実母）

　主訴：両側難聴。

　約10年前より両側の軽度難聴を自覚，最近やや増強したため症例②とともに来院。聴力は年齢に比して両側の感音難聴を認めるが（図Ⅵ-594），最高明瞭度は両側とも90 dBで100％。なお，本人は気付いていないが追跡眼球運動がsaccadicのため眼球運動系の検査を施行した。注視眼振は右方注視で軽度の眼振の存在が疑わしく，眼位を正中に戻したときに左方への眼振が認められる（図Ⅵ-595）が，反跳眼振とは異なる性質のものである。典型的な反跳眼振は正

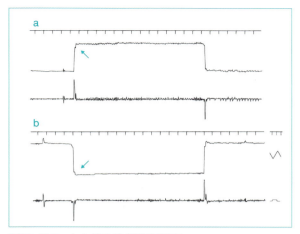

図Ⅵ-595　左右側方注視眼振検査

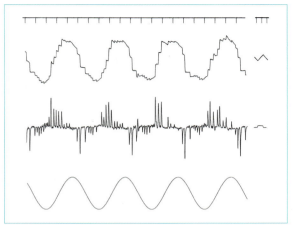

図Ⅵ-596　視標追跡検査

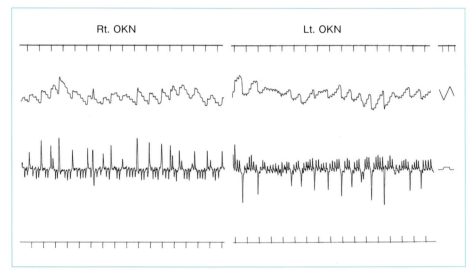

図Ⅵ-597　等速度（30°/sec）刺激の視運動眼振査

中位に戻したときにより強い眼振が出現して次第に減少傾向にあるが，この眼振はそのような減少は認められない．視標追跡検査（図Ⅵ-596）は saccadic pursuit を示しており，OKN（図Ⅵ-597）は錯倒現象の傾向を示し，OKP テスト（図Ⅵ-598）では明らかな錯倒現象を認めている．めまいの自覚がないことと考え合わせて先天性眼振と診断された．本症例は60余年の間先天性眼振の存在に気付かなかった症例と考えられる．

　本症例に特徴的なことは，母子に先天性眼振が存在すると同時に，両側感音難聴が認められたことである．分子遺伝学的研究によって，将来新しい疾患概念が確立する可能性がある．

J　先天性眼振と他疾患との合併

　先天性眼振が末梢前庭障害，中枢前庭障害との合併を伴うことがある．眼振が以前より存在していることが明らかな症例は，眼球運動を中心とした諸種の神経耳科学的検査に対して影響を及ぼすことが知られているので問題はない．ただ，上記に示したように正面視で眼振が認められず，推定している疾患と異なる所見が得られた場合に問題となる．それらの鑑別を以下に略述する．

　末梢前庭性めまいの症例では，当然，問診，聴力検査，頭位眼振検査などで両者の鑑別は困難ではない．末梢前庭障害ではめまい発作より時間経過が短い場合は非注視下での眼振が認められ，特に閉眼や閉眼暗算負荷で眼振が出現した場合，その眼振は末梢前庭系障害の部分現象

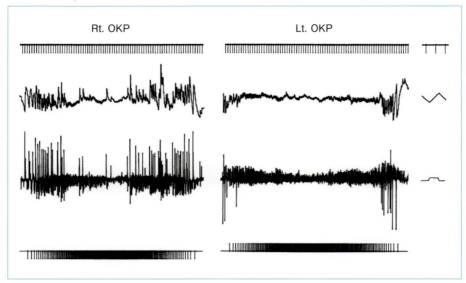

図VI-598　OKP テスト
両側とも錯倒現象が認められる。

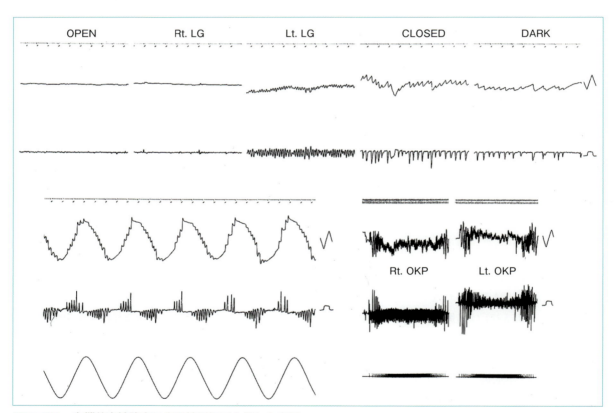

図VI-599　末梢前庭性障害に先天性眼振が合併した症例

と考えられる。なぜなら，先天性眼振では閉眼で眼振が出現することはないと考えられるからである。また，先天性眼振では明所開眼下で眼振は認められず，赤外線 CCD カメラ下での頭位眼振検査で眼振が出現することは一般にないので，出現した頭位眼振は末梢障害によるものと考えて大過ない。さらに視運動眼振検査での典型的な錯倒現象は先天性眼振に特異的な現象と考えられるので，得られた所見のうちどの所見が末梢性障害で，どの所見が先天性眼振によるものかの鑑別は，先天性眼振の性状に熟知していればさほど困難ではない。

図VI-599 は右前庭神経炎発症 5 日目の記録である。右温度刺激眼振検査は右耳で CP％が 82％と高度に低下している。正面注視（OPEN），右方注視（Rt. LG）では眼振は認められない

が左方注視（Lt. LG），閉眼（CLOSED），暗所開眼（DARK）で左向き眼振が認められている。本症例のENG記録の所見は以下の通りである。

1) 正面および左右側方注視眼振検査では左側方注視時（Lt. LG）に眼振が認められるが，左方注視の眼振は眼振波形，頻度とも前庭性眼振とは異なる。
2) 閉眼（CLOSED），暗所開眼（DARK）で緩徐相速度がほぼ等速の左向き眼振が認められ前庭性眼振と推定される。
3) 視運動眼振検査でsaccadic pursuitとなっている。
4) OKPテストは錯倒現象を示している。

すでに述べてきたごとく1），3），4）の所見は先天性眼振の要素を示しているが，2）の所見は非注視下で眼振が出現しやすいこと，眼振波形が緩徐相，急速相と明確であることなどから末梢前庭性由来の眼振と考えられる。以上の所見から，このENG記録は先天性眼振に前庭神経炎が合併した記録と考えられる。

一方，中枢性前庭系疾患に先天性眼振が合併した症例の場合，以下の点に注意が必要である。

脳幹障害や小脳障害の場合は，前述の各論の項でも述べたごとくしばしば左右側方注視眼振が認められ，視標追跡検査でも異常が認められる。左右側方注視眼振の性状から，これらの疾患で出現している眼振と先天性眼振との鑑別は必ずしも困難ではないが，さらに視運動眼振検査で錯倒現象が認められ診断上重要な役割を果たす。特に脳幹，小脳の腫瘍性病変や血管性病変は神経症候とともにMRIなどの画像診断が強力な武器となる。ただ，小脳の変性疾患の早期には神経症候，画像診断でも異常所見がみられず追跡眼球運動異常が早期に認められる症例があり，このような症例でも視運動眼振検査に先天性眼振を示唆する所見が認められた場合は先天性眼振の合併を強く疑うことができる。

以上述べてきたごとく先天性眼振は多彩な眼球運動の異常を示すが，異常所見の本質を理解することにより，先天性眼振そのものの診断，他疾患と合併した症例の的確な診断が可能となる。

文献

先天性眼振一般

1) Abadi RV, Dickinson CM：Waveform characteristics in congenital nystagmus. Doc Ophthalmol. 1986；64：153-167
2) Akman OE, Broomhead DS, Abadi RV, et al：Components of the neural signal underlying congenital nystagmus. Exp Brain Res. 2012；220：213-221
3) Dell'Osso LF：A model for the horizontal tracking system of a subject with nystagmus. Visual and vestibular responses. 20th Annual Conference on Engineering and Medicine. 1967, USA
4) Forssman B：Vestibular reactivity in cases of congenital nystagmus and blindness. Acta Otolaryngol. 1964；57：539-555
5) Gresty M, Page N, Barratt H：The differential diagnosis of congenital nystagmus. J Neurol Neurosurg Psychiatry. 1984；47：936-942
6) Harris CM：Problems modelling congenital nystagmus：towards a new model. In Findlay JM, Walker R, Kentridge RW(eds)：Eye Movement Research：Processes, Mechanisms and Application. Elsevier, 1995：pp239-253
7) Halmagyi GM, Gresty MA, Leech J：Reversed optokinetic nystagmus（OKN）：mechanism and clinical significance. Ann Neurol. 1980；7：429-435
8) Jacobs JB, Dell'Osso LF：Congenital nystagmus：hypotheses for its genesis and complex waveforms within a behavioral ocular motor system model. J Vis. 2004；4：604-625
9) Kelly BJ, Rosenberg ML, Zee DS, et al：Unilateral pursuit-induced congenital nystagmus. Neurology. 1989；39：414-416
10) 小松崎篤．先天性眼振．Client 21. 1999；8：463-470
11) LeLiever WC, Barber HO：Observations on optokinetic nystagmus in patients with congenital nystagmus. Otolaryngol Head Neck Surg. 1981；89：110-116
12) Manzari L, Burgess AM, Curthoys IS：Is it possible to measure peripheral vestibular function in a patient with congenital nystagmus？ Eur Arch Otorhinolaryngol. 2012；269：349-352
13) 中沢　宏：先天性眼振に関する臨床的研究．耳鼻臨床．1997；8：951-961
14) Optican LM, Zee DS：A hypothetical explanation of congenital nystagmus. Biol Cybern. 1984；50：119-134
15) Pasquariello G, Cesarelli M, Romano M, et al：Waveform type evaluation in congenital nystagmus. Comput Methods Programs Biomed. 2010；100：49-58
16) Reccia R, Roberti G, Russo P：Spectral analysis of pendular waveforms in congenital nystagmus. Ophthalmic Res. 1989；21：83-92

17) 榮木恭男：いわゆる「先天性特発性眼振」の病態生理補遺：106症例の検索結果から．日耳鼻．1974；77：8-45
18) Shibasaki H, Yamashita S, Motomura S：Suppression of congenital nystagmus. J Neurol Neurosurg Psychiatry. 1978；41：1078-1083
19) Tusa RJ, Zee DS, Hain TC, et al：Voluntary control of congenital nystagmus. Clin Vis Sci. 1992；7：195-210
20) Yee RD, Wong EK, Baloh RW, et al：A study of congenital nystagmus：waveforms. Neurology. 1976；26：326-333
21) Yee RD, Baloh RW, Honrubia V：Study of congenital nystagmus：optokinetic nystagmus. Br J Ophthalmol. 1980；64：926-932
22) 吉尾　知，徳増厚二，藤野明人，他：先天性眼振の眼球運動検査所見の検討．Equilibrium Research. 1993；52：192-199

家族性先天性眼振，分子遺伝学

1) Bixenman WW：Congenital hereditary downbeat nystagmus. Can J Ophthalmol. 1983；18：344-348
2) Dell'Osso LF, Flynn JT, Daroff RB：Hereditary Congenital Nystagmus. An Intrafamilial Study. Arch Ophthalmol. 1974；92：366-374
3) Dell'Osso LF, Weissman BM, Leigh RJ, et al：Hereditary congenital nystagmus and gaze-holding failure：the role of the neural integrator. Neurology. 1993；43：1741-1749
4) Fingert JH, Roos B, Eyestone ME, et al：Novel intragenic FRMD7 deletion in a pedigree with congenital X-linked nystagmus. Ophthalmic Genet. 2010；31：77-80
5) 福田史子，船橋利理，小倉光博，他：先天性眼振の遺伝形式に関する検討．眼臨医報．1992；86：1334-1338
6) Guo XG, Li S, Jia X, et al：Linkage analysis of two families with X-linked recessive congenital motor nystagmus. J. Hum Genet. 2006；51：76-80
7) Gutmann DH, Brooks ML, Emanuel BS, et al：Congenital nystagmus in a(46, XX/45, X) mosaic woman from a family with X-linked congenital nystagmus. Am J Med Genet. 1991；39：167-169
8) Hoffmann S, Becker A, Hoerle S, et al：Autosomal dominant congenital nystagmus is not linked to 6p12, 7p11, and 15q11 in a German family. Am J Ophthalmol. 2004；138：439-443
9) Kerrison JB, Koenekoop RK, Arnould VJ, et al：Clinical features of autosomal dominant congenital nystagmus linked to chromosome 6p12. Am J Ophthalmol. 1998；125：64-70
10) Kerrison JB, Vagefi MR, Barmada MM, et al：Congenital motor nystagmus linked to Xq26-q27. Am J Hum Genet. 1999；64：600-607
11) Radhakrishna U, Ratnamala U, Deutsch S, et al：Novel homozygous, heterozygous and hemizygous FRMD7 gene mutations segregated in the same consanguineous family with congenital X-linked nystagmus. Eur J Hum Genet. 2012；20：1032-1036
12) Self J, Lotery A：A review of the molecular genetics of congenital idiopathic nystagmus(CIN). Ophthalmic Genet. 2007；28：187-191
13) Sonoda S, Isashiki Y, Tabata Y, et al：A novel PAX6 gene mutation (P118R) in a family with congenital nystagmus associated with a variant form of aniridia. Graefes Arch Clin Exp Ophthalmol. 2000；238：552-558
14) Watkins RJ, Patil R, Goult BT, et al：A novel interaction between FRMD7 and CASK：evidence for a causal role in idiopathic infantile nystagmus. Hum Mol Genet. 2013；22：2105-2118

周期性交代性眼振

1) Abadi RV, Pascal E：Periodic alternating nystagmus in humans with albinism. Invest Ophthalmol Vis Sci. 1994；35：4080-4086
2) Gradstein L, Reinecke RD, Wizov SS, et al：Congenital periodic alternating nystagmus. Diagnosis and Management. Ophthalmology. 1997；104：918-928
3) 林　孝雄，長谷川二三代，臼井千恵，他：先天周期性交代性眼振の病態と診断．日眼誌．2003；107：265-272
4) Ito K, Murofushi T, Mizuno M：Periodic alternating nystagmus and congenital nystagmus：similarities in possibly inherited cases. ORL J Otorhinolaryngol Relat Spec. 2000；62：53-56
5) 川崎　勉，丹羽一司，藤野　貞，他：周期性交代性眼振の眼振持続時間に対する眼位の影響．神経眼．1990；7：105-108
6) Osterveld WJ, Rademakers WJAC：Nystagmus Alternans. Acta Otolaryngol. 1979；87：404-409
7) Shallo-Hoffmann J, Faldon M, Tusa RJ：The incidence and waveform characteristics of periodic alternating nystagmus in congenital nystagmus. Invest Ophthalmol Vis Sci. 1999；40：2546-2553
8) Solomon D, Shepard N, Mishra A：Congenital periodic alternating nystagmus：response to baclofen. Ann N Y Acad Sci. 2002；956：611-615

潜伏性眼振

1) Dell'Osso LF：Congenital, latent and manifest latent nystagmus-similarities, differences and relation to strabismus. Jpn J Ophthalmol. 1985；29：351-368
2) Dell'Osso LF, Leigh RJ, Sheth NV, et al：Two types of foveation strategy in 'latent' nystagmus：fixation, visual acuity and stability. Neuroophthalmology. 1995；15：167-186
3) Dickinson CM, Abadi RV：Pursuit and optokinetic responses in latent/manifest latent nystagmus. Invest Ophthalmol Vis Sci. 1990；31：1599-1614
4) Gradstein L, Goldstein HP, Wizov SS, et al：Extended slow phase in latent/manifest latent nystagmus. Invest Ophthalmol Vis Sci. 2004；45：1139-1148
5) Gresty MA, Metcalfe T, Timms C, et al：Neurology of latent nystagmus. Brain. 1992；115：1303-1321

索引

数字・欧文

数字
2点交互注視検査　65

A
ABR　242
acoustic tumor　235
AC記録　32
anterior inferior cerebellar artery（AICA）　172

B
benign paroxysmal positional vertigo（BPPV）　113, **173**
　──，外側半規管型　92, **176**
　──，後半規管型　173, **176**
Bruns眼振　32, 58, 235

C
calibration　26
canal paresis（CP%）　99
canalolithiasis　92, 173
catch-up saccade　315
cerebellar ataxia with bilateral vestibulopathy（CAV）　216
cerebellar ataxia, neuropathy, vestibular areflexia syndrome（CANVAS症候群）　216, 224
cogwheel pursuit　315
congenital nystagmus　63, **405**
convergence nystagmus　295
convergence-retraction nystagmus　297
corneo-retinal potential　2
cortical cerebellar atrophy（CCA）　228, **326**
CR微分回路　2
cupulolithiasis　92, 173, 196

D
DC記録　**32**, 59
　──の利点　32
DCドリフト　33
debris　173
direction changing apogeotropic nystagmus　90
direction changing geotropic nystagmus　90
direction changing positional nystagmus　90
directional preponderance（DP%）　99
Dix-Hallpike法　93
dysmetria　66, **310**

E
electronystagmography（ENG）　2
electrooculography（EOG）　2
end position nystagmus　56
ENG　2
　──の欠点　12
　──の原理　6
　──の利点　10
　──の歴史　2
eye tracking test　**72**, 314

F
final common pathway　271
Fitzgerald & Hallpike法　99
fixation instability　310
flocculus　299, 301
flutter-like oscillation　307
Frenzel眼鏡　62, 89

G
Gesamtamplitude　80
Gullan-Mollaret三角　258

H
head shaking nystagmus（HSN）　95
horizontal canal BPPV　176
hypermetria　66
hypometria　66

I・J
idiopathic bilateral vestibulopathy（IBV）　215
inferior vestibular neuritis　132
internal carotid posterior communicating artery（ICPC）　283
intersaccadic interval　306
interstitial nucleus of Cajal　256, 283
inversion　76, 81, 83, 405
jumbling現象　215

L
late cortical cerebellar atrophy（LCCA）　327
latent nystagmus　406, **419**
lateral canal BPPV　176
light cupula　173, 188
low gain pursuit　315

M
Machado-Joseph病（MJD）　370
medial longitudinal fasciculus（MLF）　269
MLF　269
　──症候群　270
multiple system atrophy（MSA）　336

N
neural integrator　256, 310
neurofibromatosis（NF）　236
　──type Ⅱ（NFⅡ）　114, 236, 246
neutral point　408
no response　405
nodulus　299
nucleus intercalatus　256
nucleus of Roller　256
nucleus prepositus hypoglossi（NPH）　256
null point　408
nystagmus latens　406, 419

O
ocular flutter　306, **307**
oculomotor decussation　256
oculopalatal myoclonus　258
omnipause neurone　308
one-and-a-half syndrome　269
OPCA　336
opsoclonus　306, **307**
opsoclonus-myoclonus症候群　308

optokinetic after nystagmus (OKAN) 84, 319
optokinetic nystagmus (OKN) 78
optokinetic pattern (OKP) test 20, **80**
oscillopsia 215

P
paraflocculus 299
paramedian pontine reticular formation (PPRF) 52, 269, **271**
paraneoplastic syndrome 354
peak velocity 65
pendular nystagmus 52, 405
periodic alternating nystagmus (PAN) 306, 384, 406, **413**
photo-electronystagmography (PENG) 6
positional nystagmus of geotropic type 177
positional nystagmus test 89
posterior commissure (PC) 283, 297
posterior inferior cerebellar artery (PICA) 172
PPRF 52, 269, **271**
progressive supranuclear palsy (PSP) 76, **283**
pseudo-abducens palsy 297
pursuit eye movement 72

pyramidal decussation 256

R
railroad nystagmus 78
random saccade の検査 69
rebound nystagmus 59, 224, 228, **314**, 330, 375
Richardson 病 283
Romberg 現象 219
rostral interstitial nucleus of MLF (riMLF) 283

S
SCA1 358
SCA2 358
SCA3 370
SCA6 374
SCA8 395
Shy-Drager 症候群 336
side pocket nystagmus 303
slow phase eye velocity 80
spinocerebellar degeneration (SCD) 326
spontaneous downbeat nystagmus 52, 301, 349
spontaneous nystagmus 50
square wave jerks (SWJ) 306
Steele 症候群 283
Stenger 法 93

superior canal dehiscence syndrome 113
superior vestibular neuritis 132

T
taulopathy 283
total amplitude 80
transitory alternating saccadic jump 290, **308**

V
velocity storage mechanism **105**, 318
ventral uvula 299
vermis 299
vertical downbeat nystagmus 52
vertical upbeat nystagmus 52
vestibulocerebellum 299
vestibular evoked myogenic potential (VEMP) 132, 242
vestibular schwannoma 235
videooculography (VOG) 63, 112
visual suppression (VS) 100, 320
—— test 107

W
Wallenberg 症候群 256
Wernicke 症候群 349
Wernicke 脳症 77

和文

あ行

アーチファクト 23, **36**
アミノ配糖体 114
暗算負荷 17, 33
遺伝性脊髄小脳変性症 358
ウェルニッケ症候群 349
ウェルニッケ脳症 77
延髄空洞症 256
延髄障害 256
オリーブ橋小脳萎縮症 336
温度刺激眼振検査 99

か行

カハール間質核 256, 283
下眼瞼向き垂直眼振 52
下前庭神経炎 132
家族性先天性眼振 428
回旋性眼振 52, 173
回転眼振検査 110
外側延髄症候群 256
外側半規管型 BPPV 92, **176**
外転神経麻痺 66
角膜網膜電位 2, 6
覚醒状態 17
緩徐相偏位速度 28
眼運動交叉 256
眼球―口蓋ミオクロヌス 258
眼瞼痙攣 38
眼振緩徐相速度 28, 80
眼振急速相 17
眼振計 2
眼振静止位 408
眼振方向優位性 99
機械的なアーチファクト 36
急性低音障害型感音難聴 158
急速眼球運動 12, 66
　―― 系の検査 70
橋部脳幹網様体傍正中帯 52, 269, **271**
極位眼振 56
クプラ結石症 92, 173, 196
孤発性皮質性小脳変性症 326
光学眼振計 6
交流ノイズ 23

後下小脳動脈 172
後交連 283, 297
後半規管型 BPPV 173, **176**
較正 26

さ行

最大眼振緩徐相速度 99
最大速度 65
錯倒現象 76, 81, 83, 405, 416
　―― の成立 411
刺激性眼振 112, 130
視運動眼振検査 78, 316
視運動後眼振 84, 319
視性抑制 100, 107, 320
視標追跡検査 19, **72**, 314
自発眼振 50
自発性下眼瞼向き垂直眼振
　　52, **301**, 349
時定数 26
磁気コイル法 6
周期性交代性眼振
　　53, 306, 384, 406, **413**
純回旋眼球運動 41
小脳橋角部髄膜腫 251
小脳小節 299
小脳虫部 299
小脳皮質萎縮症 228
　――, 晩発性 326
小脳変性症
　――, 皮質性 333
　――, 傍腫瘍性 354
小脳片葉 299, 301
上眼瞼向き垂直眼振 52
上前庭神経炎 132
上半規管裂隙症候群 113
心電図 39
神経積分器 256, 310
神経線維腫症 236
振幅 28
進行性核上性麻痺 76, **283**
水平性眼振 50
垂直性眼振 52
　――, 下眼瞼向き 301, 349
　――, 上眼瞼向き 349
推尺障害 66, **310**

錐体路交叉 256
生体的なアーチファクト 36
赤外線 CCD カメラ 10, 62, 89
脊髄小脳変性症 326
舌下神経前位核 256
先天性眼振 11, 33, 52, 63, 83, **405**
　――, 家族性 428
線条体黒質変性症 336
潜伏性眼振 406, **419**
全振幅 80
前下小脳動脈症候群 172
前庭障害
　――, 一側性進行性 114
　――, 特発性両側性 215
前庭小脳 299
前庭神経炎 132, 147
前庭神経鞘腫 235
前庭誘発筋電位 132, 242
速度蓄積機構 105, 318
速度波形 26, 32

た行

タウロパチー 283
多系統萎縮症 336
単眼性眼振症 270
遅発性内リンパ水腫 161
中脳障害 283
聴神経腫瘍 169, **235**
　――, 両側性 114, **246**
聴性脳幹反応 242
追跡眼球運動 72
デブリ 173
鉄路眼振 78
電極の接着 24
頭位眼振検査 89
頭位変換眼振検査 173
頭振眼振 95
特発性一側性進行性前庭障害 114
特発性両側前庭障害 215
突発性難聴 150

な行

内耳炎 213
内側縦束 269
　―― 症候群 270

―― 症候群，両側　280
脳波　39

は行

波動様眼球運動　16
梅毒性内耳炎　213
反跳眼振　59, 224, 228, **314**, 330, 375
半規管結石症　92, 173
晩発性小脳皮質萎縮症　326
皮質性小脳変性症　326, 333
非共同眼球運動　24
非注視下の記録　62
微分波形　26, 32
頻度　28
フィルタ　23

腹側垂　299
輻輳眼振　295
輻輳－陥没眼振　297
振子様眼振　52, 405
閉眼記録　63
閉眼の効果　19
片葉　299, 301
方向交代下向性眼振　90, 176
方向交代向地性眼振　90, 176, **177**
方向交代上向性眼振　90, 176
方向交代性頭位眼振　90
方向交代背地性眼振　90, 176, **196**
傍腫瘍性小脳変性症　354
傍片葉　299

ま行

麻痺性眼振　112, 130
無反応　405, 416
メニエール病　115
めまいを伴う突発性難聴　150

ら行

両側性前庭障害　215
両側性聴神経腫瘍　114, **246**
両側内側縦束症候群　280
良性発作性頭位めまい症（BPPV）
　　　　　　　　　　　113, 173
冷温交互検査
　（Fitzgerald & Hallpike 法）　99
瘻孔症状　113, 213